AUTOTRASPLANTE DENTAL EN UN MUNDO DIGITAL

Francesc Abella Sans
Ramón Gómez Meda

Prólogo
Nacho Rodríguez Ruiz
Miguel Roig Cayón

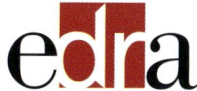

Autotrasplante dental en un mundo digital

Propiedad de:
© 2024 Grupo Asís Biomedia, SL
Plaza Antonio Beltrán Martínez, n.º 1, planta 8 - letra I
(Centro Empresarial El Trovador)
50002 Zaragoza - España

Dirección editorial: Miguel Martín-Romo
Gestión y edición del proyecto editorial: Gema Yagüe Utrilla
Diseño de cubierta: Jacob Gragera Artal
Maquetación: Nieves Marín Ortiz

ISBN: 978-84-19156-04-4
DL: Z 789-2024

Diseño y maquetación:
Grupo Asís Biomedia, SL
www.grupoasis.com

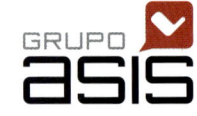

edra es un sello de Grupo Asís

Advertencia:
Las ciencias de la salud están sometidas a constantes cambios evolutivos, del mismo modo que la farmacología y el resto de las ciencias también lo están. Así pues, es responsabilidad ineludible del clínico, basándose en su experiencia profesional, la determinación y comprobación de la dosis, el método, el periodo de administración y las contraindicaciones de los tratamientos aplicados a cada paciente. Ni el editor ni el autor asumen responsabilidad alguna por los daños o perjuicios que pudieran generarse a personas, animales o propiedades como consecuencia del uso o la aplicación correcta o incorrecta de los datos que aparecen en esta obra.

Impreso por Willing Press SL, Madrid, España, octubre 2024

Dedicatoria

Decía Einstein que es más importante la imaginación que el conocimiento. Algo en lo que estoy bastante de acuerdo, ya que gracias al poder de la imaginación podemos superar retos y dificultades que, de lo contrario, serían del todo imposible. ¿Significa esto que el conocimiento no es importante? En absoluto. Es el principio, la base, la esencia a partir de la cual debemos diseñar nuestro plan de tratamiento. Escribir este libro ha significado, sin duda alguna, un reto en mayúsculas el cual quiero dedicar **a mi esposa Anna, y a mis hijos Pep, Santi i Quim**, sin los cuales no me habría sido posible terminar esta obra.

Pero también quiero dedicar este libro a los profesionales que me he cruzado en mi trayectoria y que me han ayudado a ser mejor. Es por ello por lo que los doctores **Oscar Mateo y Ferran Ribas** merecen una mención destacada en este apartado. Con ellos y su continuo esfuerzo en mejorar el aspecto más quirúrgico del autotrasplante, he podido compartir, aprender y disfrutar de múltiples casos clínicos.

Sin embargo, no quiero finalizar estas líneas sin mencionar a mi casa, **UIC Barcelona**. La universidad en la que entré cuando tenía 18 años y en la que sigo a día a de hoy intentando difundir y enseñar todo lo que sé. Y finalmente, a mis maestros y amigos, los doctores **Miguel Roig y Rufino Bueno**. Ellos me dieron la primera oportunidad a nivel docente y confiaron en mí para poder desarrollar mi trayectoria profesional. Nunca les podré devolver lo que han hecho por mí.

Francesc Abella Sans

En los últimos años escribir artículos, capítulos y, ahora, este libro junto mi amigo Francesc Abella ha supuesto un reto personal pero también una nueva fuente de inspiración. Sin Francesc este libro no hubiera visto la luz. Mil gracias amigo. Por lo tanto, mi primera dedicatoria a **Francesc** por todo su apoyo en esta y otras tareas.

Dedicado también a mi esposa **Araceli** y mis hijas **Sara, Paloma, Lucía, Marina y Victoria** por todo el tiempo robado y por seguir ahí, permitiéndome perseguir mi pasión.

Ramón Gómez Meda

Los autores

Francesc Abella Sans

El Dr. Francesc Abella se graduó en Odontología el año 2005 por la Universitat Internacional de Catalunya (UIC); Barcelona, España. En el año 2014 obtuvo el grado de doctor en Odontología por la UIC. En el año 2017 defendió y obtuvo la plaza de contratado doctor en la UIC. Actualmente, es el director del Máster Europeo de Endodoncia (UIC). Su práctica privada se limita a la endodoncia y a la odontología restauradora y estética en Barcelona y alrededores.

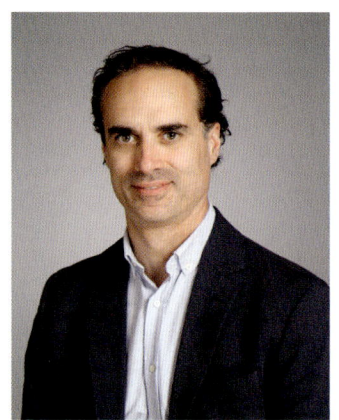

A lo largo del año, el Dr. Abella imparte varias conferencias, cursos y prácticas principalmente en Europa, Asia y Sudamérica. En relación con la endodoncia, sus áreas de interés incluyen la tomografía computarizada de haz cónico (TCHC), anatomía dental, traumatología dental, patología periapical, restauraciones adhesivas, restauración del diente endodonciado y microcirugía periapical.

Además de su trabajo en la práctica privada, participa en diferentes proyectos de investigación en el Máster Europeo de Endodoncia de la UIC. Es autor de varios artículos en revistas internacionales de alto impacto. Forma parte del comité de expertos convocado por la Sociedad Europea de Endodoncia (ESE) con relación al uso de la TCHC, y es revisor de la revista *International Endodontic Journal*. El Dr. Abella es también un miembro activo de la Asociación Española de Endodoncia (AEDE) y de la Sociedad Española de Prótesis Estomatólogica y Estética (SEPES); actualmente es secretario de la Sociedad Española de Odontología Conservadora (SEOC).

Ramón Gómez Meda

Licenciado en Odontología por la Universidad de Santiago de Compostela. Máster en Oclusión y Disfunción Témporo-mandibular. Postgrado en Periodoncia e Implantología. Doctor en Odontología por la Universidad de Sevilla.

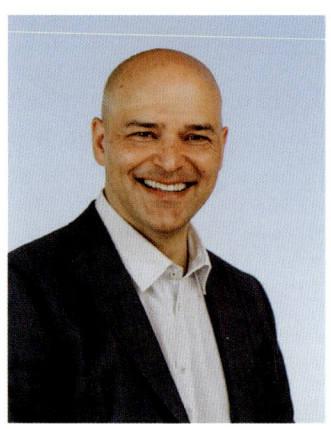

Profesor adjunto del Departamento de Prótesis de LSUHSC School of Dentistry (New Orleans, Louisiana, EE. UU.). Director de Máster de Implantes y Prótesis implantosoportada de la Universidad Alfonso X el Sabio (Madrid).

Conferenciante internacional.En los últimos años ha desarrollado una intensa actividad como ponente internacional sobre periodoncia, implantología, estética y tratamientos multidisciplinares en los principales congresos, grupos de estudio y sociedades profesionales de Europa, América y Asia.

Zeiss International Speaker, con más de 20 años de experiencia en uso clínico del microscopio.

Consulta privada en Ponferrada (León) desde 2001.

Los colaboradores

Javier Calatrava Serrano de Haro

Licenciado en Odontología por la Universidad Complutense de Madrid (UCM). Máster en Ciencias Odontológicas (UCM). Máster en Periodoncia acreditado por la Federación Europea de Periodoncia (EFP). Profesor ayudante (UCM). Investigador y profesor a tiempo parcial del Máster en Periodoncia (Universidad de Michigan, EE. UU).

Jaume Casaponsa Parerols

Licenciado en Odontología por la Universidad Popular Autónoma del Estado de Puebla (México). Profesor asociado de Clínica Integral en Adultos en la Facultad de Odontología (Universitat Internacional de Catalunya).

Mile Churlinov

Máster Universitario en Endodoncia por la Universitat Internacional de Catalunya (UIC). Conferenciante internacional desde 2016 sobre cuestiones relacionadas con la endodoncia y la traumatología dental. Primer premio al Mejor caso por la Asociación Internacional de Traumatología Dental (IADT) en 2018 por el artículo *Horizontal Root Fracture-double case report* y en 2023, junto a Francesc Abella por el artículo *Guided Block Tooth Autotransplantation on 12 year old boy.*

José Espona Roig

Licenciado en Odontología y máster en Odontología Estética por la Universitat Internacional de Catalunya (UIC). Especialista en Periodoncia e Implantes por la Universidad de Nova Southeastern (Florida, EE. UU.). Profesor asociado de Restauración Dental (UIC). Autor de numerosas publicaciones nacionales e internacionales sobre cirugía, implantes y estética dental.

José Francisco Gaviño Orduña

Licenciado y doctor en Odontología por la Universidad de Barcelona (UB). Profesor colaborador del Postgrado de Endodoncia, máster de Integrada de Adultos (UB) 2008-2016. Profesor asociado de Odontología Conservadora (UB). Investigador por la Generalitat de Catalunya con colaboración en proyectos IDIBELL- Bellvitge Biomedical Research Institute. Práctica clínica en endodoncia y cirugía.

Julián González García

Cirujano dentista por la Universidad del Estado de Hidalgo (México). Especialista en Radiología Oral y Maxilofacial en la Universidad Peruana Cayetano Heredia. Exacadémico por 15 años en el área de Radiología Oral y Maxilofacial y Fotografía Clínica Odontológica en la Universidad Autónoma del Estado de Hidalgo. Profesor invitado en distintos posgrados nacionales (México) e internacionales en el área de diagnóstico por imagen. Socio activo de la International Association of Dental Maxillo-Facial Radiology.

Ariadna Pàmies Parejo

Grado en Odontología por la Universitat Internacional de Catalunya (UIC). Máster en Ortodoncia y Ortopedia Dentofacial (UIC). Curso internacional de Experto en Cirugía Ortognática y Ortodoncia Quirúrgica (UIC). Miembro de la Sociedad Española de Ortodoncia (SEDO), miembro de la Asociación Española de Ortodoncistas (AESOR). Especialista acreditada para el uso de ortodoncia invisible INVISALIGN. Directora de Instalaciones de Radiodiagnóstico por el Consejo de Seguridad Nuclear.

Ignacio Pedrinaci Peñalver

Licenciado en Odontología por la Universidad Complutense de Madrid (UCM). Máster en Ciencias Odontológicas (UCM). Máster en Periodoncia acreditado por la Federación Europea de Periodoncia (EFP). Profesor asociado (UCM). Profesor asociado a tiempo parcial en el Máster de Implantología (Universidad de Harvard, Massachusetts, EE. UU.).

Oriol Quevedo Pou

Licenciado en Odontología por la Universitat Internacional de Catalunya (UIC). Máster en Ortodoncia y Ortopedia Dentomaxilofacial, postgrado en oclusión y ATM (UIC). Profesor del área de Ortodoncia (UIC). Director de la Clínica Ortodoncia Sant Cugat.

Felipe Restrepo Restrepo

Licenciado en Odontología por la Universidad de Antioquia (Colombia). Posgrado en Endodoncia por la Universidad CES (Colombia), posgrado en Microcirugía Endodóntica (Universidad de Antioquia). Profesor titular en la Universidad de Antioquia. Creador del Diplomado de Urgencias Odontológicas en la Universidad de Antioquia. Expresidente de la Asociación Antioqueña de Endodoncistas. Práctica privada limitada a la endodoncia y la microcirugía endodóntica.

Gustavo Andrés Rodríguez Millán

Licenciado en Odontología por la Universidad Central de Venezuela. Máster en Endodoncia por la Universitat Internacional de Catalunya (UIC). Máster universitario en Investigación Clínica y de Materiales en Odontología (UIC). Práctica privada limitada a la endodoncia y la microcirugía endodóntica.

Miguel Roig Cayón

Catedrático y jefe de Área del Departamento de Restauración Dental de la Universitat Internacional de Catalunya. Licenciado en Medicina en 1986 con especialidad de Estomatología en la Universidad de Barcelona (UB) en 1988, doctor en Medicina y Cirugía por la UB en 1992. Profesor visitante en varias universidades. Presidente de la Sociedad Española de Prótesis Estomatológica y Estética, SEPES (2018-2021). Presidente del Congreso Mundial de Estética Dental (International Federation of Esthetic Dentistry) 2019.

Juan del Rosal-Bethencourt

Graduado en Odontología por la Universidad Complutense de Madrid (UCM). Máster en Ciencias Odontológicas (UCM). Alumno del Máster en Periodoncia acreditado por la Federación Europea de Periodoncia (EFP).

Mariano Sanz Alonso

Licenciado en Medicina y especialista en Estomatología, Universidad Complutense de Madrid (UCM). Especialista en Periodoncia, Universidad de California, Los Ángeles (UCLA). Catedrático de Periodoncia (UCM). Profesor tipo II en la Universidad de Oslo (Noruega). Doctor *honoris causa* en las Universidades de Goteborg (Suecia), Coimbra (Portugal), San Sebastián (Santiago de Chile), Buenos Aires (Argentina), Varsovia (Polonia) y Atenas (Grecia). Ha sido presidente de SEPA, de EFP y de la Federación Europea de la IADR. Ha publicado más de 450 publicaciones en libros y revistas científicas. Ha impartido cursos y seminarios sobre periodoncia, implantes y formación odontológica.

Ignacio Sanz Sánchez

Graduado en Odontología por la Universidad Complutense de Madrid (UCM). Máster oficial en Ciencias Odontológicas (UCM). Máster en Periodoncia acreditado por la Federación Europea de Periodoncia (EFP). Doctor en Odontología (UCM). Profesor asociado del Departamento de Especialidades Clínicas Odontológicas. Es autor de 70 publicaciones científicas.

Paula Andrea Villa Machado

Graduada en Odontología, Universidad CES (Medellín, Colombia). Cofundadora del programa de posgrado Especialidad Clínica en Endodoncia de la Universidad de Antioquia (Medellín, Colombia). Profesora de la Especialización en Endodoncia en el área de magnificación y microcirugía endodóntica (Universidad de Antioquia). Expresidenta de la Asociación Colombiana de Endodoncia. Práctica privada especializada en endodoncia y microcirugía endodóncica.

Prólogo

Querido lector y compañero:

Este libro que tienes entre las manos es un libro muy especial. Pensarás que todos lo son, pero este lo es particularmente. Y lo es por varios motivos, que nos parece necesario recalcar.

En primer lugar, por la temática, no nueva, pero sí de rabiosa actualidad. Y es que tras el tsunami extractor que trajo consigo la generalización de la implantología, empezaron a vislumbrarse también sus problemas. Y la odontología ha mirado atrás y trata de recuperar las muchas técnicas que permitieron durante muchos años conservar dientes comprometidos. Y una de las que ha vuelto con más fuerza es el autotrasplante dental, cuyo origen se pierde en la noche de los tiempos, pero que, tras la protocolización por la escuela escandinava a mediados del siglo pasado, se ha convertido en un procedimiento cuya gran predictibilidad tiene amplia evidencia científica.

También lo es porque los autores del libro son dos personas y profesionales fuera de lo común. Su brillantez clínica y sus profundos conocimientos les ha convertido en referentes mundiales en su ámbito, y no hay evento en su temática, a nivel planetario, que no cuente con, al menos, uno de ellos. Esa brillantez se plasma en los casos que nos presentan, con una iconografía que denota su amor por el detalle, que es lo que sin duda marca la calidad.

Además, es especial porque muestra cómo las nuevas tecnologías, especialmente el flujo digital, apoyado en conocimientos teóricos y habilidades clínicas, permite acercar la odontología a niveles de calidad impensables de forma mucho más simple. Y acercar a todos esa calidad.

Y, por último, porque la excelencia clínica de los autores no busca mostrar lo extraordinario de los autores (siendo ellos clínicos sobresalientes), sino que lo que en realidad pretende es acercarnos al común de los profesionales de la odontología a realizar de forma predecible tratamientos de calidad. Un libro para aprender a hacer, no un libro para admirar (aunque lo que presentan sea admirable).

Esperamos que este libro os guste tanto como nos ha gustado a nosotros, y desde aquí aprovechamos para felicitar a todos los autores, en especial a Fran y Ramón... o a Ramón y Fran, tanto monta, que nos hayan regalado el privilegio de prologar esta obra.

Nacho Rodríguez Ruiz y Miguel Roig Cayón

Prefacio

La técnica de autotrasplante se basa en el trasplante en un mismo individuo de un diente erupcionado, incluido o semiincluido de un sitio de la boca a un alvéolo posextracción o, incluso, a un alvéolo preparado quirúrgicamente. Dado que un diente trasplantado con éxito puede funcionar como un diente normal, el autotrasplante se ha convertido en una opción de tratamiento viable cuando un diente se encuentra ausente o cuando este presenta un pronóstico altamente comprometido. En los últimos años este procedimiento está en auge y ha despertado mucho interés por parte de la mayoría de los clínicos. En gran parte, ello se debe a la incorporación de las nuevas tecnologías y la planificación digital al procedimiento clínico, lo que hace más eficiente y predecible el tratamiento.

Algunas razones que nos han impulsado a elaborar este libro se pueden resumir en los siguientes puntos:

1 Procedimiento de alto interés clínico, tanto para el odontólogo general como para cualquier especialista.

2 La necesidad de actualizar el protocolo clínico, que se ha visto totalmente transformado a través de la planificación digital y la impresión de guías quirúrgicas como réplicas del diente donante.

3 Comunicación de nuevas y muy variadas modificaciones de la técnica que han amplificado el rango de indicaciones clínicas.

4 Tema controvertido y poco tratado en la literatura. Solo existe un libro que hable en exclusividad de este tema. Con nuestro libro pretendemos ilustrar cómo ha evolucionado el procedimiento desde un punto de vista de planificación 3D, así como aportar números casos clínicos de alta calidad fotográfica y con seguimiento a largo plazo.

5 Auge en el interés del tema. Ha habido un incremento exponencial de charlas relacionadas con el autotrasplante en los últimos años (no hay más que ver los programas de los diferentes Congresos de las principales Sociedad Científicas de los últimos 5 años).

6 Publicaciones indexadas en PubMed. En una búsqueda rápida por PubMed se puede comprobar claramente el incremento tan importante que han sufrido las publicaciones relacionadas con el autotrasplante dental.

La idea ha sido realizar un libro didáctico basado en la evidencia científica, y con mucha iconografía, tanto a nivel fotográfico como a nivel de esquemas e ilustraciones explicativas, dirigido a cualquier odontólogo independiente de su especialidad.

Es un libro para abrir la mente, para explorar tratamientos alternativos para salvar nuestra dentición natural, para conectar y aprender de la biología, pero, sobre todo, para disfrutar. Disfrutar como lo hemos hecho nosotros elaborando esta obra y contagiaros a vosotros, nuestros queridos lectores, de la pasión para salvar dientes con sentido común. Esto es solo el principio de una era que, en un futuro no muy lejano, se verá reforzada por un mayor conocimiento biológico y por futuras innovaciones tecnológicas.

Francesc Abella Sans y Ramón Gómez Meda

Índice de contenidos

Capítulo 4

Autotrasplante de dientes maduros 149
Ramón Gómez Meda, Francesc Abella Sans

Capítulo 5

Caninos impactados: tracción ortodóntica frente a autotrasplante
Oriol Quevedo Pou, Ariadna Pàmies Parejo,
Francesc Abella Sans, Ramón Gómez Meda

Capítulo 6

Extrusión quirúrgica y reimplante intencional
Francesc Abella Sans, Ramón Gómez Meda, Jaume Casaponsa Parerols

Perspectivas de futuro y conclusiones generales ... 313

Ramón Gómez Meda, Francesc Abella Sans

capítulo/ uno

CONSIDERACIONES GENERALES DEL AUTOTRASPLANTE DENTAL

Francesc Abella Sans, Ramón Gómez Meda

La técnica clásica del autotrasplante dental se basa en extraer un diente de su posición original para colocarlo en un lecho receptor del mismo individuo, el cuál puede ser un alvéolo posextracción (fresco) o un alvéolo preparado quirúrgicamente[1]. Independientemente del estado radicular del diente donante, la técnica del autotrasplante cuenta con tasas, tanto de supervivencia como de éxito, muy elevadas[2]. Como consecuencia, el autotrasplante se ha convertido en una opción de tratamiento totalmente viable para reemplazar un diente ausente o que presente un pronóstico pobre[3].

A partir de la información clínica y radiográfica de cada paciente, el clínico debe examinar si existe la posibilidad de realizar un autotrasplante. En este sentido, la evaluación radiográfica tridimensional (3D) mediante tomografía computarizada de haz cónico (TCHC) de los dientes y sus estructuras circundantes es imprescindible para planificar un procedimiento de autotrasplante exitoso[4]. El clínico deberá evaluar detalladamente la forma anatómica y el desarrollo radicular del posible diente donante, la dimensión ósea del alvéolo receptor, así como la compatibilidad del tamaño del diente donante con el tamaño del sitio receptor.

Es fundamental que el paciente esté motivado y esté dispuesto a asumir posibles complicaciones durante el transcurso de un autotrasplante. Si bien el autotrasplante exitoso puede producir resultados espectaculares a largo plazo, se debe informar a los pacientes de potenciales imprevistos y/o dificultades[5]. La actitud del paciente hacia la realización de este procedimiento es vital y es algo que debe tenerse en cuenta al presentar esta opción de tratamiento.

Clasificación

La técnica del autotrasplante incluye dos procedimientos adicionales como la extrusión quirúrgica y el reimplante intencional. Todos estos procedimientos se basan en un mismo factor clave: preservar el mayor número de células vitales del ligamento periodontal (LPD).

1 **Extrusión quirúrgica.** Es un trasplante intraalveolar mediante una extracción atraumática con el objetivo de extruir el diente afectado en una posición más coronal. Este método permite mover la parte afectada del diente a una posición supragingival, dejando estructura sana del diente expuesta supraalveolarmente y así proporcionar lugar para el restablecimiento del espacio biológico y para la futura restauración[6].

La extrusión quirúrgica está indicada idealmente en dientes monorradiculares con raíces completamente formadas, y siempre y cuando la porción de raíz intraalveolar remanente sea lo suficientemente larga para soportar una restauración a largo plazo (**CASO CLÍNICO** 1.1).

CASO CLÍNICO 1.1

Extrusión quirúrgica de diente desahuciado

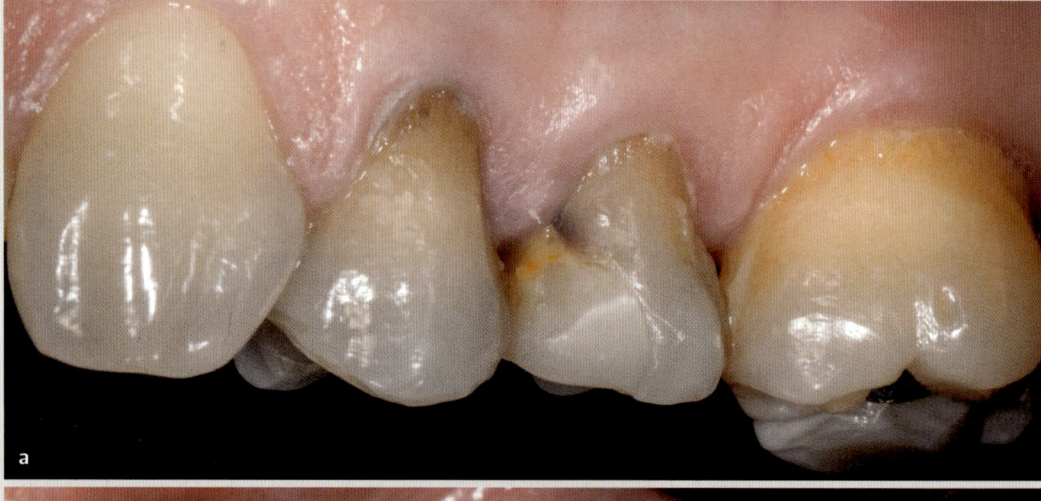

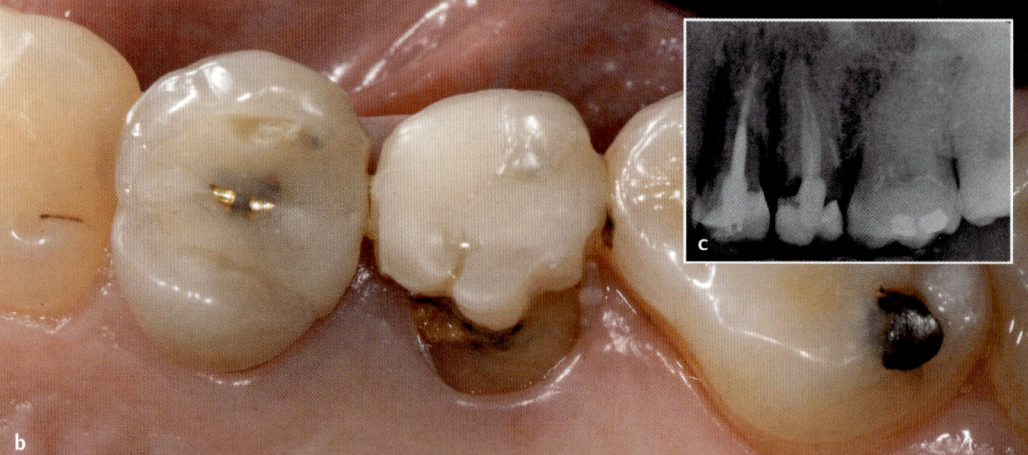

🔍 **1.1** Situación clínica inicial. Segundo premolar superior (2.5) con fractura de la cúspide palatina y gran reconstrucción de composite con caries secundaria. a) Aspecto inicial. Visión vestibular. b) Visión oclusal. c) Radiografía periapical inicial en la que se evidencia la falta de estructura sana.

2 **Reimplante intencional.** Es un procedimiento quirúrgico utilizado principalmente para solucionar un fracaso endodóntico. La técnica consiste en extraer el diente afectado, tratarlo fuera de la cavidad oral y posteriormente reinsertarlo en su alvéolo. Según las características de cada caso, este procedimiento puede ser una alternativa terapéutica a la cirugía endodóntica convencional, especialmente en casos donde el retratamiento ortógrado y/o quirúrgico presentan un bajo pronóstico o son del todo impracticables[7]. *En el transcurso del Capítulo 6 "Extrusión quirúrgica y reimplante intencional" se explicarán el paso a paso de estas intervenciones, así como las innovaciones digitales utilizadas para aumentar su predictibilidad.*

El éxito del autotrasplante, que contempla la extrusión quirúrgica y el reimplante intencional, se basa en la realización de una extracción atraumática y en mantener el diente fuera del alvéolo el menor tiempo posible. Con cualquiera de estas tres técnicas es fundamental limitar el tiempo extraoral al mínimo, ya que se ha demostrado que pasados 15 minutos aumenta la probabilidad de sufrir una reabsorción por sustitución o reemplazo (anquilosis)[8].

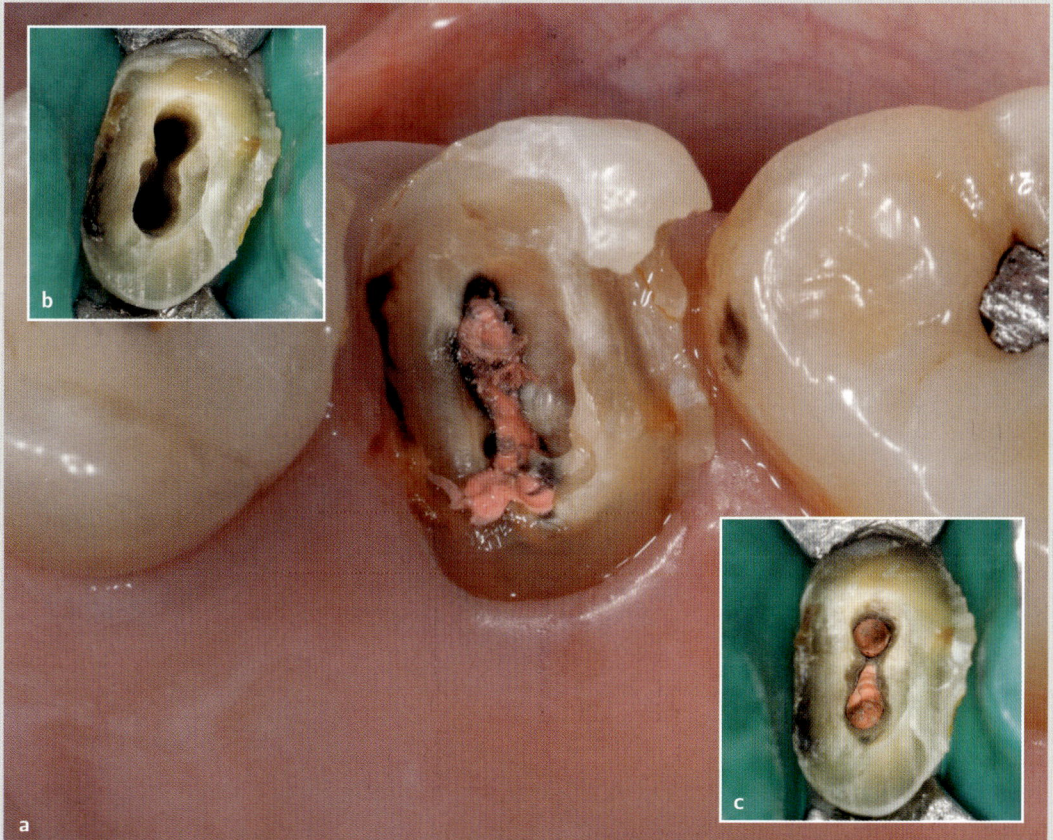

🔍 1.2 Después de limpiar casi por completo la caries se observa que el diente carece de estructura dentinaria remanente como para garantizar cualquier tipo de restauración predecible a largo plazo. a) Detalle del diente después de la limpieza. b) Aislamiento absoluto y desobturación de la gutapercha filtrada y contaminada. c) Finalización del retratamiento endodóntico no quirúrgico.

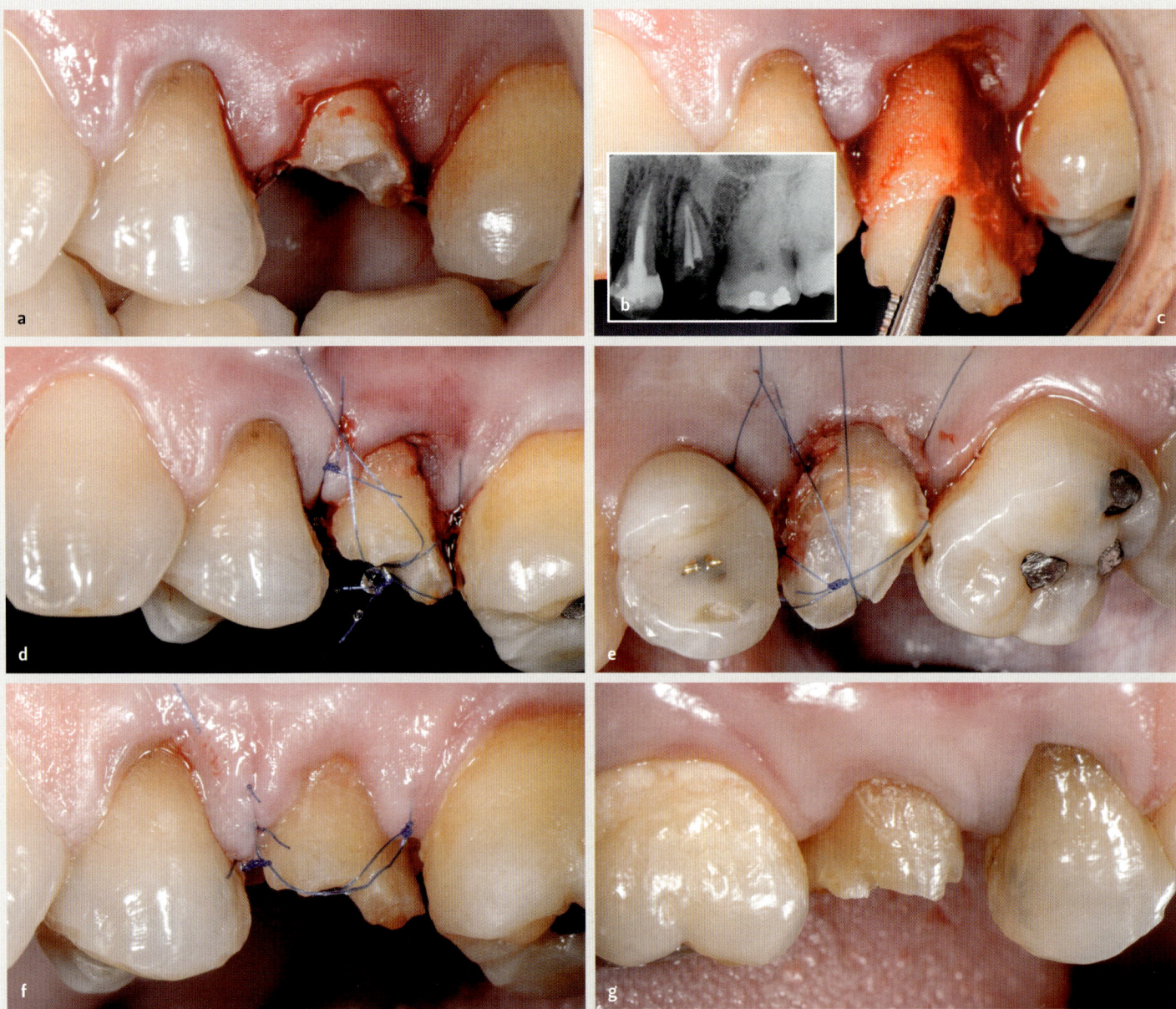

🔍 **1.3** Secuencia de la extrusión quirúrgica. a) Sindesmotomía previa a la luxación del diente. b,c) Desplazamiento coronal (2 mm de dentina en posición supragingival) del diente mediante uso de fórceps. d) Ferulización semirrígida mediante sutura. Visión vestibular. d) Detalle en visión oclusal. f) Aspecto a las 3 semanas. Obsérvese la ganancia en altura de la estructura dental remanente. g) Aspecto a las 4 semanas.

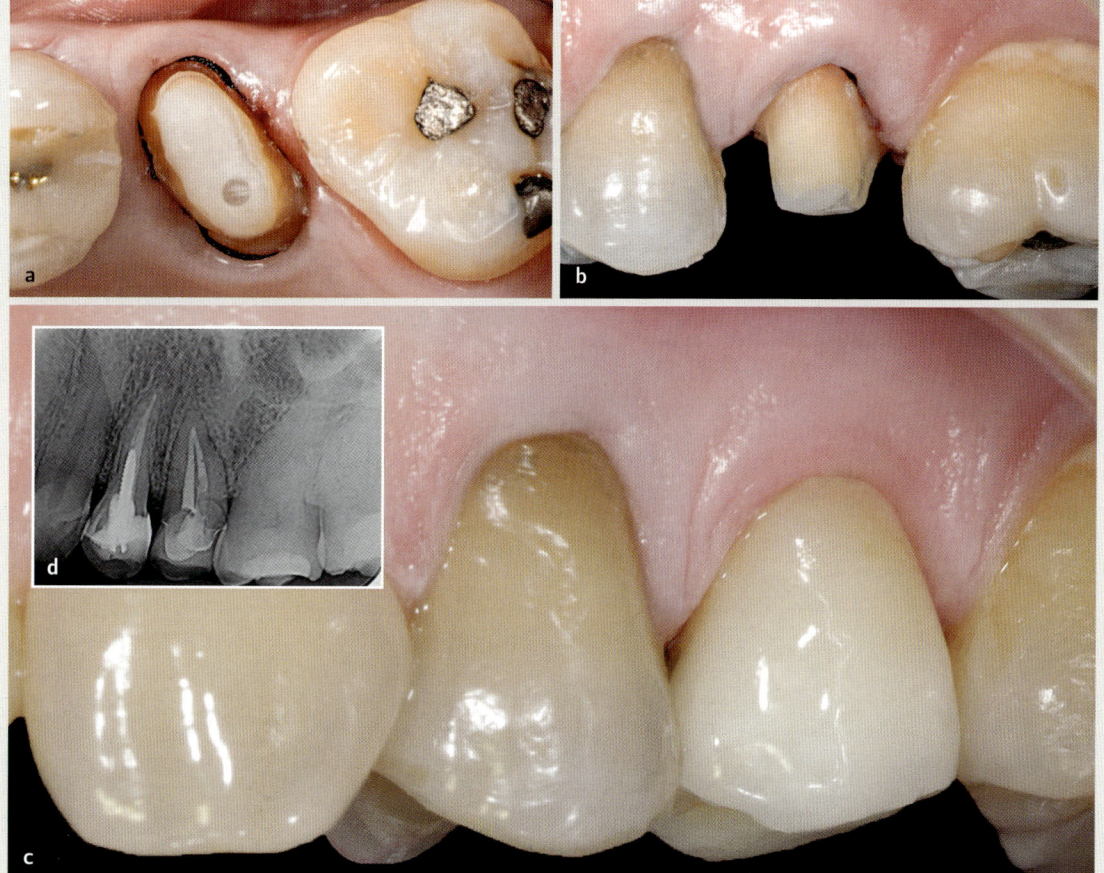

Q 1.4 Secuencia de la restauración del diente. a) Muñón de composite con colocación adhesiva de un poste fibra de vidrio. b) Visión vestibular. c,d) Aspecto tras colocación de corona de disilicato de vidrio. Obsérvese la adecuada cicatrización de los tejidos periapicales tras la extrusión quirúrgica.

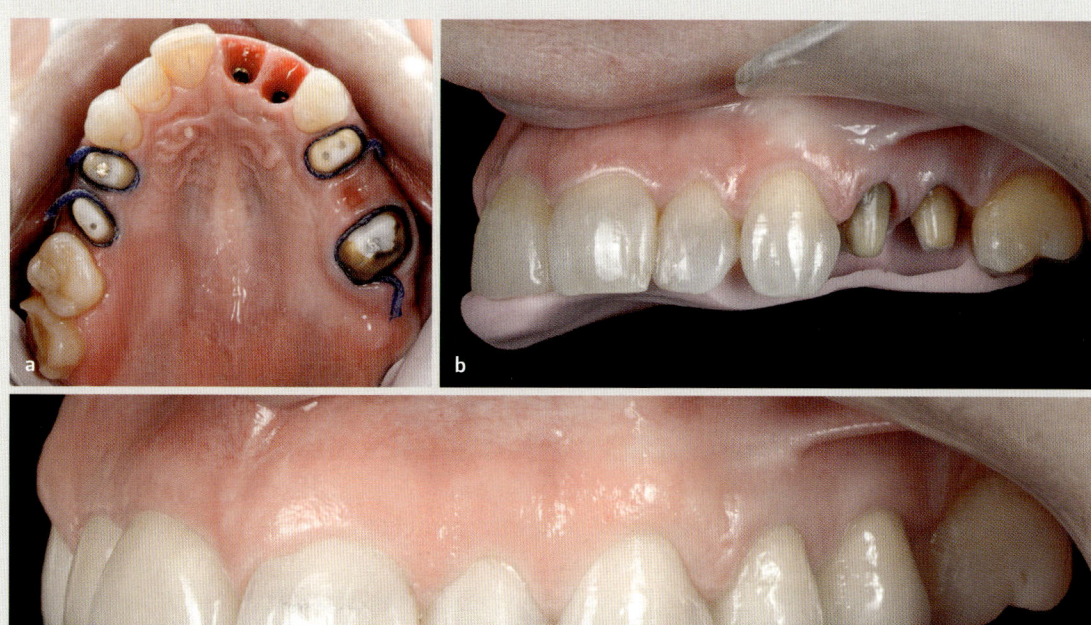

Q 1.5 La paciente acudió años después con intenciones de rehabilitar toda la boca para obtener un resultado más estético. Entre otros procedimientos, se cambió la corona del segundo premolar superior por una nueva de circonio.

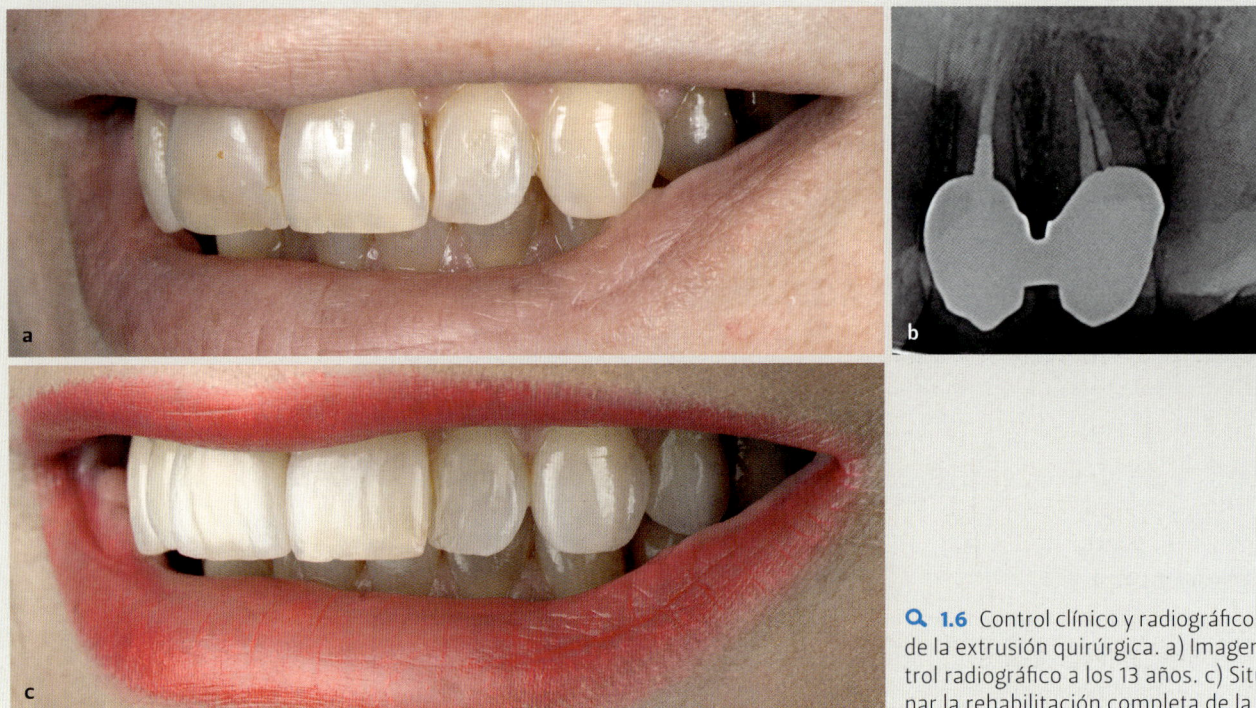

Q 1.6 Control clínico y radiográfico 13 años después de la extrusión quirúrgica. a) Imagen previa. b) Control radiográfico a los 13 años. c) Situación al terminar la rehabilitación completa de la boca.

Recorrido histórico

El trasplante de dientes se ha practicado desde la antigüedad; existen documentos del antiguo Egipto que muestran que los esclavos a menudo se veían obligados a donar sus dientes al faraón[9]. Sin embargo, no fue hasta los siglos XVIII y XIX que la técnica comenzó a extenderse y a utilizarse con relativa frecuencia. A finales de 1700, el dentista escocés John Hunter popularizó la técnica trasplantando dientes de las personas con menos recursos económicos a la boca de los miembros más ricos de la sociedad. Esta práctica, documentada por Hunter en *The Natural History of Human Teeth*, fue explotada por numerosos dentistas de la época. Estos relatos, si fueran precisos, serían ejemplos de trasplantes de dientes homogéneos entre individuos de la misma especie, conocidos como trasplantes alogénicos.

En 1869, O. Salomon publicaba en la *American Journal of Dental Science* un manuscrito titulado "Replantation, Transplantation and Implantation", en el que definía cada uno de estos términos[10]. Según el autor, un reimplante consistía en reemplazar un diente por el mismo, una vez era extraído y colocado de nuevo en el mismo alvéolo. El trasplante se basaba en la colocación de un diente recién extraído de la boca de una persona a otra, mientras que la implantación era la inserción de un diente, según palabras textuales, viejo y muerto. En el artículo, O. Salomon explica los casos realizados por el profesor Dr. Mitscherlich, en los que sugería eliminar el tejido pulpar del diente donante y sellarlo con oro para evitar un cambio de coloración. Por su parte, en 1913, Vincenzo Guerini realizó un trasplante alogénico de un canino superior, extraído un año antes a una mujer, para colocarlo en posición de incisivo lateral superior a un pintor sueco[11]. El procedimiento está perfectamente descrito y en él se relata cómo Guerini realizó en el mismo momento el tratamiento endodóntico del canino, y mediante suaves golpes fue introduciéndolo en el nuevo alvéolo. La operación duró 2 horas y posteriormente se aplicó yodo en los tejidos blandos de alrededor.

El paso a paso de la técnica del autotrasplante fue documentado por primera vez en 1956 por Hale, y gran parte de la metodología sigue siendo parecida hoy en día[12]. Sin embargo, debido al escaso conocimiento de los principios biológicos, especialmente los relacionados con el LPD, las tasas de supervivencia eran relativamente bajas en ese momento. En 1990, Andreasen y cols. publicaron en la *European Journal of Orthodontics* una serie de estudios revolucionarios divididos en cuatro partes. En ellos, los autores determinaron diversos factores pronósticos de la técnica y sugirieron un protocolo clínico para alcanzar resultados favorables de forma más previsible[13-16]. Una de las conclusiones más destacadas que alcanzaron fue la importancia del tamaño del foramen apical y la contaminación bacteriana en relación con la cicatrización pulpar[14].

El proceso biológico que sigue un diente autotrasplantado es similar al de un diente avulsionado tras su reimplantación. Por tanto, las lesiones mecánicas durante la extracción o la colocación traumática del diente donante en el alvéolo receptor, así como factores de estrés bioquímico debido a un tiempo extraoral prolongado pueden causar daño a determinadas estructuras dentales, especialmente al LPD[17]. Al igual que ocurre en la planificación de implantes, hoy en día el autotrasplante ha dado un giro de 180° y se debe basar en un exhaustivo examen clínico y radiológico que asegure un procedimiento atraumático y mínimamente invasivo. Las técnicas de diagnóstico modernas, como las imágenes 3D, no solo permiten la obtención de imágenes de estructuras anatómicas para un diagnóstico preciso y la planificación del tratamiento, sino que también se utilizan para la fabricación de modelos quirúrgicos[18]. En la última década, la mayoría de los estudios publicados utilizan la aplicación de datos radiológicos en 3D para fabricar réplicas de dientes y férulas quirúrgicas con el fin de guiar el proceso de autotrasplante. Este flujo digital ha permitido que la técnica sea más predecible y que se haya popularizado alrededor del mundo[19]. Tanto es así, que en los últimos 20 años el número de publicaciones acerca de este tema se ha visto multiplicado casi por dos según la base de datos PubMed.

Ventajas y desventajas

Las principales ventajas y desventajas que ofrece la técnica del autotrasplante se reflejan en el **CUADRO** 1.1. El **CASO CLÍNICO** 1.2 es un ejemplo de las ventajas de esta técnica.

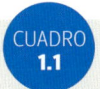

CUADRO 1.1

VENTAJAS E INCONVENIENTES DE LA TÉCNICA DE AUTOTRASPLANTE

Ventajas

1. Preservación del LPD y, por consiguiente, del hueso alveolar.

2. Posibilidad de realizarse en niños/adolescentes en crecimiento, así como en pacientes adultos.

3. Facilita la conservación de la forma natural de la encía adherida al mismo tiempo que se logra una función y estética óptimas.

4. Posibilidad, en caso de ser necesario, de realizar tratamiento ortodóntico para posicionar correctamente *a posteriori* el diente trasplantado.

5. Alternativa perfectamente viable a los implantes dentales, puentes fijos, restauraciones adheridas con resina y prótesis dentales parciales removibles.

Inconvenientes

1. Procedimiento quirúrgico algo más agresivo y complejo que una extracción convencional.

2. En algunos escenarios, el resultado final puede ser difícil de predecir, a pesar de la planificación digital.

3. Durante los primeros años pueden aparecer complicaciones tales como reabsorción radicular inflamatoria, reabsorción radicular de reemplazo o pérdida del nivel de inserción clínica, que pueden favorecer a la pérdida del diente.

CASO CLÍNICO 1.2

Autotrasplante de diente donante inmaduro

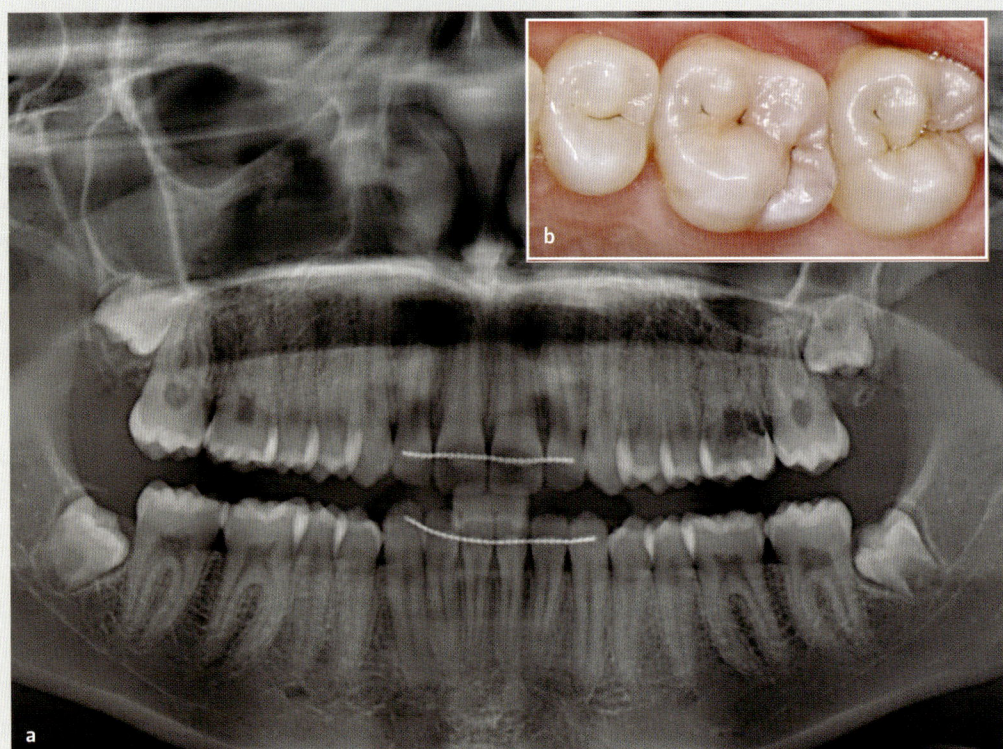

🔍 **1.7** Paciente de 20 años con molestias espontáneas en el primer molar superior izquierdo (2.6). a) Radiografía panorámica inicial en la que se detecta componente radiolúcido en zona de cámara pulpar. b) Visión vestibular del diente con la corona clínica aparentemente intacta.

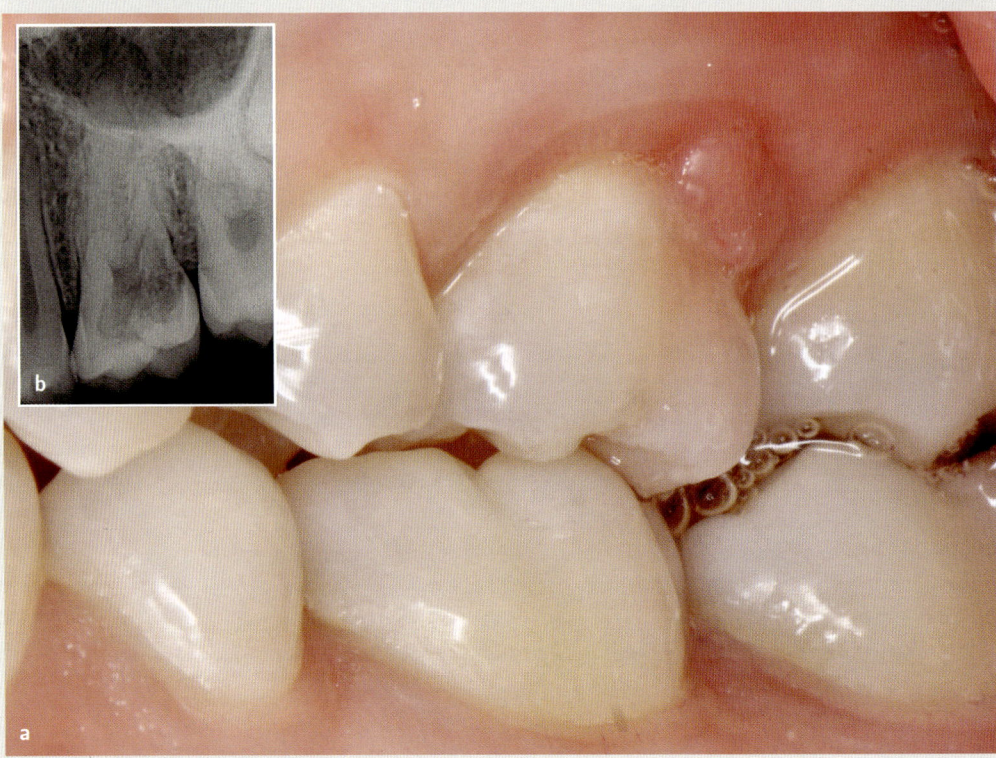

🔍 **1.8** Posible reabsorción e inflamación evidente. a) Inflamación gingival por vestibular. b) Radiografía periapical del diente 2.6. Obsérvese la presencia de una lesión radiolúcida compatible con algún tipo de reabsorción.

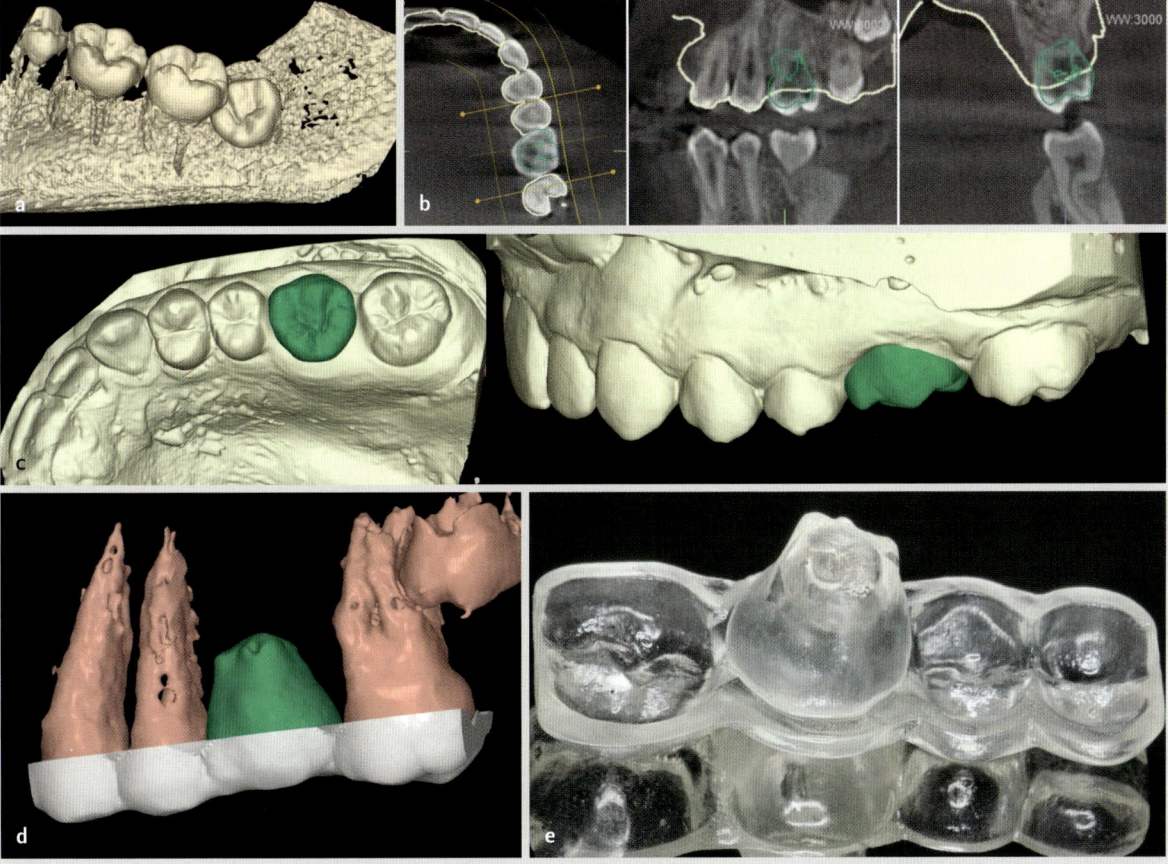

🔍 **1.9** Diagnóstico de reabsorción cervical invasiva no tratable mediante tomografía computarizada de haz cónico (TCHC). Secuencia digital para planificar un autotrasplante del diente 3.8 (inmaduro) en la zona del 2.6. a,b) Segmentación del diente donante (3.8) y colocación virtual en la zona del 2.6. c) Posición 3D ideal del diente donante en la zona receptora. d) Diseño de férula de posicionamiento. e) Impresión 3D de diente donante (réplica) y férula de posicionamiento.

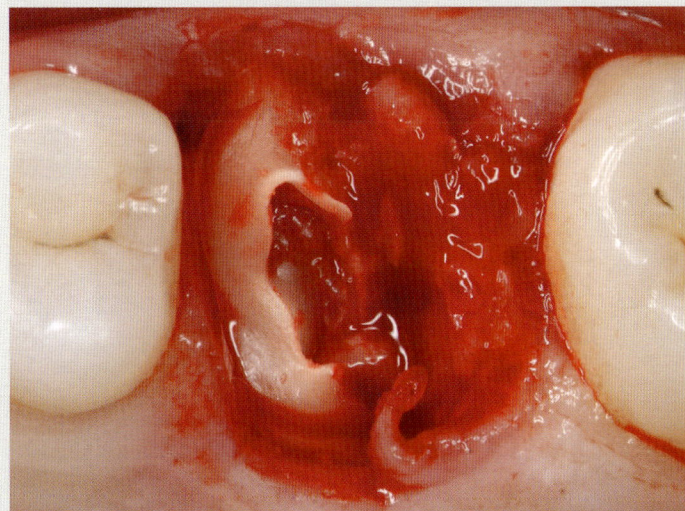

🔍 **1.10** Fractura de la corona clínica del diente 2.6 durante la extracción.

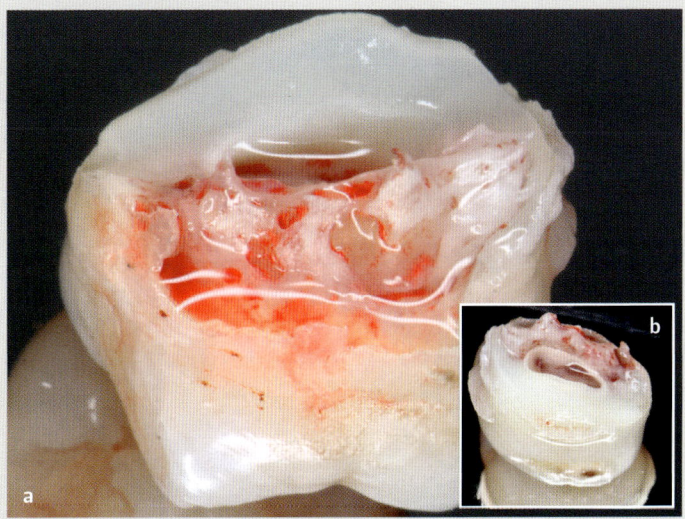

🔍 **1.11** Detalle de la reabsorción cervical invasiva.

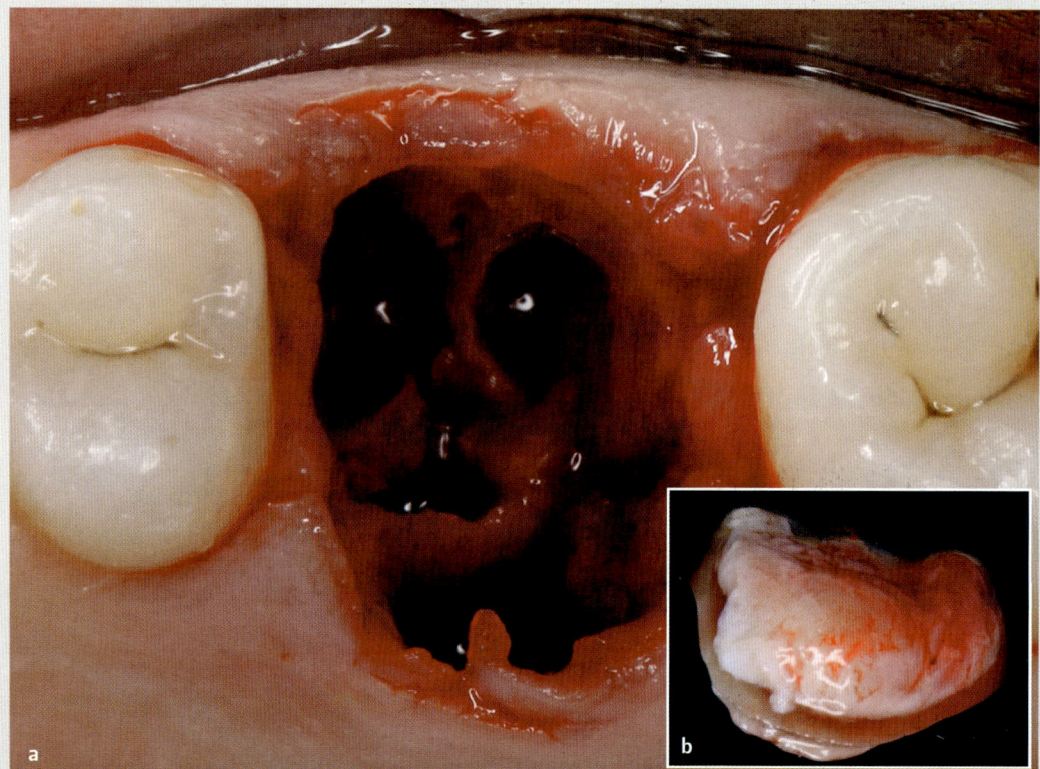

🔍 **1.12** Secuencia quirúrgica (I). a) Extracción del resto radicular y preparación del lecho receptor. b) Remoción del tejido de granulación.

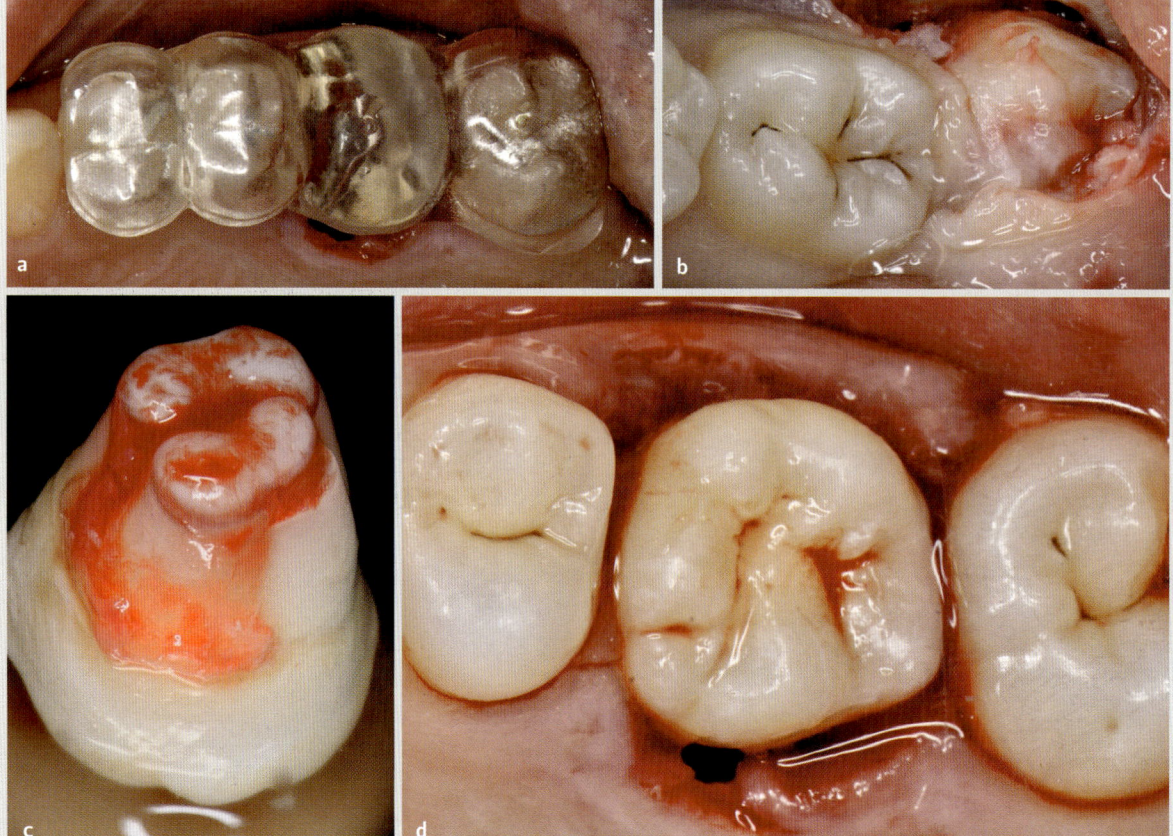

🔍 **1.13** Secuencia quirúrgica (II). a) Comprobación del asentamiento de la férula de posición con el uso de la réplica. b) Extracción quirúrgica del tercer molar. c) Integridad de la vaina radicular epitelial de Hertwig antes de la colocación del diente donante en su lecho. d) Diente 3.8 en el lecho receptor.

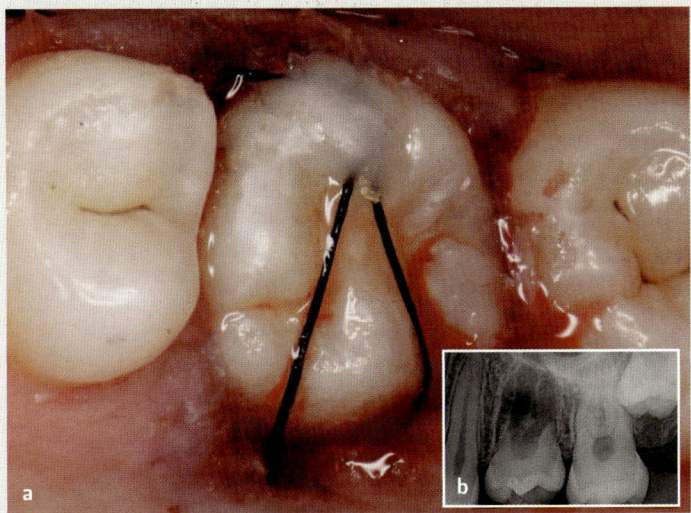

🔍 **1.14** Estabilización del diente donante. a) Sutura y composite en la cara oclusal del diente. **Importante**: dejar el diente en infraoclusión. b) Comprobación radiográfica de la posición final del diente.

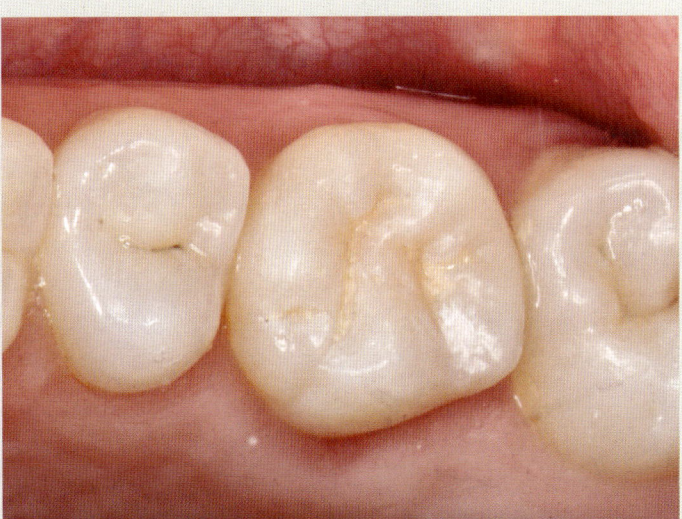

🔍 **1.15** Cicatrización y aspecto a los 2 meses.

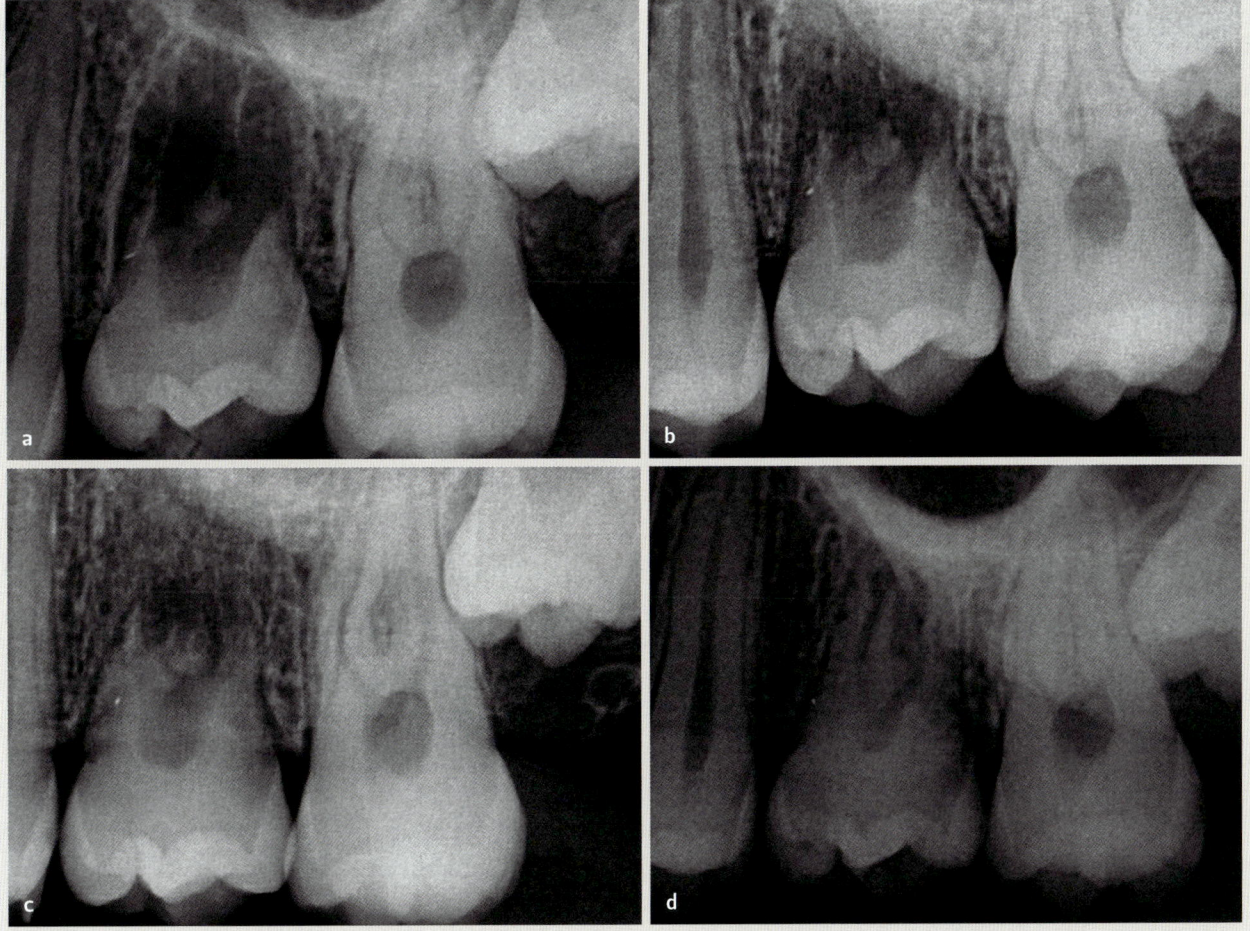

🔍 **1.16** Control radiográfico. a) 2 meses. b) 6 meses. c) 9 meses. d) 2 años. Nótese el cierre radicular y la obliteración parcial de los conductos como signo de vitalidad pulpar y de éxito del procedimiento. Paciente totalmente asintomática y sin presencia de ningún tipo de reabsorción.

Indicaciones y contraindicaciones

Cuando nos enfrentamos a una pérdida dental, el clínico debe valorar el autotrasplante como tratamiento de elección frente a otras opciones de tratamiento (implantes, prótesis removibles, prótesis parcial fija, ortodoncia, etc.), siempre y cuando este sea superior en función, tiempo, coste, pronóstico y biocompatibilidad[20]. Generalmente, el autotrasplante convencional está indicado cuando un diente tiene un mal pronóstico, ya sea por motivos restauradores, endodónticos y/o periodontales, y existe un tercer molar o un diente mal posicionado que no esté en función (**CUADRO** 1.2). Uno de los autotrasplantes más frecuentes es el de terceros molares al lecho de extracción de primeros o segundos molares no restaurables. Si el tamaño del tercer molar es apropiado, también es posible trasplantarlo a otras áreas como zonas de premolares o incluso en sector anterior. Además, hay que tener en cuenta que los dientes donantes no se limitan exclusivamente a los terceros molares. Los premolares o caninos mal posicionados o impactados también pueden servir como dientes donantes.

CUADRO 1.2   PRINCIPALES INDICACIONES DEL AUTOTRASPLANTE DENTAL

Entre las principales indicaciones del autotrasplante dental se encuentran:

1. Dientes erupcionados en posición ectópica o retenidos/impactados.
2. Dientes perdidos de forma precoz y/o traumática.
3. Dientes perdidos por motivos tumorales o iatrogénicos.
4. Dientes congénitamente ausentes con divergencia de espacio en el arco.
5. Dientes con pronóstico pobre por motivos periodontal y/o endorrestaurador.
6. Dientes que presentan anomalías del desarrollo (coronales y/o radiculares) no tratables o con pronóstico desfavorable a corto plazo.
7. Dientes supernumerarios en niños con labio leporino y/o paladar hendido.

En general, existen pocas contraindicaciones absolutas para realizar un autotrasplante dental. Las principales contraindicaciones se dan en aquellos pacientes que tienen una afección (local o sistémica) que contraindique una extracción, cuando existe un elevado índice de caries y pérdida de muchos dientes, ante la presencia no controlada de periodontitis generalizada, o cuando el paciente no esté psicológicamente preparado o motivado para el tratamiento o, simplemente, no lo desee.

Sin embargo, hay otro tipo de situaciones que pueden limitar o influir en el pronóstico del autotrasplante. Es preferible elegir dientes donantes que no presenten una anatomía radicular compleja, y evitar, en la medida de lo posible, dientes con curvaturas radiculares acentuadas, anomalías de forma o posiciones que pueden aumentar el riesgo de dañar el LPD. Aunque el clínico puede resolver problemas endodónticos de forma extraoral durante la cirugía del autotrasplante, siempre deberá considerar la factibilidad de realizar el tratamiento endodóntico (dientes donantes con ápice maduro) de forma exitosa. Otro punto importante para tener en cuenta es la dimensión del lecho receptor respecto al diente donante. Sitios receptores con un insuficiente contorno óseo o un lecho estrecho pueden conducir al fracaso, por lo que es crucial tener un soporte óseo adecuado para el diente trasplantado[21]. En tales casos, el clínico debe recurrir a técnicas como la regeneración ósea guiada (ROG) o el uso de la cortical vestibular del mismo diente donante para poder llevar a cabo el autotrasplante con un mínimo de garantías[22]. *Véanse en el Capítulo 4 "Autotrasplante de dientes maduros" los casos de nivel avanzado utilizando la misma cortical vestibular del diente combinado con injerto de tejido conectivo.*

Se contraindicará el autotrasplante simultáneo a la extracción en aquellas situaciones en el que el alvéolo receptor presente un absceso agudo. En estos casos se aconseja diferir el autotrasplante unas 2-3 semanas tras la extracción del diente afectado para obtener un lecho receptor libre de infección y adecuadamente vascularizado. Por el contrario, el absceso crónico no contraindica el autotrasplante, pues no influye en el pronóstico final. *Véanse en profundidad en el Capítulo 4 "Autotrasplante de dientes maduros" los casos de autotrasplantes diferidos y creados quirúrgicamente.*

Cicatrización postrasplante y reimplante intencional

En los últimos 25 años, el conocimiento acerca de la cicatrización de los diferentes tejidos (encía, hueso alveolar, LPD y tejido pulpar) después de un autotrasplante y un reimplante intencional ha aumentado de forma significativa[13]. La comprensión biológica junto con la mejora de las técnicas quirúrgicas han estimulado la elección de estos procedimientos en casos debidamente seleccionados.

El mecanismo de curación del autotrasplante se discutirá en las siguientes categorías: cicatrización del LPD y hueso alveolar, cicatrización del tejido blando, y cicatrización pulpar y desarrollo radicular.

Ligamento periodontal y hueso alveolar

La cicatrización favorable del LPD es la clave del éxito en cualquier procedimiento de autotrasplante, reimplante intencional o extrusión quirúrgica. La cicatrización ideal del LPD ocurre cuando el diente extraído se reimplanta en el mismo alvéolo de extracción —*reimplante intencional*— o en otro alvéolo receptor —*autotrasplante*— en un tiempo extraoral muy corto y la mayoría de sus células estén vitales. El tiempo extraoral es un factor clínicamente crítico asociado con el desarrollo de la reabsorción radicular[23]. Estudios previos han demostrado que la incidencia de reabsorción radicular aumenta en dientes reimplantados con un tiempo extraoral superior a 5 minutos[24]. Un tiempo extraoral prolongado afecta la viabilidad del LPD y favorece la degeneración del tejido periodontal, así como la apoptosis[25]. Existe consenso en que la supervivencia de las células del LPD es prácticamente imposible si el tiempo extraoral supera los 60 minutos[26].

La cicatrización o curación ideal del LPD se conoce como reinserción del LPD, y se basa en la unión del tejido conectivo con la superficie radicular[17]. Sin embargo, las células del LPD pueden dañarse mecánicamente durante la extracción o verse afectadas por cambios en los valores de pH, presión osmótica, deshidratación, etc. Por lo tanto, una extracción atraumática del diente donante es fundamental, aunque no siempre asegura la cicatrización exitosa del LPD. De hecho, durante el proceso de extracción y el almacenamiento extraoral, se debe tener mucho cuidado para proteger la vaina radicular epitelial de Hertwig (HERS) y mantener la vitalidad pulpar[27]. En los dientes inmaduros, el desarrollo de la raíz está determinado por una proliferación activa de esta vaina radicular, la cual está constituida por una red de células epiteliales en la región apical que separa la pulpa (papila dental) del folículo dental circundante. En el lado de la pulpa, las células de la papila dental son inducidas y se diferencian en odontoblastos. Mientras que en el lado del LPD, las células del folículo dental son inducidas y se diferencian en células del LPD, incluidos los cementoblastos, fibroblastos y osteoblastos[28].

El tejido perirradicular es una mezcla compleja de tejido mineralizado y no mineralizado de origen ectomesenquimatoso derivado del folículo dentario (con excepción de la unión dentogingival, que procede del epitelio reducido del esmalte). El entorno oral es un ambiente hostil, por lo que rápidamente se produce una respuesta inmunitaria para proteger los tejidos perirradiculares de las bacterias invasoras. La activación de los neutrófilos, linfocitos, macrófagos y osteoclastos puede conducir tanto a la reabsorción ósea como a la reabsorción radicular. Como veremos posteriormente, la isquemia o contusión del LPD conduce a la anquilosis o reabsorción por reemplazo/sustitución como medida de reparación. Como en el tejido perirradicular intervienen diversas células tisulares, el patrón de cicatrización final depende de dos factores decisivos: el potencial de regeneración y la velocidad de reacción de las células tisulares que rodean la zona lesionada[28].

En el **CUADRO** 1.3 se resumen los pasos del proceso de curación.

CUADRO 1.3 **PROCESO DE CURACIÓN**

En condiciones ideales, el proceso de curación que se produce en un diente reimplantado o autotrasplantado es el siguiente[29]:

- **3 días:** La fibrina y los eritrocitos se dispersan entre el LPD adherido a la raíz y el que queda en el alvéolo de extracción. Presencia de hemorragia en algunas zonas.
- **1–2 semanas:** Los fibroblastos y las fibras de colágeno empiezan a ser visibles en el área desgarrada, lo que indica el comienzo de la reparación del LPD.
- **3–4 semanas:** Proliferación de fibroblastos y haces de fibras de colágeno alineados. Inicio de la alineación funcional del tejido del LPD
- **8 semanas:** El LPD se encuentra en situación prácticamente normal y existe una alineación completa de los haces de fibras de colágeno.

Aunque existe una variabilidad lógica en estos periodos de tiempo, el proceso parece completarse, en la mayoría de las ocasiones, pasados 2 meses. Clínicamente, esta información es de especial relevancia a la hora de restaurar el diente de forma definitiva. En dientes donantes con ápice cerrado, el clínico deberá esperar al menos estos 2 meses para poder realizar una restauración directa o indirecta, pues es de especial importancia evitar fuerzas oclusales durante este periodo de tiempo. En dientes donantes con ápice abierto, este contexto es algo diferente en función de la zona receptora. En autotrasplantes de premolares a la zona de los incisivos, uno de los más frecuentes en pacientes jóvenes, se intentará restaurar el diente lo antes posible para devolver la estética. Sin embargo, la cara palatina del diente se dejará sin contacto oclusal para permitir la erupción espontánea del diente simultánea a su desarrollo radicular. En autotrasplantes a sectores posteriores, el clínico deberá esperar al cierre radicular del diente para efectuar la restauración definitiva y así darle oclusión con el antagonista, y permitir, en caso de ser necesario, el cierre de los puntos de contacto.

Cuando el clínico se disponga a realizar una extracción atraumática del diente donante o del diente afectado, debe tener claro que se va a producir una separación del LPD, especialmente en el tercio medio de la raíz. Esto va a provocar que queden restos de LPD tanto en la raíz como también en el lecho alveolar. En la superficie radicular van a quedar células como cementoblastos, fibroblastos y células epiteliales de Malassez, que son esenciales para prevenir la reabsorción radicular. Aunque la capa de cementoblastos por sí sola parece ser un elemento suficiente para prevenir la reabsorción radicular, es siempre deseable extraer el diente con la mayor cantidad posible de LPD[30].

Los estudios de reimplantación han demostrado que los déficits de LPD en la superficie radicular se pueden reparar mediante una nueva unión. Este mecanismo de unión resulta de la formación de tejido conectivo entre la superficie radicular expuesta y el tejido circundante (hueso o tejido conectivo gingival). Se produce una proliferación de células del LPD alrededor de la superficie radicular expuesta mediante la adición de cemento y fibras de Sharpey. El tamaño del déficit del LPD en la superficie de la raíz y la distancia desde la pared del alvéolo receptor hasta la raíz afectan la probabilidad de reparación mediante una nueva inserción. Cuanto mayor sea la distancia entre el hueso y la raíz, más tiempo puede ser necesario para que el tejido óseo se acabe de formar. Sin embargo, esta distancia no implica necesariamente que el clínico deba usar materiales de injerto óseo entre las paredes óseas y las raíces del trasplante, lo cual constituye una diferencia significativa con respecto a la terapia implantológica.

Durante los últimos años han sido muchos los estudios que han investigado las células derivadas del LPD con relación a la regeneración periodontal[31,32]. Los recientes avances en la biología de las células madre y la medicina regenerativa han permitido el uso de terapia celular para tratar enfermedades periodontales[33,34]. Hasta la fecha, un gran número de estudios han indicado que las células madre manipuladas *in vitro* derivadas tanto de la médula ósea como del LPD se pueden usar junto con diferentes matrices físicas (autoinjertos, xenoinjertos, aloinjertos y materiales aloplásticos) para regenerar tejidos periodontales *in vivo*[35-37]. Según estos estudios, la regeneración ósea se puede inducir en el lecho receptor después del trasplante cuando se conservan las células del LPD del diente donante. En 1990, García y Saffar realizaron un estudio muy interesante trasplantando 20 raíces en criptas óseas preparadas quirúrgicamente en áreas edéntulas de 5 perros[38]. En las diferentes cavidades óseas se implantaron raíces en las que se mantuvo intacto el LPD, y raíces en las que el LPD fue eliminado. Los autores encontraron que la preservación de las células LPD benefició el crecimiento óseo alrededor de la raíz trasplantada.

Las células del LPD contienen células madre con una alta capacidad proliferativa, potencial de diferenciación multilínea y capacidad de formar tejido similar al LPD. Además, los tejidos de LPD también poseen un alto nivel de actividad de fosfatasa alcalina[39,40]. Estas características respaldan el hecho de que las células del LPD inducen la regeneración ósea en el entorno después de un reimplante intencional o un autotrasplante. De hecho, en la literatura existen varios casos publicados con cierto crecimiento vertical después de un autotrasplante[41]. Si bien todo esto es cierto, el clínico deberá tener en cuenta que los defectos alveolares importantes en el lecho receptor pueden contraindicar directamente el autotrasplante u obligar a usar simultáneamente técnicas de ROG.

Por lo contrario, cuando no hay células de LPD en la superficie radicular, se produce una rápida migración de los tejidos blandos que favorece una larga unión del epitelio, en lugar de una regeneración ósea. Hosoya y cols.[42] e Hiraga y cols[43]. observaron la formación de hueso nuevo alrededor del cemento del diente donante 10 días después del trasplante dental. Mediante inmunohistoquímica, los autores confirmaron que el origen de las células progenitoras de osteoblastos era precisamente el LPD del diente donante. Cuando los dientes donantes se colocan en lechos receptores inadecuados, como un alvéolo con déficit de tejido duro (horizontal o verticalmente), las raíces del diente donante pueden quedar expuestas y provocar una reabsorción de la cresta alveolar restante[44]. Por ello, es sumamente importante que el clínico haga previamente una adecuada planificación 3D. En estas circunstancias, tal y como recomiendan Imazato y Fukunishi, se pueden injertar materiales autógenos sobre la raíz expuesta para dar paso a la regeneración ósea[45]. Otra alternativa, relativamente sencilla con la ayuda del flujo digital, es utilizar la misma cortical vestibular adherida del diente donante, tal y como veremos en el Capítulo 4 (nivel avanzado). Si cualquiera de estos dos procedimientos de regeneración se realiza adecuadamente, el resultado debería ser casi idéntico al de una técnica de autotrasplante convencional sin ROG[46].

El clínico debe ser conocedor de los diferentes medios de almacenamiento extraoral, ya que para asegurar una retención del diente a largo plazo es sumamente importante mantener la viabilidad celular del LPD fuera de la boca. Un medio adecuado puede preservar la viabilidad celular durante cierto periodo de tiempo extraoral evitando su desecación. Los factores clave para el crecimiento y la supervivencia de las células son la osmolaridad fisiológica, el pH y la temperatura. El pH y osmolaridad óptimos para el crecimiento celular deben situarse entre los 6,6 y 7,8 y entre los 230 a 400 mOsm/kg, respectivamente[47]. En 1981, Andreasen estudió el efecto del tiempo extraalveolar y los medios de almacenamiento en la cicatrización periodontal y pulpar después de la reimplantación en monos verdes (*Cercopithecus aethiops*). Andreasen demostró que el tiempo prolongado de almacenamiento no fisiológico de los dientes era más determinante para el pronóstico del diente que el tiempo extraoral completo. Observó que ocurría un descenso notorio en la supervivencia del LPD pasados 30 minutos de almacenamiento en seco.

En casos de avulsión, la International Association of Dental Traumatology recomienda reimplantar el diente de forma inmediata, ya que de esta manera se incrementa significativamente la viabilidad tanto de las células del LPD como del cemento[25,26]. Podemos considerar que tanto el reimplante intencional como el autotrasplante son avulsiones intencionadas, por lo que el medio de almacenamiento en el que se deposita momentáneamente el diente influye directamente en el pronóstico del proceso. Se han estudiado varios medios de almacenamiento como la solución salina equilibrada de Hank (HBSS), agua del grifo, agua de coco, leche, clara de huevo, saliva acumulada, propóleo y Gatorade por su capacidad para preservar la viabilidad celular[48]. La HBSS es un medio de almacenamiento que, gracias a su capacidad para conservar el LPD a largo plazo, se considera el estándar de oro en casos de avulsión, pero habitualmente no está disponible en las clínicas dentales. En consecuencia, la elección más práctica de medio en los casos de autotrasplante sería la solución salina fisiológica o leche, ya que estos productos también han demostrado una excelente supervivencia de las células del LPD[17].

Tejidos blandos

La encía y el periodonto, que constituyen el sellado natural alrededor del diente, protegen el LPD subyacente y el hueso alveolar de la invasión de bacterias de la cavidad oral. El periodonto marginal consta de la parte de la encía que mira hacia el diente (la unión dentogingival) y la cresta alveolar donde se unen la cortical vestibular externa y el hueso alveolar (hueso que recubre el alvéolo). Durante el proceso de ferulización del diente trasplantado o reimplantado, es crucial una adecuada aproximación de los tejidos blandos, una estabilización de la herida, y mantener lo más íntegro posible el periodonto. Sin embargo, durante el procedimiento podemos provocar una laceración gingival extensa o tener la necesidad de levantar un colgajo a espesor total en la zona receptora. En estos casos hay que ser extremadamente cautelosos porque un daño al periostio subyacente o al hueso alveolar podría favorecer una pérdida de inserción y, por consiguiente, una recesión gingival[49].

La posición del diente donante dentro del alvéolo receptor es un factor clave que tener en cuenta. Si tiene el ápice cerrado, se coloca muy profundo dentro del alvéolo y queda menos de 1 mm de banda de LPD por encima de la cresta alveolar, se va a producir una migración apical del epitelio. El restablecimiento del ancho biológico adecuado se producirá a expensas de la reabsorción del hueso de la cresta alveolar. En cambio, si el diente donante se coloca de forma superficial, se va a producir una inserción larga del tejido conectivo, siempre y cuando exista un tejido gingival adecuado. Sin embargo, esto no es nada deseable, pues una unión conectiva tan larga puede no ser predecible a largo plazo.

La cicatrización ideal de los tejidos blandos se produce cuando la raíz del diente donante de ápice cerrado se coloca dejando una banda de 1 mm de fibras del LPD por encima de cresta alveolar. Para ello es esencial que, tras la sutura, el tejido conectivo quede enfrentado con la banda de 1 mm de LPD. En esta línea, destacamos el artículo escrito por de Freitas Coutinho y cols.[49] en el que, además de evaluar la tasa de supervivencia de los dientes autotrasplantados, examinaron la estética de los tejidos blandos en pacientes jóvenes. Para ser considerado exitoso, el diente autotrasplantado debía cumplir los siguientes requisitos: asintomático, sin dolor a la palpación ni a la percusión, sin signos de absceso o periodontitis apical, sondaje fisiológico de 3 mm, ausencia de reabsorciones y un desarrollo radicular de al menos 70 %. Después de evaluar 40 dientes, el 30 % obtuvieron una estética excelente, un 35 % buena, un 27,5 % regular y un 7,5 % mala. Estos resultados reafirman que el autotrasplante es un procedimiento válido para reemplazar dientes en el sector anterosuperior con altas tasas de satisfacción estética.

Pulpa y desarrollo radicular

Clásicamente, cuando el clínico realiza un autotrasplante, un reimplante intencional o una extrusión quirúrgica en dientes maduros, se interrumpe el suministro vascular a la HERS de forma irreversible. Es por ello por lo que el tratamiento endodóntico se considera un procedimiento estándar en dientes con raíces completamente desarrolladas para evitar la necrosis pulpar con la subsiguiente inflamación periapical y reabsorción inflamatoria externa. La endodoncia se puede realizar, según el acceso al diente donante, antes, durante, o dos semanas después de la intervención quirúrgica[50]. En cambio, estos mismos procedimientos en dientes inmaduros solo producen necrosis a una pequeña parte apical del tejido pulpar[51-53]. De hecho, está documentado que la revascularización empieza a partir del cuarto día mediante un crecimiento de vasos sanguíneos en su interior. Por tanto, es esperable y deseable una regeneración pulpar cuando reimplantamos y trasplantamos dientes inmaduros. Pero ¿dónde está el límite? Es decir, ¿a partir de qué diámetro apical podemos considerar que estamos ante un ápice abierto? El momento óptimo para un autotrasplante es cuando la formación radicular se encuentra entre 2/3 y 3/4 de la longitud del diente, lo que disminuye considerablemente el riesgo de reabsorción radicular y permite una revascularización pulpar.

Andreasen y cols. observaron que cuando el diámetro apical era superior a 1 mm se podía producir revascularización del diente autotrasplantado[14]. En la literatura, este concepto es compartido por otros autores como Marques-Ferreira y cols.[53], quienes observaron que se puede lograr la revascularización cuando la raíz es más corta de 8,07 mm y el diámetro del foramen apical es mayor de 1 mm. En este sentido, otros autores como Iohara y cols.[54], Laureys y cols.[55] y Fang y cols.[56] van aún más allá, y exponen que se puede lograr una revascularización incluso con forámenes inferiores a 1 mm. A partir de estos resultados, diversos clínicos han intentado "convertir" un diente donante con ápice cerrado en un diente con ápice abierto, y de este modo evitar el tratamiento endodóntico. Skoglund y cols.[51,52] observaron revascularización pulpar cuando agrandaron el foramen apical mediante apicectomía en dientes con ápices cerrados. *En el Capítulo 4 se aborda en profundidad la técnica de la fractura frágil que intenta recolectar el mayor número de células madre de la pulpa dental (en inglés,* **dental pulp stem cells;** *DPSC) y así promover la revascularización pulpar.*

En los casos que conseguimos una revascularización del diente donante es muy habitual que se produzca una obliteración del conducto radicular, también llamada metamorfosis calcificante. Abd-Elmeguid y cols.[57] encontraron que esta obliteración ascendía hasta el 96 % de los dientes donantes con ápice abierto. Según los autores, la obliteración empieza pronto tras el trasplante, aproximadamente a partir de los 3 meses y con un tiempo medio de desarrollo de 9,5 meses. Se desconoce el mecanismo exacto de la obliteración del conducto, pero se cree que está relacionado con un daño al suministro neurovascular de la pulpa en el momento de la extracción. La obliteración pulpar parcial o completa es un signo de vitalidad pulpar, es decir, un mecanismo de curación del complejo dentinopulpar[58]. Aunque sea muy poco probable, el clínico deberá realizar un seguimiento clínico y radiográfico para descartar la aparición de una periodontitis apical.

Mecanismo de reabsorción

Reabsorción superficial externa

La reabsorción superficial externa (1.17) representa la respuesta de curación a una lesión localizada en el algún punto del LPD. Este tipo de reabsorción empieza por un sangrado y un edema del LPD que, a su vez, da lugar a un área de presión localizada. Los macrófagos y los osteoclastos reabsorben el cemento adyacente al LPD dañado, provocando una cavidad en forma de medialuna en la superficie de la raíz. Si los túbulos dentinarios subyacentes no están expuestos y la capa de cementoblastos está indemne, los cementoblastos revestirán la superficie radicular deteriorada, y la cavidad de reabsorción se reparará con cemento nuevo y con una nueva inserción de fibras de Sharpey.

Hay que destacar que tipo de reabsorciones se caracterizan por ser autolimitantes; es decir, no progresan con el tiempo, ya que son el resultado de una curación favorable[28].

Después del proceso de reparación, el clínico observará un LPD con una anchura normal que va redibujando los contornos provocados por el defecto radicular. Sin embargo, sil área del defecto es más grande, existe riego de que se produzca una reabsorción externa por sustitución. La superficie radicular dañada se reabsorbe, lo que lleva a la deposición ósea y, finalmente, a la anquilosis. Esta situación, *a priori*, es irreversible y progresiva hasta la pérdida del diente. La velocidad del reemplazo radicular está íntimamente relacionada con la edad del paciente, es decir, cuanto más joven es el paciente, más rápido es el proceso.

Reabsorción inflamatoria externa

La reabsorción inflamatoria externa (📷 1.18) es el resultado de una lesión combinada de la pulpa y el LPD, en la que las bacterias ubicadas en el conducto radicular y los túbulos dentinarios inician una actividad osteoclástica en la superficie radicular (**CASO CLÍNICO** 1.3). Por tanto, para que se produzca esta reabsorción se deben dar dos condiciones: un sistema de conductos radiculares infectado y un daño mecánico del cemento, ya sea en el momento de la extracción y/o en la manipulación extraoral, que deje los túbulos dentinarios expuestos al LPD y al hueso de alrededor[59]. Este tipo de reabsorción puede afectar a cualquier parte de la raíz y se da con mayor frecuencia en dientes inmaduros, posiblemente por sus paredes dentinarias delgadas y túbulos dentinarios anchos. Radiográficamente, se aprecia una radiotransparencia debido a la presencia de tejido de granulación que afecta al LPD y al hueso adyacentes. Los dientes afectados con una reabsorción inflamatoria no responderán a las pruebas de sensibilidad pulpar y no mostrarán síntomas ni signos, a menos que se produzca una periodontitis o un absceso apical agudo[17].

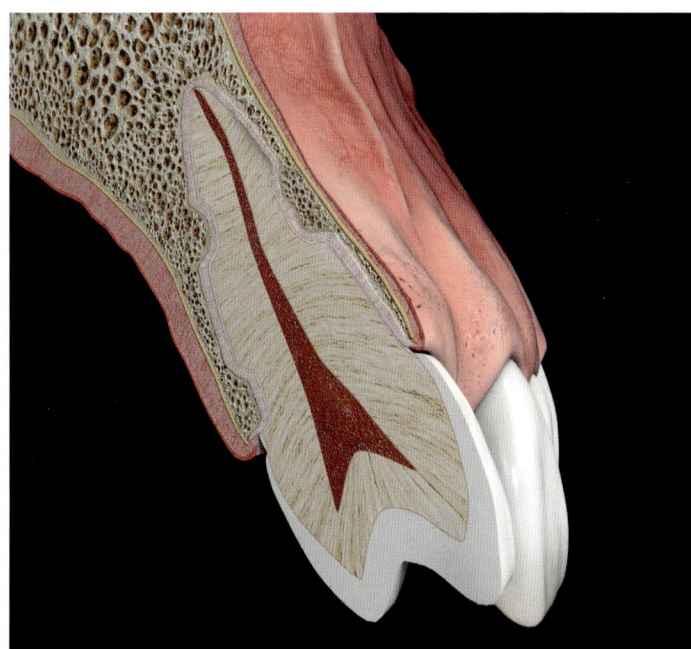

📷 **1.17** Detalle gráfico de una reabsorción superficial externa.

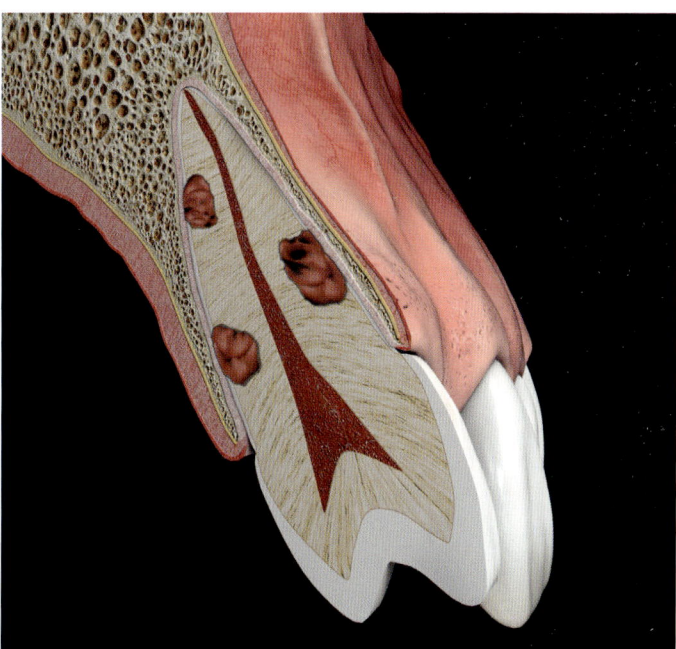

📷 **1.18** Detalle gráfico de una reabsorción inflamatoria externa.

Una inflamación sostenida en el LPD da como resultado la continuación del proceso osteoclástico, lo que conduce a la reabsorción de la estructura radicular junto con la reabsorción de la lámina dura y del hueso alveolar adyacente. Sin embargo, esta patología es totalmente reversible si se eliminan las bacterias del sistema de conductos. Algunos estudios recomiendan un medicamento intraconducto con corticosteroides y antibióticos para prevenir y controlar la reabsorción inflamatoria externa[59]. En dientes inmaduros, el clínico puede optar por un procedimiento de regeneración pulpar o una apicoformación con algún cemento a base de silicato de calcio. Si el procedimiento es exitoso, la cavidad de la reabsorción se va a rellenar con cemento o hueso, según el tipo de células ubicadas en el sitio de la reabsorción.

CASO CLÍNICO 1.3

Avulsión de incisivo central superior izquierdo

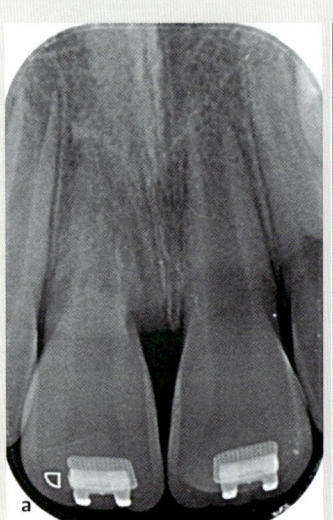
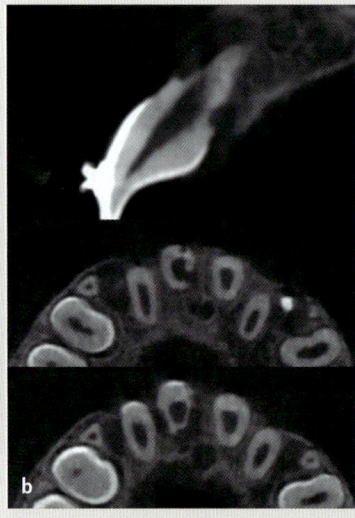

Q 1.19 Reimplante de incisivo central superior izquierdo (1.1.) tras avulsión de 2 horas en medio húmedo. Paciente con molestias a la palpación y a la masticación. a) Radiografía periapical inicial. b) Presencia de reabsorción inflamatoria externa tras evaluación de la tomografía computarizada de haz cónico (TCHC).

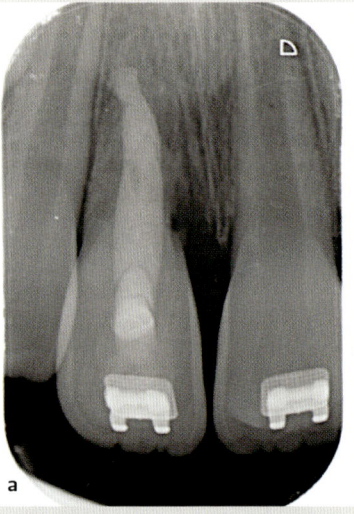
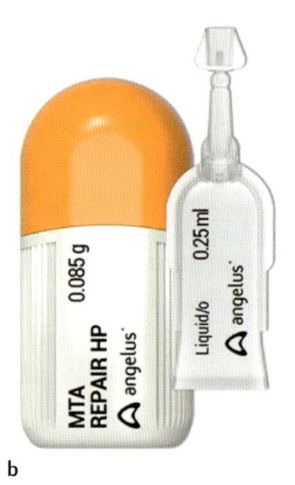

Q 1.20 Tratamiento endodóntico mediante apicoformación con cemento de silicato de calcio. a) Aspecto radiográfico final. b) Detalle del cemento hidráulico utilizado para frenar la reabsorción inflamatoria externa.

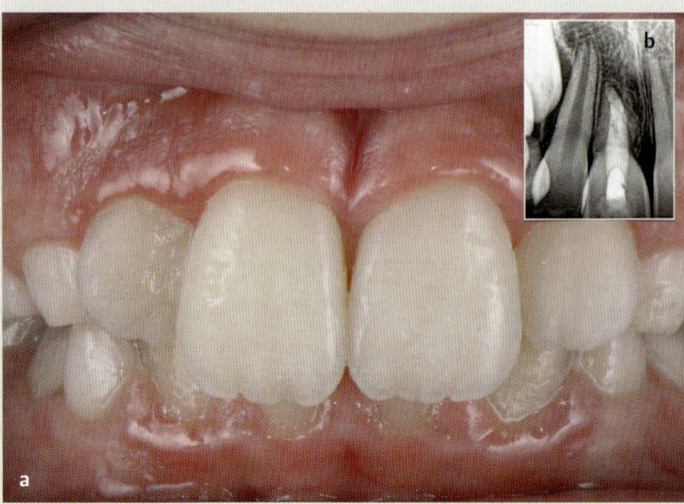

Q 1.21 Control al año. a) Aspecto clínico con crecimiento normal del diente. b) Reparación de la reabsorción inflamatoria externa y presencia del LPD.

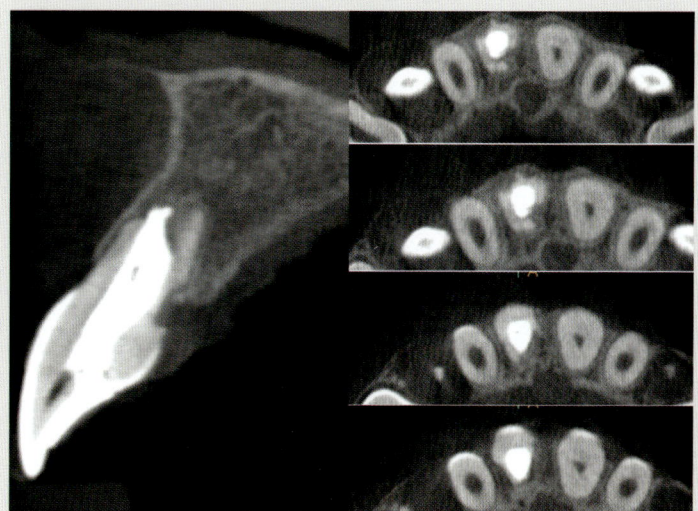

Q 1.22 Control mediante TCHC al año y medio. Nótese la presencia del LPD y el freno de la reabsorción inflamatoria.

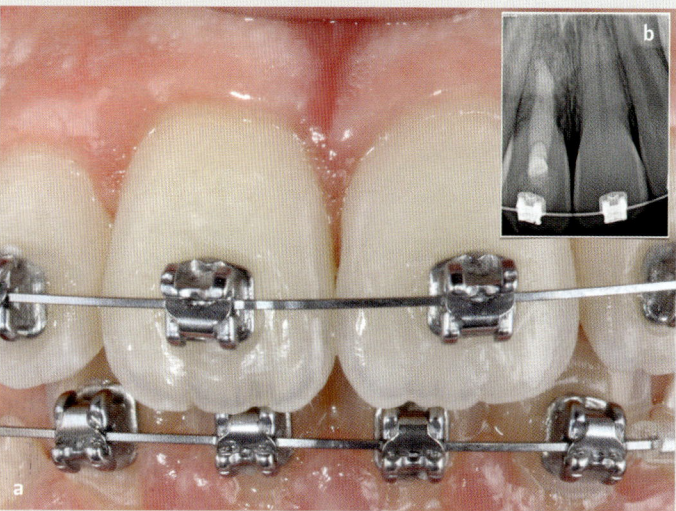

Q 1.23 Inicio del tratamiento ortodóntico. a) Imagen clínica. b) Radiografía correspondiente.

Reabsorción externa por sustitución

Si durante el periodo extraoral, el diente trasplantado o reimplantado se ha almacenado en un medio inadecuado durante un largo periodo de tiempo o se ha extraído de forma traumática, el LPD tiene altas posibilidades de necrosarse. En consecuencia, no se va a producir una cicatrización normal de este y se va a promover un crecimiento óseo, de forma que el diente se reemplazará gradualmente por hueso[60,61]. Esta remodelación de tejido óseo es continua e irreversible. Cuando se produce el contacto entre el LPD necrótico o perdido y el hueso, el cemento y la dentina contribuyen al proceso de remodelación ósea, y la reabsorción radicular y la aposición ósea ocurren simultáneamente en la superficie radicular. Este tipo de reabsorción se denomina anquilosis o reabsorción de reemplazo o por sustitución (📷 1.24). La anquilosis casi siempre es progresiva y es probable que, con el tiempo, reemplace el diente con hueso, lo que puede resultar en la pérdida final del diente afectado. Sin embargo, este tipo de reabsorción se ha minimizado drásticamente en los últimos años gracias al flujo digital.

La tasa de reabsorción radicular progresa a diferentes ritmos según el crecimiento esquelético del paciente. Normalmente, la velocidad de esta reabsorción es superior en pacientes jóvenes y más baja en el paciente adulto. El tiempo medio de reabsorción por sustitución para un diente reimplantado oscila entre 3 y 7 años en individuos jóvenes. En pacientes mayores estos dientes pueden ser funcionales durante décadas lo que permite que una vez se tenga que sustituir por un implante, el clínico dispondrá de hueso suficiente para su colocación.

El clínico detecta el primer signo de un diente anquilosado mediante una percusión metálica, seguido de movilidad reducida, reabsorción de reemplazo e infraposición gradual en individuos en crecimiento[56]. El infraposicionamiento resulta de la detención local del crecimiento del hueso alveolar circundante simultáneamente con

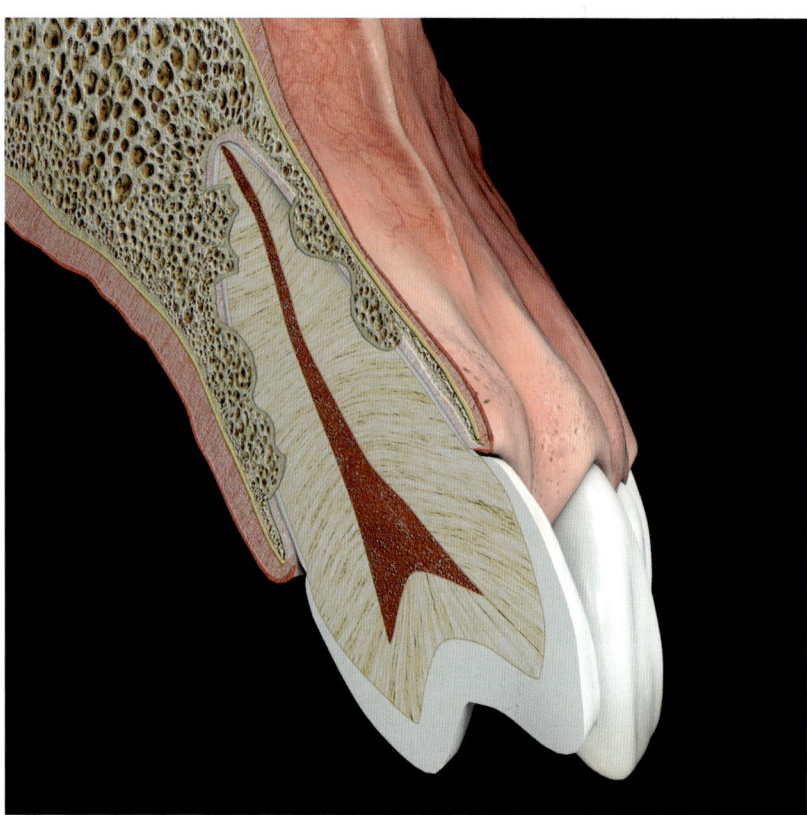

📷 **1.24** Detalle gráfico de una reabsorción externa por sustitución.

el crecimiento esquelético continuo del individuo. Este proceso avanza de manera irreversible y actualmente no hay medios para detenerlo. En consecuencia, el infraposicionamiento conduce a un efecto dentogingival antiestético y agrava la futura rehabilitación protésica.

Sin embargo, en algunos casos puede ocurrir un fenómeno conocido como anquilosis parcial. Es difícil de detectar, ya que algunos de estos dientes afectados presentan cierta movilidad y responden de forma normal a la prueba de percusión. Por esta razón, la evaluación radiográfica a largo plazo es la única forma de determinar si una anquilosis parcial evolucionará hacia una reabsorción de reemplazo total o si sanará con una nueva inserción. Finalmente, otro fenómeno que ocasionalmente se puede observar es la presencia de ambas reabsorciones (inflamatoria externa y de reemplazo) coexistiendo de forma simultánea. Cuando el clínico se enfrente a este tipo de situaciones, se recomienda la extracción del diente afectado (**CASO CLÍNICO** 1.4).

CASO CLÍNICO 1.4

Paciente con múltiples caries y problemas endodónticos

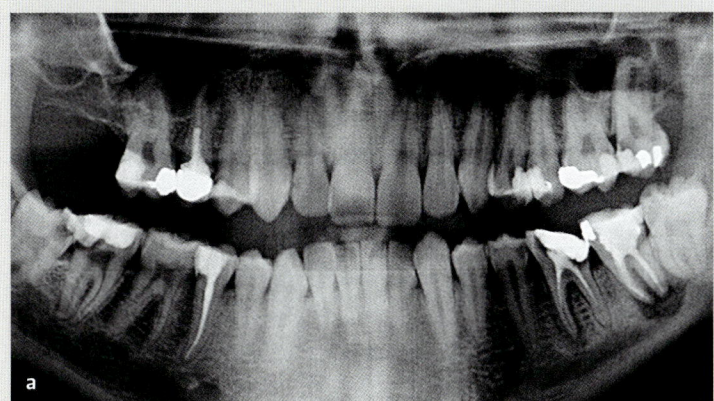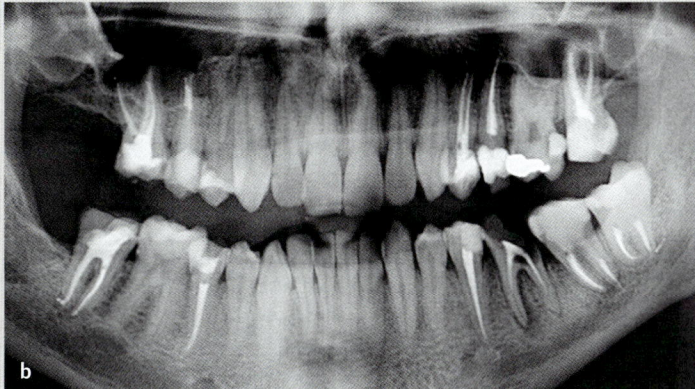

🔍 **1.25** Imágenes radiográficas. a) Situación inicial y planificación de autotrasplante de diente 3.8 (maduro) en posición de 3.6 no restaurable. b) Situación tras los tratamientos endodónticos de los dientes 3.8 (donante), 3.7, 3.5 y 4.7.

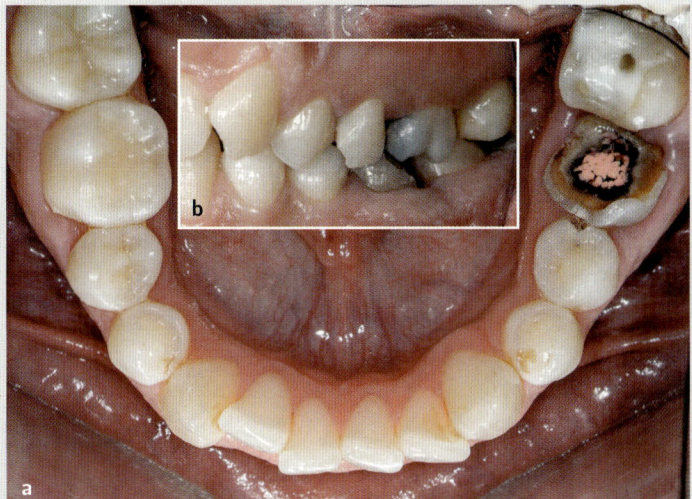

🔍 **1.26** Aspecto inicial. a) Visión oclusal. b) Visión vestibular.

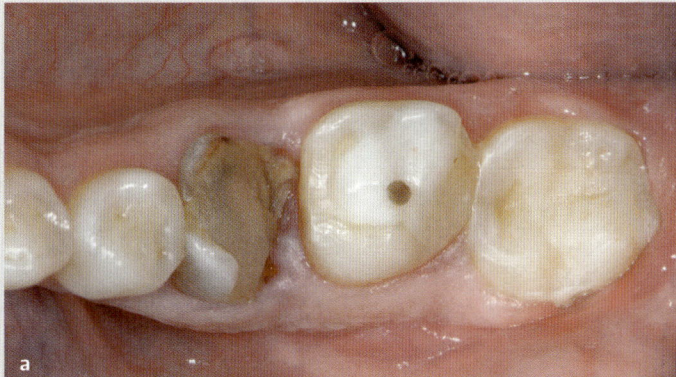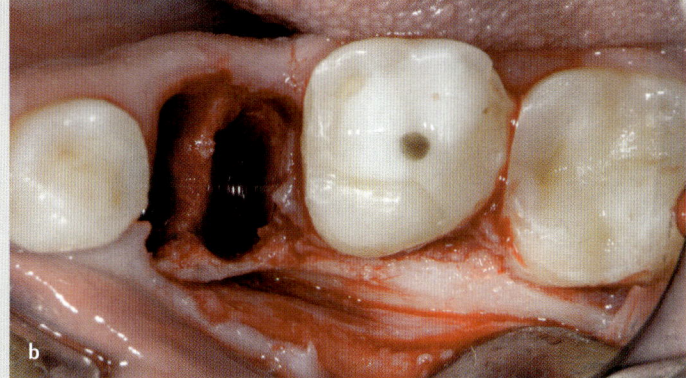

🔍 **1.27** Secuencia de extracción del diente 3.6. a) Imagen de la estructura dental remanente previa a la extracción. b) Lecho alveolar tras extracción del diente 3.6.

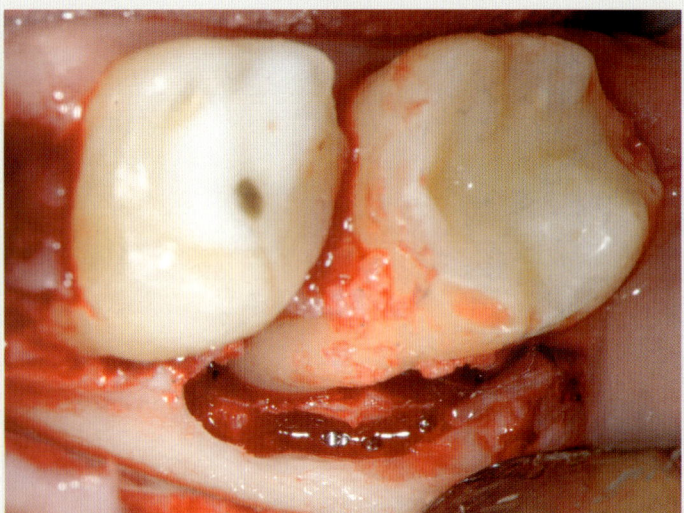

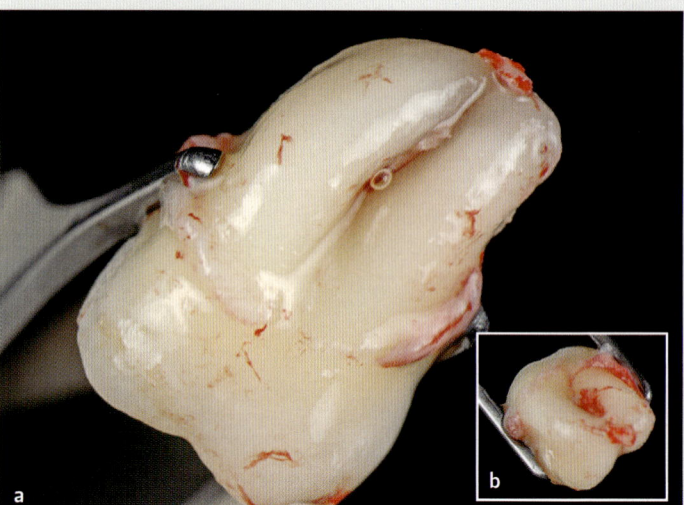

🔍 **1.28** Para facilitar la extracción atraumática del diente 3.8, se realizó una leve osteotomía en su cara vestibular.

🔍 **1.29** Extracción atraumática del diente 3.8. Nótese la presencia de LPD alrededor de la superficie radicular.

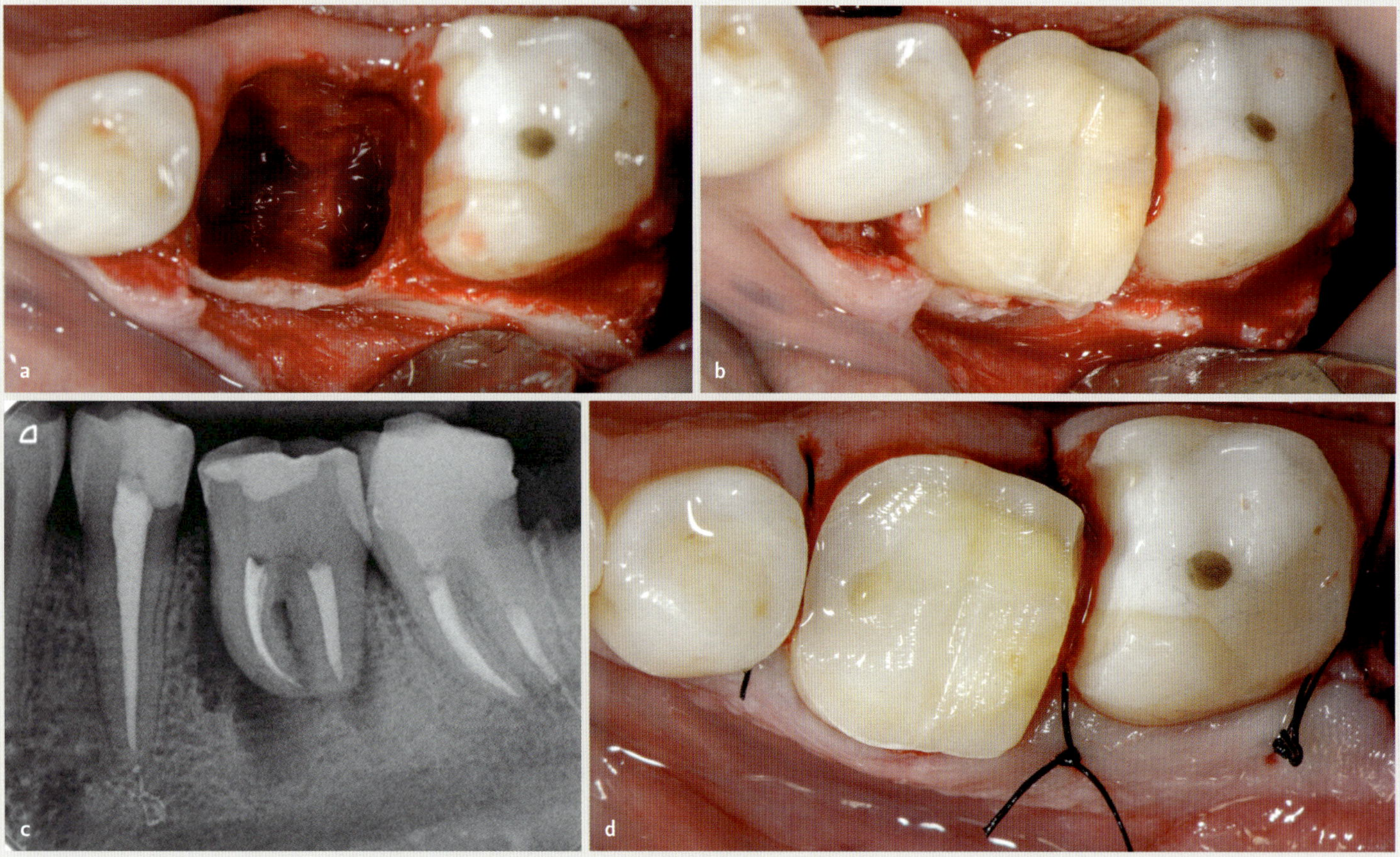

🔍 **1.30** Secuencia quirúrgica. a) Modificación del alvéolo receptor a mano alzada utilizando el mismo donante para su comprobación. b) Diente donante en el alvéolo receptor. c) Comprobación radiográfica del diente donante. d) Estabilización mediante suturas.

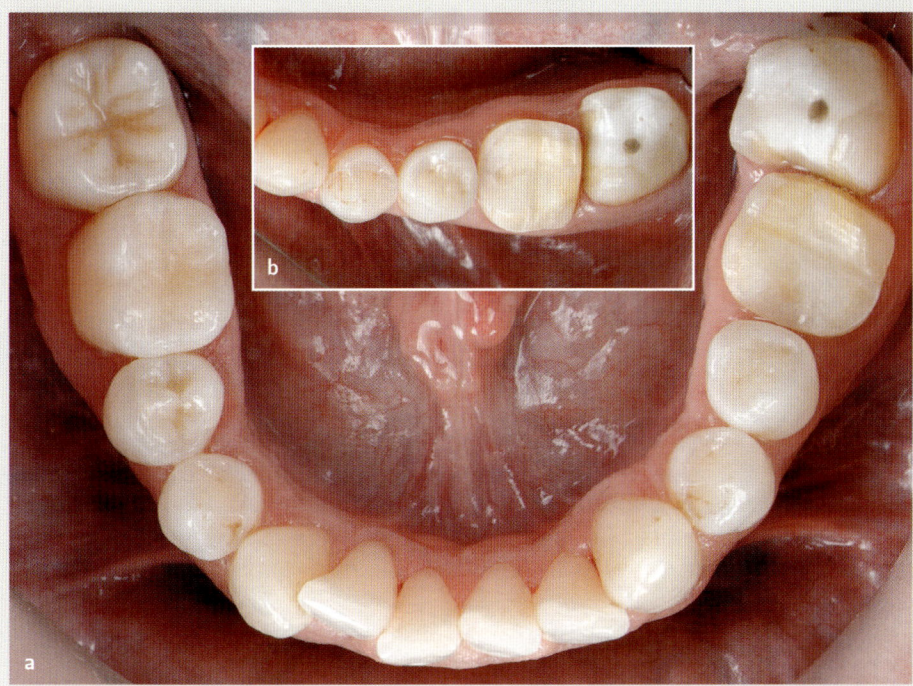

🔍 **1.31** Control a los 3 meses.

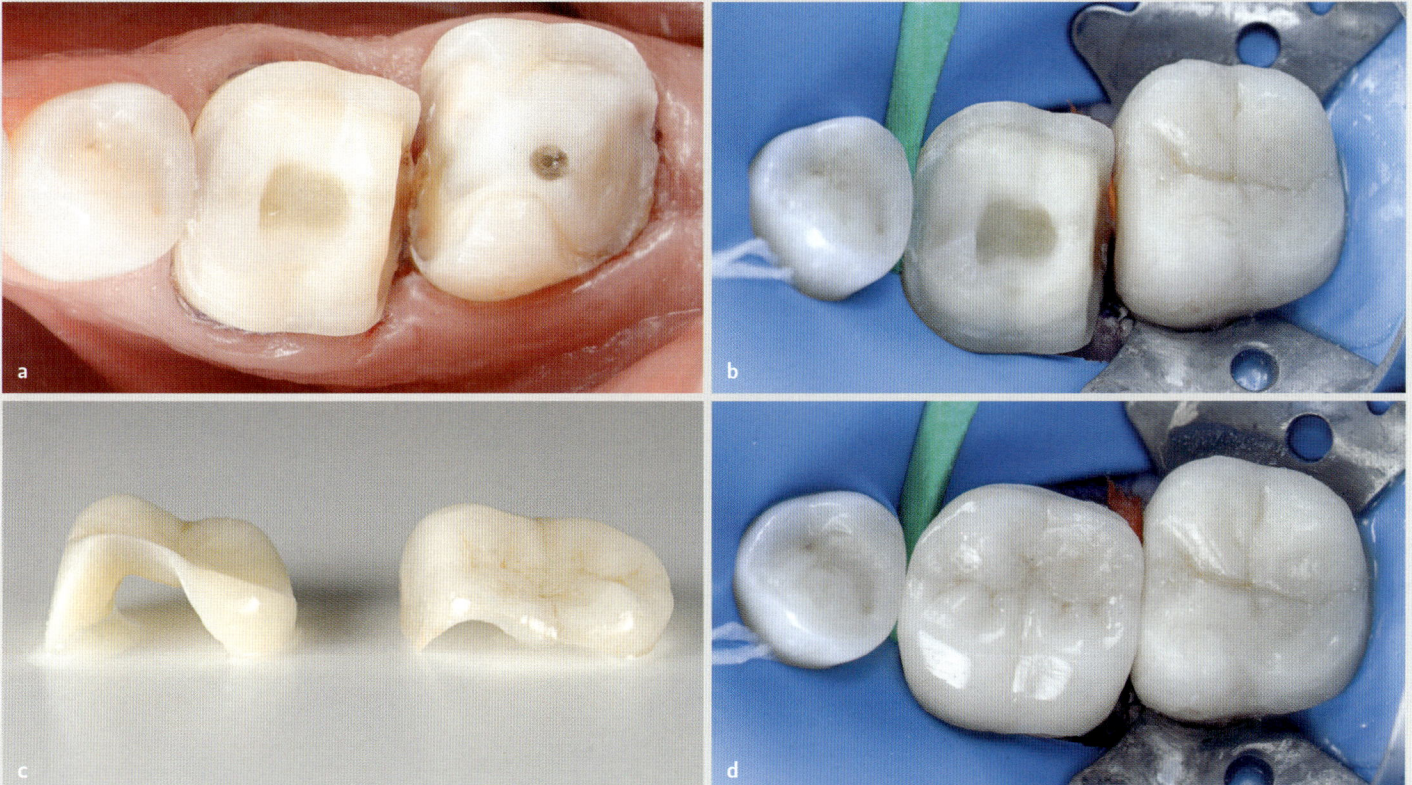

🔍 **1.32** Secuencia de la cementación de las restauraciones adhesivas indirectas. a) Preparación de los dientes 3.6 (autotrasplantado) y 3.7. b) Aislamiento absoluto del campo operatorio. c) Incrustaciones tipo *onlay* de disilicato de litio. d) Cementación de ambas restauraciones.

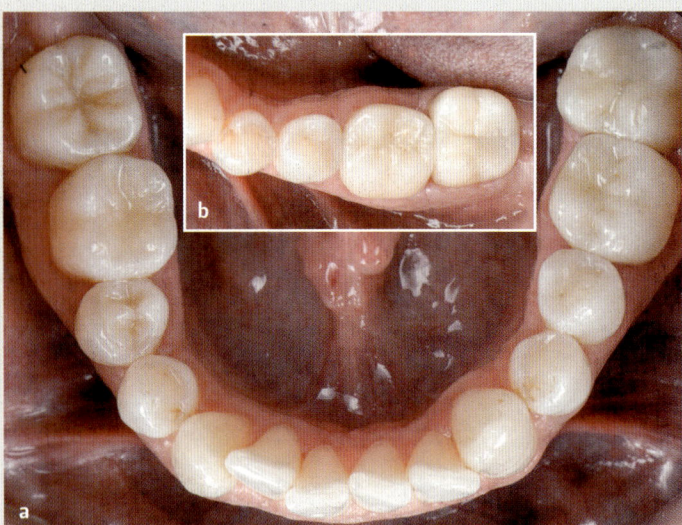

Q 1.33 Control a la semana después de la colocación de las restauraciones.

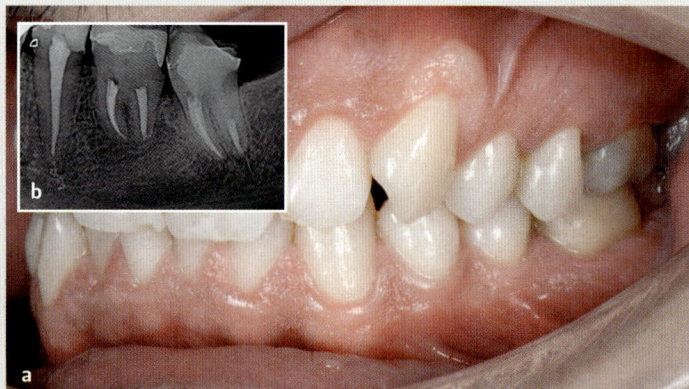

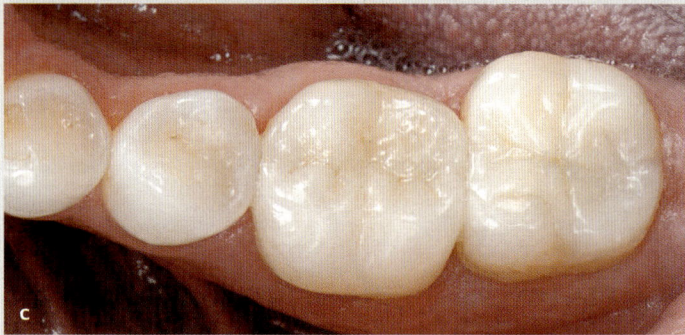

Q 1.34 Control un año después del autotrasplante. Paciente asintomático. a) Visión vestibular de la zona intervenida. Obsérvese la buena integración de las restauraciones. b) Ausencia de lesiones apicales y reabsorciones. El LPD del diente autotrasplantado parece adecuado. c) Visión oclusal.

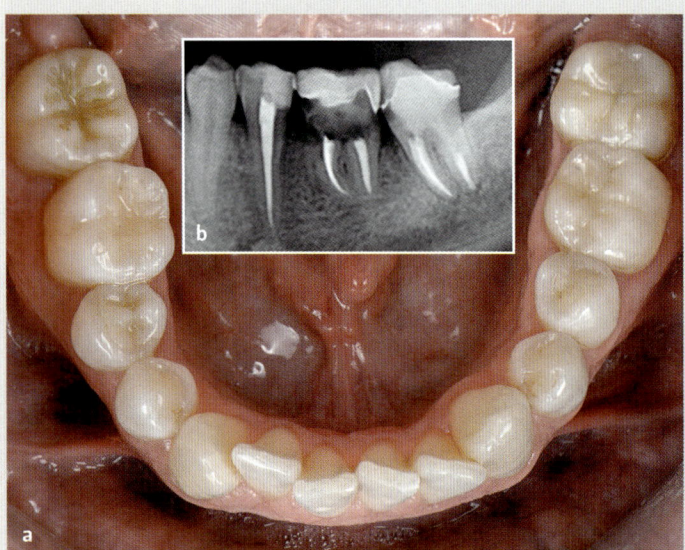

Q 1.35 Control 8 años tras el autotrasplante. a) Reabsorción inflamatoria externa no restaurable en el diente autotrasplantado. b) Cara oclusal.

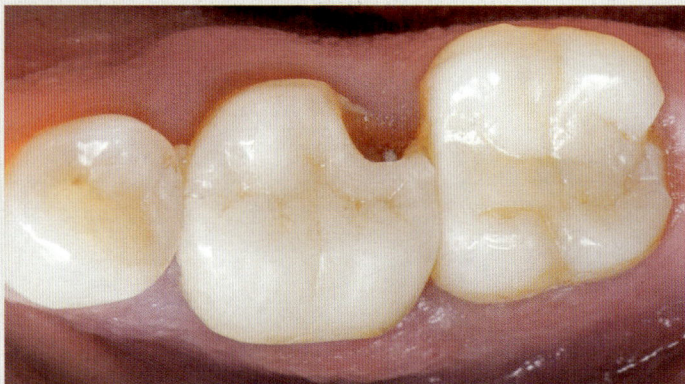

Q 1.36 Fractura de la cúspide lingual como resultado de la reabsorción inflamatoria externa.

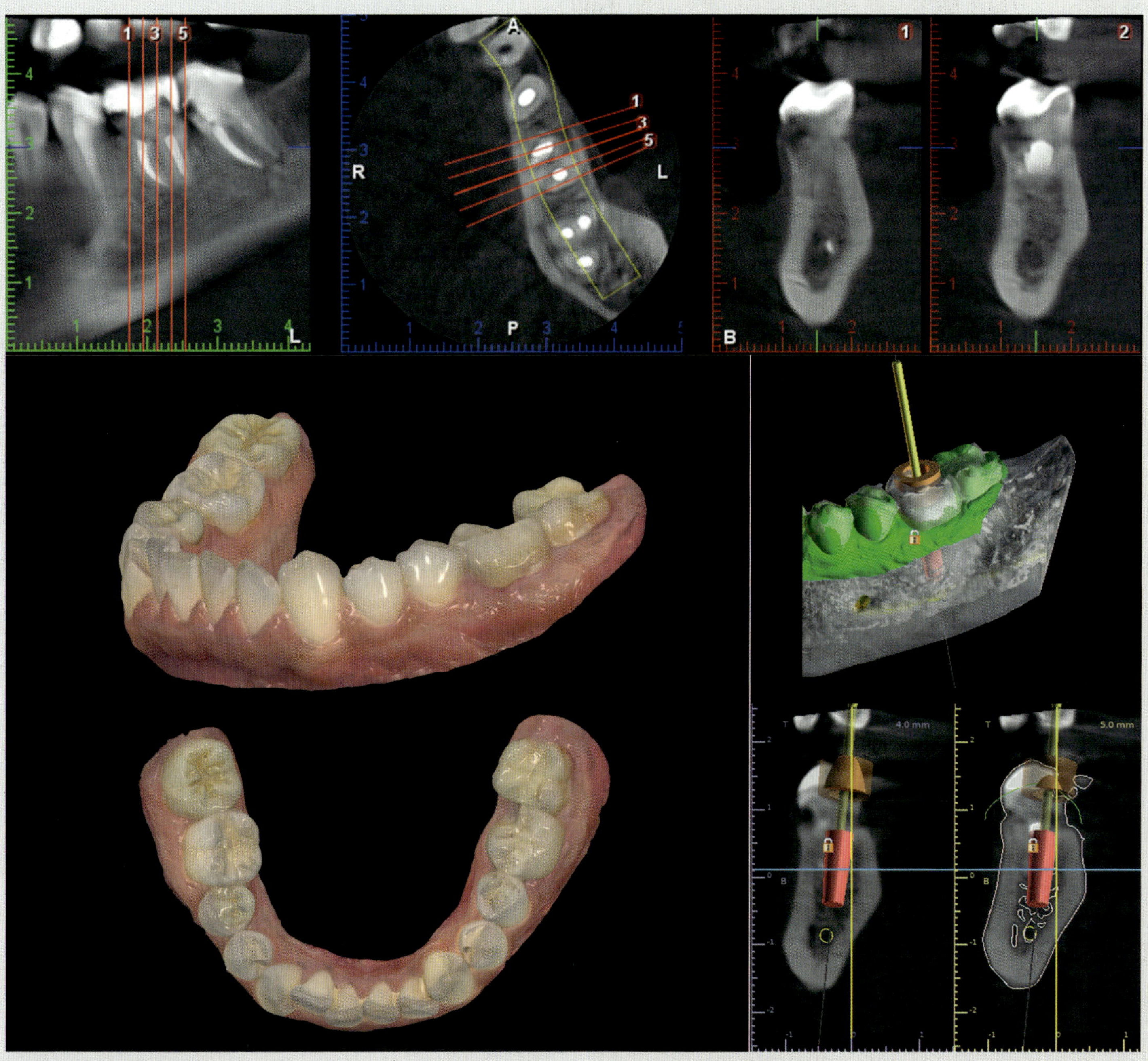

Q 1.37 Planificación digital de la colocación de un implante simultáneo a la extracción del diente autotrasplantado.

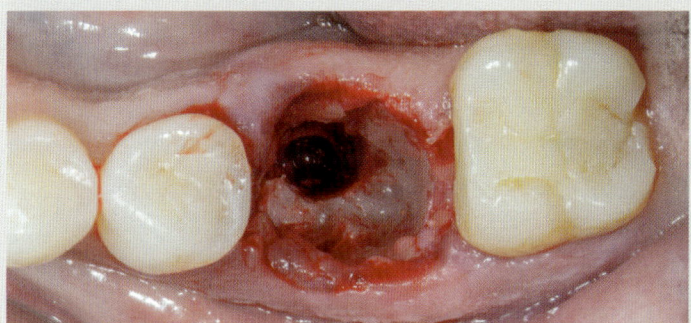

Q 1.38 Elaboración del lecho implantario.

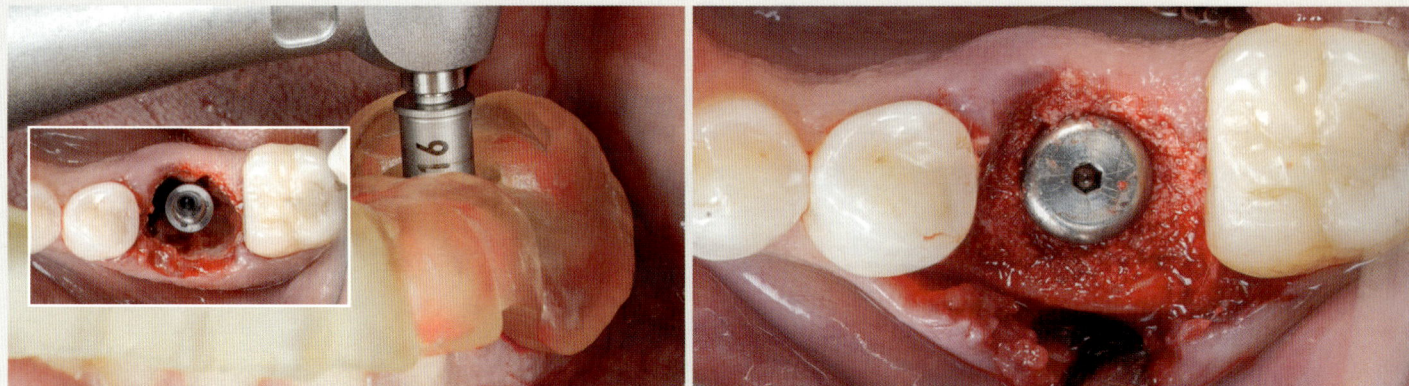

1.39 Colocación de un implante Camlog Screwline Implant Promote 5.0 × 11 mm 8 años después del autotrasplante.

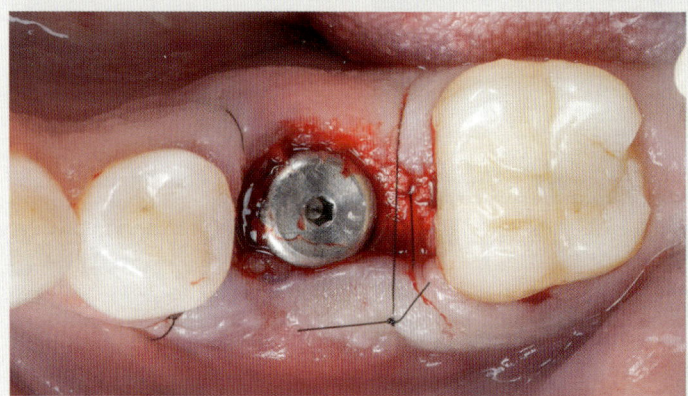

1.40 Preservación alveolar con uso de biomaterial tipo xenoinjerto.

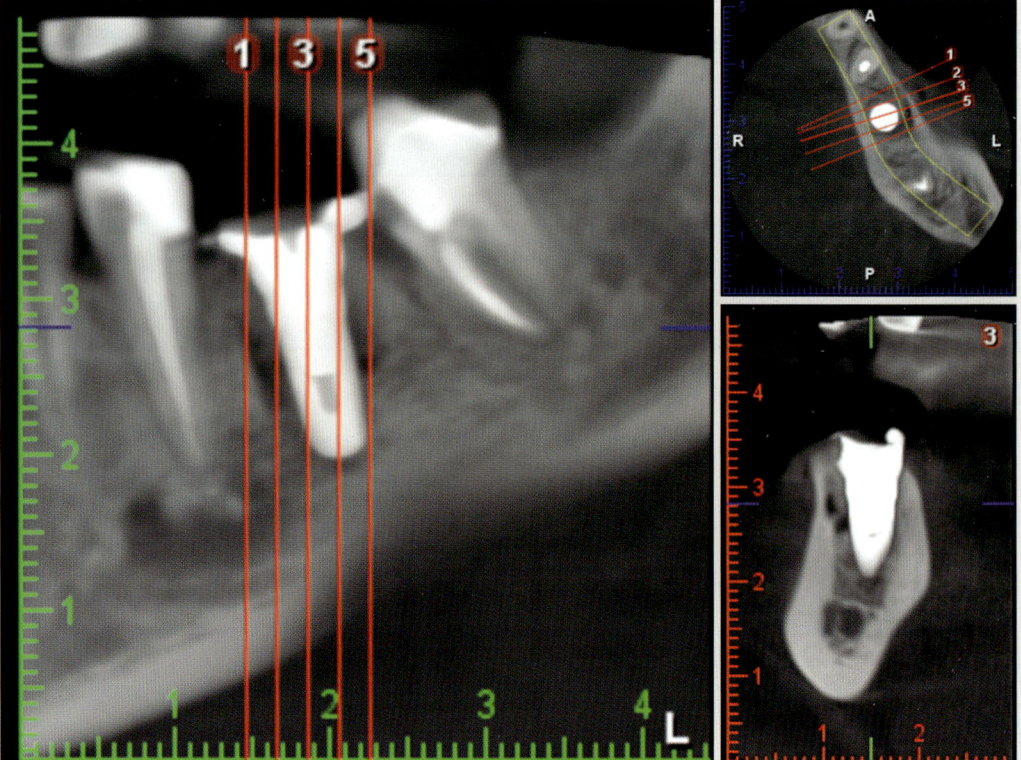

1.41 Control 3D de la posición final del implante.

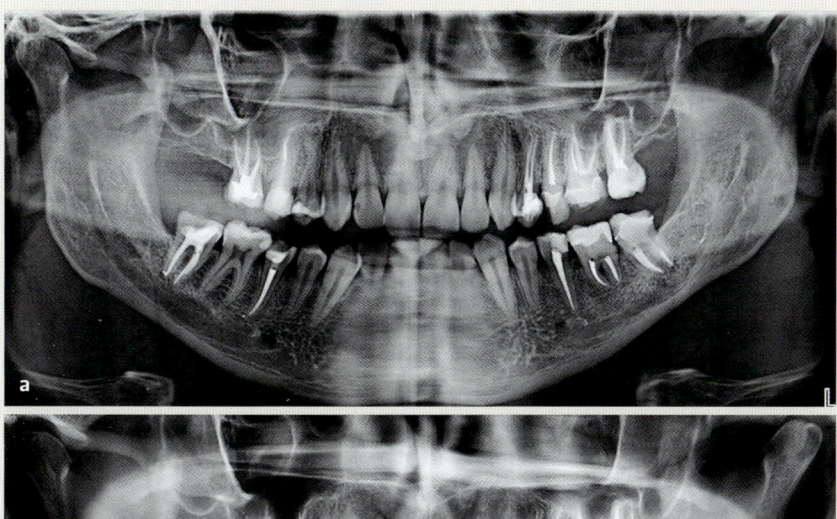

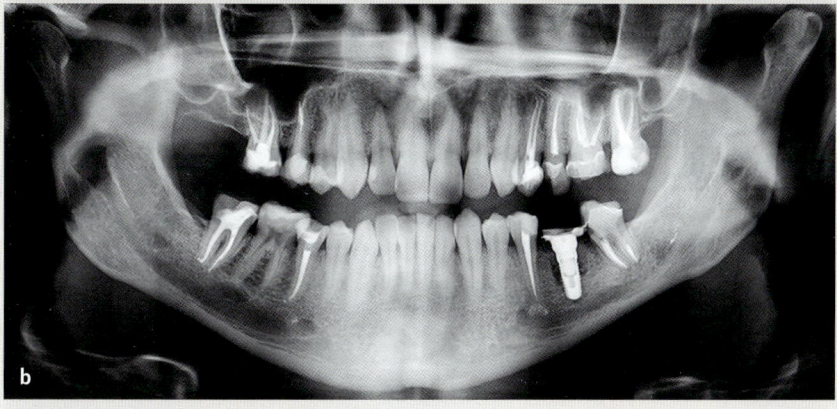

1.42 Radiografías comparativas. a) Radiografía panorámica previa. b) Radiografía panorámica tras la extracción del diente autotrasplantado y la colocación del implante inmediato.

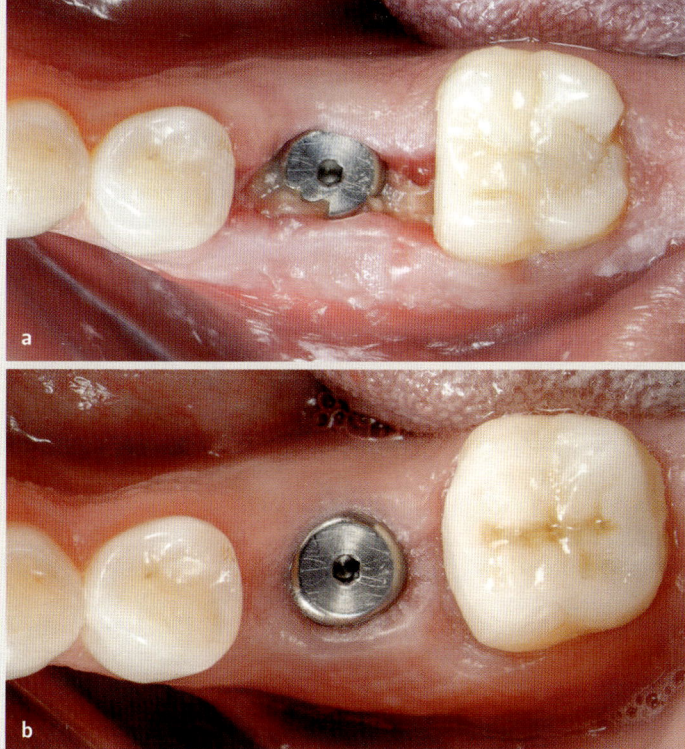

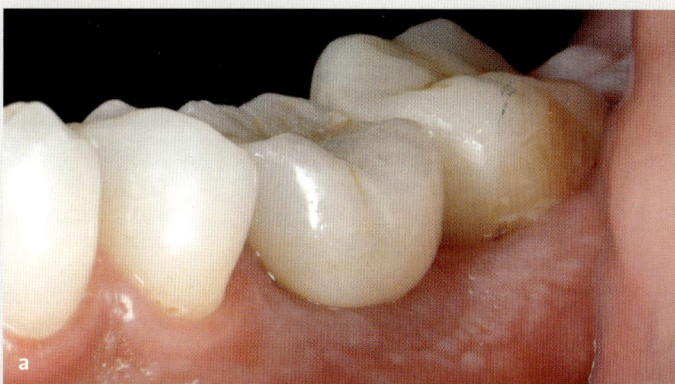

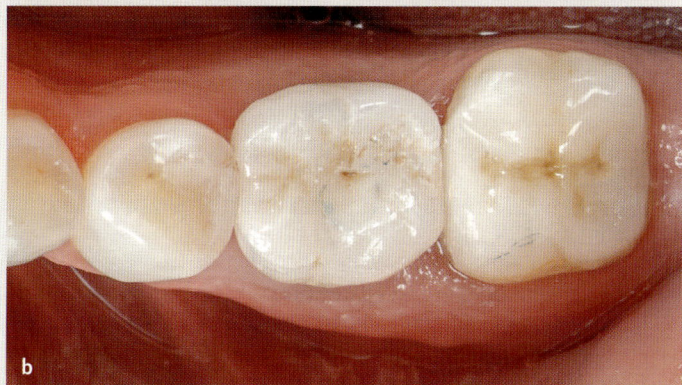

1.43 Controles. a) Control de la cicatrización a los 10 días. b) Control a los 4 meses.

1.44 Control de la rehabilitación de la corona con Circonio Natura Dmax. a) Visión vestibular. b) Visión oclusal.

CONCLUSIONES

Actualmente, la extrusión quirúrgica, el reimplante intencional y el autotrasplante son soluciones terapéuticas altamente predecibles. El clínico debe considerar y dominar estas opciones de tratamiento ya que son alternativas mínimamente invasivas a la extracción y colocación de implantes o prótesis convencionales. El éxito de estas tres técnicas pasa esencialmente por la preservación del LPD. Un daño extenso y masivo del LPD provocará una patología casi totalmente irreversible (reabsorción externa por sustitución) que conducirá finalmente a la pérdida del diente. Sin embargo, el clínico puede utilizar este escenario *a priori* tan negativo para su beneficio. Como la principal consecuencia de una reabsorción externa por sustitución es la presencia de una mayor cantidad de hueso en el alvéolo, el clínico podrá reemplazar el diente afectado mediante un implante de forma sencilla y predecible.

BIBLIOGRAFÍA

1. Natiella JR, Armitage JE, Greene GW. The replantation and transplantation of teeth. A review. Oral Surg Oral Med Oral Pathol. 1970;29:397-419.

2. Sugai T, Yoshizawa M, Kobayashi T, Ono K, Takagi R, Kitamura N, Okiji T, Saito C. Clinical study on prognostic factors for autotransplantation of teeth with complete root formation. Int J Oral Maxillofac Surg. 2010;39:1193-203.

3. Plotino G, Abella Sans F, Duggal MS, Grande NM, Krastl G, Nagendrababu V, Gambarini G. Present status and future directions: Surgical extrusion, intentional replantation and tooth autotransplantation. Int Endod J. 2022;55 Suppl 3:827-42.

4. Plotino G, Abella Sans F, Duggal MS, Grande NM, Krastl G, Nagendrababu V, Gambarini G. European Society of Endodontology position statement: Surgical extrusion, intentional replantation and tooth autotransplantation: European Society of Endodontology developed by. Int Endod J. 2021;54:655-9.

5. Tsukiboshi M, Yamauchi N, Tsukiboshi Y. Long-term outcomes of autotransplantation of teeth: A case series. Dent Traumatol. 2019;35:358-67.

6. Llaquet M, Pascual A, Muñoz-Peñalver J, Abella Sans F. Periodontal and periapical outcomes of surgical extrusion: a prospective clinical volumetric study. J Endod. 2022;48: 213-22.

7. Plotino G, Abella Sans F, Bastos JV, Nagendrababu V. Effectiveness of intentional replantation in managing teeth with apical periodontitis: A systematic review. Int Endod J. 2022. Epub ahead of print.

8. Plotino G, Abella Sans F, Duggal MS, Grande NM, Krastl G, Nagendrababu V, Gambarini G. Clinical procedures and outcome of surgical extrusion, intentional replantation and tooth autotransplantation - a narrative review. Int Endod J. 2020;53:1636-52.

9. Cohen AS, Shen TC, Pogrel MA. Transplanting teeth successfully: autografts and allografts that work. J Am Dent Assoc. 1995;126:481-5.

10. Salomon O. Replantation, Transplantation and Implantation. Am J Dent Sci. 1869;3:113-6.

11. Guerini V. A Successful Root Implantation. Dent Regist. 1913;67:188-191.

12. Hale ML. Autogenous transplants. Oral Surg Oral Med Oral Pathol. 1956;9:76-83.

13. Andreasen JO, Paulsen HU, Yu Z, Ahlquist R, Bayer T, Schwartz O. A long-term study of 370 autotransplanted premolars. Part I. Surgical procedures and standardized techniques for monitoring healing. Eur J Orthod. 1990;12:3-13.

14. Andreasen JO, Paulsen HU, Yu Z, Bayer T, Schwartz O. A long-term study of 370 autotransplanted premolars. Part II. Tooth survival and pulp healing subsequent to transplantation. Eur J Orthod. 1990;12:14-24.

15. Andreasen JO, Paulsen HU, Yu Z, Schwartz O. A long-term study of 370 autotransplanted premolars. Part III. Periodontal healing subsequent to transplantation. Eur J Orthod. 1990;12:25-37.

16. Andreasen JO, Paulsen HU, Yu Z, Bayer T. A long-term study of 370 autotransplanted premolars. Part IV. Root development subsequent to transplantation. Eur J Orthod. 1990;12:38-50.

17. Tsukiboshi M. Autotransplantation of teeth: requirements for predictable success. Dent Traumatol. 2002;18:157-80.

18. Abella Sans F, Ribas F, Doria G, Roig M, Durán-Sindreu F. Guided tooth autotransplantation in edentulous areas post-orthodontic treatment. J Esthet Restor Dent. 2021;33:685-91.

19. Gómez Meda R, Abella Sans F, Esquivel J, Zufía J. Impacted maxillary canine with curved apex: three-dimensional guided protocol for autotransplantation. J Endod. 2022;48:379-87.

20. Armstrong L, O'Reilly C, Ahmed B. Autotransplantation of third molars: a literature review and preliminary protocols. Br Dent J. 2020;228:247-51.

21. Aoyama S, Yoshizawa M, Niimi K, Sugai T, Kitamura N, Saito C. Prognostic factors for autotransplantation of teeth with complete root formation. Oral Surg Oral Med Oral Pathol Oral Radiol. 2012;114:S216-28.

22. Zufía J, Abella F, Trebol I, Gómez-Meda R. Autotransplantation of mandibular third molar with buccal cortical plate to replace vertically fractured mandibular second molar: a novel technique. J Endod. 2017;43:1574-8.

23. Andreasen JO, Borum MK, Jacobsen HL, Andreasen FM. Replantation of 400 avulsed permanent incisors. 4. Factors related to periodontal ligament healing. Endod Dent Traumatol. 1995;11:76-89.

24. Kinirons MJ, Gregg TA, Welbury RR, Cole BO. Variations in the presenting and treatment features in reimplanted permanent incisors in children and their effect on the prevalence of root resorption. Br Dent J. 2000;189:263-6

25. Andersson L, Andreasen JO, Day P, Heithersay G, Trope M, Diangelis AJ, et al. International Association of Dental Traumatology guidelines for the management of traumatic dental injuries: 2. Avulsion of permanent teeth. Dent Traumatol. 2012;28:88-96.

26. Fouad AF, Abbott PV, Tsilingaridis G, Cohenca N, Lauridsen E, Bourguignon C, O'Connell A, Flores MT, Day PF, Hicks L, Andreasen JO, Cehreli ZC, Harlamb S, Kahler B, Oginni A, Semper M, Levin L. International Association of Dental Traumatology guidelines for the management of traumatic dental injuries: 2. Avulsion of permanent teeth. Dent Traumatol. 2020;36:331-42.

27. Andreasen JO. Effect of extra-alveolar period and storage media upon periodontal and pulpal healing after replantation of mature permanent incisors in monkeys. Int J Oral Surg. 1981;10:43-53.

28. Yu CY, Abbott PV. Responses of the pulp, periradicular and soft tissues following trauma to the permanent teeth. Aust Dent J. 2016;61 Suppl 1:39-58.

29. Tsukiboshi M. Autotransplantation of teeth. Chicago, IL: Quintessence Pub Co; 2001.

30. Kafourou V, Tong HJ, Day P, Houghton N, Spencer RJ, Duggal M. Outcomes and prognostic factors that influence the success of tooth autotransplantation in children and adolescents. Dent Traumatol. 2017;33:393-9.

31. Bright R, Hynes K, Gronthos S, Bartold PM. Periodontal ligament-derived cells for periodontal regeneration in animal models: a systematic review. J Periodontal Res. 2015;50:160-72.

32. Tassi SA, Sergio NZ, Misawa MYO, Villar CC. Efficacy of stem cells on periodontal regeneration: Systematic review of pre-clinical studies. J Periodontal Res. 2017;52:793-812.

33. Lu H, Xie C, Zhao YM, Chen FM. Translational research and therapeutic applications of stem cell transplantation in periodontal regenerative medicine. Cell Transplant. 2013;22:205-29.

34. Chen FM, Sun HH, Lu H, Yu Q. Stem cell-delivery therapeutics for periodontal tissue regeneration. Biomaterials. 2012;33:6320-44.

35. Lin NH, Gronthos S, Mark BP. Stem cells and future periodontal regeneration. Periodontol 2000. 2009;51:239-51.

36. Bartold PM, McCulloch CA, Narayanan AS, Pitaru S. Tissue engineering: a new paradigm for periodontal regeneration based on molecular and cell biology. Periodontol 2000. 2000;24:253-69.

37. Catón J, Bostanci N, Remboutsika E, De Bari C, Mitsiadis TA. Future dentistry: cell therapy meets tooth and periodontal repair and regeneration. J Cell Mol Med. 2011;15:1054-65.

38. Garcia A, Saffar JL. Bone reactions around trans- planted roots. A 5-month quantitative study in dogs. J Clin Periodontol. 1990;17:211-6.

39. Lekic P, Rojas J, Birek C, Tenenbaum H, McCulloch CA. Phenotypic comparison of periodontal liga- ment cells in vivo and in vitro. J Periodontol Res. 2001;36:71-9.

40. Ogata Y, Niisato N, Sakurai T, Furuyama S, Sugiya H. Comparison of the characteristics of human gin- gival fibroblasts and periodontal ligament cells. J Periodontol. 1995;66:1025-31.

41. Kim S, Lee SJ, Shin Y, Kim E. Vertical bone growth after autotransplantation of mature third molars: 2 case reports with long-term follow-up. J Endod. 2015;41:1371-4.

42. Hosoya A, Ninomiya T, Hiraga T, Zhao C, Yoshiba K, Yoshiba N, Takahashi M, Okabe T, Wakitani S, Yamada H, Kasahara E, Ozawa H, Nakamura H. Alveolar bone regeneration of subcutaneously transplanted rat molar. Bone. 2008;42:350-7.

43. Hiraga T, Ninomiya T, Hosoya A, Takahashi M, Nakamura H. Formation of bone-like mineralized matrix by periodontal ligament cells in vivo: a morphological study in rats. J Bone Miner Metab. 2009;27:149-57.

44. Cross D, El-Angbawi A, McLaughlin P, Keightley A, Brocklebank L, Whitters J, McKerlie R, Cross L, Welbury R. Developments in autotransplantation of teeth. Surgeon. 2013;11:49-55.

45. Imazato S, Fukunishi K. Potential efficacy of GTR and autogenous bone graft for autotransplantation to recipient sites with osseous defects: evaluation by re-entry procedure. Dent Traumatol. 2004;20:42-7.

46. Yu HJ, Jia P, Lv Z, Qiu LX. Autotransplantation of third molars with completely formed roots into surgically created sockets and fresh extraction sockets: a 10-year comparative study. Int J Oral Maxillofac Surg. 2017;46:531-8.

47. Khademi AA, Saei S, Mohajeri MR, et al. A new storage medium for an avulsed tooth. J Contemp Dent Pract. 2008;9:025-32.

48. Osmanovic A, Halilovic S, Kurtovic-Kozaric A, Hadziabdic N. Evaluation of periodontal ligament cell viability in different storage media based on human PDL cell culture experiments—a systematic review. Dent Traumatol. 2018;34:384-93.

49. de Freitas Coutinho NB, Nunes FC, Gagno Intra JB, Roldi A, de-Jesus-Soares A, Coelho MS, Frozoni M. Success, survival rate, and soft tissue esthetic of tooth autotransplantation. J Endod. 2021;47:391-6.

50. Jang Y, Choi YJ, Lee SJ, Roh BD, Park SH, Kim E. Prognostic factors for clinical outcomes in autotransplantation of teeth with complete root formation: survival analysis for up to 12 Years. J Endod. 2016;42:198-205.

51. Skoglund A, Hasselgren G, Tronstad L. Oxidoreductase activity in the pulp of replanted and autotransplanted teeth in young dogs. Oral Surg Oral Med Oral Pathol. 1981;52:205-9.

52. Skoglund A, Tronstad L, Wallenius K. A microangiographic study

of vascular changes in replanted and autotransplanted teeth of young dogs. Oral Surg Oral Med Oral Pathol. 1978;45:17-28.

53. Marques-Ferreira M, Rabaça-Botelho MF, Carvalho L, Oliveiros B, Palmeirão-Carrilho EV. Autogenous tooth transplantation: evaluation of pulp tissue regeneration. Med Oral Patol Oral Cir Bucal. 2011;16:e984-9.

54. Iohara K, Imabayashi K, Ishizaka R, Watanabe A, Nabekura J, Ito M, Matsushita K, Nakamura H, Nakashima M. Complete pulp regeneration after pulpectomy by transplantation of CD105+ stem cells with stromal cell-derived factor-1. Tissue Eng Part A. 2011;17:1911-20.

55. Laureys WG, Cuvelier CA, Dermaut LR, De Pauw GA. The critical apical diameter to obtain regeneration of the pulp tissue after tooth transplantation, replantation, or regenerative endodontic treatment. J Endod. 2013;39:759-63.

56. Fang Y, Wang X, Zhu J, Su C, Yang Y, Meng L. Influence of apical diameter on the outcome of regenerative endodontic treatment in teeth with pulp necrosis: a review. J Endod. 2018;44:414-431.

57. Abd-Elmeguid A, ElSalhy M, Yu DC. Pulp canal obliteration after replantation of avulsed immature teeth: a systematic review. Dent Traumatol. 2015;31:437-41.

58. McCabe PS, Dummer PM. Pulp canal obliteration: an endodontic diagnosis and treatment challenge. Int Endod J. 2012;45:177-97.

59. Abbott PV. Prevention and management of external inflammatory resorption following trauma to teeth. Aust Dent J. 2016;61(Suppl 1):82-94.

60. Andreasen JO. Experimental dental traumatology: development of a model for external root resorption. Endod Dent Traumatol. 1987;3:269-87.

61. Malmgren B. Ridge preservation/decoronation. J Endod. 2013;39:S67-72.

capítulo / dos

PLANIFICACIÓN DIGITAL Y SECUENCIA CLÍNICA

Ramón Gómez Meda, **Francesc Abella Sans**

El procedimiento de autotrasplante únicamente se debería proponer cuando se pueda utilizar un diente donante apropiado que no ocasione daños colaterales, y cuando otras opciones de tratamiento (ortodoncia, implantes, o prótesis parciales fijas o removibles) sean desfavorables en función, estética, tiempo, coste o pronóstico a largo plazo[1,2]. En los últimos años, este procedimiento ha sufrido un renovado interés clínico, especialmente en pacientes jóvenes en crecimiento, ya que promueve la adaptación funcional, la formación de hueso alveolar y el restablecimiento de un proceso alveolar normal[3]. Esta opción terapéutica, tal y como se ha explicado en el *Capítulo 1*, es totalmente válida también en pacientes adultos y es aplicable a multitud y diversas situaciones, como caries no restaurables, traumatismos con consecuencias irreversibles, periodontitis agresivas, problemas endodónticos, agenesias, etc. Sin embargo, de todas estas situaciones, el clínico debe distinguir claramente dos escenarios muy diferentes. El primer escenario ocurre ante la pérdida temprana o ausencia de un diente permanente en un paciente en crecimiento, y el segundo, en un paciente que ya ha terminado su crecimiento y, por tanto, tiene la opción, en condiciones normales, de colocarse un implante.

Actualmente, los implantes dentales son un procedimiento muy común y predecible para la rehabilitación de pacientes parcial o completamente desdentados, incluso en zonas tan exigentes como el frente anterior (CASO CLÍNICO 2.1). Según la situación inicial del paciente, los implantes pueden ofrecer resultados funcionales y estéticos similares o superiores a puentes fijos convencionales, restauraciones adheridas con resina y a prótesis parciales removibles[4,5]. No obstante, este enfoque de tratamiento puede presentar también complicaciones técnicas y biológicas, incluidas las enfermedades periimplantarias[6,7] (CASO CLÍNICO 2.2). Asimismo, estas complicaciones pueden tener importantes implicaciones económicas para los pacientes y su percepción del tratamiento[8,9]. Además, la implantología está categóricamente contraindicada en pacientes en crecimiento porque el implante no puede seguir el desarrollo maxilofacial y permanecería en infraoclusión durante el crecimiento[10,11].

CASO CLÍNICO 2.1

Molestias en incisivo lateral derecho

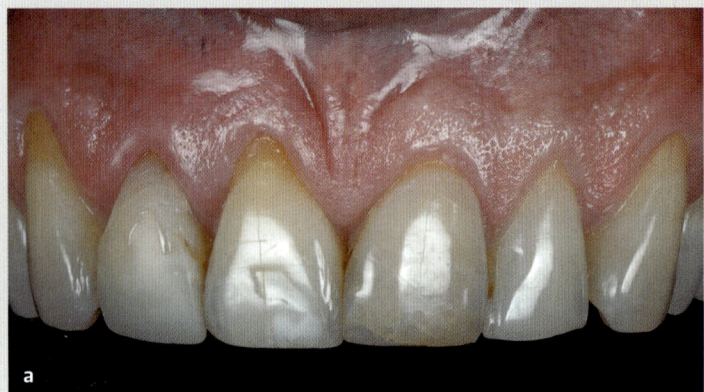
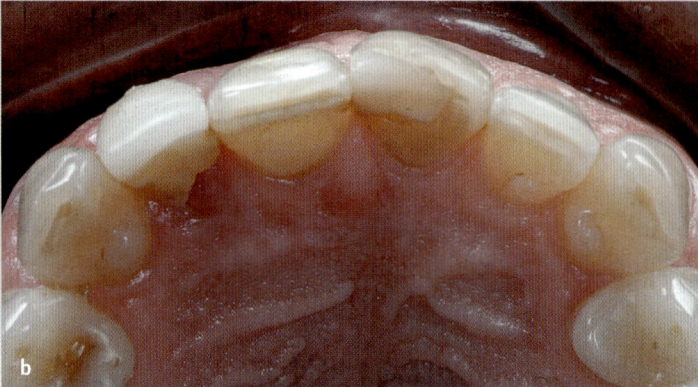

🔍 **2.1** Situación inicial. Paciente varón de 46 años que acude a consulta con molestias en el incisivo lateral derecho (1.2). a) Cara vestibular que muestra una pequeña recesión gingival además de recesiones gingivales asociadas en los dientes adyacentes. b) Cara palatina del diente afectado en el que se puede apreciar la presencia de la reabsorción cervical invasiva asociada a caries.

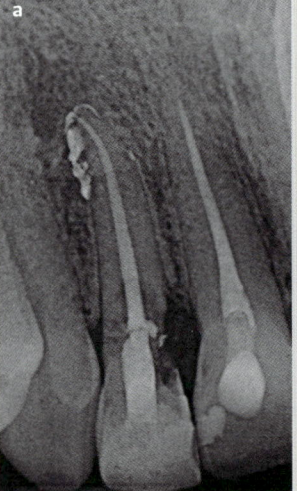
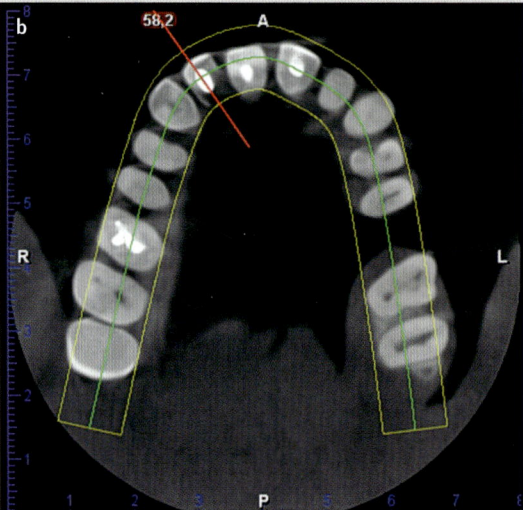
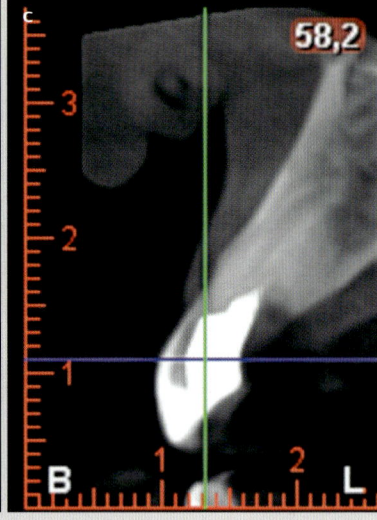

🔍 **2.2** Exploración radiográfica inicial. a) Radiografía periapical. b,c) TCHC iniciales que muestran la extensión de la reabsorción cervical invasiva en el diente 1.2.

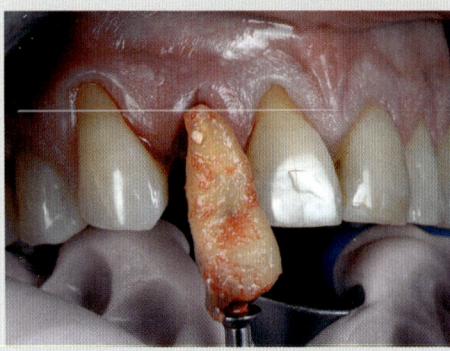
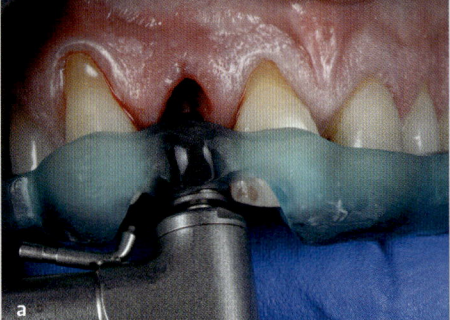
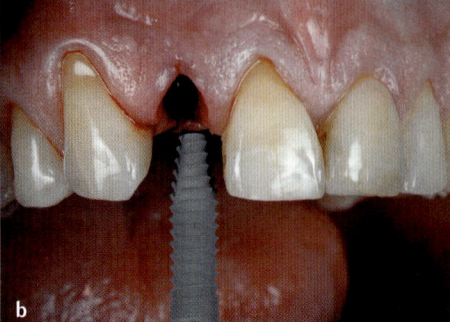

🔍 **2.3** Exodoncia del diente 1.2 de forma mínimamente invasiva con el sistema de tracción Easy X-TRAC® System (A.Titan Instruments, 10 Centre Dr., Orchard Park, NY 14127). Obsérvese cómo se consiguió preservar la integridad de la tabla ósea vestibular.

🔍 **2.4** Colocación inmediata de un implante Conelog® Progressive-Line, Promote® plus (CAMLOG Biotechnologies GmbH, Margarethenstr. 38, 4053 Basel, Suiza) de Ø 3.8 y L 16 con la ayuda de una guía quirúrgica fresada en la misma clínica. a) Ajuste preciso entre el tallo de la fresa y la guía quirúrgica. b) Momento de la inserción del implante.

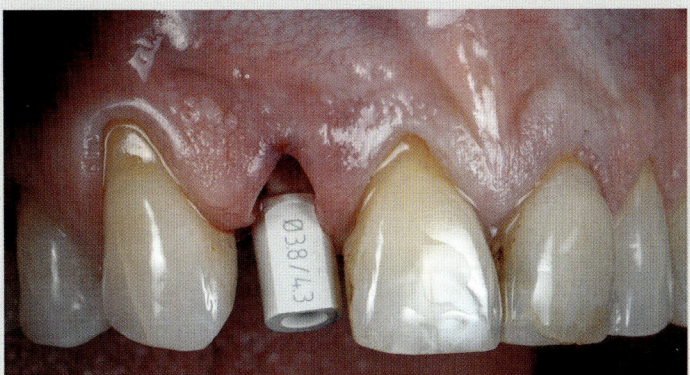

Q 2.5 Escaneado de la posición tridimensional (3D) del implante con ayuda de un ScanBody Conelog® para diseñar digitalmente y fresar una corona provisional y así cargar el implante de forma inmediata.

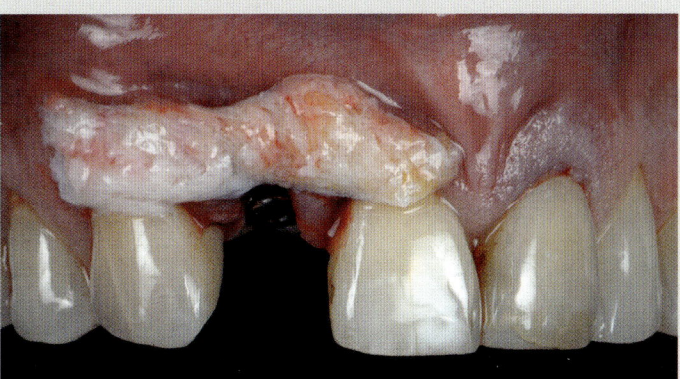

Q 2.6 Injerto de tejido conectivo del paladar para cubrir las recesiones gingivales de los dientes adyacentes a la vez que para incrementar el grosor gingival por vestibular del implante. Objetivo: prevenir posibles complicaciones estéticas a largo plazo.

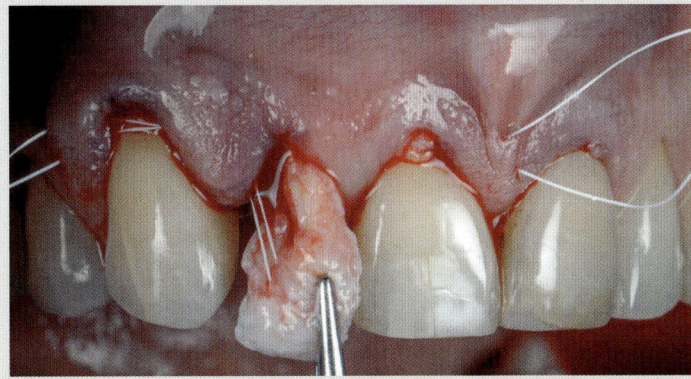

Q 2.7 Tunelización del injerto de tejido conectivo a través del surco gingival del alvéolo de la extracción del diente 1.2. Para la tracción se emplearon dos suturas de colchonero horizontal en la base de las papilas distales de los dientes adyacentes.

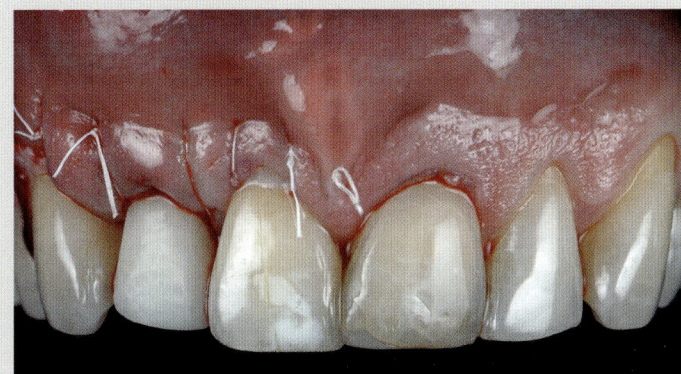

Q 2.8 Colocación de corona provisional fresada durante la cirugía (fresadora Ceramill Motion 3 by Amann Girrbach). Obsérvese el injerto tunelizado a través del surco alveolar y estabilizado mediante sutura PTFE 5-0 (Golnit Sutures, 276 5th Ave, Suite 704, Nueva York, NY 10001, EE. UU.).

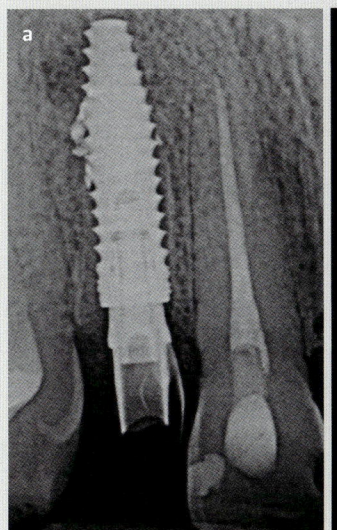
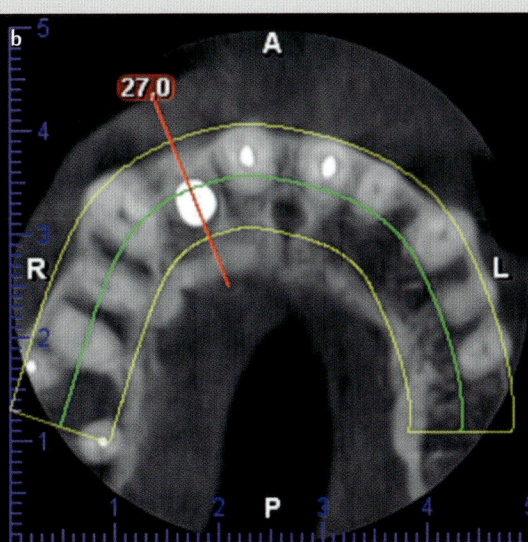
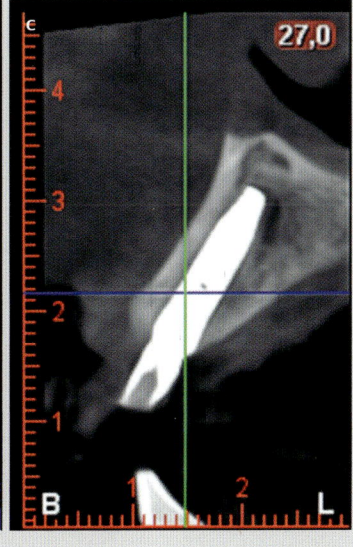

Q 2.9 Controles. a) Control radiográfico. b) TCHC posquirúrgico que muestra una adecuada posición 3D final del implante.

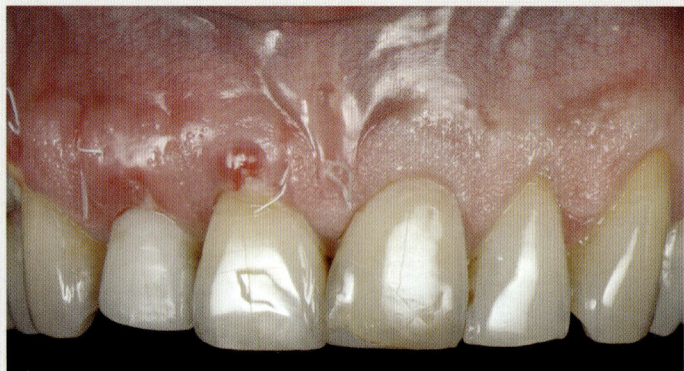

Q 2.10 Control a los 10 días con revascularización idónea del injerto conectivo sin presencia de molestias o complicaciones.

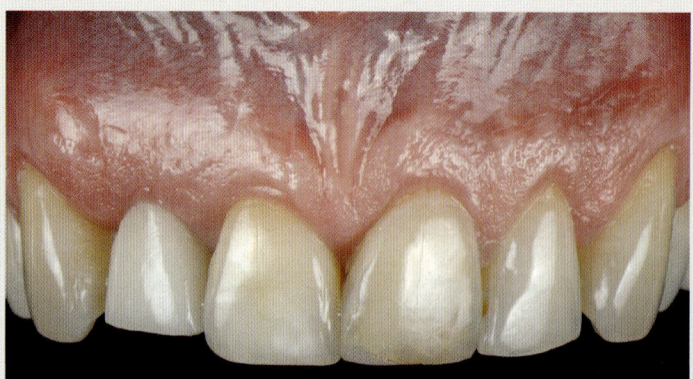

Q 2.11 Situación después de 4 meses. Se observa la corrección de las recesiones gingivales y el incremento en volumen de los tejidos blandos alrededor de la cabeza del implante.

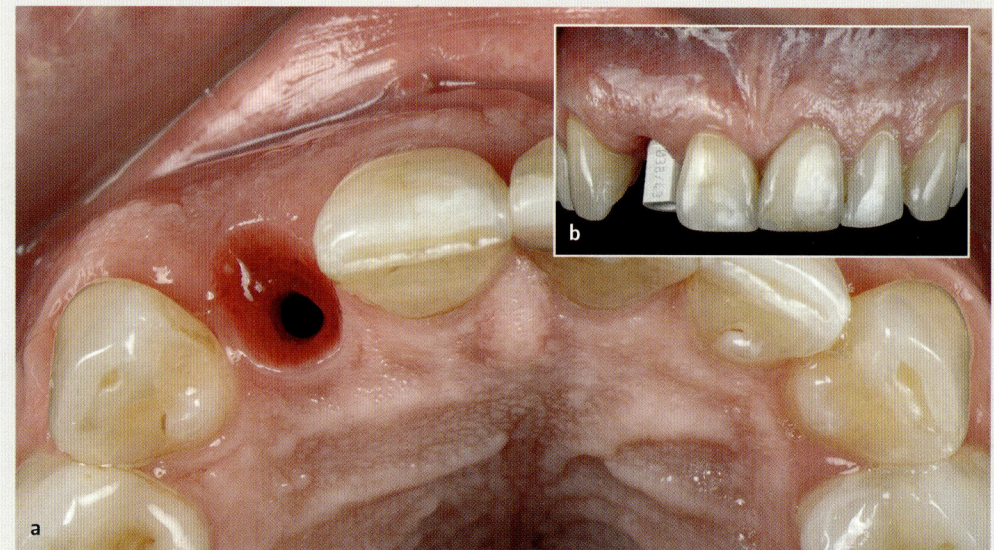

Q 2.12 Control a los 4 meses. a) Perfil de emergencia obtenido tras la retirada de la corona provisional. b) Reescaneado con la nueva configuración de los tejidos blandos con el objetivo de fresar la corona definitiva.

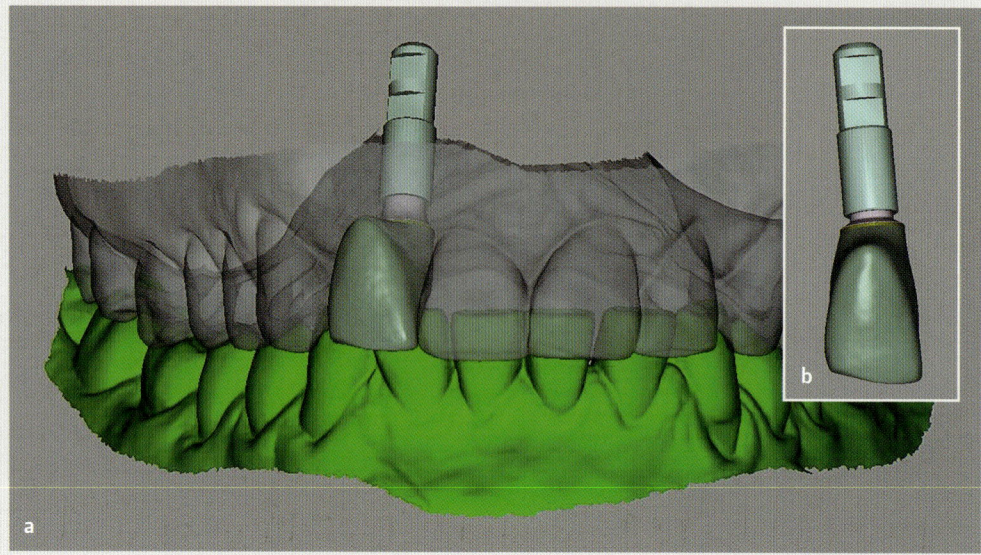

Q 2.13 Diseño 3D de la corona definitiva adaptada al perfil de emergencia creado por la restauración provisional. a) Diseño dentro del modelo virtual. b) Diseño aislado con el Ti-base antes de su fresado.

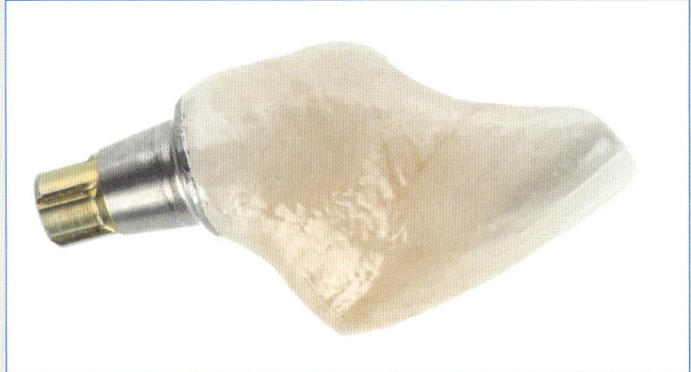

🔍 **2.14** Corona definitiva en zirconio monolítico cementada sobre una base de titanio.

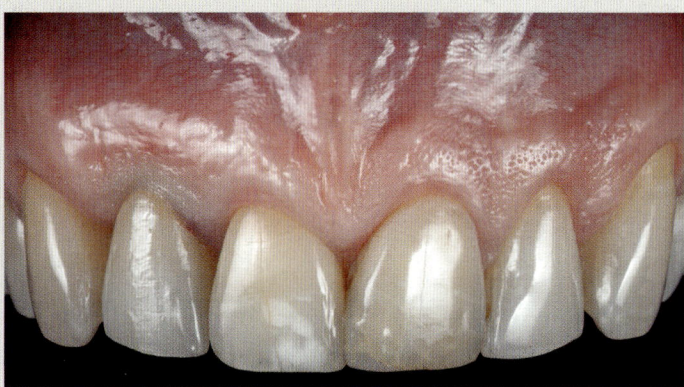

🔍 **2.15** Colocación de la corona definitiva a los 5 meses de la intervención quirúrgica.

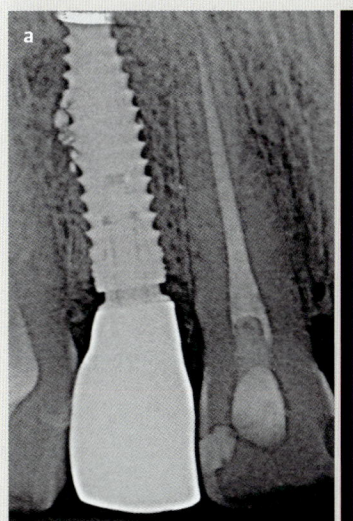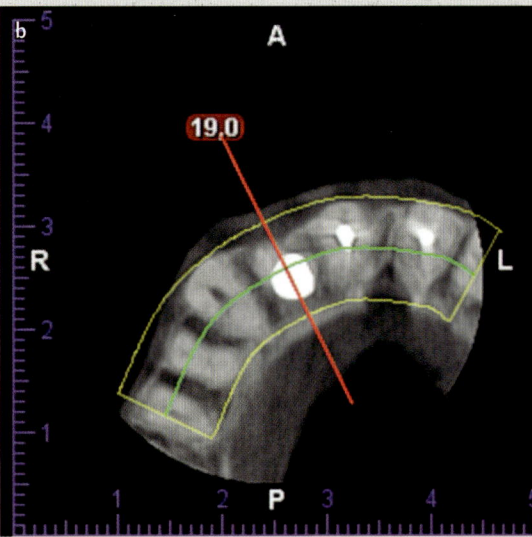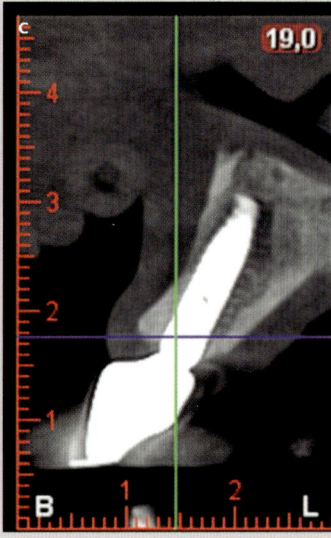

🔍 **2.16** Control radiográfico a los 12 meses. a) Radiografía periapical. b,c) TCHC final de control en el que se aprecia una buena calcificación de la cortical ósea y presencia de buen grosor gingival que está protegiendo el hueso subyacente.

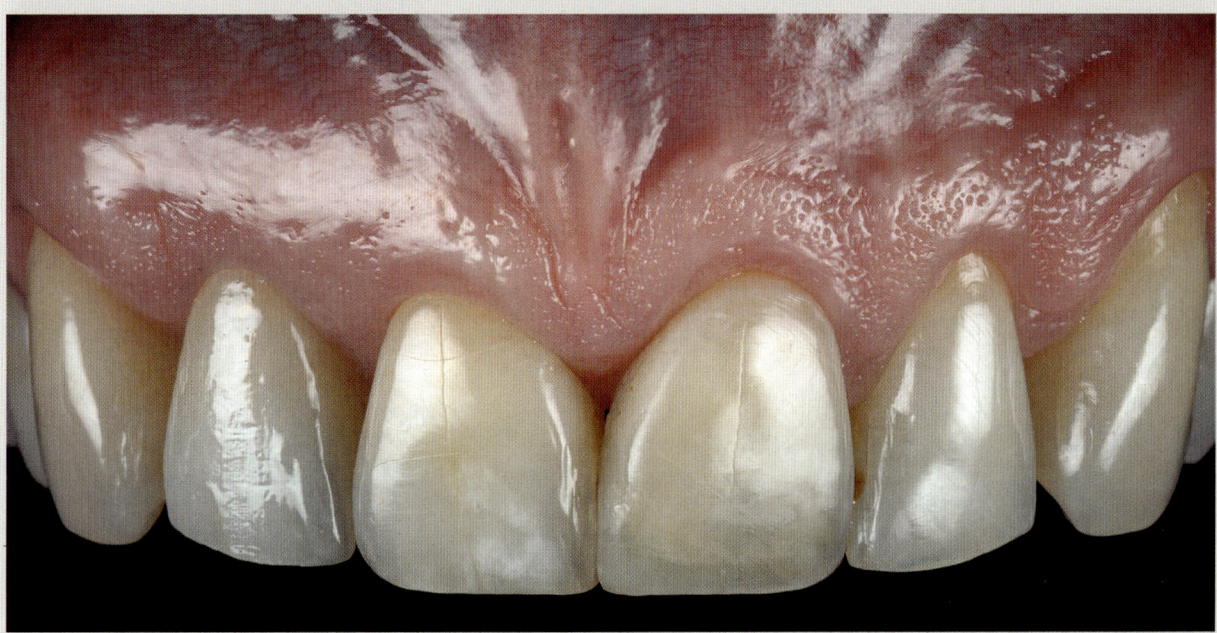

🔍 **2.17** Control al año. Obsérvese la correcta adaptación y maduración de los tejidos blandos alrededor de la corona de circonio.

CASO CLÍNICO 2.2

Gingivitis generalizada y mucositis alrededor de un implante

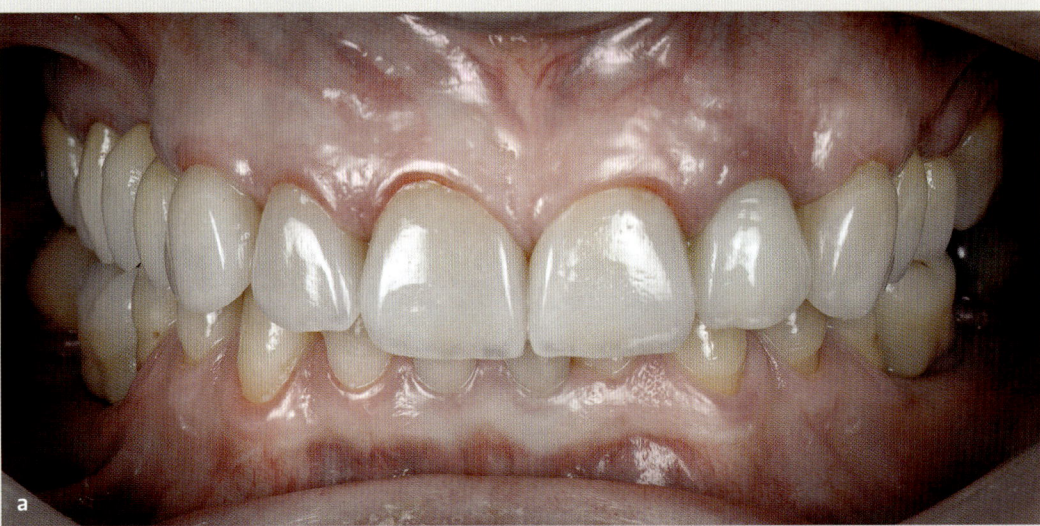

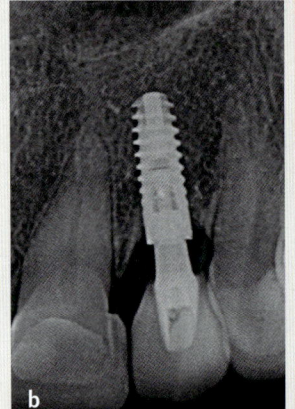

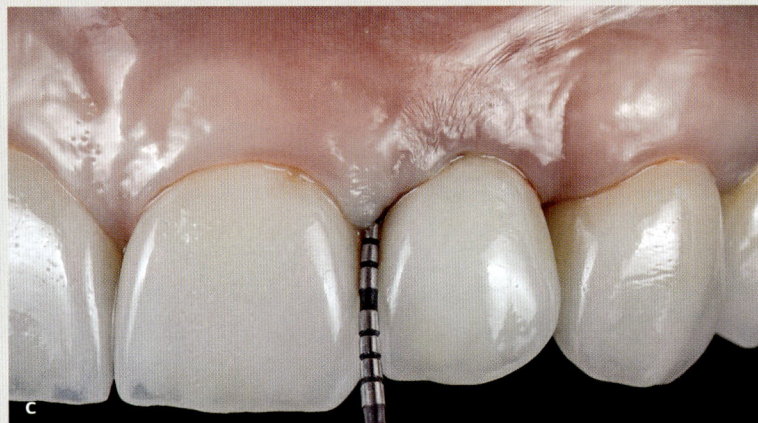

Q 2.18 Situación inicial. Paciente con gingivitis generalizada y presencia de mucositis alrededor del implante en posición del lateral superior izquierdo. a) Edema y enrojecimiento del contorno gingival. b) Mínima reabsorción ósea alrededor del cuello del implante. c) Sondaje periodontal superior a los 6 mm. Plan de tratamiento: raspado y desinfección del área alrededor del cuello del implante, instrucciones para mejorar la higiene y reducción del sobrecontorneado de la corona implantocementada.

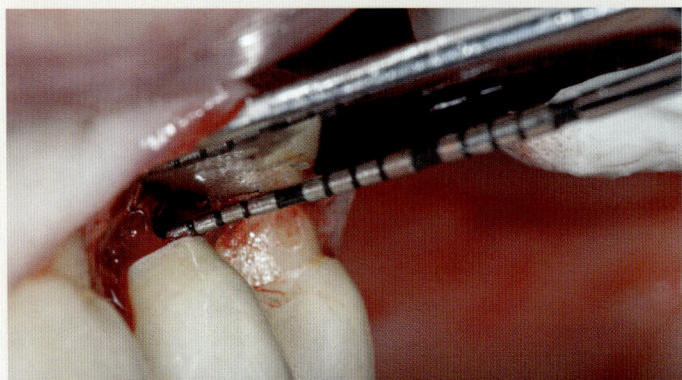

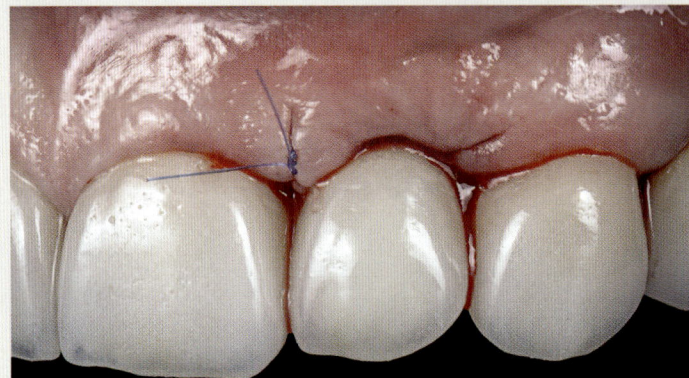

Q 2.19 Levantamiento de un microcolgajo en el que se observó una desadaptación de la prótesis definitiva respecto al pilar de la prótesis. Se procedió a la reducción y pulido de dicho escalón.

Q 2.20 Sutura con Nylon 6-0 (SMI, Steinerberg 8, 4780 St. Vith, Bélgica).

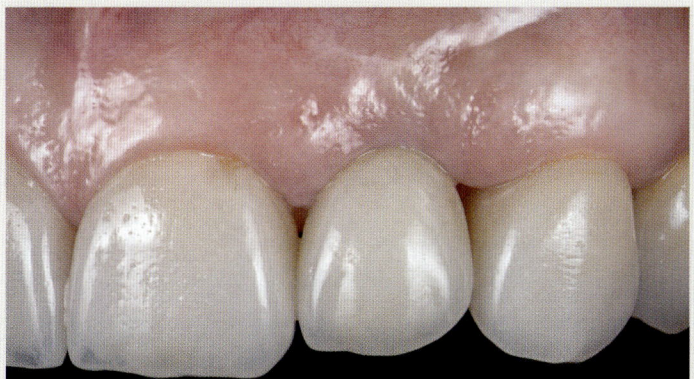

🔍 **2.21** Control a los 40 días de la cirugía. Se observó una reducción significativa del grado de inflamación gingival, pero al mismo tiempo una pérdida de volumen gingival vestibular e interproximal del implante. Para solventar esta situación se propuso realizar un injerto de tejido conectivo.

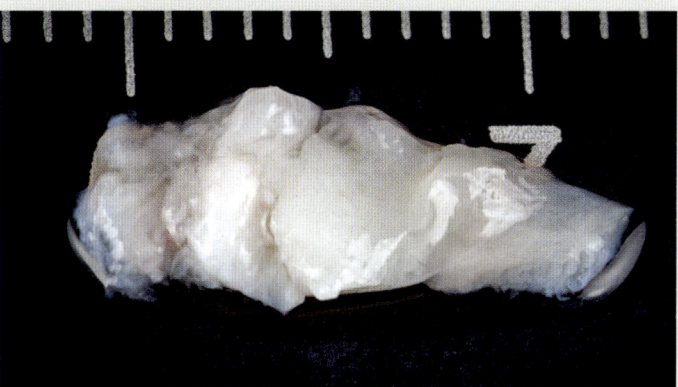

🔍 **2.22** Injerto de tejido conectivo tomado de la tuberosidad que se desepitelizó y adelgazó para facilitar su adaptación alrededor del cuello del implante.

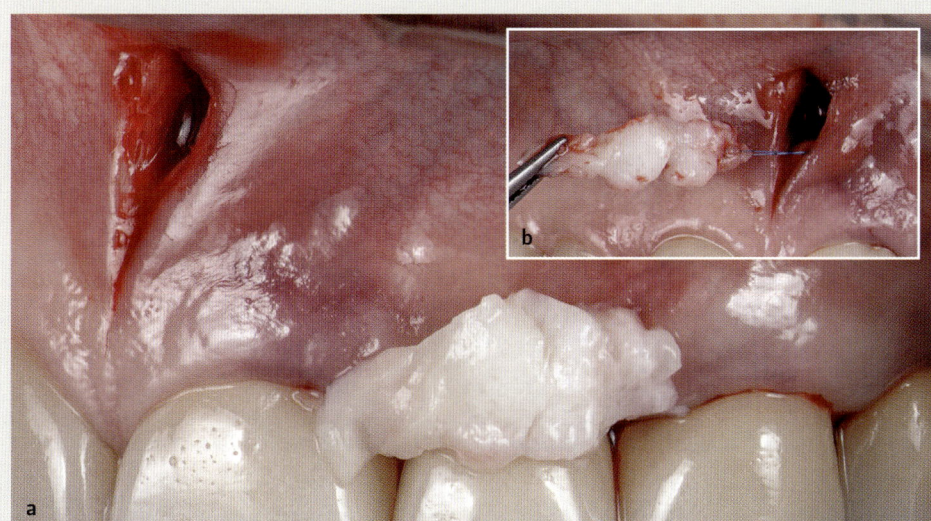

🔍 **2.23** Tunelización del injerto conectivo de tuberosidad para incrementar el volumen de los tejidos blandos por vestibular del implante. a) Incisión en línea media con levantamiento de colgajo a espesor total para facilitar la inserción del injerto. b) Momento de la inserción usando un punto de colchonero a nivel de la papila distal de la corona implantosoportada.

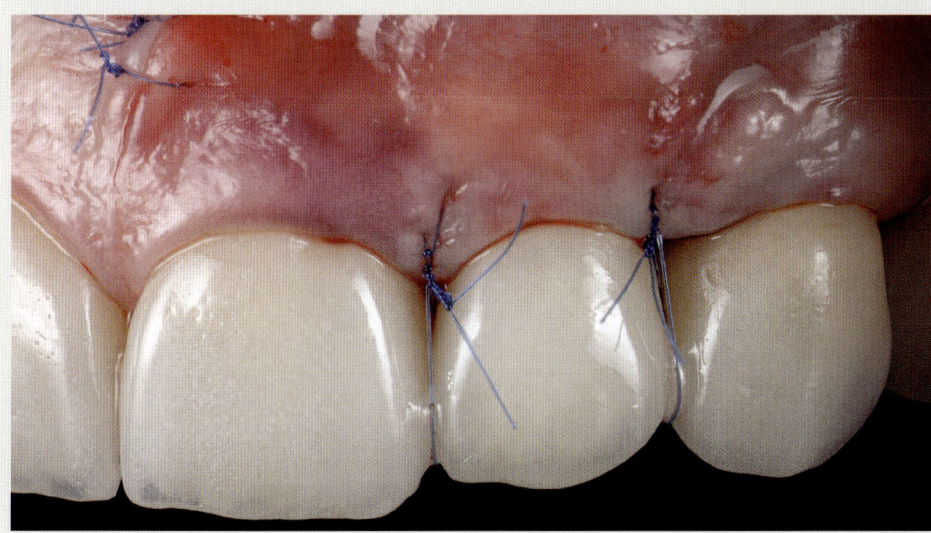

🔍 **2.24** Aplicación de suturas suspensorias de Nylon 6-0 (SMI, Steinerberg 8, 4780 St. Vith, Bélgica) para evitar un exceso de presión sobre el injerto de conectivo y, al mismo tiempo, lograr una ligera reposición coronal de los tejidos.

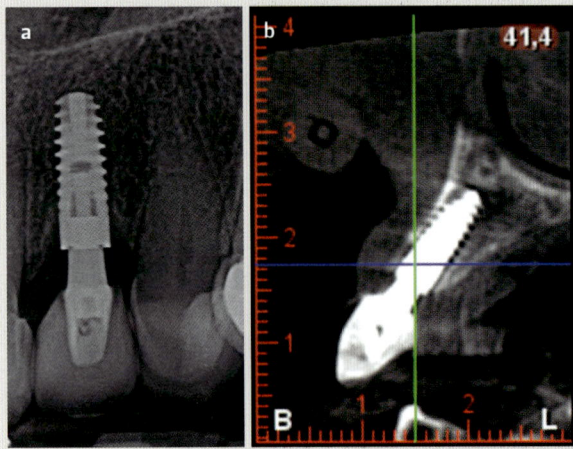

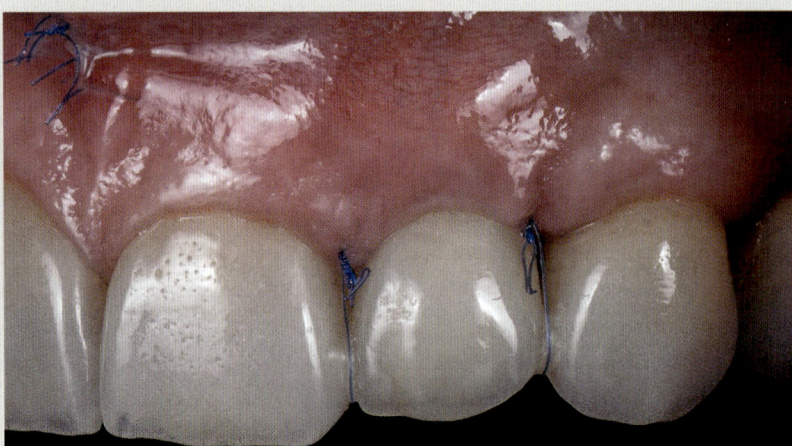

Q 2.25 Control radiográfico posquirúrgico. a) Radiografía periapical. b) Corte sagital de la TCHC en el que se puede apreciar la presencia de hueso por vestibular y palatino del implante, por lo que se decidió preservar el mismo a pesar de la remodelación ósea alrededor del cuello del implante.

Q 2.26 Control a los 12 días.

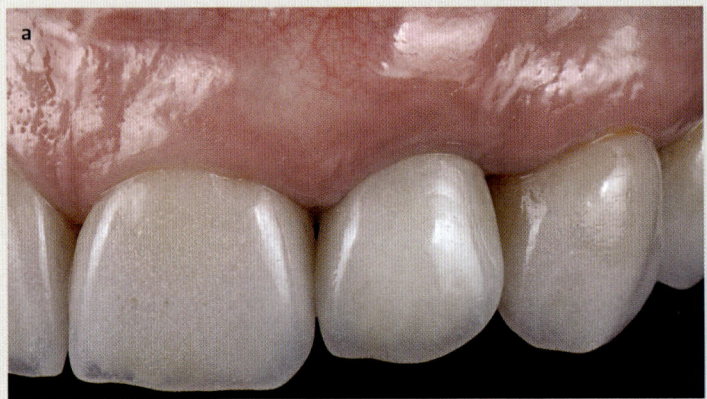

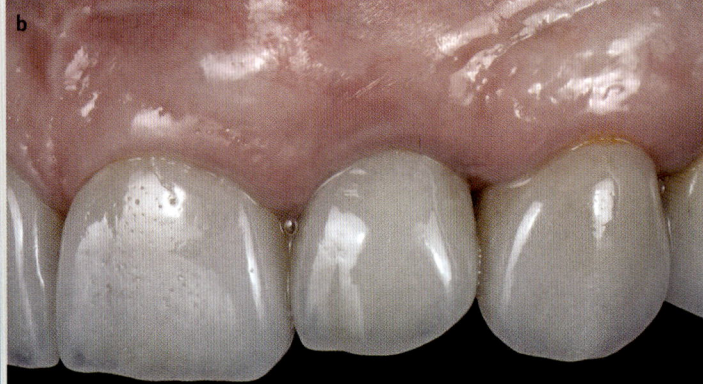

Q 2.27 Imágenes de control en las que se evidencia una mejora en el volumen de los tejidos blandos a medida que estos continúan madurando. a) Control a los 10 meses. b) Control a los 2 años.

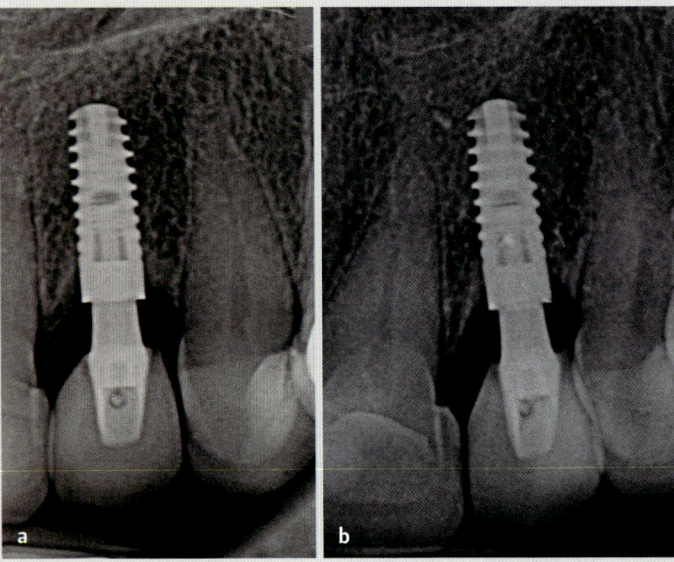

Q 2.28 Comparativa. a) Radiografía inicial. b) Radiografía a los 5 años. Se observa una mejor calcificación del hueso alrededor del cuello del implante, fruto de la reducción de la inflamación gingival.

Como es bien conocido, el volumen del hueso alveolar disminuye significativamente después de una extracción, lo que supone un desafío para la rehabilitación protésica, particularmente en pacientes en crecimiento y en sentido horizontal[12]. Las consecuencias clínicas de estos cambios fisiológicos en los tejidos duros y blandos pueden afectar el resultado de los tratamientos subsiguientes destinados a restaurar los dientes perdidos[13]. Es por ello por lo que muchas veces, cuando el clínico va a colocar un implante, se ve obligado a realizar previa o simultáneamente técnicas de regeneración de tejidos duros y/o blandos. Por lo tanto, en más ocasiones de lo que los clínicos se plantean habitualmente, la técnica de autotrasplante puede ser una excelente opción para mantener la estructura ósea y adaptarse a los cambios en el crecimiento maxilar (**CASO CLÍNICO** 2.3). El autotrasplante dental también conlleva posibles complicaciones, como reabsorciones de diversa índole, entre otras. Sin embargo, en los metaanálisis realizados por Chung y cols.[14] y Rohof y cols.[15], las tasas de fracaso y complicaciones fueron muy bajas en dientes donantes, tanto con ápice abierto como cerrado. Es importante evaluar a cada paciente de forma individual para considerar el resultado inmediato, a corto plazo y a largo plazo, así como las diferentes opciones de tratamiento. En este sentido, un enfoque interdisciplinario y digital es primordial para mejorar aún más el resultado del autotrasplante en pacientes durante la infancia, adolescencia y en adultos[16].

CASO CLÍNICO 2.3

Reabsorción por traumatismo previo*

*Caso publicado en: Abella Sans, F, (2021), Capítulo 13: "Autotrasplante dental y reimplante intencional. Diagnóstico, planificación tridimensional 3D y secuencia clínica". En: Martín Biedma B, Castelo Baz, P. "Endodoncia para todos. Protocolos clínicos necesarios en endodoncia y en la reconstrucción del diente endodonciado", Editorial Peldaño. ISBN: 9788487288876.

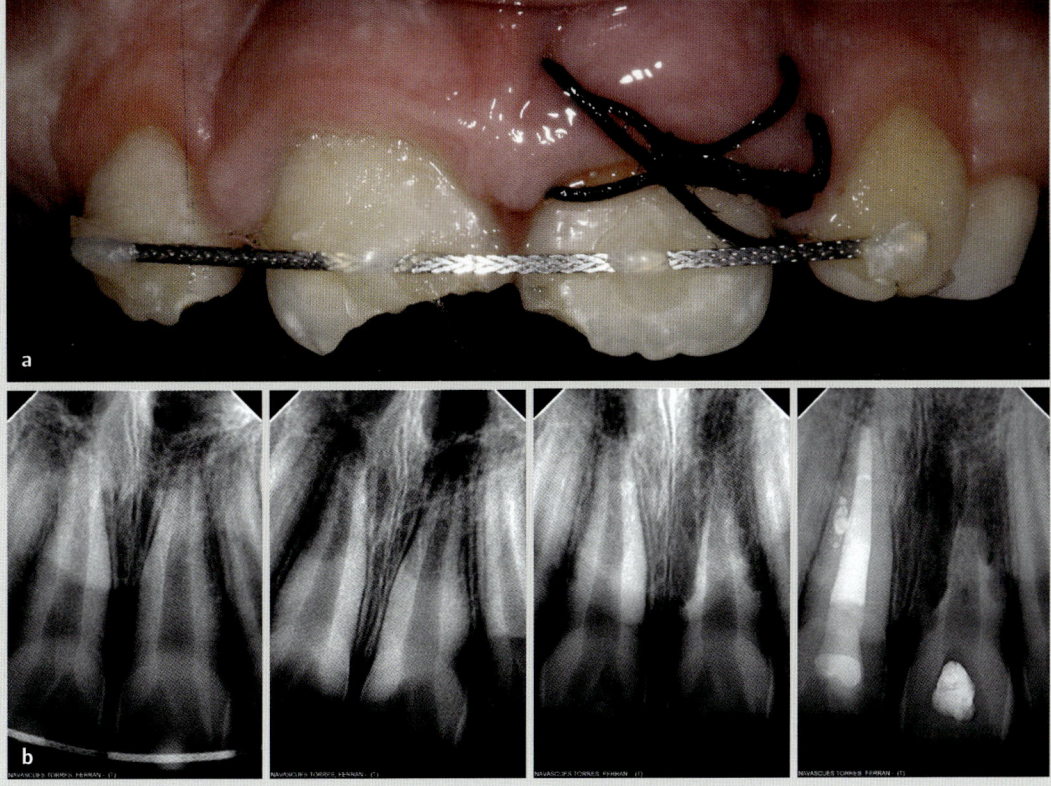

Q 2.29 Paciente de 9 años con traumatismo previo. El diente 1.1 sufrió una fractura no complicada y el diente 2.1 estuvo avulsionado 4 horas en condiciones de sequedad. a) Situación inicial en la que llega al paciente a la clínica. b) Secuencia radiográfica de los diferentes controles en la que se evidencia que se tuvo realizar una apicoformación con cemento hidráulica en el diente 1.1. y recambios de medicación intraconducto en el diente 2.1. Diagnóstico: reabsorción mixta (inflamatoria externa y de reemplazo) en diente 1.1. Proceso irreversible. Plan de tratamiento: autotrasplante de premolar superior con ápice abierto en zona de 2.1.

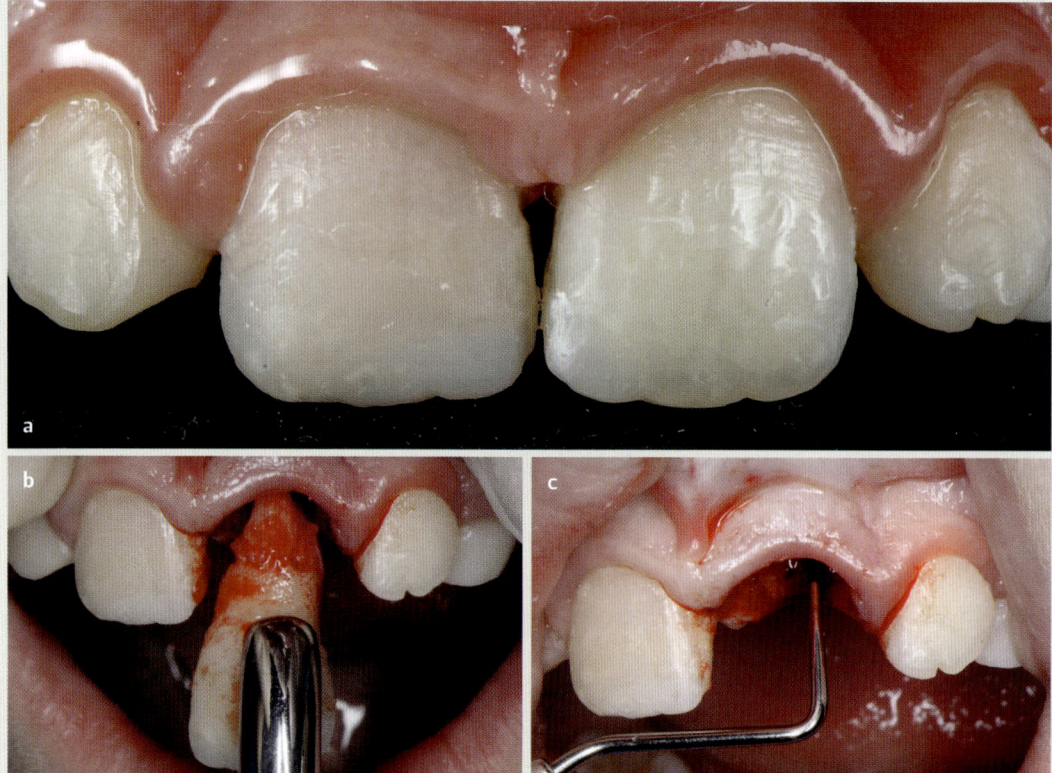

2.30 Proceso de autotrasplante. a) Situación inicial. b) Extracción atraumática del diente que se va a reemplazar (2.1). c) Comprobación cuidadosa del contorno del lecho alveolar.

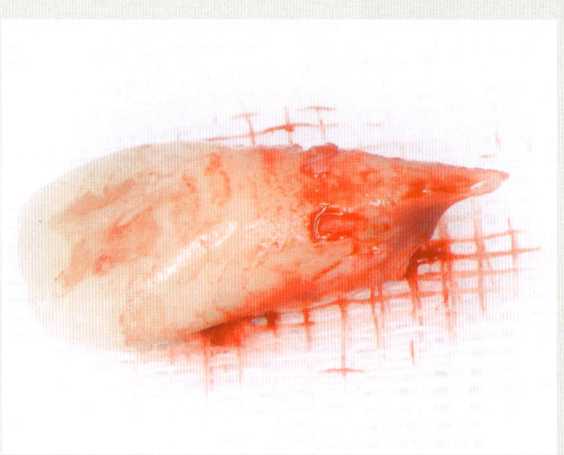

2.31 Obsérvese en detalle el proceso reabsortivo que afectó el diente 2.1.

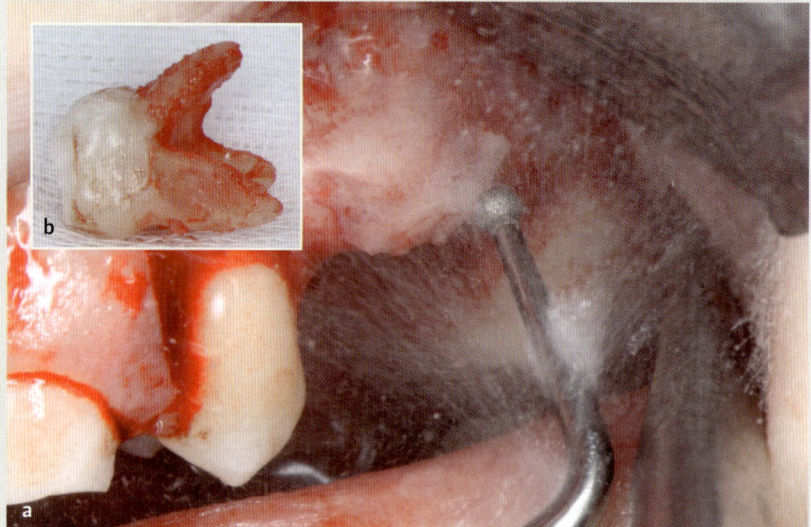

2.32 Extracción atraumática del diente donante (2.4). a) Previo a la extracción del diente donante se tuvo que extraer el molar deciduo. b) Uso de inserto piezoeléctrico para ayudar a la extracción atraumática del diente 2.4.

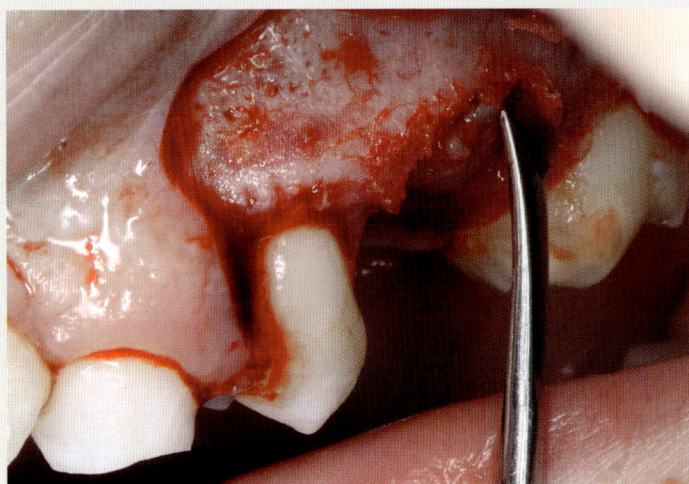

2.33 Descubrimiento de la corona del diente 2.4.

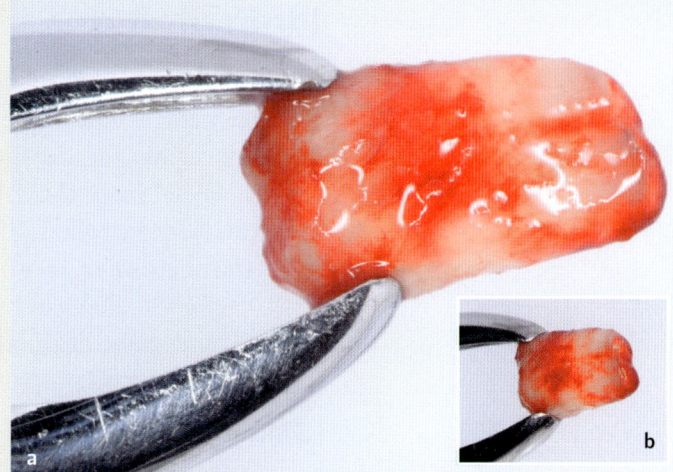

2.34 Diente donante. a,b) Obsérvese el desarrollo radicular inmaduro.

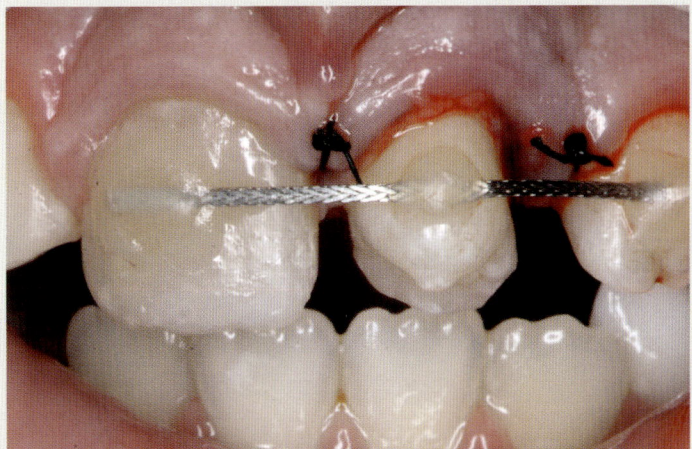

2.35 Diente donante colocado de forma rotada (180 grados) y ferulizado de forma semirrígida mediante el uso de alambre y composite fluido.

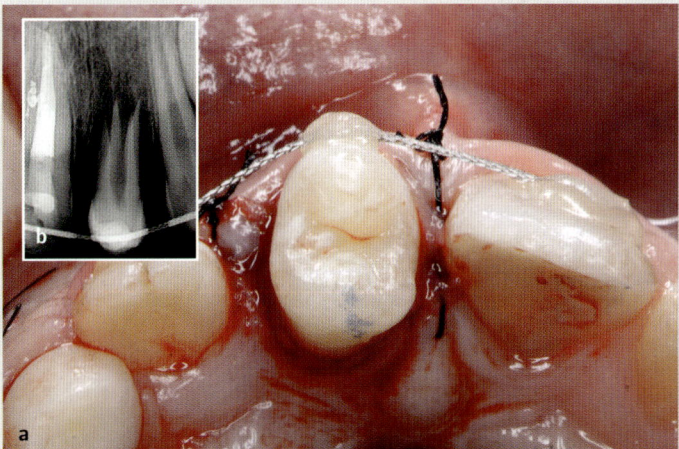

2.36 Situación posoperatoria inmediata. a) Consejo: liberar todo contacto en los movimientos excursivos mediante una leve ameloplastia en la zona palatina. Alternativa: levantes de mordida. b) Radiografía periapical en la que se observan los ápices inmaduros del diente donante.

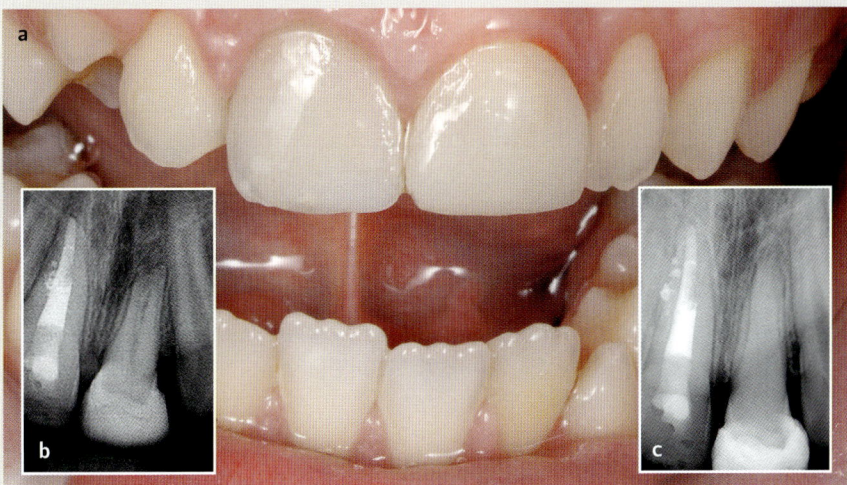

2.37 Controles al cabo de unos años. a) Imagen clínica a los 2 años del trasplante. a) Radiografía periapical a los 2 años. c) Radiografía periapical a los 3 años. Nótese el cierre radicular del diente trasplantado, así como la obliteración parcial de los conductos radiculares. Ausencia de reabsorciones y presencia del ligamento periodontal y de la lámina dura.

Flujo digital

A la hora de planificar un caso de autotrasplante, por muy sencillo que pueda parecer a primera vista, es altamente recomendable realizar un cuidadoso examen clínico y radiográfico y verificar si se dispone de algún diente candidato para el autotrasplante. En esta fase inicial del caso, el clínico debe considerar principalmente los siguientes aspectos:

1 Grado de desarrollo radicular del diente donante.
2 Forma anatómica, tanto de la corona como de la raíz, del diente donante.
3 Ubicación del diente donante (impactado, semiimpactado o totalmente erupcionado).
4 Daño potencial al ligamento periodontal (LPD) del diente donante durante su extracción.
5 Simplicidad para preparar el lecho receptor.

La introducción de la tomografía computarizada de haz cónico (TCHC) ha hecho que sea relativamente fácil y económico fabricar un modelo del diente que se va a trasplantar (réplica) usando una dosis muy baja de radiación[17]. La TCHC permite la evaluación de los dientes en relación con los tejidos blandos y duros vecinos mediante la creación de imágenes tridimensionales[18,19]. En comparación con las imágenes bidimensionales (2D) convencionales, la TCHC ha mejorado la comprensión y la interpretación de estructuras anatómicas complejas; por lo tanto, facilita el manejo de todo tipo de casos, incluida la planificación y el seguimiento del tratamiento. En el ámbito internacional, el uso de la TCHC está aumentando rápidamente y se han publicado varias pautas (*guidelines* y *position statements*) para ayudar a los clínicos en la selección de casos y promover su uso seguro[20].

La TCHC es una modificación del concepto de tomografía computarizada (TC), que implica la rotación única de una fuente de rayos X alrededor del diente (o dientes). A diferencia de la TC, la TCHC utiliza una fuente de rayos X intermitente y, por consiguiente, su dosis efectiva de radiación es sustancialmente inferior. Posteriormente, los datos obtenidos se analizan y se reconstruyen mediante la aplicación de un algoritmo. Esto permite crear un volumen de datos que podrá visualizarse en los tres planos del espacio (axial, sagital y coronal) y en múltiples planos alternativos. Sin embargo, los beneficios evidentes que proporciona la TCHC deben equilibrarse con los niveles de dosis de radiación más elevados que tiene en comparación con las imágenes 2D convencionales. En este sentido, es esencial que el clínico siempre intente cumplir con el principio ALARA (*as low as reasonably achievable;* tan bajo como sea razonablemente posible). No hay que olvidar que, al igual que sucede con las radiografías convencionales, el clínico deberá obtener el consentimiento informado del paciente.

La dosis de radiación de la TCHC varía mucho entre diferentes unidades y está influenciada por los diferentes parámetros que se empleen. A nivel general, las dosis efectivas de radiación para una TCHC de campo de visión pequeño, mediano y grande son de 84, 177 y 212 µSv, respectivamente[21]. A modo de comparación, al realizar una radiografía panorámica se emite normalmente entre 16 y 20 µSv[21]. Por lo tanto, la reducción de la dosis se centra en optimizar parámetros de exposición de forma individual. La dosis de radiación (en µSv) se incrementará en las siguientes situaciones[18]:

1 Exposiciones que incluyen las glándulas salivales en el campo de visión (por ejemplo, zonas posteriores de la mandíbula > maxilar anterior).
2 Campos de visión más grandes.

3 kV más alto.

4 Mayor mA.

5 Mayor tiempo de exposición (por ejemplo, rotación completa frente a media rotación).

6 Tamaño de vóxel más pequeño (no es un aumento de dosis automático pero, a menudo, los fabricantes compensan el mayor ruido en las imágenes de vóxel pequeño aumentando la exposición).

Cada examen radiográfico debe adaptarse al paciente de forma individual y acorde a sus necesidades diagnósticas. No se trata simplemente de asumir que la configuración predeterminada del fabricante es la más adecuada. Cada disparo debe hacerse para entender y maximizar la capacidad de la unidad TCHC para generar imágenes adecuadas para mejorar el diagnóstico del autotrasplante. Normalmente, el clínico recurrirá a realizar una TCHC de volumen completo cuando haya dudas en la elección del diente donante, o cuando este se sitúe en una zona alejada de la zona receptora. En cambio, cuando el diente donante esté en el mismo cuadrante se recomienda una TCHC de volumen limitado, pues se obtendrá información de alta calidad tanto del diente donante como del alvéolo receptor. Durante la adquisición de la TCHC es imprescindible que el paciente se encuentre con la boca abierta, pues esto facilitará el alineamiento con los archivos estereolitográficos del diente (STL) obtenidos del escaneo intraoral. La "limpieza" de una TCHC con las caras oclusales en contacto entre ellas es una tarea ardua y compleja que puede alargar el tiempo de diseño digital.

El otro lado de la moneda en el flujo digital son los objetos impresos en 3D, que son modelos y guías que se producen a través de procesos automatizados y se basan en representaciones virtuales (generadas por ordenador) de los dientes y los tejidos esqueléticos asociados. El hecho de fabricar una réplica 3D impresa del diente donante puede reducir el potencial daño mecánico o químico al LPD durante la cirugía, reducir el tiempo extraoral del donante (tiempo del diente fuera de su alvéolo original) y mejorar la preparación quirúrgica del sitio receptor[22,23]. Además, el clínico puede usar un *software* de planificación quirúrgica (abierto —*open source*— o cerrado) para seleccionar el diente donante más adecuado teniendo en cuenta su morfología, planificar en 3D la posición ideal del diente y calcular las dimensiones requeridas del alvéolo durante la cirugía[24-26].

Diseño y producción de objetos impresos en 3D

Los avances en la tecnología de la información junto con el acceso gratuito o económico a muchos *softwares* de planificación han permitido la interoperabilidad entre los dispositivos de imágenes 3D, los sistemas de planificación virtual 3D y las impresoras 3D para crear, manejar y procesar datos de manera eficiente para el diseño y la producción de objetos 3D[27]. Los datos de imágenes 3D de las exploraciones de la TCHC se pueden encontrar como *digital imaging and communications in medicine* (DICOM) o como formatos propietarios (controlados y definidos por intereses privados)[28]. El formato DICOM facilita la transferencia de imágenes médicas y datos relacionados entre dispositivos informáticos creados por varios fabricantes y que funcionan en diferentes plataformas.

Los datos volumétricos (formato DICOM) de la TCHC son adquiridos por sistemas de planificación virtual 3D que utilizan un determinado *software* para convertir los datos a formato de archivo STL (*standard tessellation language*), que representa la forma virtual en 3D de la superficie del objeto[29]. Los sistemas de planificación virtual 3D también adquieren datos de imágenes 3D a partir de escáneres intraorales o de escaneos de modelos de yeso. Mediante el uso de un *software* especializado, la TCHC y los conjuntos de datos STL del modelo intraoral/yesos correspondientes se combinan para eliminar los artefactos y vacíos causados por restauraciones metálicas a través de la alineación precisa de diferentes puntos anatómicos de referencia (por ejemplo, las coronas)[30]. La imagen 3D resultante y generada por ordenador se edita posteriormente con un *software* de diseño asistido por ordenador (CAD) o de planificación de implantes para crear un modelo del objeto impreso en 3D. Una vez se finaliza el diseño, se corta digitalmente y se exporta a una impresora 3D para su fabricación. En el esquema (📷 2.38) se resumen los pasos clave en el diseño y la producción de objetos impresos en 3D.

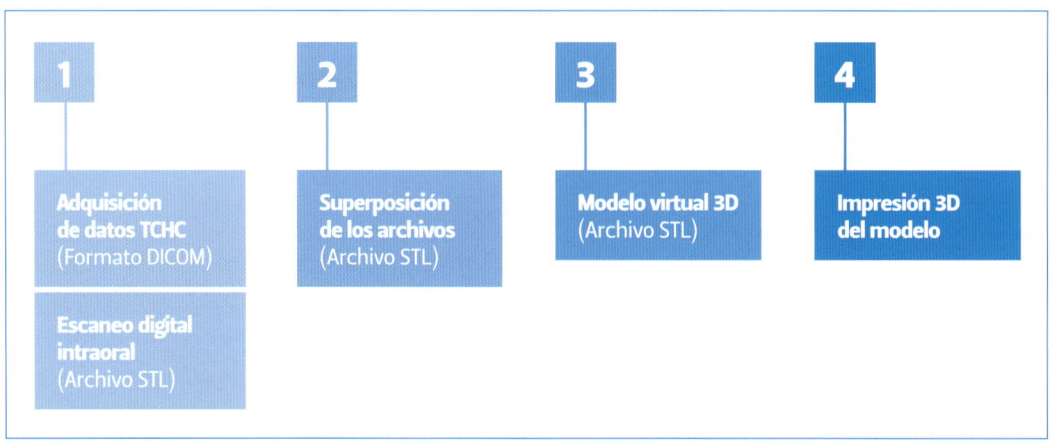

📷 **2.38** Esquema del flujo de adquisición de archivos digitales.

Los objetos impresos en 3D (modelos y guías) se fabrican utilizando técnicas de fabricación aditiva, que implican el endurecimiento selectivo o la unión del material en sucesivas capas verticales que se fusionan en una plataforma ascendente o descendente[30]. Se pueden crear variedad de objetos precisos con formas geométricamente complejas con modificaciones en la forma de la sección transversal, la densidad y el color, así como en las propiedades mecánicas. Por lo general, se requiere un procesamiento posterior para el refinamiento final del objeto impreso en 3D para conseguir un mayor fortalecimiento o la eliminación de los soportes[31]. Los procesos de impresión 3D adecuados para crear objetos impresos en 3D para aplicaciones dentales como los autotrasplantes incluyen:

- **Estereolitografía (SLG).** Entre las diversas técnicas de fabricación aditiva es la más popular para aplicaciones dentales. Utiliza espejos motorizados para mover un haz de luz ultravioleta (UV) para polimerizar y fusionar selectivamente las sucesivas capas superficiales de un depósito que contiene una resina líquida fotorreactiva. El grosor y orientación de la capa impresa, y la profundidad y grado de polimerización junto con cualquier proceso después del procesado son algunos de los factores que influyen en las propiedades mecánicas y físicas de la estructura impresa. Un limpiador vuelve a recubrir la capa superficial antes de la polimerización y la fusión de la capa posterior y se requieren estructuras de soporte para los voladizos. Se pueden crear objetos complejos y de alta precisión y se pueden teñir o infiltrar con tinte para resaltar áreas específicas[32].

- **Procesamiento de luz digital (DLP).** Similar a la SLG excepto que utiliza un Digital Micromirror DeviceTM (Texas Instruments, Dallas, TX, EE. UU.) para proyectar una imagen UV transversal en lugar de un haz en movimiento.

- **Modelado de inyección múltiple (*multi jet modelling*).** Método que consiste en lanzar gotas de una resina fotorreactiva. Estas gotas se colocadan con precisión mediante el uso de unas placas de desviación de carga, que posteriormente se polimerizarán mediante luz UV. El material de soporte se expulsa simultáneamente a través de una boquilla accesoria. Se pueden crear objetos complejos impresos en 3D de varios materiales y colores[33].

- **Impresión 3D basada en yeso.** Utiliza un cabezal de impresión para dispersar selectivamente el aglutinante líquido en la capa superficial de un lecho de material en polvo. Posteriormente, un rodillo o cuchilla extiende una capa de material en polvo para unir la siguiente capa. Se pueden crear objetos 3D coloreados con voladizos y propiedades elastoméricas. No obstante, la precisión, el acabado y la resistencia presentan ciertas deficiencias. Por lo tanto, es necesario aplicar algún tipo de refuerzo mediante la aplicación de cera, cianoacrilato, resina epoxi o sinterizar después de la fabricación.

- **Sinterización selectiva por láser (SLS).** Técnica que fusiona pequeñas partículas de polímero termoplástico, metal, cerámica o vidrio en capas superficiales sucesivas utilizando sistemas de láser pulsado de alta potencia. Cada capa superficial sinterizada se refresca con material en polvo mediante un rodillo o cuchilla.

Autotrasplante digital

En la última década, la técnica de autotrasplante se ha visto clínicamente mejorada precisamente gracias a la incorporación de estas nuevas tecnologías digitales. La implementación de los sistemas digitales permite no únicamente la impresión o fresado de una réplica 3D, sino también la confección mediante técnicas CAD-CAM (fabricación asistida por ordenador) de diferentes guías quirúrgicas para la realización de una osteotomía guiada del lecho receptor[34]. En términos generales, el conjunto de estos elementos, mayoritariamente impresos, han simplificado todo el procedimiento[35]. Al planificar en 3D la posición ideal del diente donante, es crucial asegurar un sitio receptor lo suficientemente grande[36]. Los datos obtenidos de la TCHC pueden usarse para crear modelos prototipo tanto del diente donante (réplicas 3D) como de la zona receptora. La réplica 3D se obtiene segmentando el diente donante, según los cortes de la exploración de la TCHC. Posteriormente, se genera un archivo STL del diente a partir del cual se puede fabricar la réplica 3D con impresoras 3D o mediante fresado.

Antes de la incorporación de la tecnología digital a este tipo de tratamientos, la técnica de autotrasplante implicaba un mayor tiempo quirúrgico porque era necesario probar el mismo diente donante en el nuevo lecho en repetidas ocasiones hasta conseguir su asentamiento[37]. La mayor duración del procedimiento provocaba una mayor agresión para el LPD del diente trasplantado. En la actualidad, la combinación de nuevas tecnologías permite una planificación totalmente guiada del proceso quirúrgico gracias a dos elementos:

1   Impresión de la réplica 3D del diente donante: permite la adaptación del lecho receptor antes de realizar la extracción del diente donante.

2   Impresión de una o varias férulas de fresado para adaptar el lecho alveolar receptor a la anatomía del diente donante o para la confección de un nuevo lecho en una cresta edéntula (**CASO CLÍNICO** 2.4). *Véanse en el Capítulo 4 "Autotrasplante de dientes maduros" los casos de autotrasplantes diferidos y creados quirúrgicamente.*

CASO CLÍNICO 2.4

Diente 4.6 desahuciado

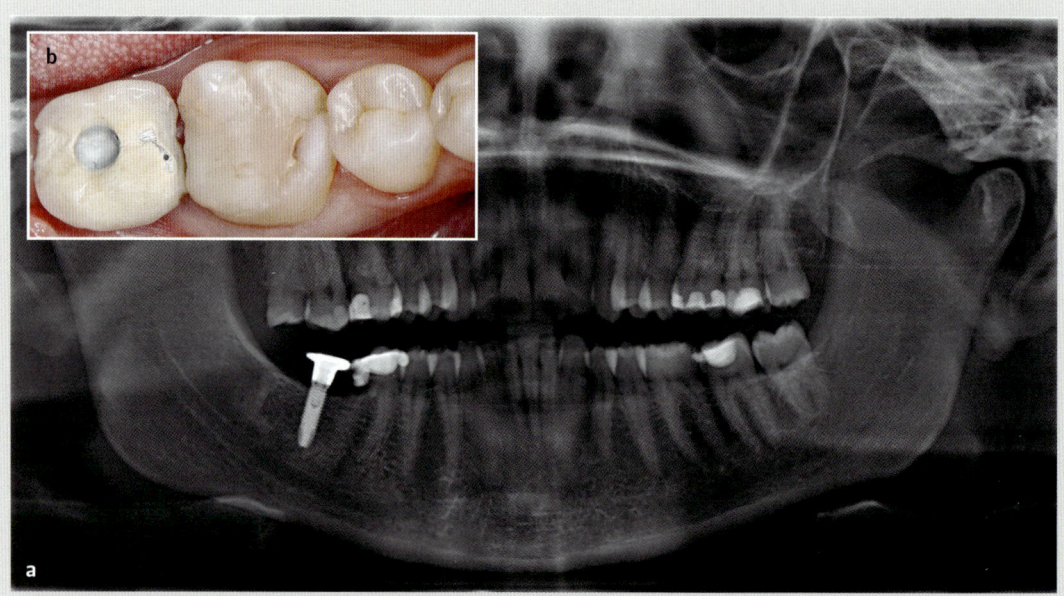

Q 2.39 Paciente de 35 años que acude a la clínica para valoración del diente 4.6. a) Radiografía panorámica inicial en la que se evidencia la caries secundaria en el diente 4.6. Presencia de terceros molares (1.8, 2.8 y 3.8). b) Visión oclusal de la situación inicial. Nótese el pésimo diseño de la corona sobre implante en posición de 4.7.

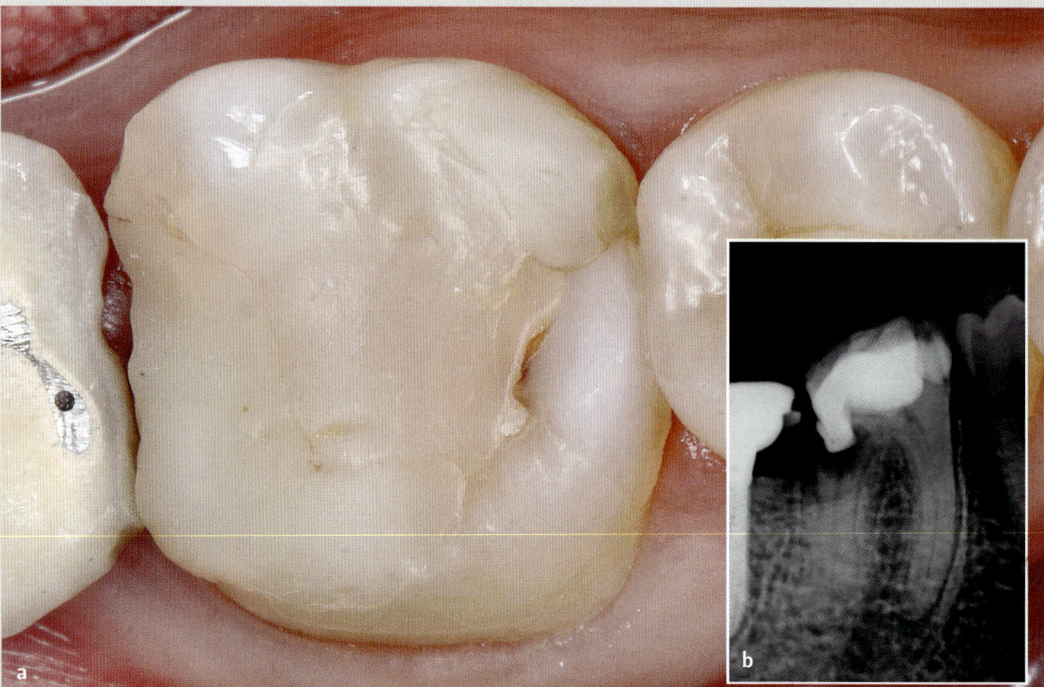

Q 2.40 Situación inicial. a) Restauración totalmente filtrada en la zona distal del diente 4.6. b) Radiografía periapical en la que se aprecia la gran extensión de la caries secundaria. Plan de tratamiento: tras la valoración mediante TCHC, en la que se aprecia una morfología radicular sencilla, se opta por la realización de un autotrasplante de 2.8 a zona de 4.6.

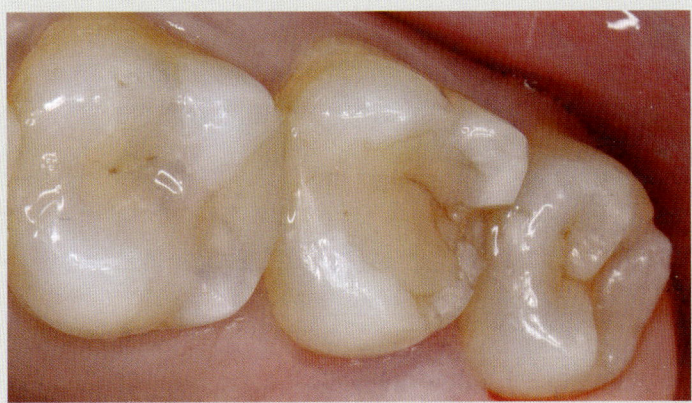

Q **2.41** Situación inicial del diente donante elegido.

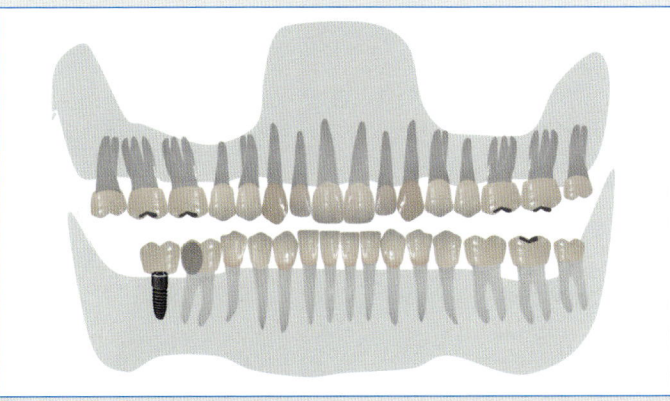

Q **2.42** Esquema de la situación inicial que presentaba la paciente.

Plan de tratamiento

1 **Fase higiénica**
2 **Autotrasplante** de 2.8 a 4.6
3 **Corona de circonio** 4.6
4 **Confección de nueva corona implantosoportada** (posición 4.7)

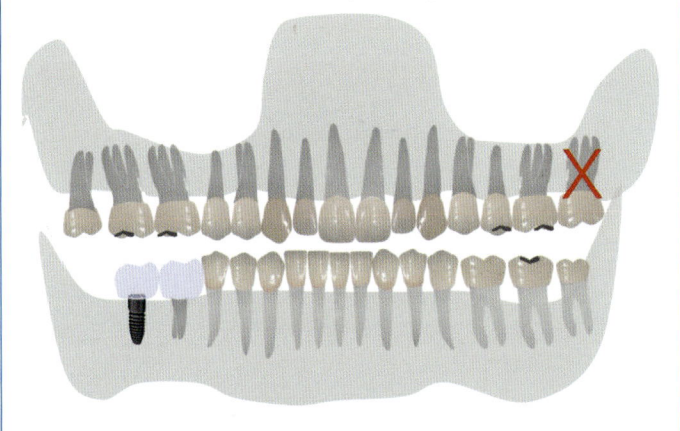

Q **2.43** Elaboración del plan de tratamiento.

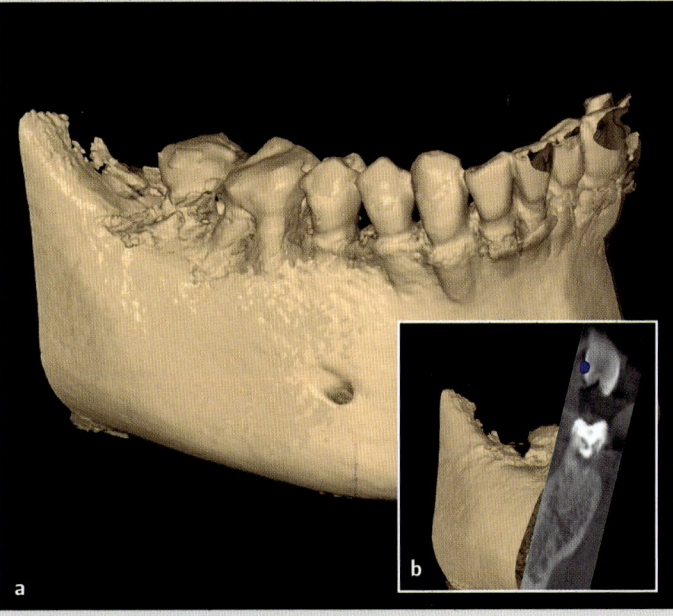

Q **2.44** CAD del proceso. Alineamiento de los archivos DICOM de la TCHC y de los archivos STL del escáner intraoral.

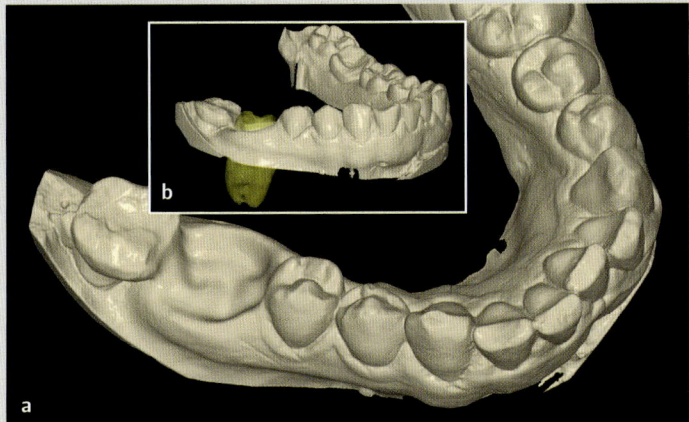

Q **2.45** Colocación virtual del diente 2.8 en la zona del diente que se va a reemplazar. a) Eliminación de la corona del diente 4.6. b) Posición 3D ideal del diente donante en el lecho receptor.

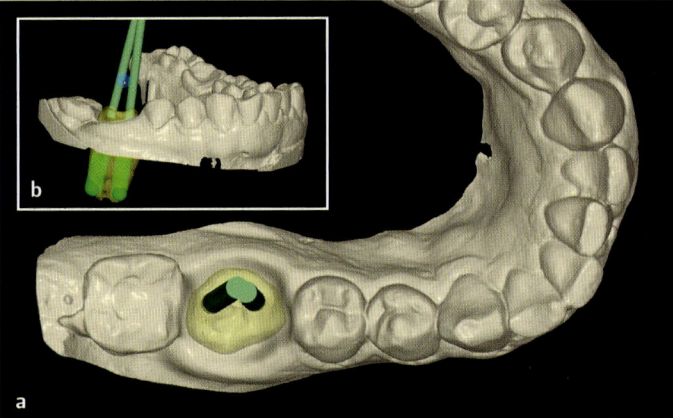

Q **2.46** Diseño de fresado guiado. a) Fresado virtual acorde a la anatomía radicular del diente donante. b) Aspecto oclusal y emergencia de los orificios de fresado.

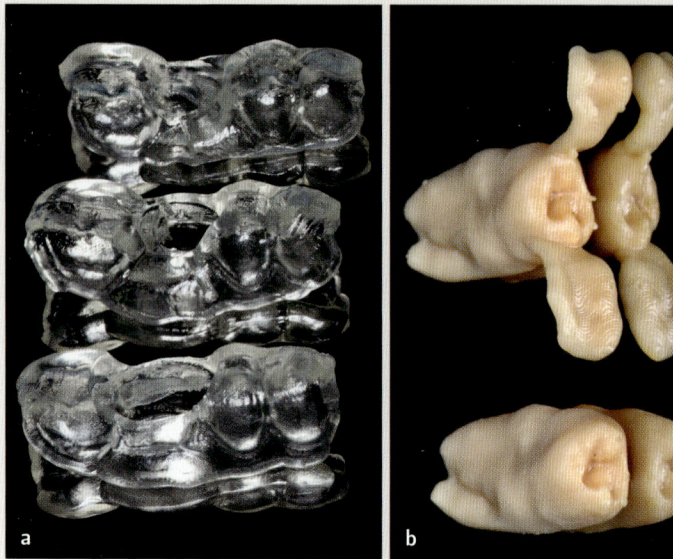

2.47 Proceso CAM. a) Impresión de las guías quirúrgicas para realizar el fresado del sitio receptor. b) Réplica 3D imprimida con y sin aletas de posicionamiento.

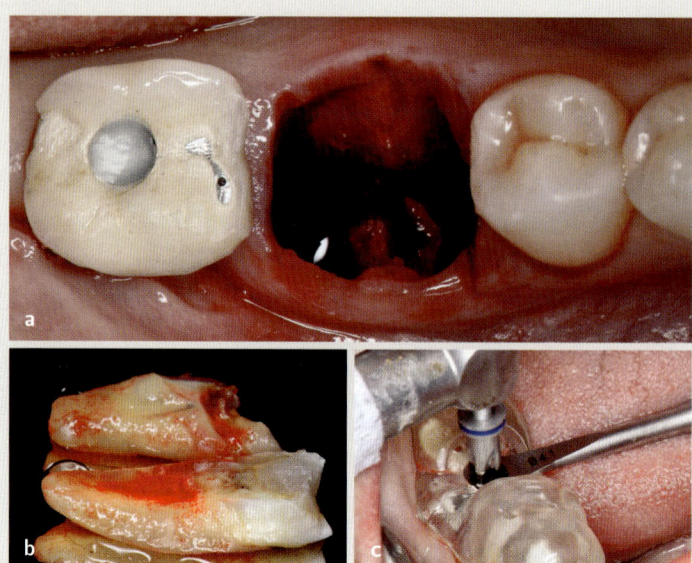

2.48 Autotrasplante guiado. a) Extracción atraumática del diente 4.6. b) Diente 4.6. extraído mediante odontosección. c) Fresado guiado en el lecho receptor.

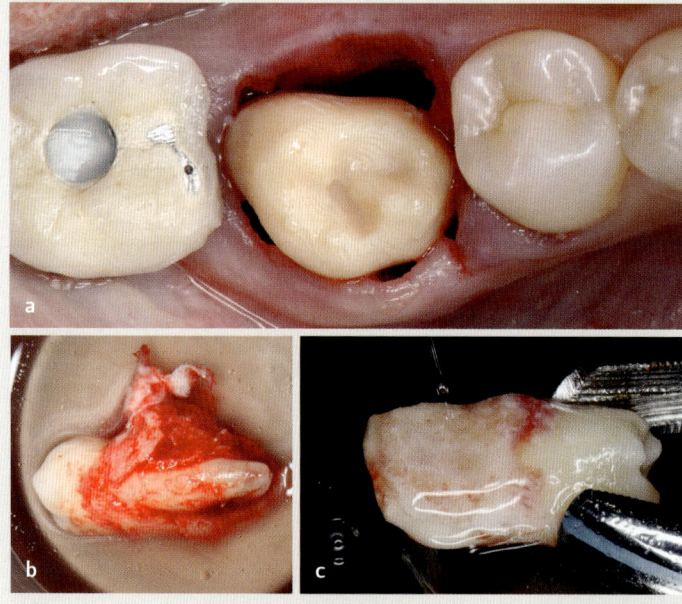

2.49 Secuencia tras la osteotomía guiada en el sitio receptor. a) Prueba de la réplica 3D en el nuevo alvéolo. b) Extracción atraumática mediante piezoeléctrico del diente 2.8 con su cortical vestibular adherida. c) Regularización de la cortical vestibular.

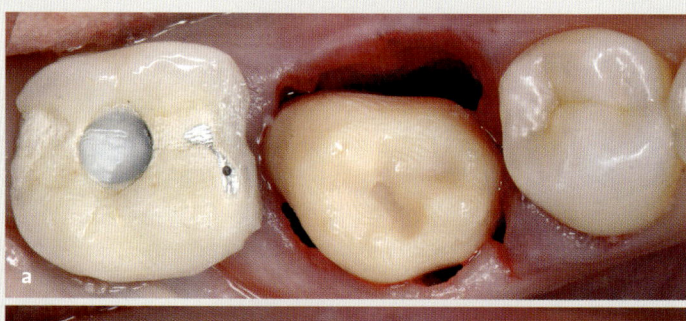

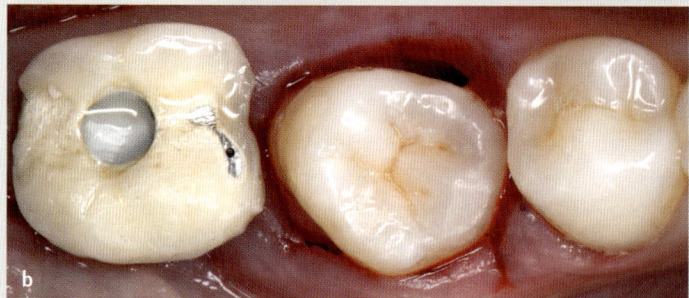

2.50 Inserción del diente donante en el nuevo alvéolo. a,b) Comparación de la posición obtenida con a la réplica 3D y la final del diente donante. Nótese el grado de precisión gracias al fresado guiado.

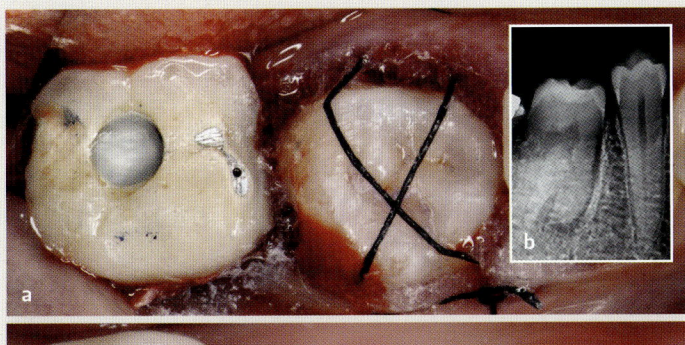
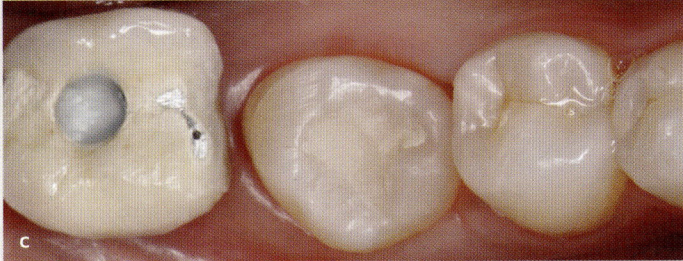
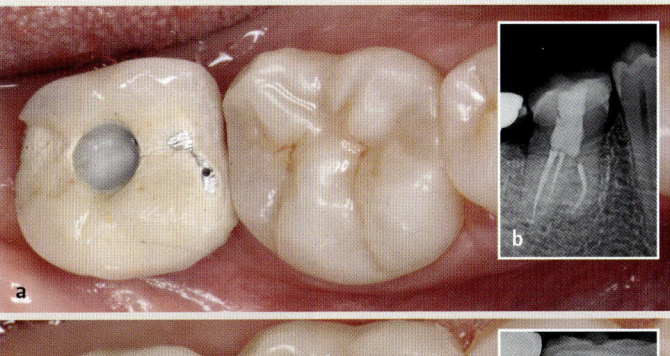
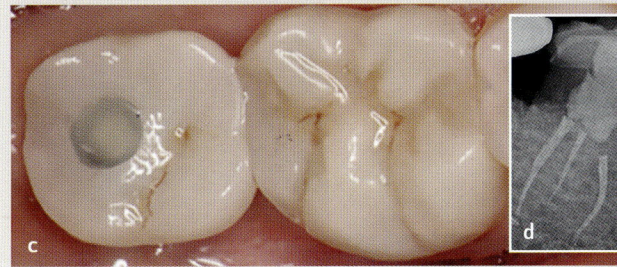

Q 2.51 Estabilización y control del autotrasplante. a) Fijación del diente donante mediante sutura 5-0 en cruz y uso de adhesivo en base de cianoacrilato (PeriAcryl®90HV). b) Radiografía. c) Aspecto 1 mes después del autotrasplante con el tratamiento endodóntico realizado.

Q 2.52 Restauración del diente trasplantado. a,b) Radiografía y control clínico un año después del trasplante. Obsérvese la presencia de LPD y la ausencia de reabsorciones. c) Control clínico a los 3 años del trasplante. d) Control radiográfico en el que aprecia continuidad del LPD del diente donante, así como un correcto punto de contacto tras recambio de la corona implantosoportada.

En 2020, Verweij y cols.[26] describen cómo en el 80 % de los casos en los que se imprimió una réplica 3D del diente donante se redujo el tiempo extraoral a menos de 1 minuto. Esto, además, permitió un asentamiento correcto del diente trasplantado en el alvéolo gracias a los ajustes previos realizados con la réplica impresa. La reducción sustancial de los tiempos quirúrgicos también permite realizar más de un autotrasplante en el mismo acto quirúrgico con el consiguiente ahorro de tiempo, coste y morbilidad para el paciente (**CASO CLÍNICO** 2.5).

CASO CLÍNICO 2.5

Autotrasplante doble

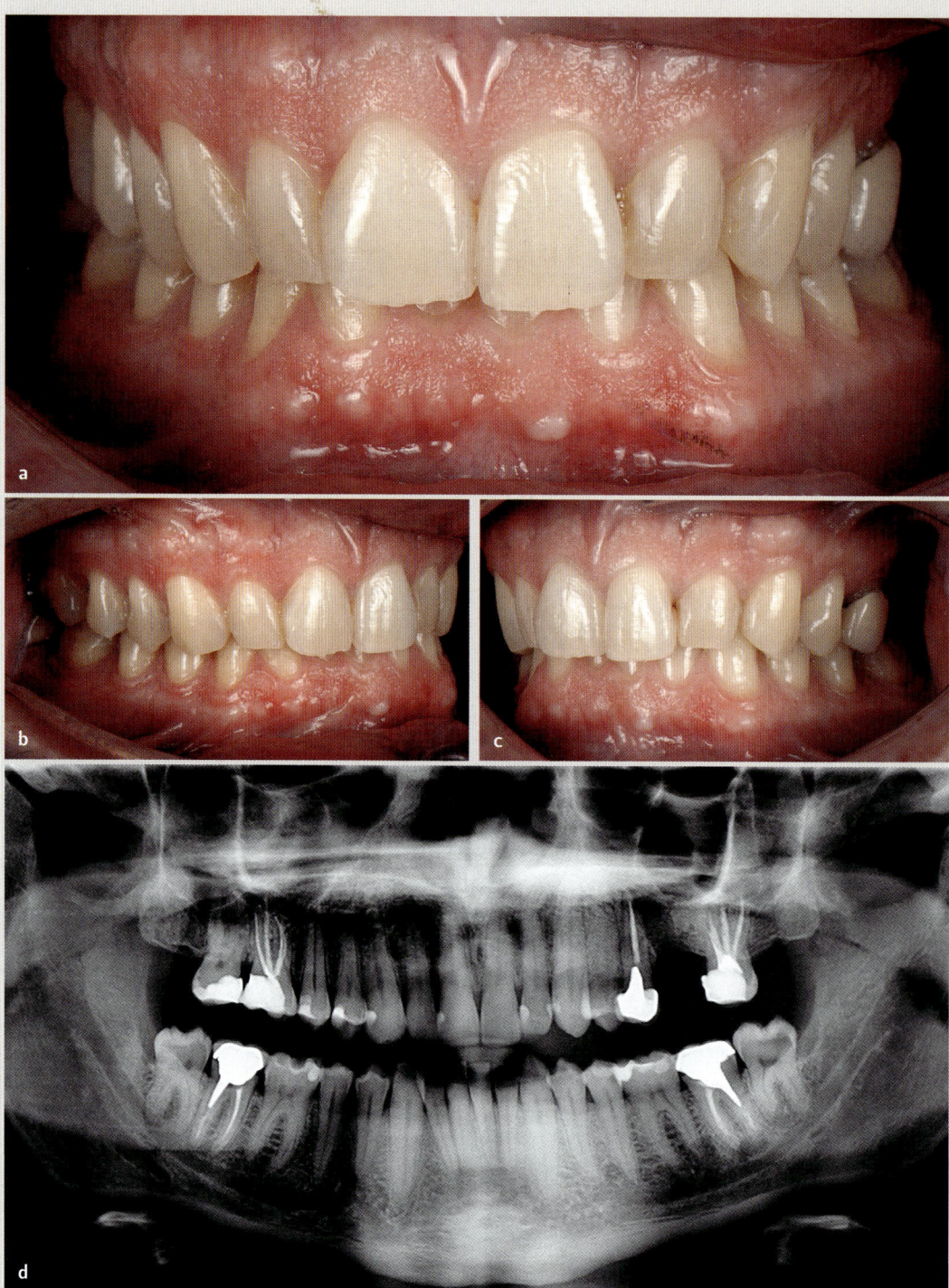

Q 2.53 Paciente de 36 años que acude a consulta para planificar una rehabilitación de la boca. a) Visión frontal. b,c) Visiones lateral derecha y lateral izquierda. d) Radiografía panorámica inicial en la que se evidencia la ausencia del diente 2.6, así como periodontitis apical y restauraciones filtradas en los dientes 3.7 y 4.7.

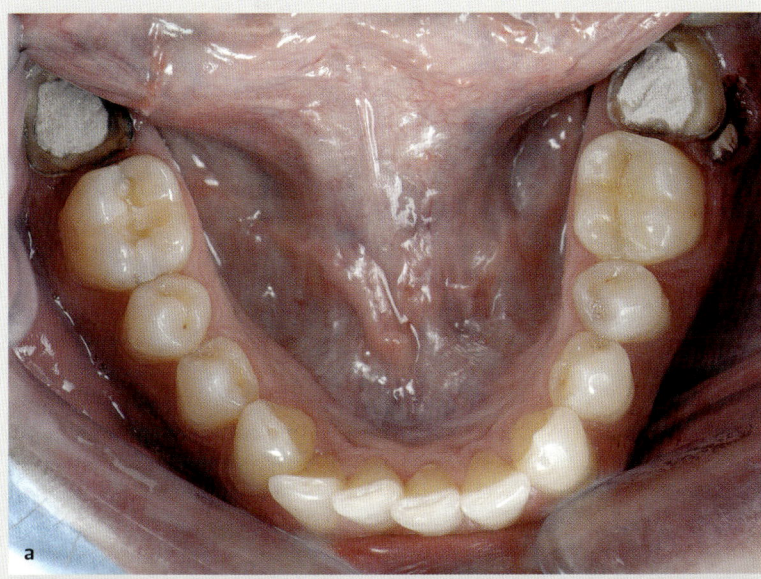

Q 2.54 Situación inicial intraoral. a) Aspecto de la destrucción extensa de la estructura dentinaria remanente de ambos segundos molares inferiores. b,c) Radiografías periapicales iniciales. Obsérvese la evidente falta de estructura remanente. Plan de tratamiento: autotrasplante del diente 3.8 a posición de 3.7 y del 4.8 a posición de 4.7 y posterior tratamiento ortodóntico.

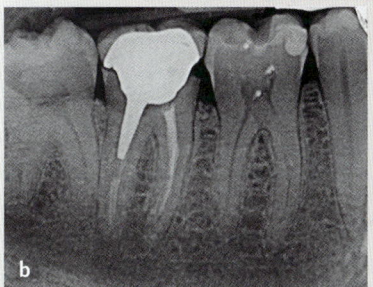
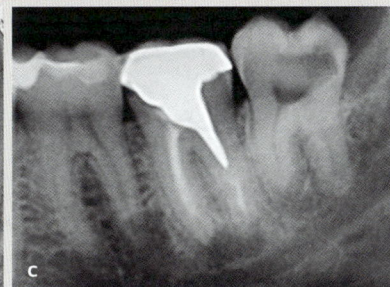

▼ **Q 2.55** Diseño 3D de las guías quirúrgicas a partir de una TCHC y los archivos STL del escaneo intraoral. a) Primera guía con múltiples accesos. b) Segunda guía con el resto de canales de acceso para no debilitar demasiado la estructura de la guía inicial. c) Visión axial que muestra la superposición de la fresa de implantes con la anatomía radicular del diente donante en el caso de la primera guía. d) Visión axial para la superposición de la fresa implantológica con el contorno radicular del diente donante.

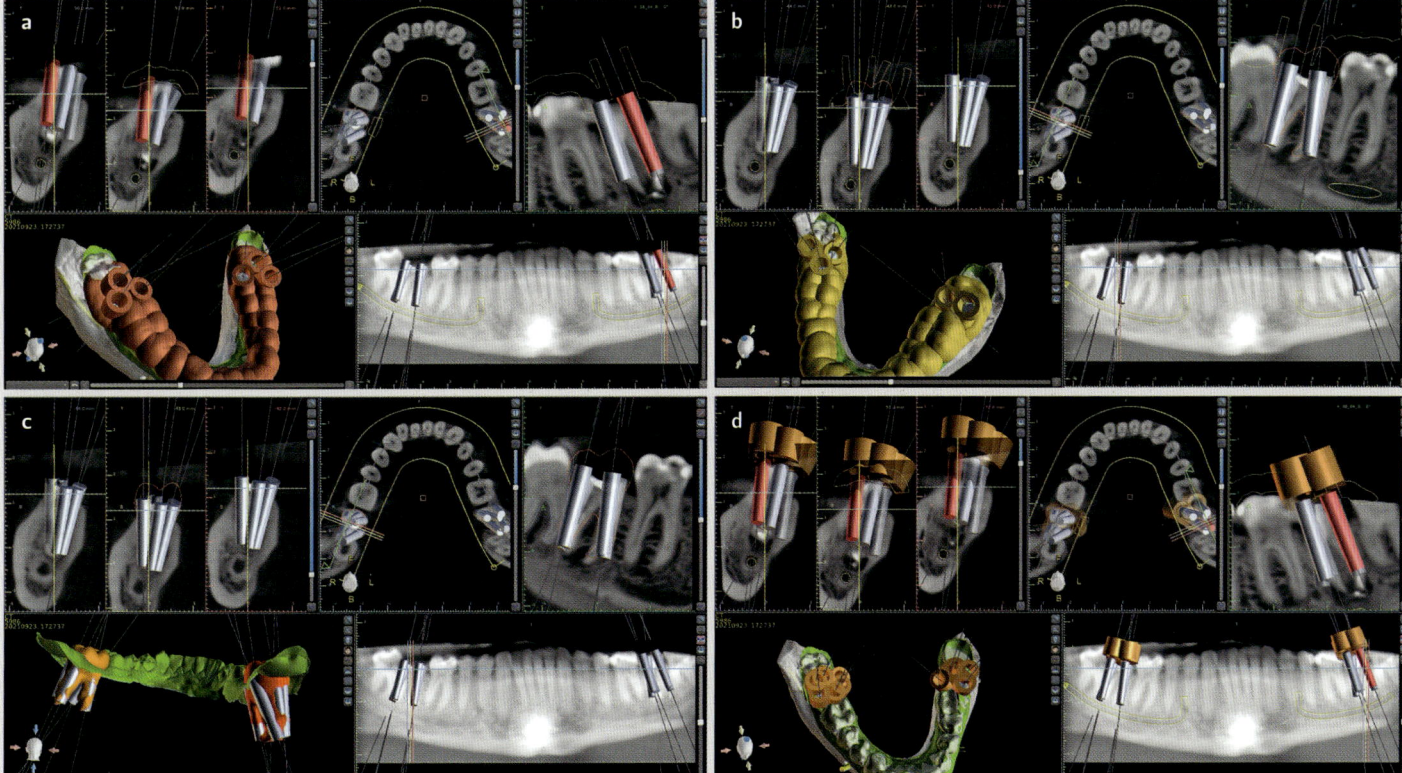

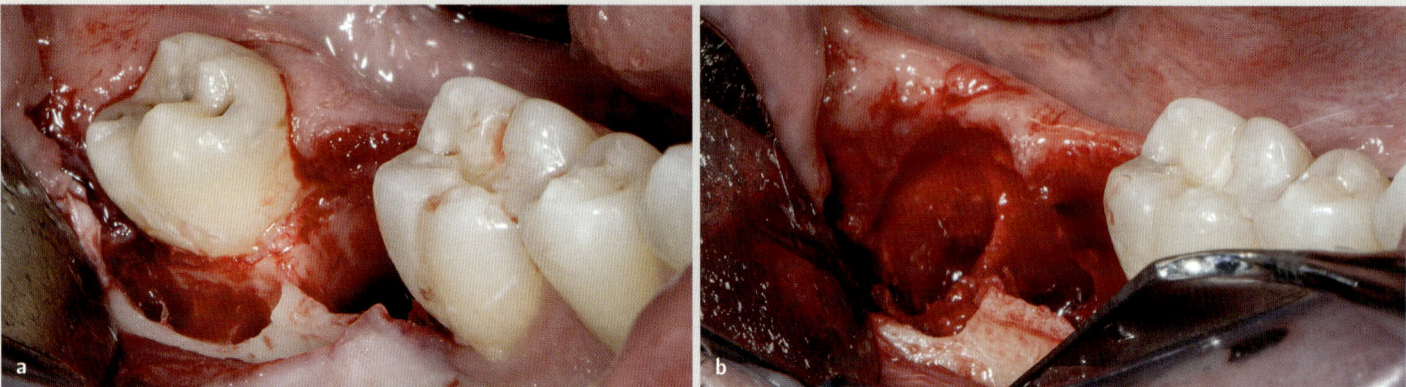

Q 2.56 Extracciones atraumáticas de los dientes donantes 4.8 y 4.7. a) Osteotomía pericoronaria en 4.8 para facilitar su extracción atraumática y evitar fracturar las curvadas raíces mesiales. b) Extracción simultánea del diente 4.7 para la preparación del lecho receptor y evitar dañar la voluminosa raíz del 4.8, tal y como se había planificado digitalmente.

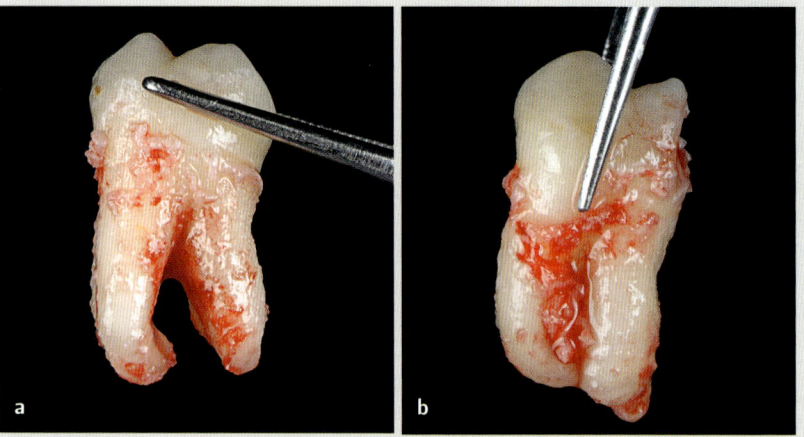

Q 2.57 Dientes donantes tras su extracción. Obsérvese cómo se mantiene el LPD a lo largo de la superficie radicular. a) Diente 4.8. b) Diente 3.8.

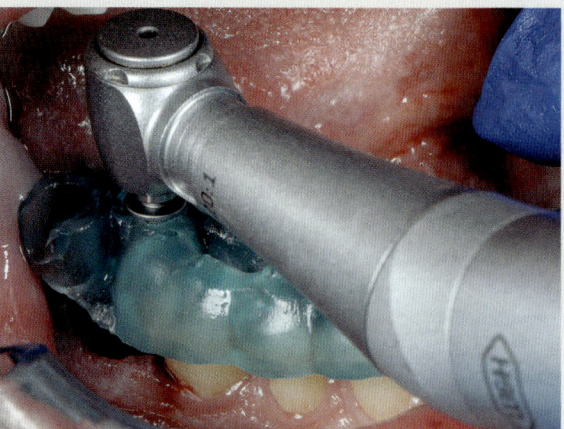

Q 2.58 Osteotomía rápida y segura del lecho receptor en el cuarto cuadrante. Guía quirúrgica previamente diseñada e impresa en la misma clínica.

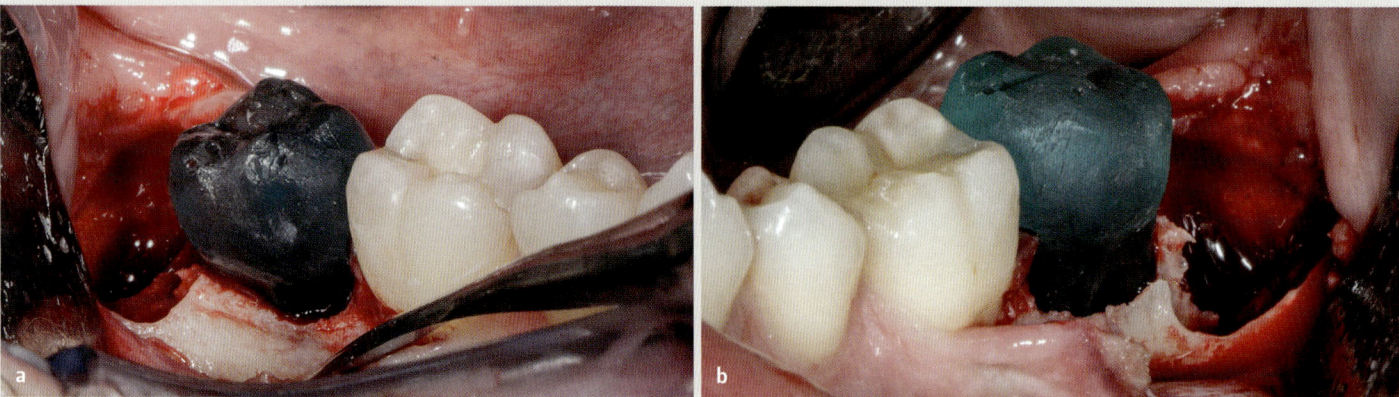

Q 2.59 Prueba de la réplica 3D de los dientes que se van a trasplantar. Obsérvese el adecuado ajuste de las réplicas en los nuevos lechos receptores. a) Visión vestibular de la réplica del 4.8 en posición 4.7 tras la extracción del diente donante. b) Visión vestibular de la réplica del 3.8 en posición 3.7 tras la extracción del diente donante.

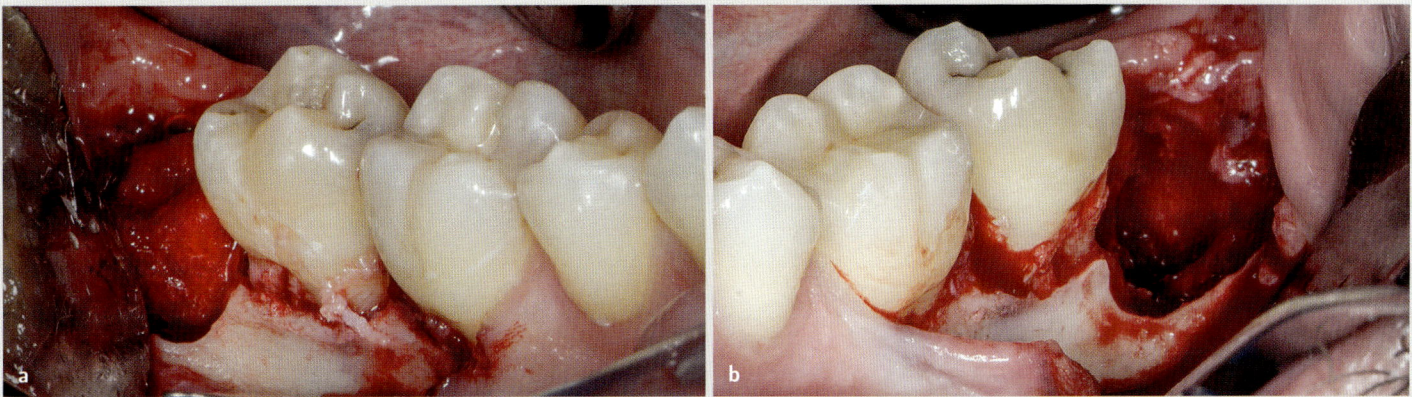

🔍 **2.60** Colocación de los dientes donantes en sus nuevos lechos receptores. Obsérvese cómo su posición final coincide exactamente con la posición de las réplicas 3D de 🔍 2.50.

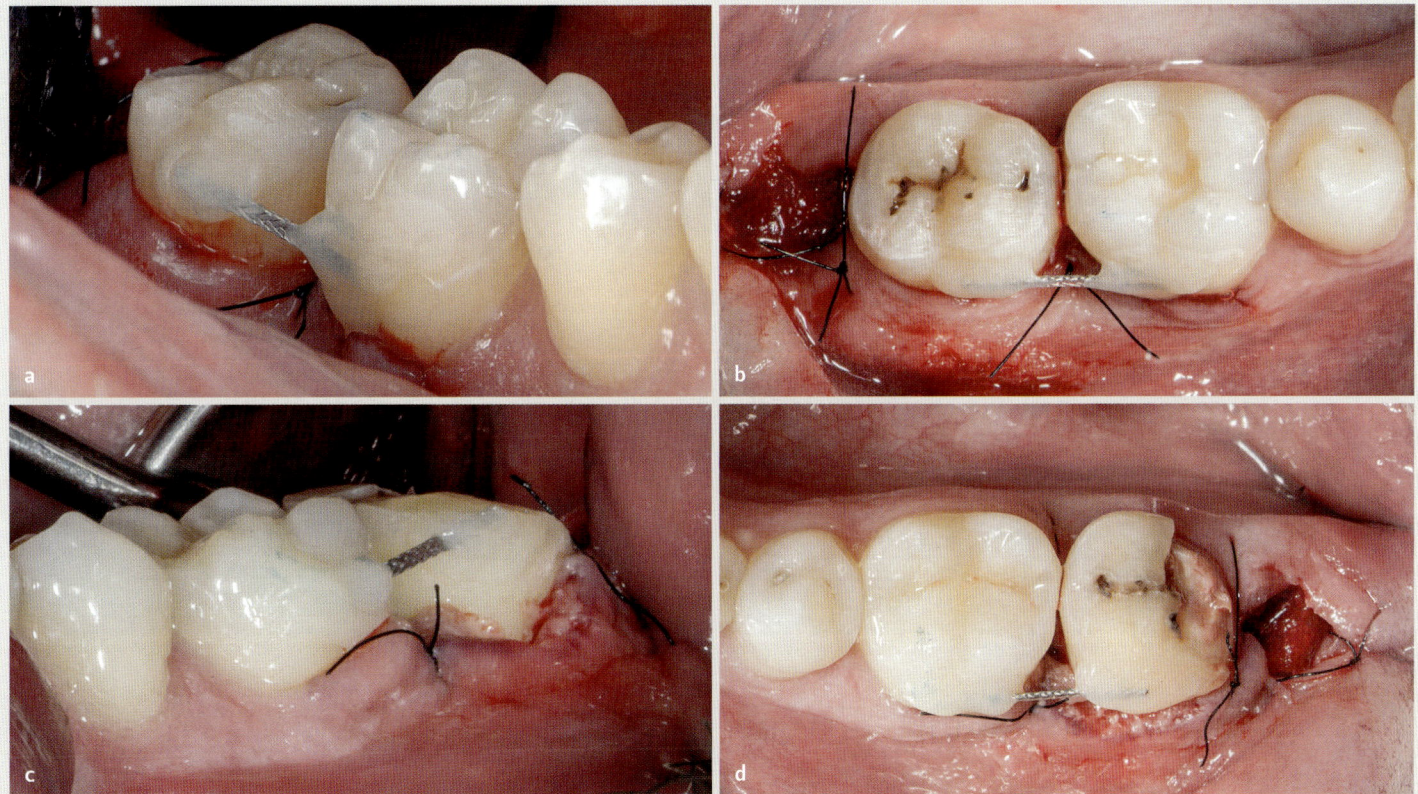

🔍 **2.61** Sutura y ferulización semirrígida en el (a,b) cuarto y (c,d) tercer cuadrantes. La ferulización semirrígida por vestibular consistió en un alambre tranzado de ortodoncia y la aplicación de composite fluido.

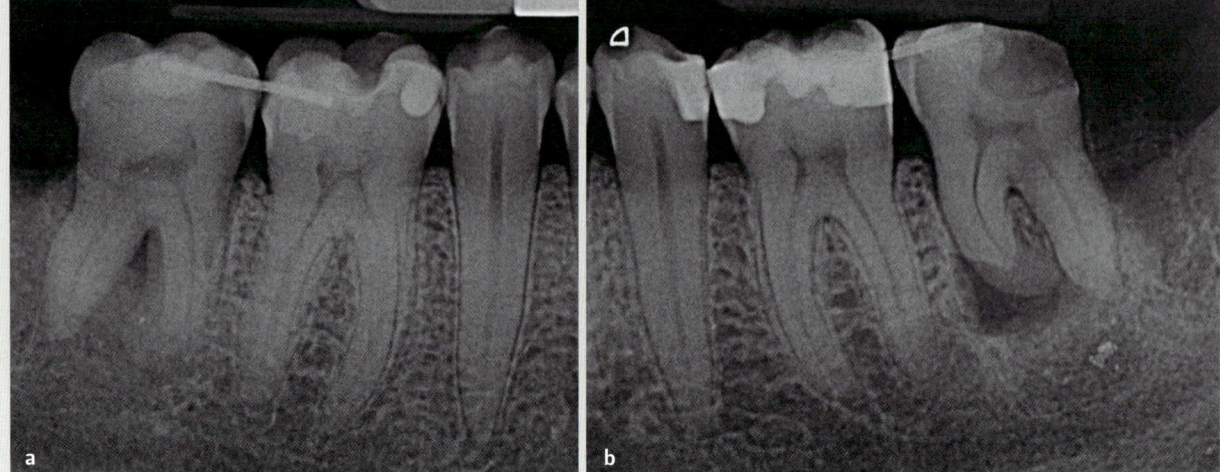

🔍 2.62 Control radiográfico posoperatorio.
a) Aspecto del cuarto cuadrante.
b) Aspecto del ter-cer cuadrante.

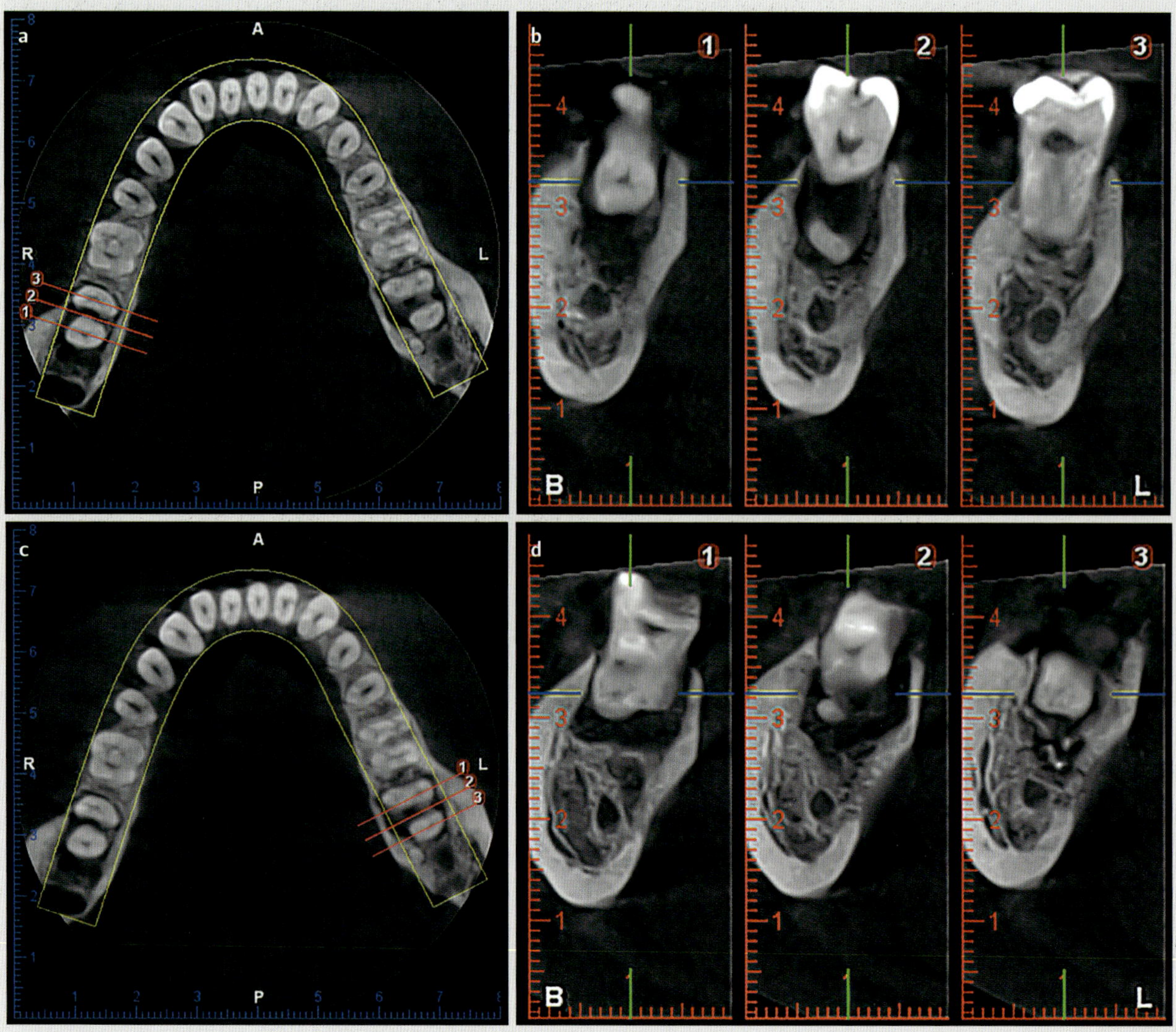

🔍 2.63 TCHC de los dientes trasplantados.
a) Visión axial del diente donante en posición de 4.7.
b) Visión coronal del diente donante en posición de 4.7.
c) Visión axial del diente donante 3.8 en posición de 3.7. d) Visión coronal del diente donante 3.8 en posición de 3.7.

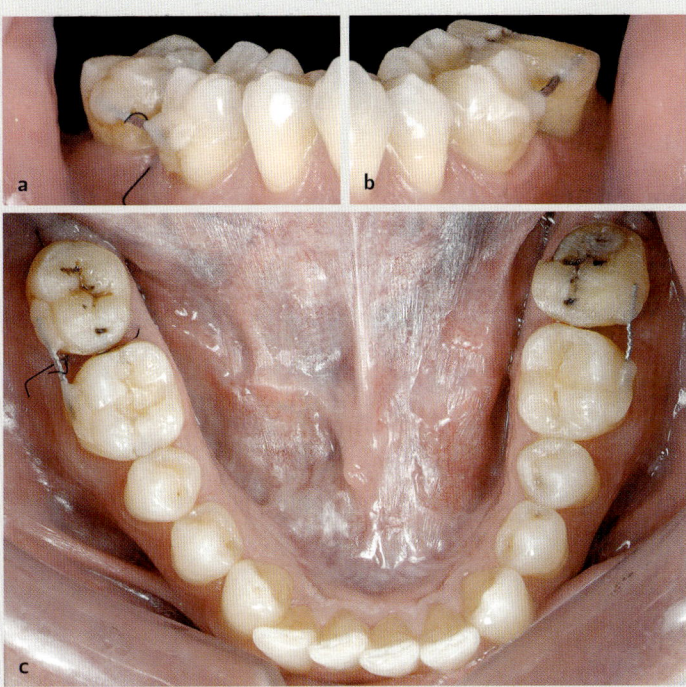

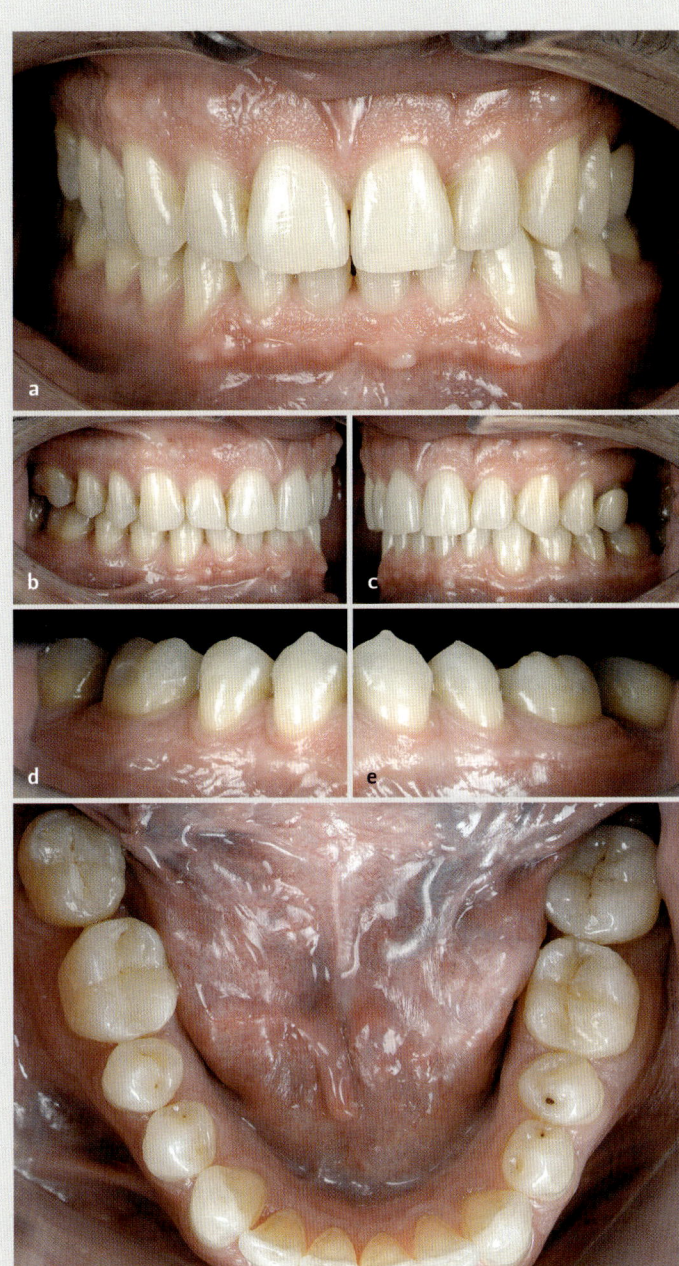

🔍 **2.64** Control a los 15 días de la intervención quirúrgica. a,b) Visión vestibular. c) Visión oclusal.

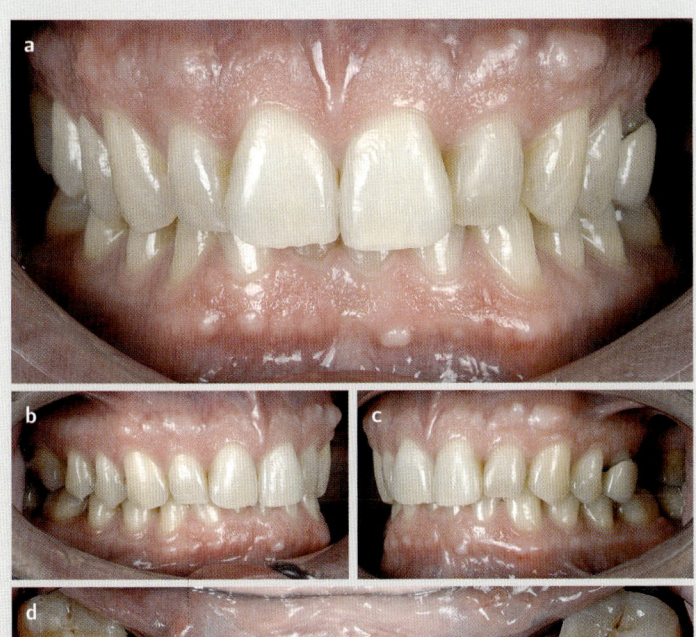

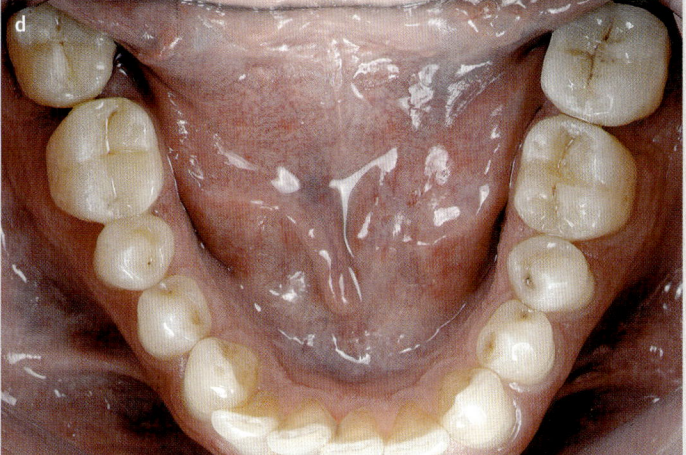

🔍 **2.66** Control a los 8 meses de la intervención quirúrgica y tras finalizar el tratamiento ortodóntico. a) Visión frontal. b,c) Visiones laterales en oclusión. d,e) Fotografías laterales en detalle de las áreas trasplantadas. f) Visión oclusal.

🔍 **2.65** Restauración de ambos dientes trasplantados 1 mes después de la cirugía. a) Visión vestibular. b,c) Visiones laterales. d) Visión oclusal en la que se observa la restauración con composite realizada en el nuevo 4.7 y la restauración indirecta (*overlay*) de disilicato de litio en el nuevo 3.7. Inicio del tratamiento ortodóntico.

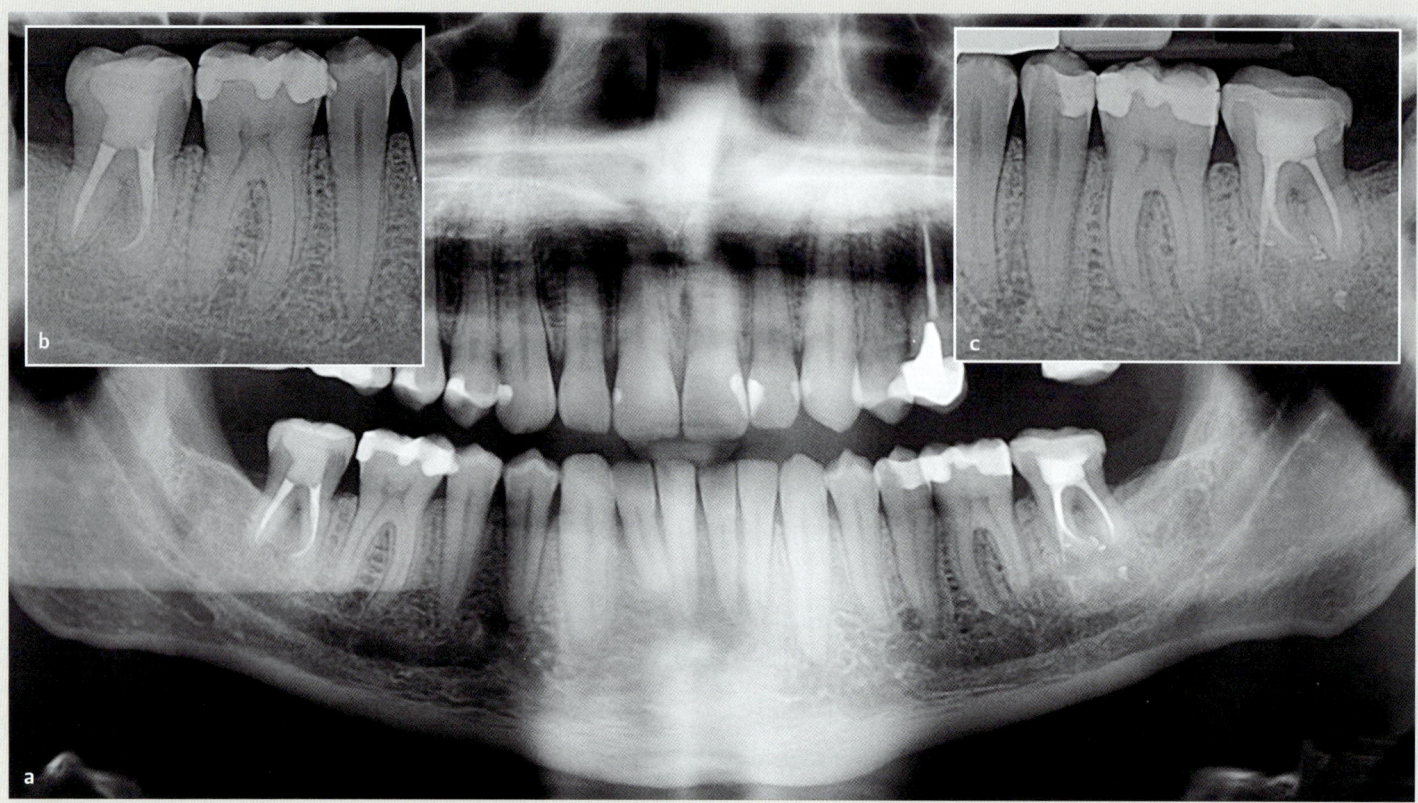

🔍 **2.67** Control radiográfico al año con ambos molares trasplantados. a) Radiografía panorámica. b) Detalle del diente 4.8 en posición de 4.7. Detalle del deinte 3.8 en posición 3.7. En ambos casos (b,c) se evidencia la presencia de una LPD normal con ausencias de reabsorciones. Paciente total asintomática y con función masticatoria estable.

SEGMENTACIÓN DEL DIENTE DONANTE Y GUÍAS QUIRÚRGICAS: PASO A PASO

Para la realización de los autotrasplantes asistidos con tecnología digital, los archivos DICOM de la TCHC deben importarse a un *software* de planificación de implantes y alinearse con los archivos STL del escaneado intraoral. Para ello es suficiente con seleccionar tres puntos nítidos que estén presentes en ambos archivos; normalmente cúspides o alguna esquina de los bordes incisales. Con los archivos STL del escaneado intraoral resultan más precisos tanto la delimitación del contorno del diente donante como el asentamiento de las futuras guías quirúrgicas impresas.

Los contornos del diente donante se delimitarán a partir de la segmentación de los archivos DICOM en un nuevo archivo STL, que será la reconstrucción 3D del diente donante. Posteriormente, se procederá a la colocación virtual del diente donante en la posición 3D más ideal posible mediante el uso de herramientas de alineamiento (CASO CLÍNICO 2.6). En este punto, es sumamente importante que el clínico evalúe si el espacio en el alvéolo receptor es adecuado. En el caso que el espacio fuera demasiado amplio y quedara un diastema entre el diente donante y el adyacente, se podría planificar y diseñar la futura restauración del diente trasplantado. Por el contrario, en el caso que el espacio sea insuficiente se podría valorar realizar un ligero *stripping* (desgaste interproximal en el esmalte del diente donante) del diente donante y/o de los dientes adyacentes previamente o durante el mismo acto quirúrgico. En esta colocación virtual, el clínico también deberá comprobar la posición oclusal respecto a la arcada antagonista. Una vez se apruebe la planificación virtual, se procederá a exportar el diente donante segmentado como archivo STL para su impresión o fresado. También se puede proceder a la impresión previa de un modelo del área receptora para verificar de antemano la buena adaptación del diente donante[38].

CASO CLÍNICO 2.6

Agenesia de 3.5, retención e impactación de 3.7 y 3.8

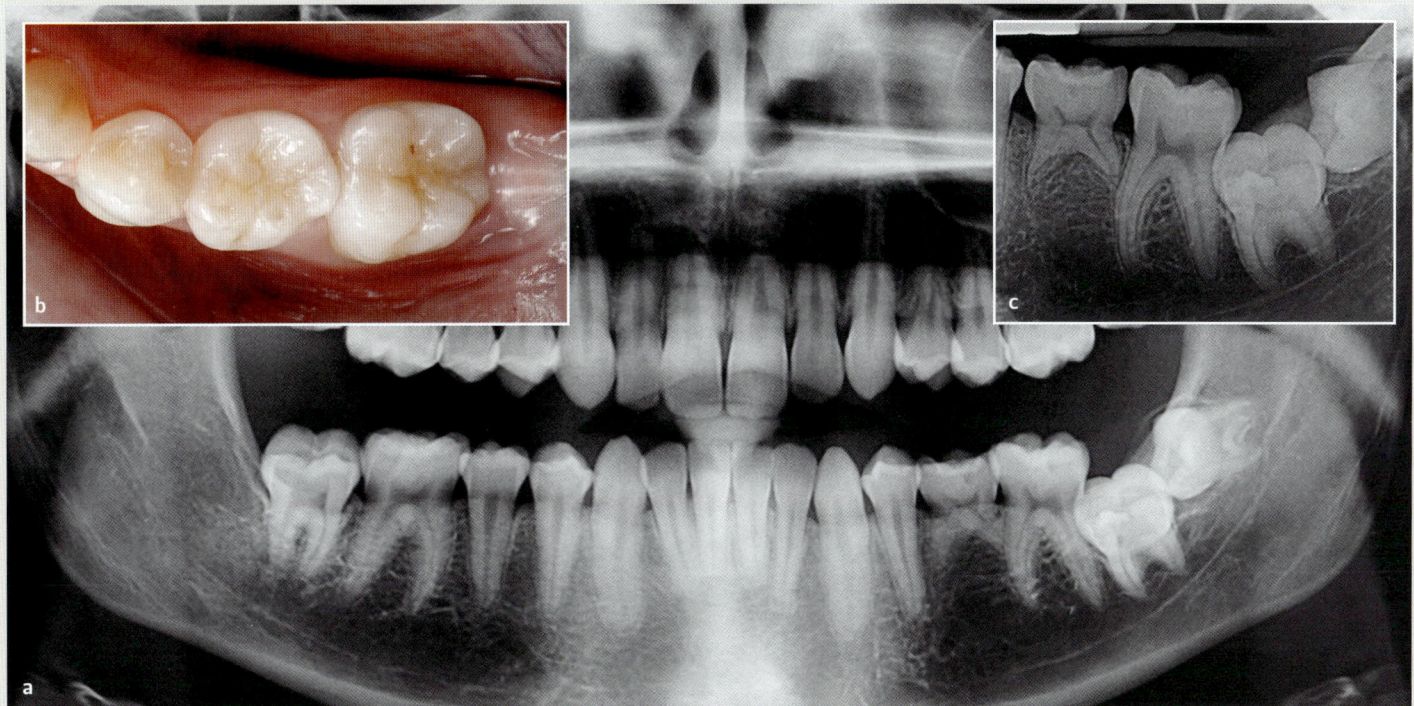

Q 2.68 Paciente con agenesia del diente 3.5, y retención e impactación de los dientes 3.7 y 3.8. a) Radiografía panorámica inicial. b) Visión oclusal. c) Imagen 2D. El plan de tratamiento consistió en la extracción y autotrasplante del diente 3.8 en posición de 3.5, reposición quirúrgica parcial del diente 3.7 y continuación con tratamiento ortodóntico para mejorar la oclusión y finalizar el emplazamiento del 3.7 a su posición correcta.

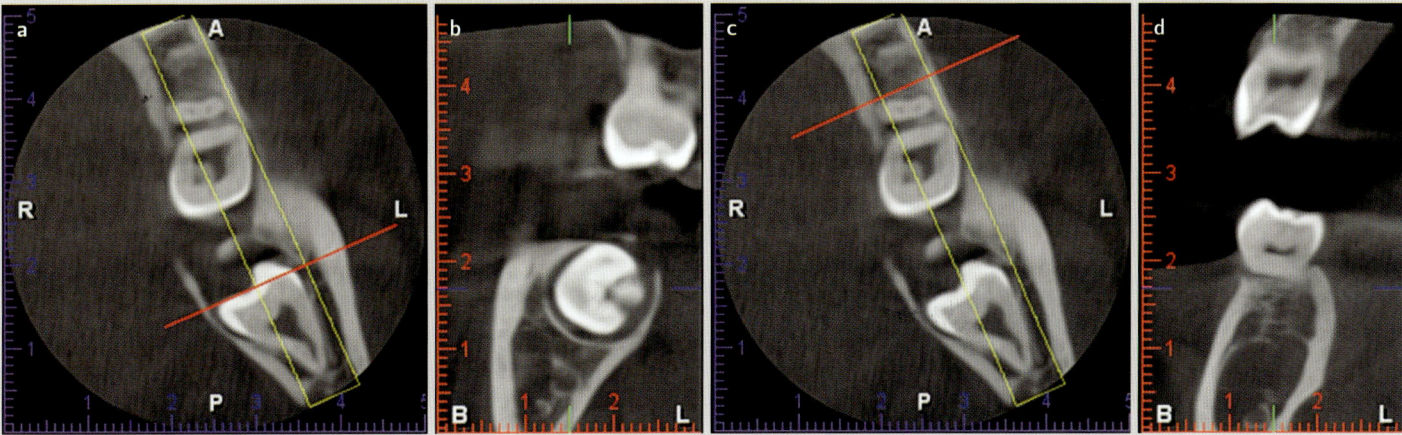

Q 2.69 TCHC inicial del diente donante y de la zona receptora. a–d) Cortes axiales, coronales y sagitales de la zona para planificar virtualmente la sustitución del molar deciduo por el tercer molar (diente 3.8) así como la movilización del segundo molar en una posición más coronal.

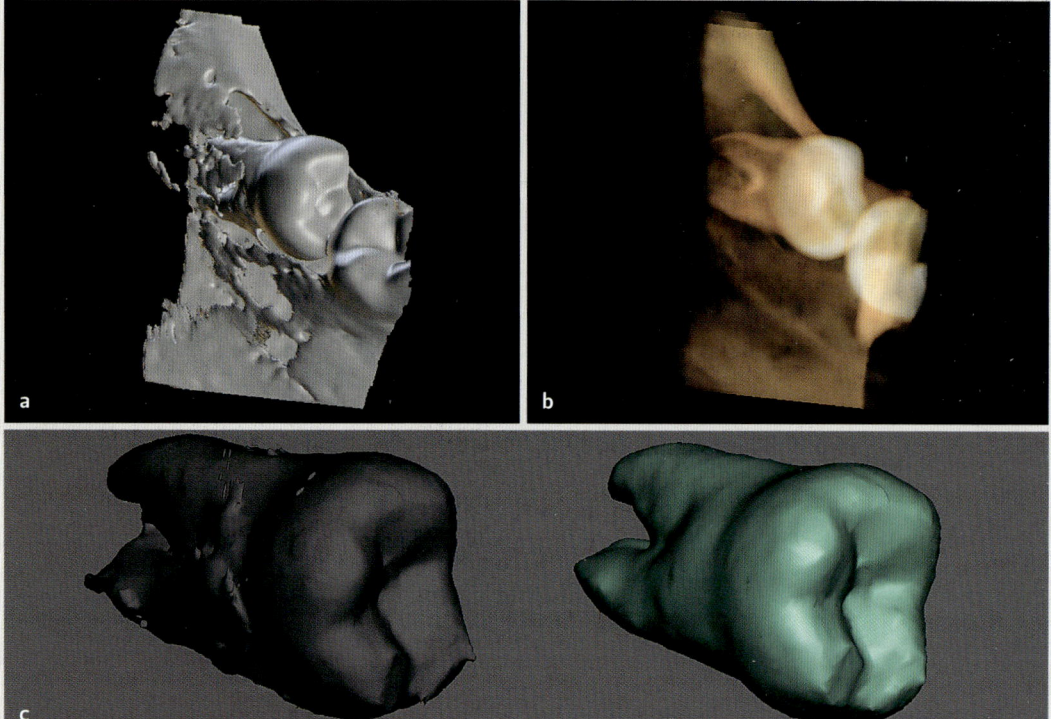

2.70 Proceso de segmentación 3D del diente donante (3.8). a,b) Imágenes obtenidas a partir del TCHC. c) Segmentación finalizada tras la limpieza de los artefactos, previa a la impresión.

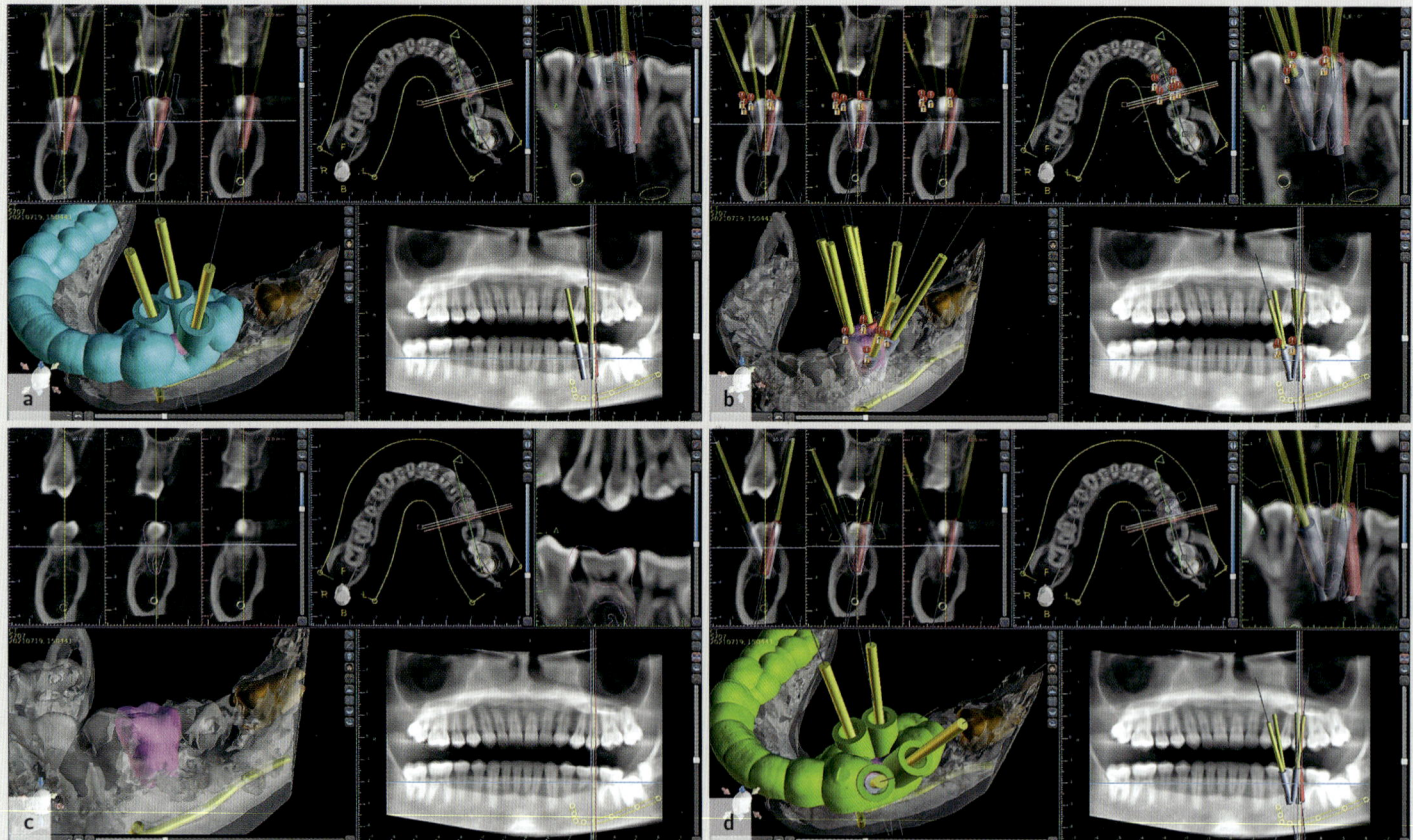

2.71 Proceso de creación de las diferentes guías quirúrgicas para la confección del lecho receptor en posición de 3.5. Al tratarse de un diente donante con raíces múltiples se elaboraron dos guías quirúrgicas para evitar debilitar los puntos de conexión entre los canales de la misma guía.

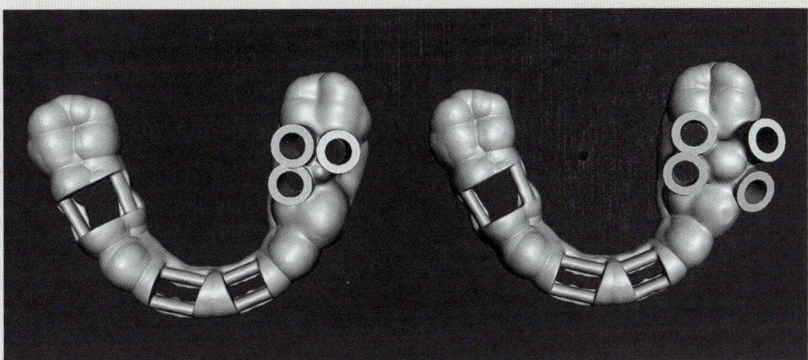

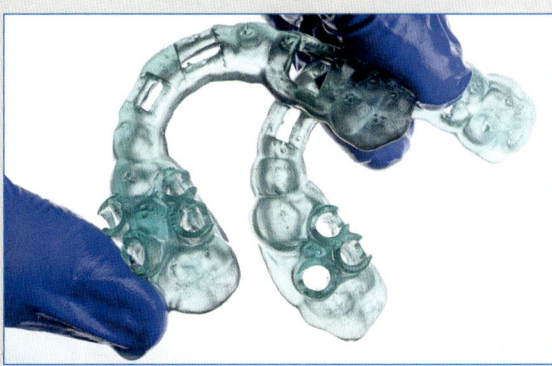

Q 2.72 Diseño de las guías quirúrgicas antes de su impresión. Obsérvense los canales para el guiado de la fresa del kit de implantes. Consejo: es importante dejar unas ventanas para comprobar el asentamiento de la guía y evitar errores de posicionamiento.

Q 2.73 Guías impresas con resina biocompatible de clase IIa NextDent for Ceramill Ortho Rigid (Vertex – Dental B.V., Postbus 10, 3700, AA Zeist, Países Bajos).

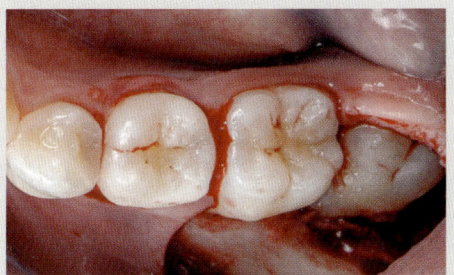

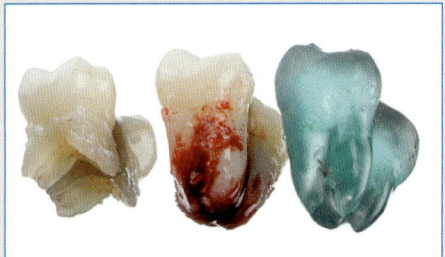

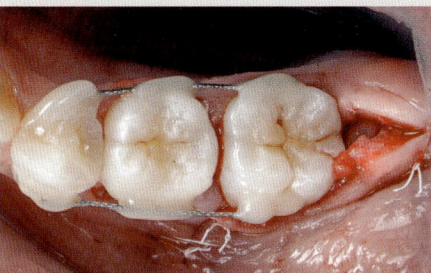

Q 2.74 Levantamiento de colgajo de espesor total para acceso al diente donante 3.8.

Q 2.75 Comparativa del diente que se trasplantó con su réplica 3D. La réplica se diseñó con un volumen ligeramente superior para asegurar que el diente donante se asentará en el nuevo lecho receptor sin ninguna interferencia.

Q 2.76 Situación posquirúrgica. Ferulización semirrígida doble mediante el uso de alambre trenzado y composite.

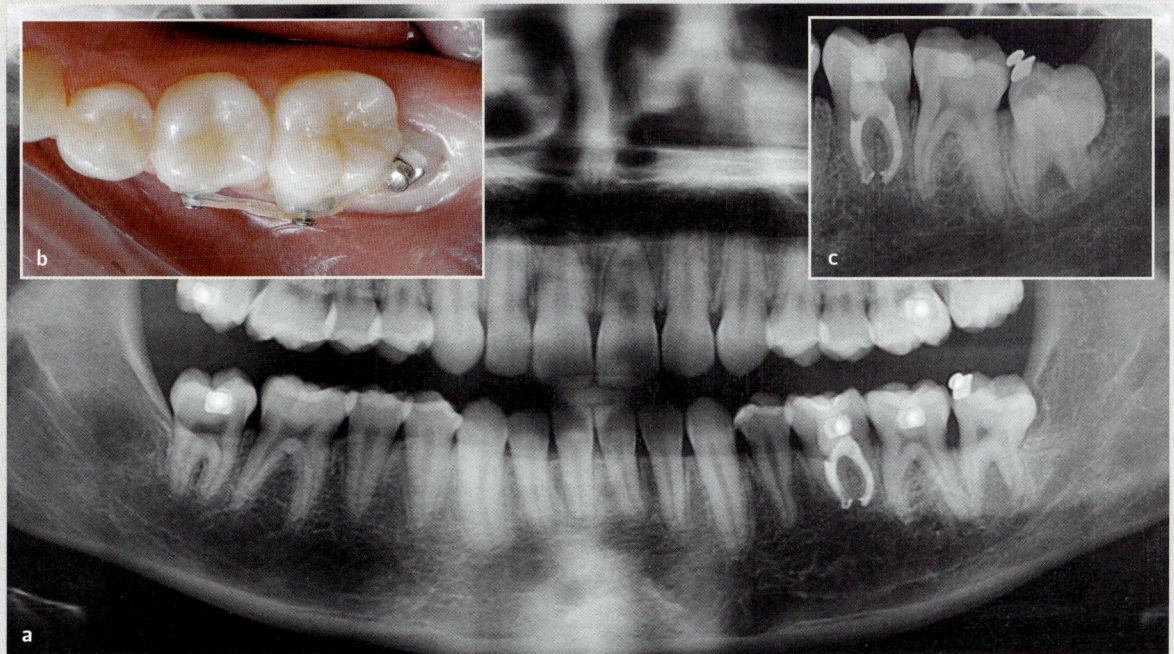

Q 2.77 Situación final. El diente 3.7, que se encontraba impactado, se terminó de colocar en su adecuada posición mediante ortodoncia.

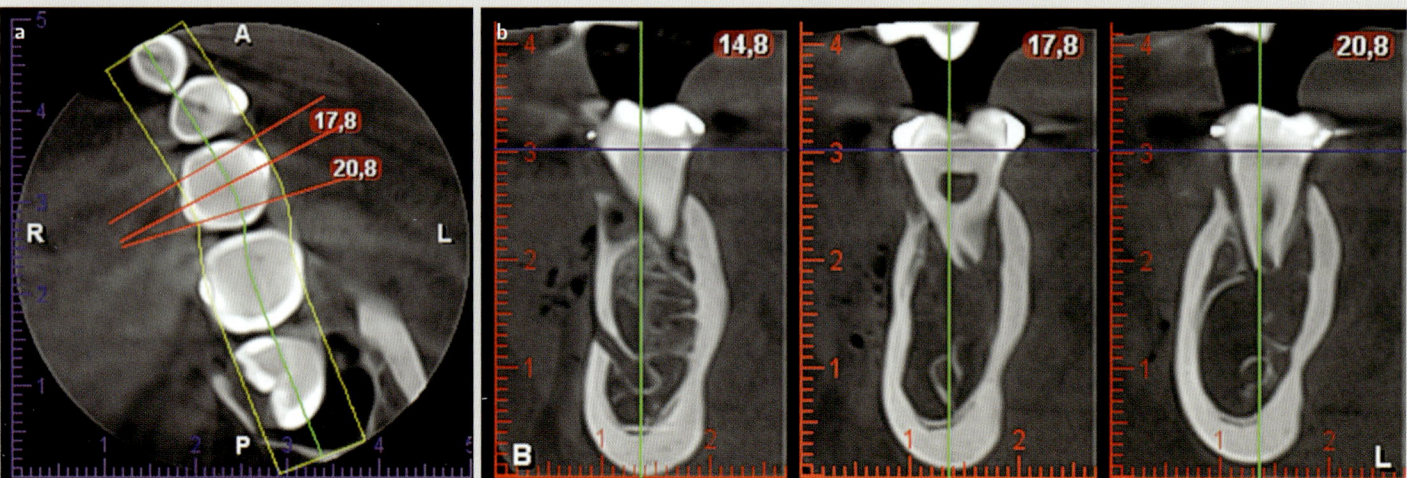

🔍 **2.78** TCHC final. a) Visión coronal. b) Visión axial.

La elaboración o modificación del nuevo alvéolo se realiza de forma mucho más precisa y eficiente con la ayuda de guías quirúrgicas[39] y fresas de implantes para osteotomía[35,40]. Mediante un *software* de planificación (por ejemplo, Blue Sky Plan®; Blue Sky Bio), los implantes (anchura y longitud de las fresas que se usan en cirugía implantológica guiada) se superpondrán virtualmente con la réplica 3D del diente donante. El punto clave es hacer coincidir el contorno externo de la fresa de implantes con el contorno de la réplica 3D del diente donante. Es importante que el implante virtual quede con un eje axial lo más propicio posible. Sin embargo, es muy habitual que el clínico se encuentre que el diámetro de la fresa de implantes más gruesa tenga un diámetro menor que el contorno de las raíces del diente donante, por ejemplo, en el caso de un molar. En estos casos, será necesario superponer varias fresas para conseguir labrar un alvéolo en el que la réplica 3D encaje perfectamente sin fricción.

La guía quirúrgica es dentosoportada y debe presentar varias perforaciones para poder emplear fresas de cirugía guiada y así realizar una osteotomía totalmente controlada. Además, es aconsejable dejar algunas ventanas sobre los dientes para comprobar el asentamiento correcto de la guía. Es preferible la utilización de sistemas de cirugía guiada a través del tallo de la fresa, ya que los diferentes diámetros de las fresas tienen el mismo calibre en la parte superior del tallo (p. ej.: sistema Camlog®/Conelog® Screw-Line J5300.0063, Margarethenstr 38, 4053 Basel, Suiza) (📷 2.79 y 2.80). La impresora se deberá calibrar previamente para evitar el uso de anillos metálicos en la guía quirúrgica. Esto va a permitir al clínico realizar una fabricación más sencilla y que los conectores entre las perforaciones sean más gruesos, aumentando así la resistencia de la guía quirúrgica. Otra alternativa podría ser la utilización de kits de cirugía guiada con cucharilla, pero el cambio de cucharillas ralentiza y hace más laboriosa la cirugía, y las guías resultantes quedan algo más frágiles.

En el caso de trasplantar dientes unirradiculares, suele ser suficiente con la elaboración de una guía quirúrgica con varias perforaciones. En dientes multirradiculares casi siempre es necesaria la elaboración de más de una guía quirúrgica para mantener una mínima integridad física de la misma, pues es necesario superponer la fresa de implantes varias veces alrededor de las raíces; más veces cuanto más irregulares sean las raíces.

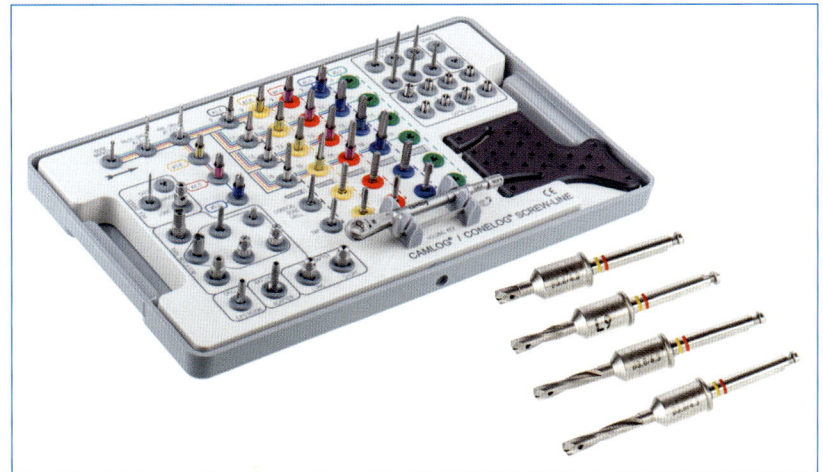

2.79 Fresas sistema Camlog®/Conelog® Screw-Line.

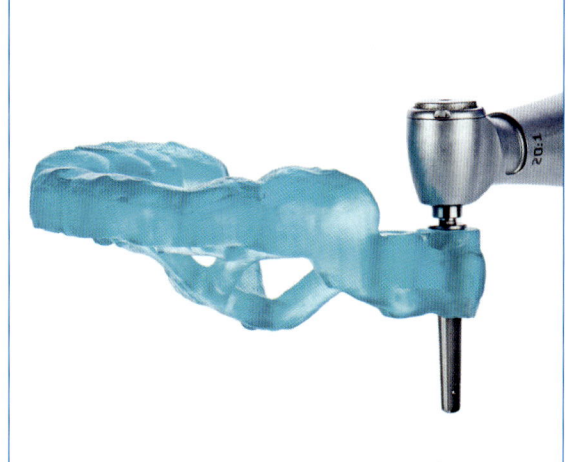

2.80 La precisión de la guía impresa es tal que la fresa de implantes es capaz de retener la guía.

Según la opinión de los autores, se deberían dejar al menos 2-3 mm de distancia entre cada uno de los accesos para las fresas de implantes. Finalmente, se elaboraran ventanas en mesial y distal de la guía para poder comprobar durante la cirugía el correcto asentamiento sobre los dientes. Tras terminar el diseño digital de la guía quirúrgica se exportará el archivo STL para su impresión, al igual que la réplica 3D del diente donante, importándolo en el *software* (Preform; Formlabs Inc, Somerville, MA, EE. UU.) y utilizando resinas biocompatibles (Nextdent SG; Nextdent, Soesterberg, Países Bajos) para su fabricación en una impresora 3D, por ejemplo una SLA (Formlabs 3, Formlabs Inc). Véase el protocolo desarrollado en el **CUADRO** 2.1.

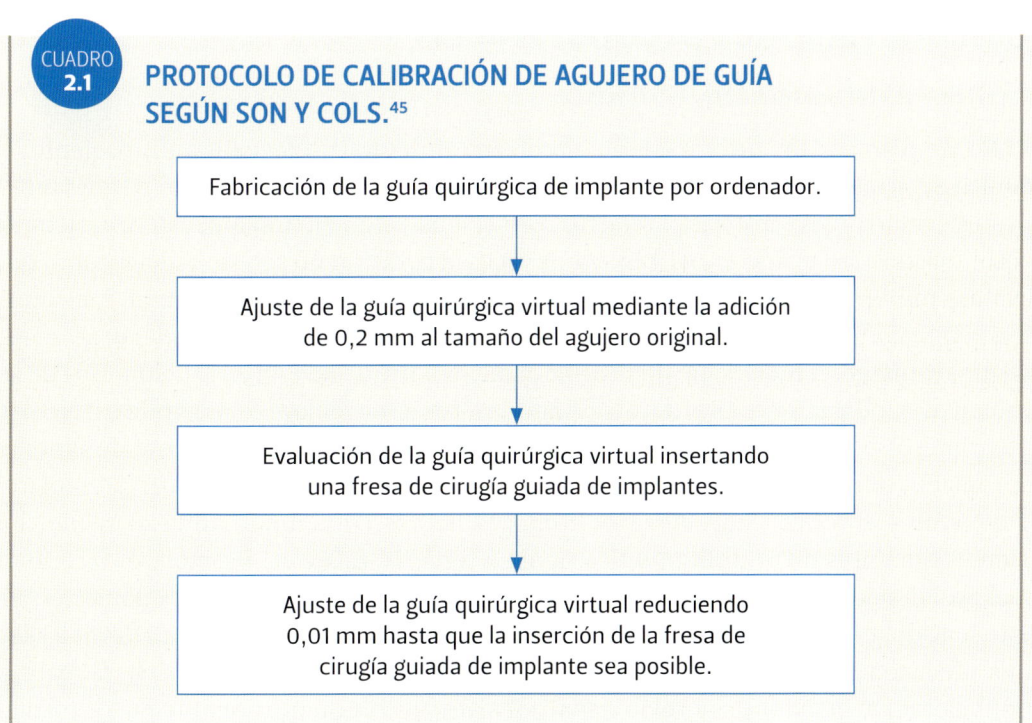

CUADRO **2.1**

PROTOCOLO DE CALIBRACIÓN DE AGUJERO DE GUÍA SEGÚN SON Y COLS.[45]

Fabricación de la guía quirúrgica de implante por ordenador.

↓

Ajuste de la guía quirúrgica virtual mediante la adición de 0,2 mm al tamaño del agujero original.

↓

Evaluación de la guía quirúrgica virtual insertando una fresa de cirugía guiada de implantes.

↓

Ajuste de la guía quirúrgica virtual reduciendo 0,01 mm hasta que la inserción de la fresa de cirugía guiada de implante sea posible.

A partir de aquí el clínico debe decidir con qué y cómo imprimir esta guía quirúrgica y su correspondiente réplica 3D. Wegmüller y cols.[41] compararon el uso de impresoras profesionales frente a impresoras de consumo con el fin de evaluar la precisión en la fabricación de guías quirúrgicas. Los autores llegaron a la conclusión que aunque la impresión profesional *material jetting* (MJ) obtuvo resultados superiores a las impresoras de consumo SLA, *fused filament fabrication* (FFF) y DLP, las desviaciones fueron mínimas y no tuvieron repercusiones clínicas. Incluso el uso de impresoras de muy bajo coste presenta una precisión adecuada para la elaboración de guías quirúrgicas. Es por ello por lo que los autores de este libro creemos que la impresión de guías quirúrgicas con impresoras de bajo coste es suficiente para lograr resultados predecibles con la técnica de autotrasplante.

En los últimos años se ha producido un cambio de tendencia en el que se prefiere imprimir en vez de fresar estas guías quirúrgicas. El hecho de poder imprimir en 3D permite al clínico acelerar el proceso y al mismo tiempo reducir los costes del tratamiento. Además, se ha demostrado que no existen diferencias clínicas de relevancia entre unas guías y otras[42].

Por otro lado, hoy nos encontramos con una gran variedad de resinas disponible en el mercado. La resina para la elaboración de las guías quirúrgicas debe ser biocompatible, y el clínico deberá seguir al pie de la letra el protocolo de elaboración, ya que la polimerización óptima de la resina es primordial a la hora de reducir una posible citotoxicidad[43]. En este sentido, el clínico puede utilizar sin problema este tipo de resinas en boca, ya que parece que los monómeros liberados por la resina al exponerse en medio húmedo están por debajo de los límites tóxicos[44]. Además, hay que tener en cuenta que estas resinas de impresión están en boca escasos minutos, por lo que no parece que pueda haber ningún riesgo para la salud del paciente.

Consideraciones preoperatorias
Consentimiento informado

Antes de plantear un autotrasplante como tratamiento de elección a un paciente, el clínico debe tener claro que este es superior a otras opciones de tratamiento (implantes, prótesis removibles, prótesis parcial fija, ortodoncia, etc.) en función, estética, tiempo, coste, pronóstico y biocompatibilidad. A veces la decisión no será sencilla y habrá que evaluar múltiples parámetros, tanto sistémicos como locales. Generalmente, el autotrasplante convencional está indicado cuando un diente no se puede restaurar, como puede ser un tercer molar o un diente mal posicionado que no está en función. Una de las principales indicaciones es el autotrasplante de terceros molares al lugar de extracción de primeros o segundos molares no restaurables. Si el tamaño del diente donante es apropiado, también es posible el trasplante en otras áreas, como zonas de premolares o del sector anterior. Sin embargo, como ya hemos comentado anteriormente, los dientes donantes no se limitan únicamente a terceros molares. Premolares o caninos mal posicionados o impactados también pueden ser útiles como dientes donantes. En este sentido, es imprescindible contar con un equipo interdisciplinar para llevar a cabo una adecuada planificación del tratamiento. En múltiples ocasiones, se deberá realizar una valoración ortodóntica previa y analizar si un posible diente donante puede formar parte de un tratamiento ortodóntico global. *Véase en extensión el papel fundamental del ortodoncista en los Capítulos 3 "Autotrasplante en dientes inmaduros" y 5 "Caninos impactados: tracción ortodóntica frente a autotrasplante".*

Por otro lado, la pérdida de dientes y hueso alveolar causada por la periodontitis también puede tratarse mediante autotrasplante. La pérdida de un soporte óseo adecuado para los dientes causada por la periodontitis a menudo es difícil de recuperar con un tratamiento convencional. El autotrasplante de dientes de donantes disponibles con tejido vital de LPD adherido adecuado puede promover la formación de hueso alveolar[46,47].

El lector comprobará de forma clara que la aplicación del flujo digital en la técnica de autotrasplante ha revolucionado el procedimiento en sí, pero también sus propios límites. No obstante, el clínico no debe olvidar que, como cualquier otro tratamiento, el paciente (padres o tutores legales en caso de menores edad) debe firmar un consentimiento informado específico para ello. En este sentido, una explicación detallada de forma oral y escrita es fundamental. Aunque la incidencia de complicaciones graves es muy baja, el paciente debe estar advertido de cualquier riesgo específico de su situación clínica, para así poder tener a su disposición la máxima información posible antes de tomar una decisión[37].

Habilidad del clínico

La habilidad del clínico es una consideración que tener en cuenta, pues tanto la técnica de autotrasplante como la del reimplante intencional y de la extrusión quirúrgica requieren de cierta experiencia y aprendizaje. Está claro que la implementación del flujo digital ha democratizado, en parte, la técnica, lo que permite que un mayor número de clínicos puedan realizarla. Sin embargo, no todos los casos son iguales y la capacidad de extraer un diente donante de forma atraumática no es la misma para todos los clínicos. Es aconsejable seleccionar un caso sencillo para empezar y desarrollar habilidades, así como tener práctica en la extracción de terceros molares. Aunque parezca una obviedad, una mala selección de un primer caso de autotrasplante puede ocasionar una experiencia algo frustrante y decepcionante.

Además, los autores del libro recomendamos encarecidamente el uso del microscopio operatorio (MO) para cualquiera de los tres procedimientos: autotrasplante, reimplante intencional y extrusión quirúrgica (■ 2.1). El MO es el epicentro de la odontología moderna, y el campo del autotrasplante no es una excepción. El uso del MO aporta al clínico una mayor precisión debido a la magnificación, iluminación y visualización que produce[48]. La iluminación se produce mediante luz coaxial, lo que otorga un campo quirúrgico libre de sombras y reflejos.

Imágenes preoperatorias

El examen de posibles pacientes para autotrasplante incluye la obtención de las radiografías (2D), TCHC (3D) y fotografías clínicas, así como la realización de evaluaciones periodontales y de tejidos blandos, y una exhaustiva evaluación cariológica. Cabe destacar que también se pueden requerir de consultas médicas o de otros especialistas. El análisis de los posibles dientes donantes y del sitio receptor se incluye como parte del examen.

2.1 Niveles de magnificación del microscopio operatorio (MO) y sus aplicaciones clínicas en los procedimientos de autotrasplante, extrusión quirúrgica y reimplante intencional.

Magnificación	Aplicaciones clínicas	Características
Baja (×3–×8)	• Extracción tanto del diente afectado como del diente donante. • Separación del colgajo. • Inspección del campo quirúrgico. • Osteotomía. • Sutura.	• Amplio campo quirúrgico.
Media (×8–×16)	• Remoción del tejido de granulación del alvéolo receptor. • Uso del piezoeléctrico. • Ferulización. • Procedimientos en la extrusión quirúrgica y el reimplante intencional (apicectomía, preparación y obturación radiográfica).	• Moderado campo quirúrgico. • La mayoría de procedimientos se realizarán en este modo intermedio de magnificación.
Alta (×16–×30)	• Inspección de ápices radiculares. • Observación de fisuras, *cracks* y detalles anatómicos.	• Reducido campo quirúrgico. • Solo se usa para inspeccionar.

Pauta profiláctica y medidas higiénicas

El autotrasplante dental requiere fundamentalmente de tres tipos de medicación: antibióticos, anestésicos locales y analgésicos. El clínico deberá conocer al detalle el efecto potencial de cada uno de ellos sobre el paciente y las posibles interacciones con la medicación que estuviera tomando previamente. Es imprescindible una detallada historia médica del paciente acerca de su estado de salud, especialmente cuando existan reacciones alérgicas, enfermedades sistémicas graves, problemas de coagulación y alteraciones en la cicatrización. En caso de duda, se requerirá de una consulta médica externa.

Cuando se vaya a planificar un autotrasplante, es altamente recomendable que se advierta al paciente que deberá tomar antibióticos sistémicos por vía oral, intramuscular o intravenosa (si el paciente no puede tomar medicación oral), ya que estos ayudarán a prevenir la infección bacteriana durante y después del acto quirúrgico. A pesar de que en la literatura no hay un consenso generalizado acerca de su uso ni la dosis adecuada que se debe administrar, la mayoría de los estudios apuesta por el uso de penicilina. En la revisión sistemática realizada por Chung y cols.[14] se demostró que los fracasos debidos a diferentes tipos de reabsorciones fueron más elevados en los estudios que no prescribieron antibióticos sistémicos.

Tanto la zona donante como la cavidad receptora deben estar lo más limpias posible, de ahí la necesidad de una fase higiénica previa. A menos que se controle la caries o la enfermedad periodontal que ha causado la imposibilidad de restaurar los dientes que van a ser extraídos, los dientes que autotrasplantemos van a seguir el mismo destino. Por tanto, se debe realizar una fase higiénica previa (con raspado y alisado radicular según situación inicial del paciente), dar instrucciones de mantenimiento y reevaluar el paciente antes de iniciar el tratamiento. Además, antes de la cirugía, el paciente deberá enjuagarse con una solución de clorhexidina (0,12 %) y el clínico frotará la zona receptora y donante con gasas empapadas de la misma solución. La clorhexidina es una solución fundamental en la desinfección previa y posterior a la cirugía, y al mismo tiempo ayuda a la cicatrización de los tejidos blandos.

Secuencia clínica

Es fundamental realizar una completa historia clínica del paciente y comprobar si presenta alguna contraindicación. Determinadas situaciones metabólicas anormales o factores de riesgo inmunosupresores pueden retrasar la cicatrización y reducir, en parte, el pronóstico de la técnica. También es importante tener en cuenta la edad del paciente, ya que el procedimiento en pacientes mayores es más desafiante debido a su mayor densidad ósea alveolar[49].

Diagnóstico y plan de tratamiento

SELECCIÓN DEL DIENTE DONANTE

Los dientes candidatos ideales para esta técnica son los monorradiculares, particularmente los que tienen una configuración cónica. El clínico deberá tener en cuenta este criterio a la hora de seleccionar el diente donante. Sin embargo, el flujo digital ha roto esquemas en este sentido, y dientes multirradiculares muy complejos que en el pasado no se hubieran utilizado o que su supervivencia era baja, en la actualidad pueden ser dientes donantes sin ningún tipo de inconveniente. No obstante, el clínico no únicamente debe considerar la forma anatómica del diente donante, sino también su grado de desarrollo radicular, la facilidad para preparar el alvéolo receptor y el daño potencial del diente donante durante la extracción (📷 2.81-2.83). *A priori*, se descartarán dientes con una pérdida de inserción clínica importante o que presenten troncos radiculares muy cortos, pero se deberá evaluar cada caso en particular. En autotrasplantes de dientes inmaduros, la etapa idónea de desarrollo radicular se debe situar entre 4 y 5. *Véase esta información en profundidad en el Capítulo 3 "Autotrasplante de dientes inmaduros".*

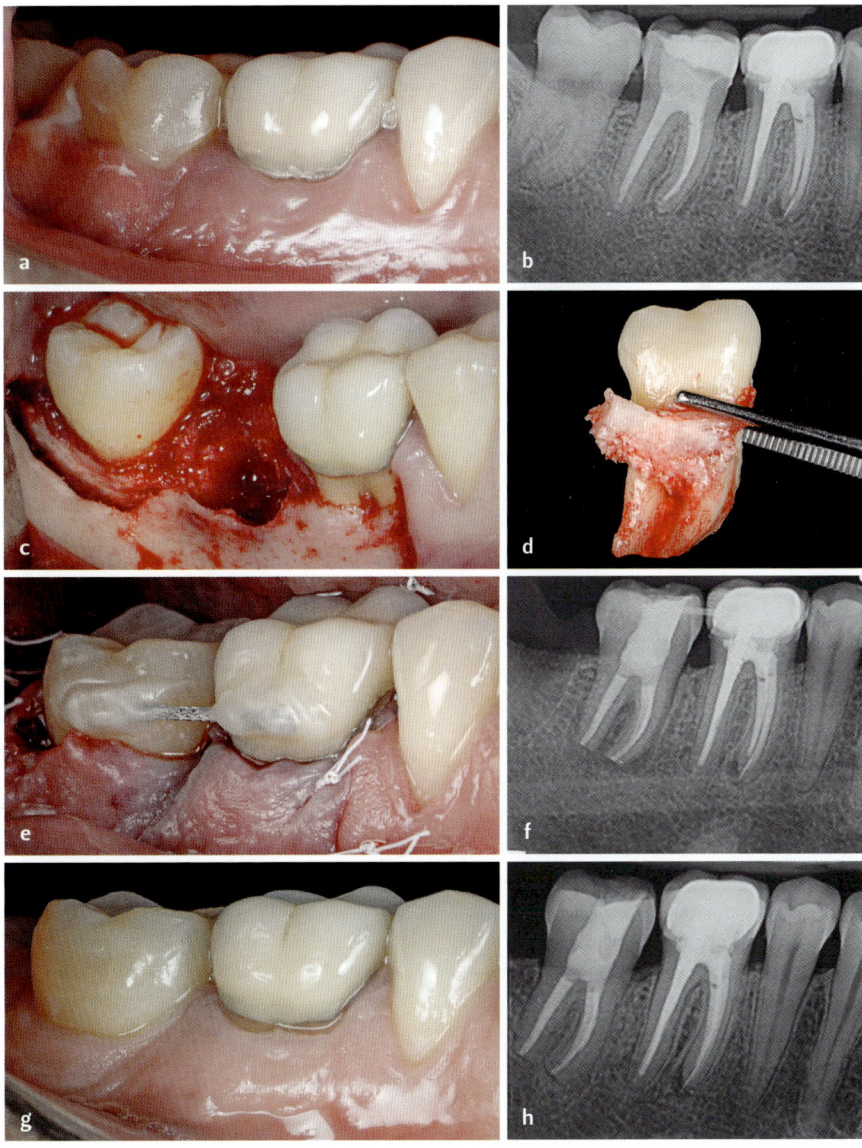

📷 **2.81** Ejemplo de anatomía favorable. Obsérvense las raíces fusionadas de este tercer molar inferior. a) Situación inicial. b) Radiografía intraoperatoria. c,d) El diente 4.8 se extrajo con parte del hueso coronal para reconstruir también el defecto óseo vestibular que había provocado la fractura vertical del diente 4.7. e) Ferulización semirrígida con alambre trenzado y composite fluido. f) Radiografía posoperatoria. g,h) Control a los 6 meses de la intervención.

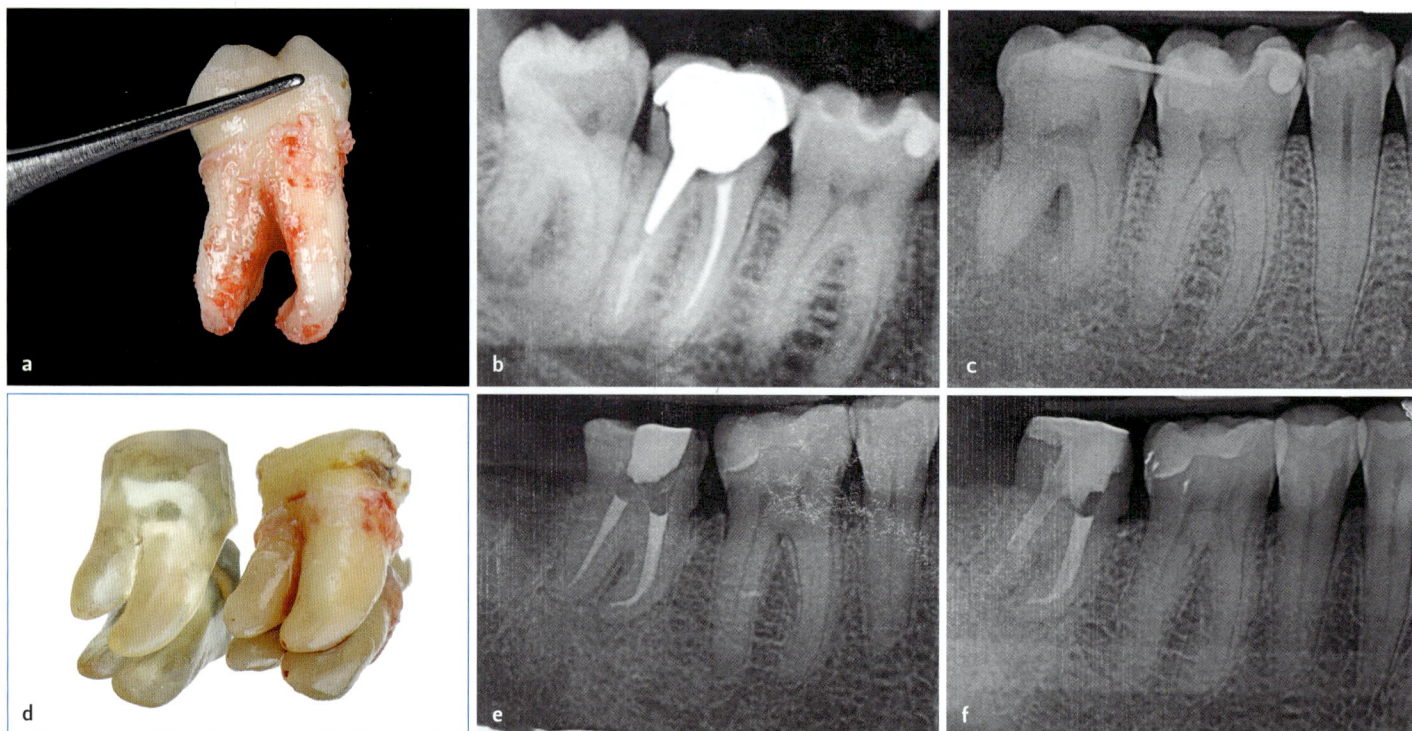

📷 **2.82** Ejemplos de anatomía radicular desfavorable. Las raíces del diente donante eran largas y presentaban retenciones pronunciadas. a) Diente 4.8 tras la extracción. b,c) Colocación en posición 4.7 y ferulización previa realización de tratamientos de conductos. d) Este molar 4.8 con una gran curvatura de la raíz mesial se extrajo retirando una gran cantidad de hueso pericoronario para evitar dañar el LPD y también se duplicó en resina para evitar múltiples pruebas con el diente donante, preservando así la integridad del LPD. d–f) Control tras la cirugía y 3 meses después de la rehabilitación con una corona de circonio.

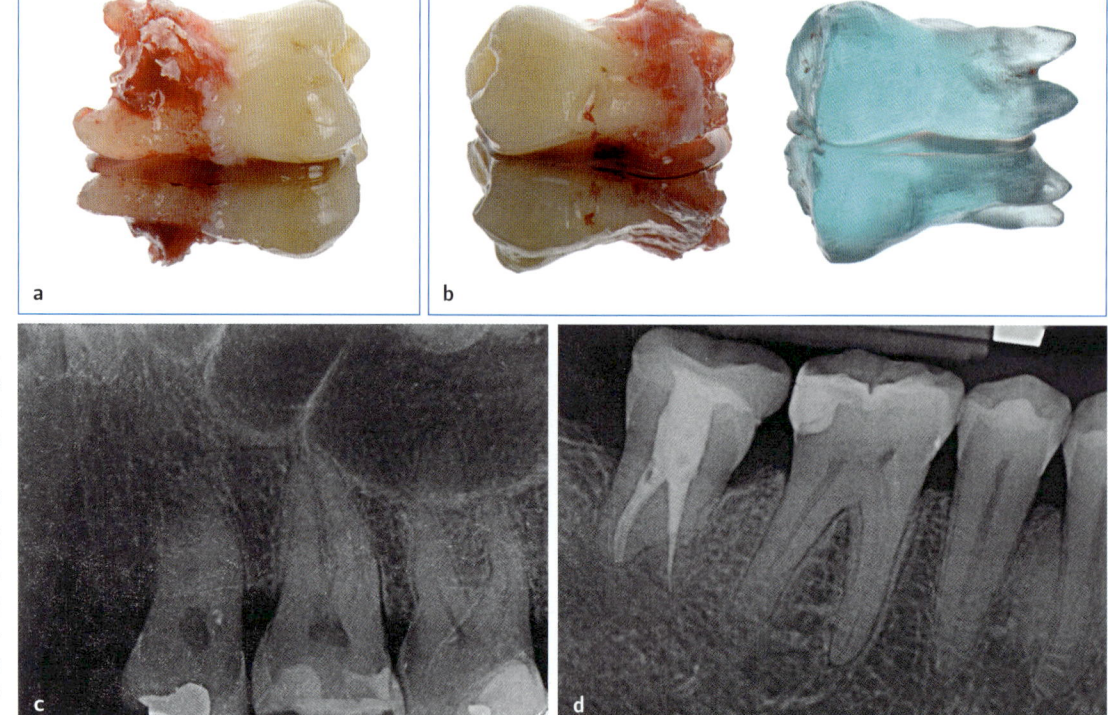

📷 **2.83** Ejemplo de anatomía desfavorable de un diente donante con raíces divergentes que se extrajo con parte del hueso alveolar. a,b) Comparación del diente donante con su réplica 3D impresa. c) Radiografía periapical del diente donante. d) A pesar de la dificultad anatómica, el autotrasplante tuvo un resultado exitoso como muestra la radiografía de control a los 2 años (lecho receptor 4.7).

SELECCIÓN DEL MOMENTO IDÓNEO PARA EL AUTOTRASPLANTE

Determinar el momento adecuado para extraer el diente donante dañado (sector anterior o posterior) no siempre es un tarea fácil y factores como el dolor o el desarrollo radicular del diente donante pueden acelerar o retrasar la fecha del autotrasplante. Si la extracción del diente y el trasplante se pueden realizar simultáneamente (autotrasplante inmediato), el LPD presente en el alvéolo de extracción va a beneficiar la curación y evitará que el paciente se tenga que someter a una segunda cirugía. Sin embargo, en algunas situaciones, el clínico puede preferir o verse obligado a posponer el trasplante (casos con infección aguda, defectos óseos muy grandes en la zona receptora, mujeres embarazadas, pérdida congénita de dientes, un espacio mesiodistal insuficiente en el sitio receptor y necesidad de tratamiento ortodóntico previo, etc.). *Véase en el Capítulo 6 "Extrusión quirúrgica y reimplante intencional" la información sobre modalidades de autotrasplante.*

PLANIFICACIÓN DIGITAL

La planificación digital se realizará siguiendo los pasos descritos a continuación.

1 Se realizará una TCHC previa de volumen pequeño (si coinciden la zona donante y la receptora) o grande (si se requiere evaluar múltiples posibles dientes donantes) para que el clínico seleccione o confirme el diente donante más apropiado y evalúe la zona receptora. Es fundamental medir ciertos parámetros básicos como el ancho mesiodistal y bucolingual del sitio receptor y la posición de estructuras anatómicas importantes (por ejemplo, canal mandibular y seno maxilar). A partir de esta primera aproximación, el clínico podrá tener claro si es viable la realización del autotrasplante.

2 Los archivos DICOM de la TCHC se importarán a un *software* de planificación de implantes y se alinearán con los archivos STL del escaneado intraoral. En caso que la clínica no disponga de un escáner intraoral, los modelo físicos del paciente se podrán digitalizar (de forma directa escaneando el molde realizado o de forma indirecta escaneando el modelo de yeso) para obtener los archivos STL.

3 A partir de la obtención de los archivos DICOM de la TCHC, el clínico segmentará el diente donante, verificará la posición 3D más favorable y calculará, o incluso modificará, digitalmente las dimensiones del alvéolo receptor.

Consejo: Es preferible segmentar en extensión (1 mm) el contorno del diente con el objetivo de que la réplica 3D y posteriormente el diente donante entren sin fricción en el alvéolo receptor.

Cuando se planifica la posición 3D ideal del diente donante resulta de vital importancia asegurar un sitio receptor suficientemente grande. En este momento, se podrá evaluar si será necesario aplicar técnicas de regeneración ósea guiada o remover el diente donante con su cortical vestibular adherida.

Consejo: En caso de no disponer de una réplica impresa en 3D, el diente donante se podrá albergar en el mismo alvéolo de extracción para mantenerlo en óptimas condiciones.

4 El clínico diseñará y generará los modelos quirúrgicos previamente mencionados. La idea es utilizar como mínimo un prototipo del diente donante (réplica 3D) para efectuar las pruebas dentro del alvéolo receptor, minimizando así el tiempo extraoral del diente donante y las posibilidades de dañar iatrogénicamente el LPD. Adicionalmente, se podrán diseñar diferentes guías para modificar o crear el nuevo alvéolo. Tal y como hemos visto, la osteotomía guiada mediante fresas de implantes permite al clínico una modificación del alvéolo precisa y eficiente. Una alternativa a la osteotomía guiada es el uso de osteotomos personalizados, especialmente cuando la modificación del alvéolo receptor sea mínima[22,23,50] (**CASO CLÍNICO** 2.7). Durante la infancia, el diente donante está parcialmente erupcionado con un desarrollo radicular inmaduro, por lo que debe colocarse en su nivel original de erupción para permitir que erupcione, ya que la formación de la raíz continúa después de la revascularización.

5 Se generarán archivos STL a partir de los cuales se podrá proceder a la fabricación de la réplica y las diferentes guías mediante impresión 3D o mediante fresado.

CASO CLÍNICO 2.7

Extracción y sustitución de 2.6*

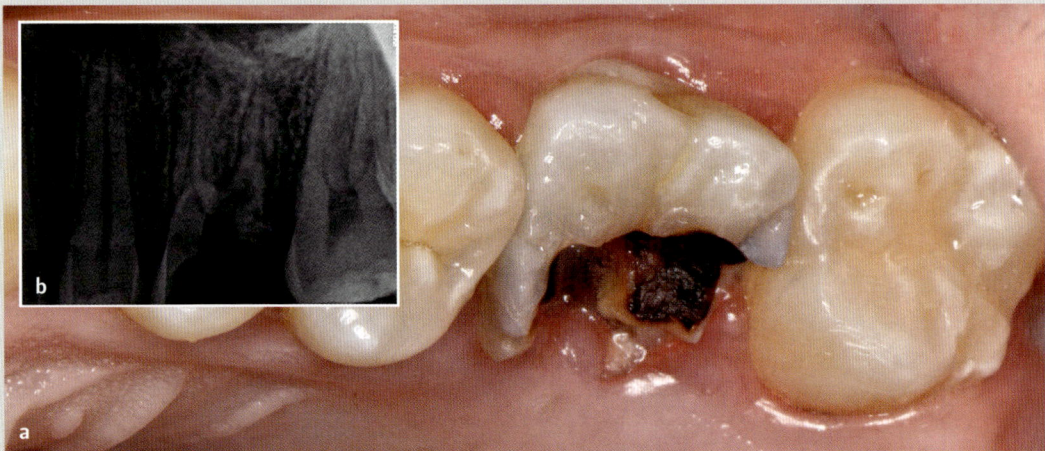

Q 2.84 Paciente de 25 años que acude a la clínica para extracción del diente 2.6. Tras valoración de la estructura remanente se confirma la imposibilidad de salvar el diente. a) Situación clínica inicial. b) Radiografía periapical inicial en la que se aprecia el elevado grado de destrucción.

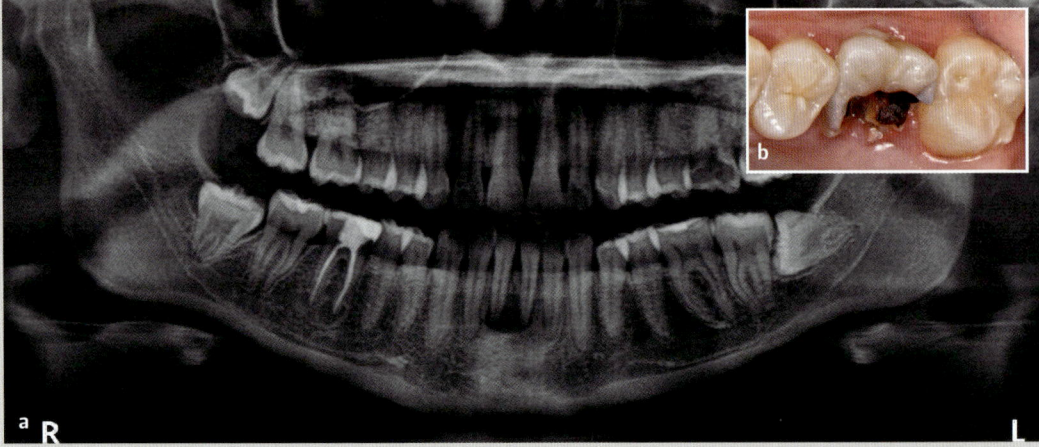

Q 2.85 Plan de tratamiento. a) Radiografía panorámica inicial en la que se observa que el diente 1.8 aún presenta un proceso de inmadurez radicular. b) Tras evaluar el caso, se decidió optar por un autotrasplante de ápice abierto (1.8) para reemplazar el diente 2.6.

*Artículo publicado en: Plotino G, Abella Sans F, Duggal MS, Grande NM, Krastl G, Nagendrababu V, Gambarini G; "Present status and future directions: Surgical extrusion, intentional replantation and tooth autotransplantation"; Int Endod J. 2022 May;55 Suppl 3:827-842.

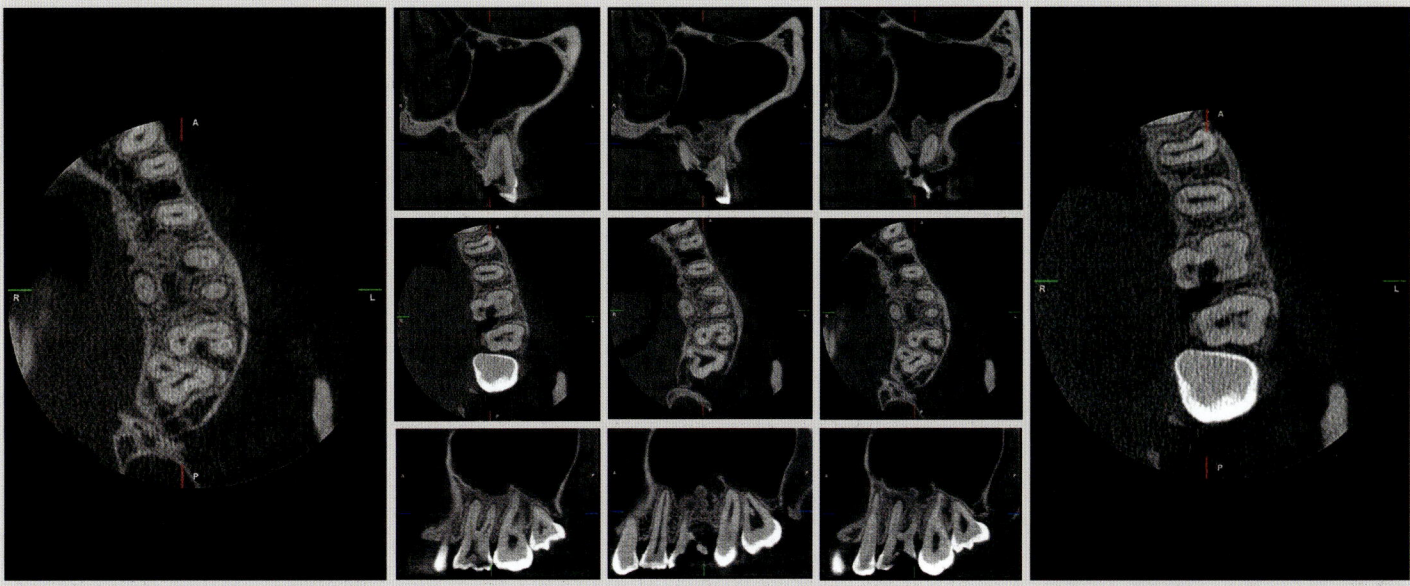

Q 2.86 TCHC inicial de la zona afectada para calcular las dimensiones del lecho receptor.

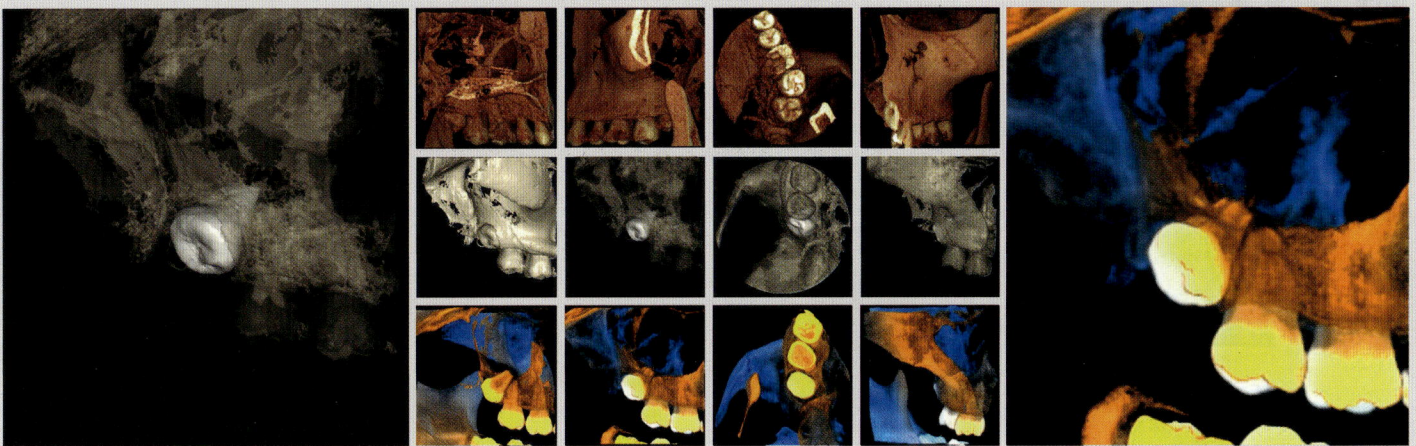

Q 2.87 Proceso de segmentación del diente donante (1.8).

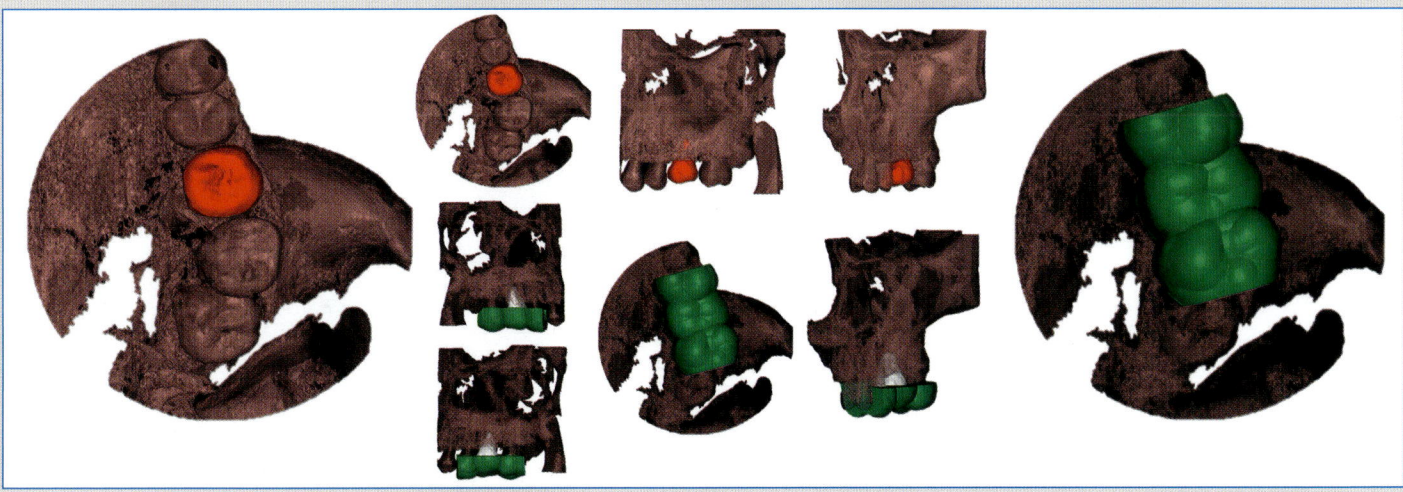

Q 2.88 Colocación virtual del diente donante en zona de 2.6 con su guía de posicionamiento.

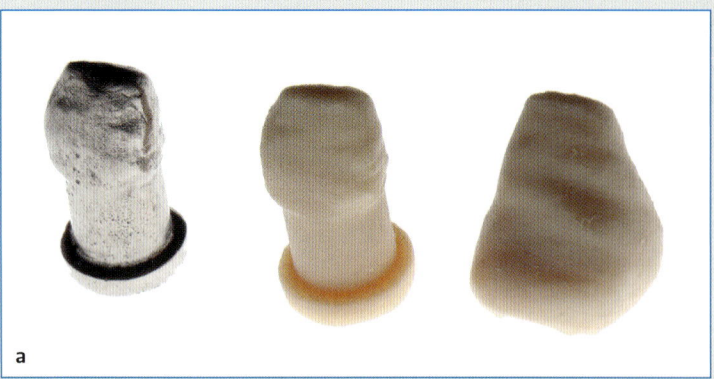

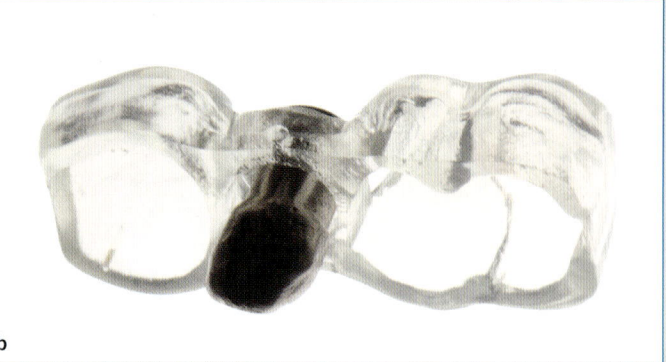

🔍 **2.89** Proceso CAM. a) Impresión y colado de la raíz donante con forma de osteótomo customizado. b) Osteótomo customizado con su férula de inserción.

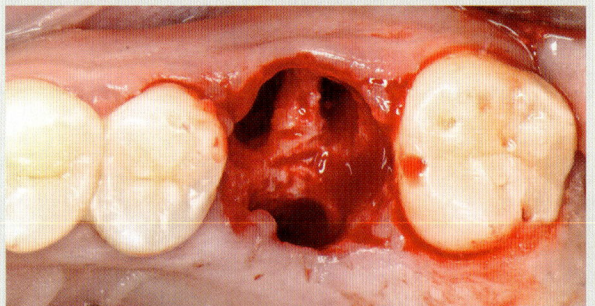

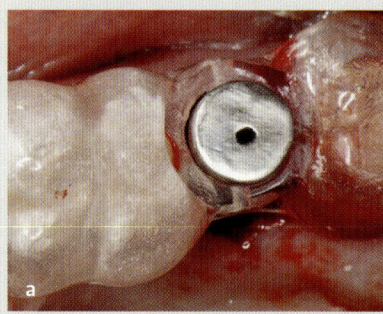

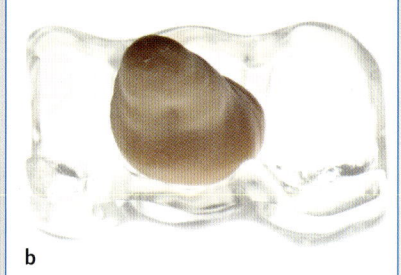

🔍 **2.90** Extracción atraumática del diente 2.6.

🔍 **2.91** Modificación del lecho receptor. a) Osteotomía guiada mediante el uso del osteótomo customizado. b) Réplica 3D y guía de posición.

🔍 **2.92** Autotrasplante inmediato. a) Extracción atraumática del diente 1.8. Obsérvese el estado inmaduro del ápice radicular. b) Colocación inmediata del diente 1.8 en posición de 2.6. Tiempo extraoral: 10 segundos.

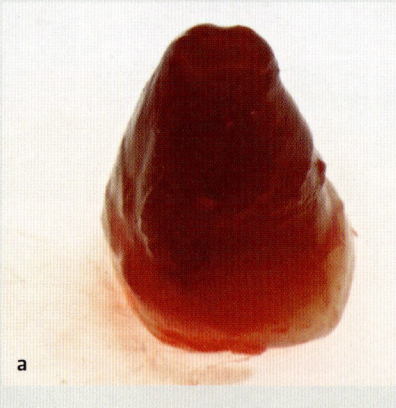

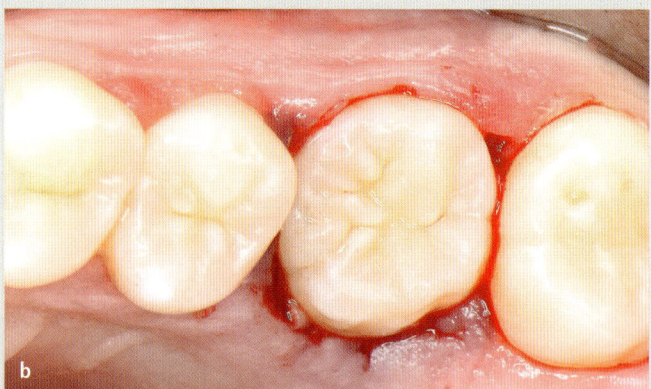

🔍 **2.93** Estabilización del diente donante. a) Sutura en cruz. b) Radiografía periapical inmediata.

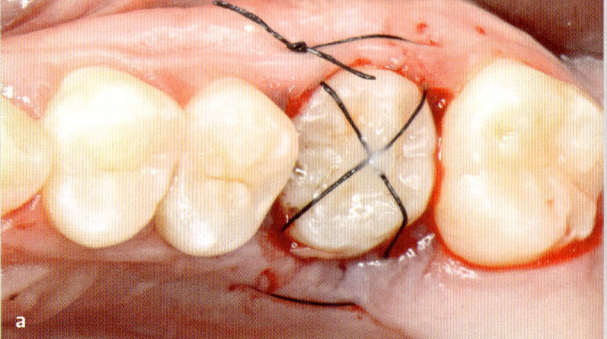

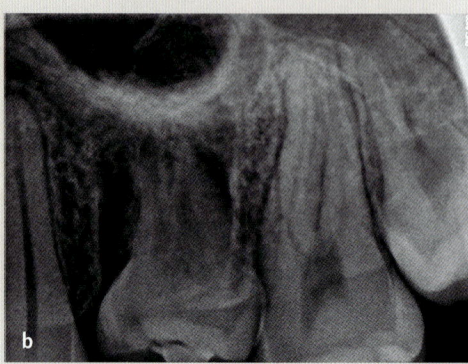

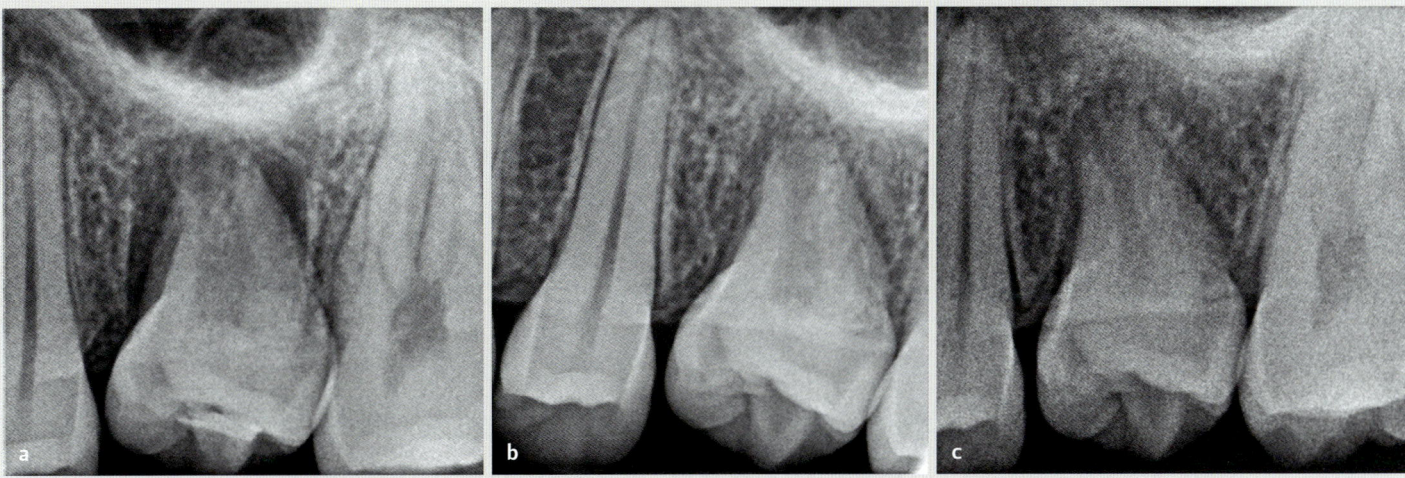

Q 2.94 Secuencia radiográfica de la evolución del trasplante. a) 4 semanas. b) 2 meses. c) 12 meses.

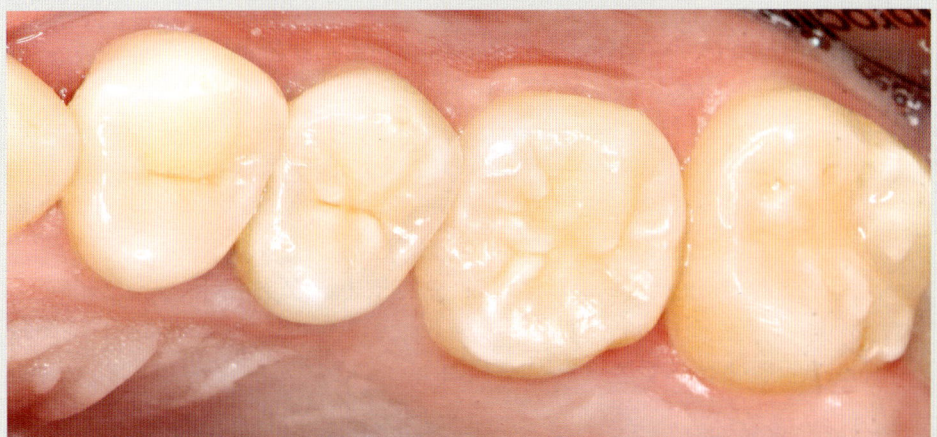

Q 2.95 Control clínico a los 12 meses.

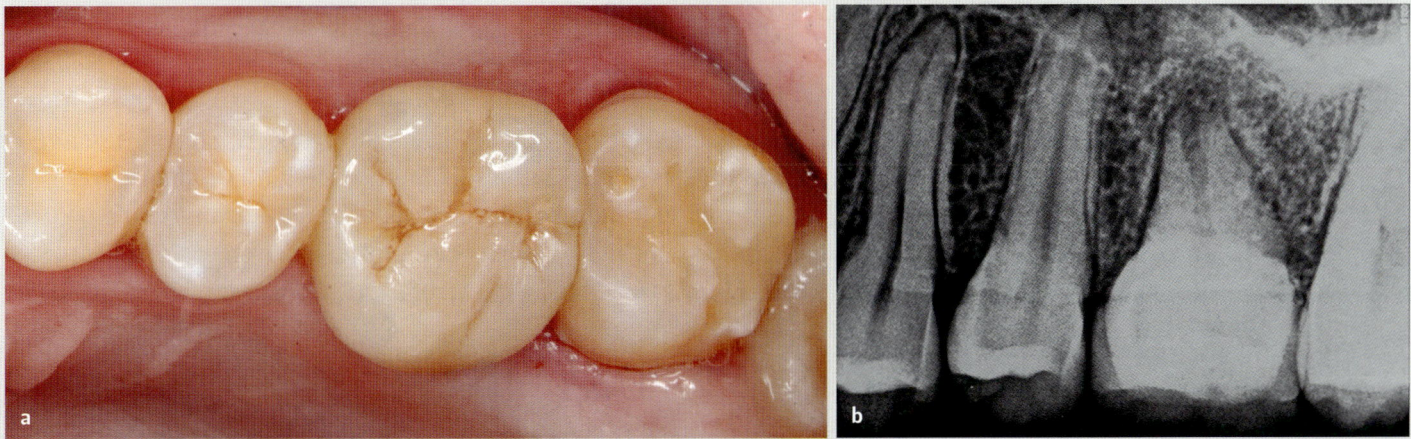

Q 2.96 Control a los 2 años posterior al trasplante. a) Aspecto clínico tras colocación de corona monolítica de circonio maquillada. b) Cierre radicular y obliteración parcial del conducto.

TRATAMIENTO ENDODÓNTICO

En los casos de dientes completamente desarrollados (ápices cerrados), es necesario en la mayoría de los casos realizar un tratamiento endodóntico. Se puede realizar antes, durante o 2 semanas después del trasplante en función de la posición del diente donante y su complejidad anatómica. El objetivo del tratamiento es prevenir la reabsorción inflamatoria externa. En los casos de dientes con un desarrollo radicular incompleto (ápices abiertos) se esperará a que se produzca una revascularización para evitar con ello el tratamiento endodóntico. *Véanse en profundidad los manejos endodónticos en el Capítulo 3 "Autotrasplante de dientes inmaduros" y en el 4 "Autotrasplante de dientes maduros".*

Procedimiento quirúrgico

El procedimiento quirúrgico seguirá los pasos descritos a continuación:

1 **Anestesia.** El clínico procederá a anestesiar de forma simultánea la zona del diente donante y la zona receptora. Se recomienda utilizar anestesia sin vasoconstrictor cuando el diente donante tenga el ápice inmaduro.

2 **Extracción del diente dañado.** La extracción del diente que se reemplaza también es un punto clave en el pronóstico del caso. Se considera esencial realizar una extracción atraumática de este, pues el LPD mantenido en el alvéolo receptor favorecerá la supervivencia y el éxito del autotrasplante. Según la particularidad de cada caso, el clínico deberá decidir si es necesario levantar un colgajo para realizar este primer paso.

> **Consejo:** Se recomienda levantar un colgajo a espesor total en caso de utilizar la cortical adherida del diente donante, regeneración ósea guiada o cuando se quiera realizar un injerto de tejido conectivo en combinación con el autotrasplante.

3 **Legrado del tejido de granulación.** En caso de que el diente dañado presente una lesión periapical asociada, este tejido se eliminará o legrará de forma suave para no eliminar en exceso las fibras de LPD que se encuentran adheridas a la pared del alvéolo. Si bien es cierto que no hay evidencia científica suficiente que sustente este hecho, parece razonable pensar que un exceso en su remoción podría disminuir la supervivencia del procedimiento.

4 **Osteotomía guiada.** El alvéolo receptor será modificado o creado (dientes perdidos años atrás o dientes ausentes de forma congénita) idealmente mediante el uso de fresas de implantes y las guías previamente impresas. En su defecto, se recomienda utilizar fresas redondas quirúrgicas a baja velocidad con abundante refrigeración, o insertos piezoeléctricos. En la mayoría de los casos de dientes posteriores, el tabique alveolar será eliminado parcial o totalmente.

5 **Prueba de la réplica 3D.** Una vez el alvéolo receptor haya sido modificado, la réplica del diente donante se probará en el sitio receptor para observar que ésta ajuste pasivamente y sin fricción. Adicionalmente, se podrá verificar que esta posición coincide con la posición previamente diseñada mediate el uso de férula de posición (CASO CLÍNICO 2.8). En caso de que la posición no sea perfecta o no coincida con lo digitalmente diseñado, el clínico podrá hacer pequeños ajustes a mano alzada hasta que la réplica asiente correctamente.

6 **Extracción y colocación del diente donante.** Para realizar este paso, el clínico deberá usar únicamente fórceps, en la medida de lo posible, y evitar el uso de botadores para preservar la mayor cantidad de fibras del LPD, especialmente en el tercio cervical. En ocasiones, es recomendable realizar una ligera incisión intracrevicular antes de la luxación, o levantar un colgajo a espesor total en caso de querer utilizar la cortical vestibular u obtener hueso autólogo de una zona cercana. Con la planificación digital previa, el clínico sabrá si será necesario reducir la longitud de la raíz o eliminar parte de la curvatura del conducto radicular para facilitar la colocación del diente donante en el alvéolo receptor y/o el futuro tratamiento endodóntico. El diente donante se colocará en el sitio receptor lo más rápidamente posible y lo dejará en una ligera infraposición libre de fuerzas oclusales.

> **Consejo:** En determinadas ocasiones es útil utilizar una torunda de algodón para hacer morder al paciente y, así, favorecer el asentamiento del diente en el nuevo alvéolo.

En caso de que la similitud del diente 3D impreso y el diente natural no haya sido la correcta y el lecho receptor se tenga que modificar, el clínico tendrá que almacenar el diente donante en condiciones húmedas.

> **Consejo:** Se recomienda la utilización de medios adecuados como la solución salina equilibrada de Hanks, suero fisiológico salino o colocar de nuevo el diente donante en su alvéolo original.

7 **Alvéolo receptor insuficiente.** Habrá escenarios en los que el clínico no podrá asegurar un sitio receptor lo suficientemente grande para que el autotrasplante sea totalmente predecible. Cuando exista una pérdida ósea alveolar intensa, el clínico deberá realizar una regeneración ósea guiada o un injerto óseo autógeno en el sitio receptor simultáneamente al autotrasplante[51]. Los mecanismos de acción de estos abordajes se basan principalmente en separar el tejido conectivo gingival del LPD, manteniendo un espacio para que proliferen las células osteoblásticas. *Véase cómo tratar estos defectos en los casos avanzados del Capítulo 4 "Autotrasplante de dientes maduros".*

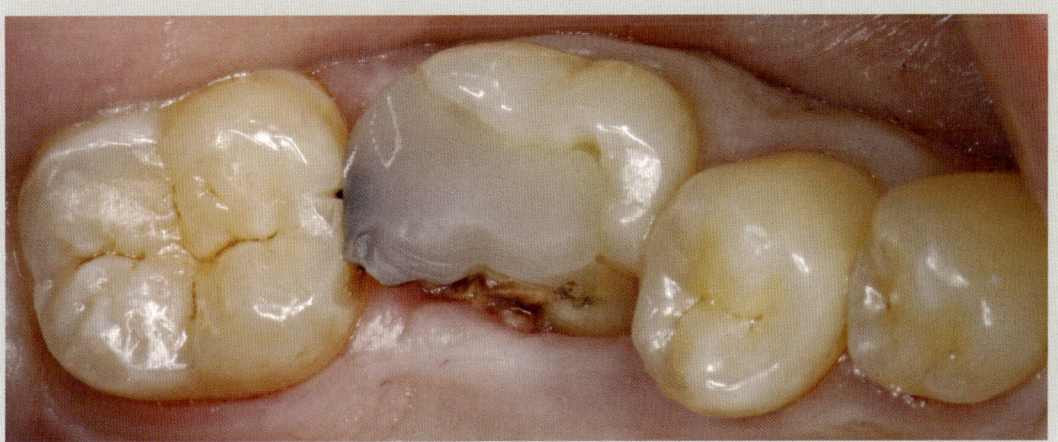

CASO CLÍNICO 2.8

Diente 3.6 desahuciado

Q 2.97 Paciente de 38 años acude a la clínica para valorar diente 3.6. Tras la evaluación clínica y radiográfica se decidió que el diente no se podía restaurar con garantías.

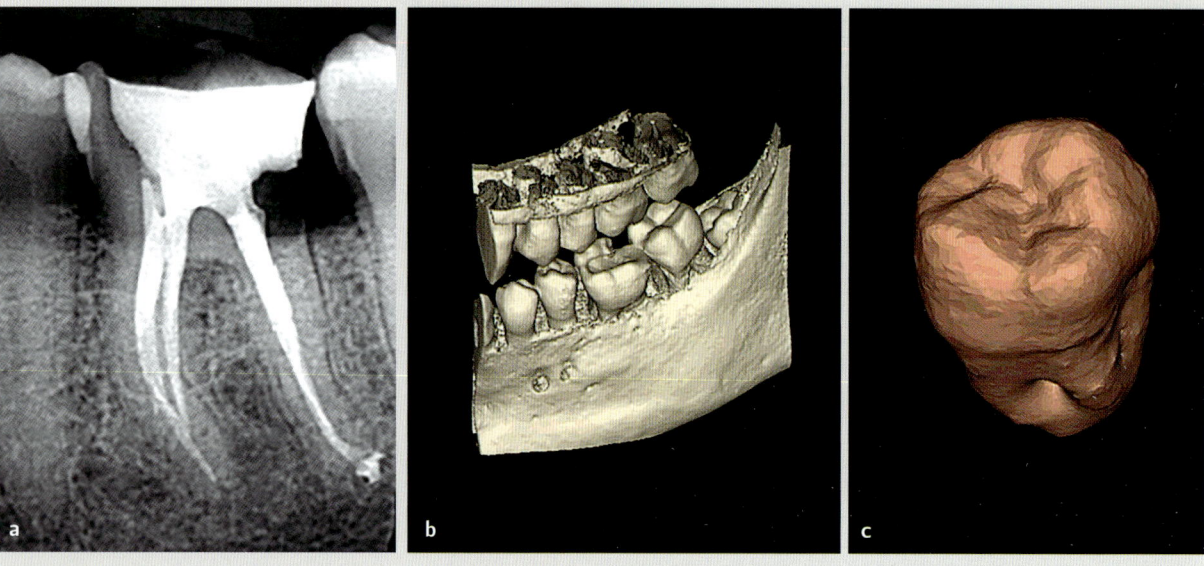

🔍 **2.98** Diseño digital. a) Radiografía periapical inicial en la que se aprecia la extensión de la caries secundaria. Plan de tratamiento: autotrasplante del diente 1.8 a la zona del 3.6. b) TCHC de la zona del diente 3.6. c) Segmentación del diente 1.8.

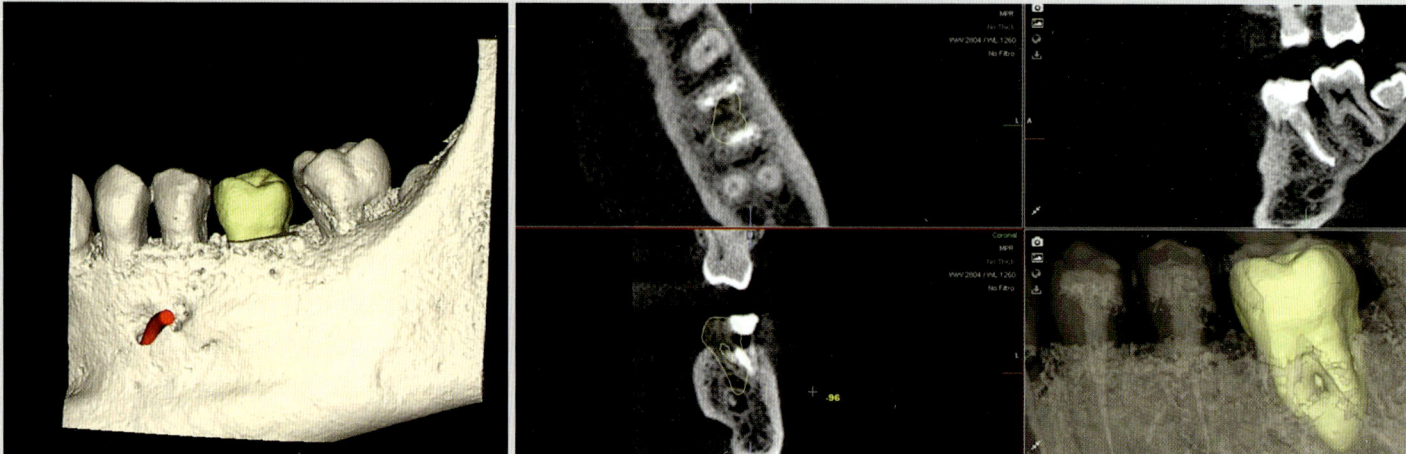

🔍 **2.99** Colocación virtual del diente donante en la posición 3D ideal.

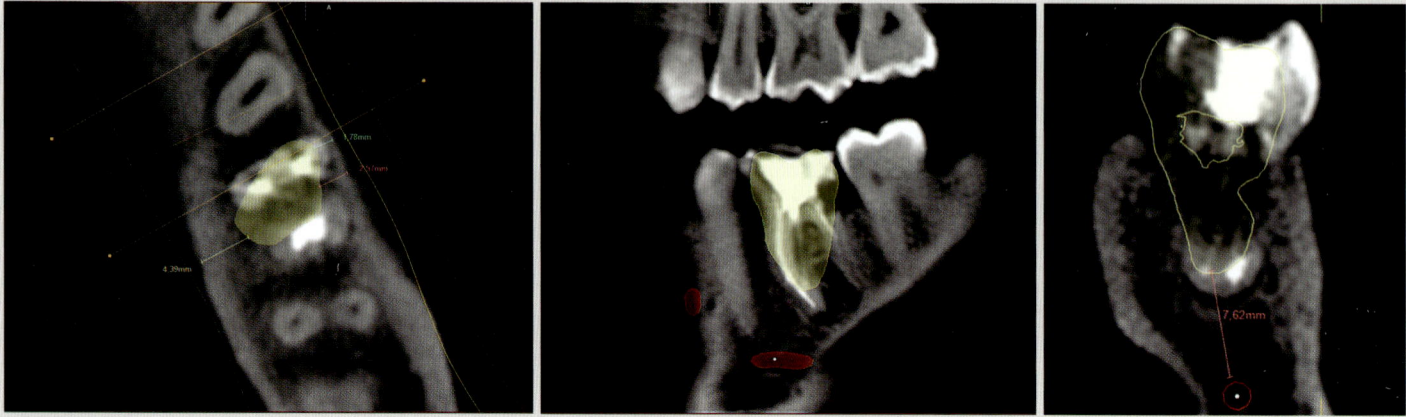

🔍 **2.100** Imágenes de los diferentes cortes de la TCHC para visualizar la posición virtual del diente donante respecto a las estructuras vecinas.

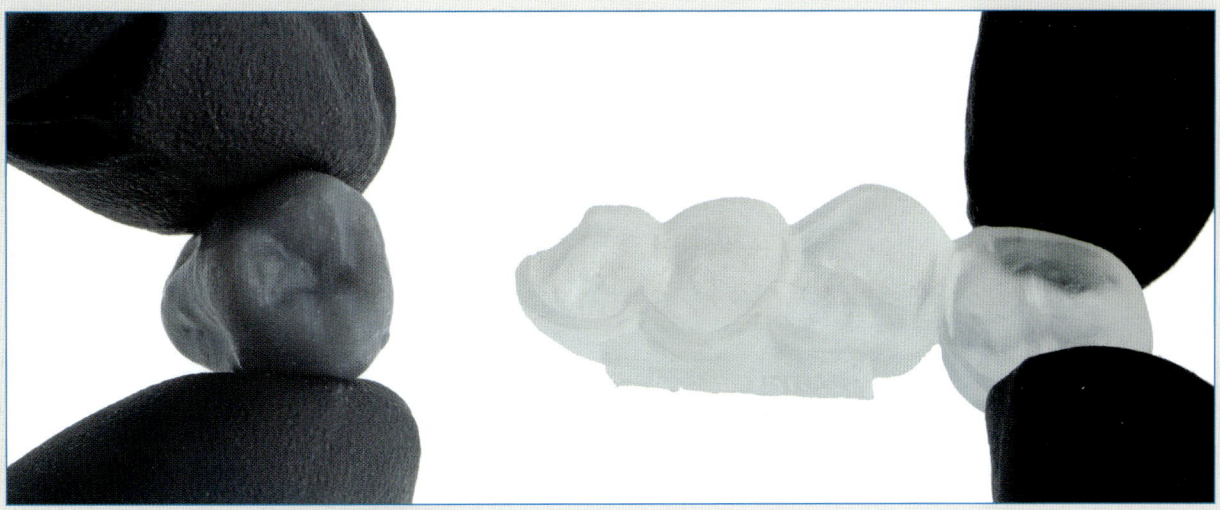

2.101 Réplica 3D impresa y férula de posicionamiento.

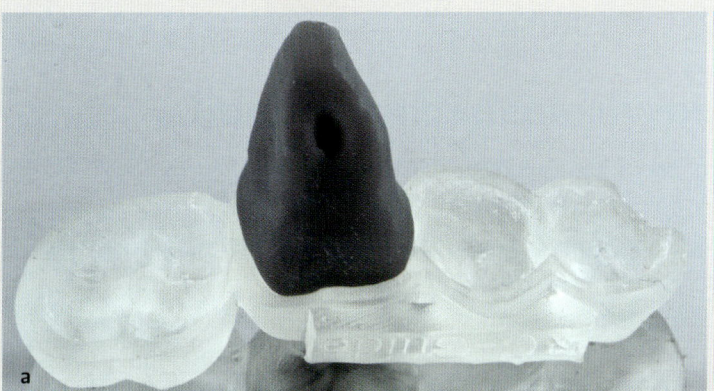

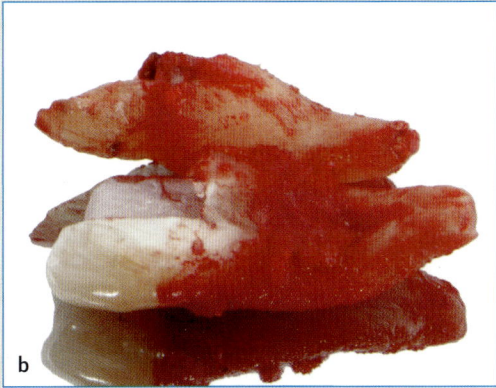

2.102 Proceso quirúrgico del autotrasplante. a) Diente donante en la férula de posicionamiento. b) Extracción de diente 3.6.

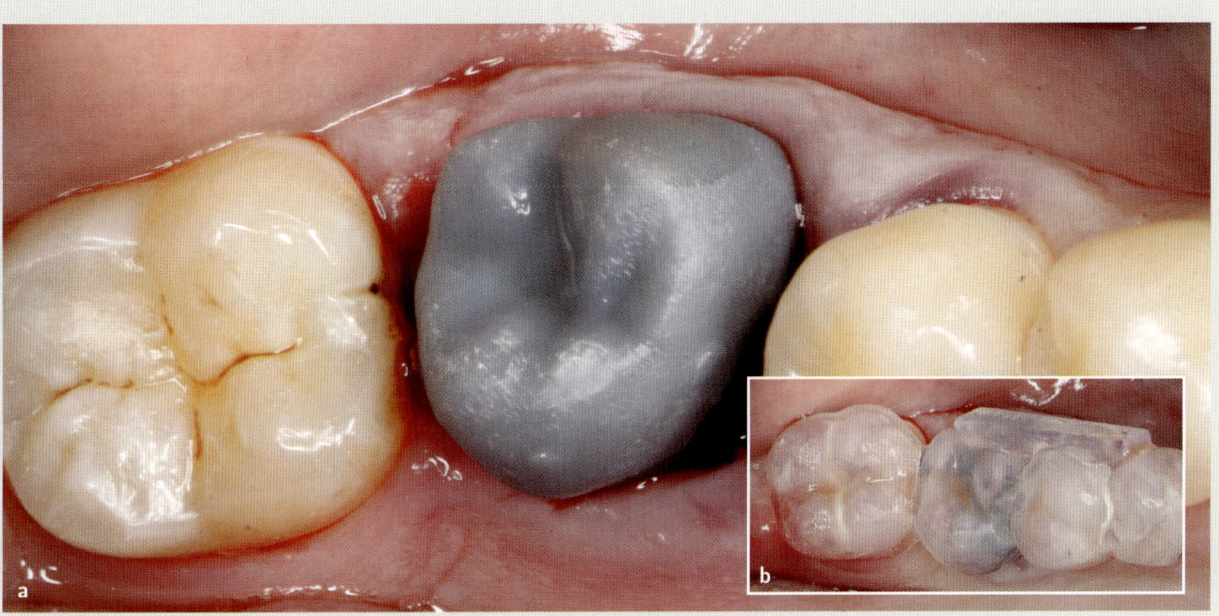

2.103 Verificación de la osteotomía realizada en el lecho receptor. a) Prueba con la réplica 3D tras la osteotomía realizada a mano alzada. b) Comprobación de ajuste mediante férula de posicionamiento.

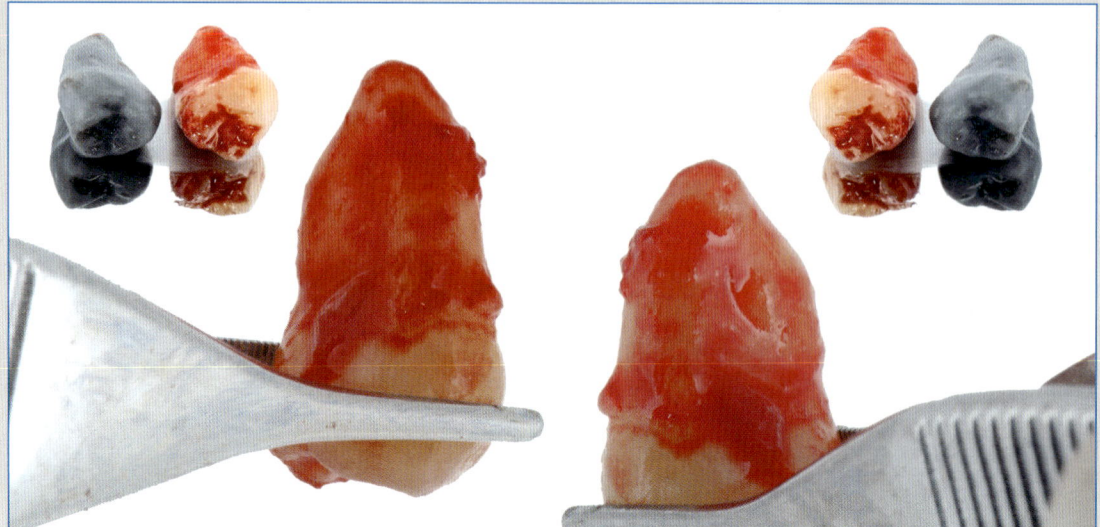

2.104 Extracción atraumática del diente 1.8. Nótese la similitud dimensional entre el diente donante y su réplica 3D.

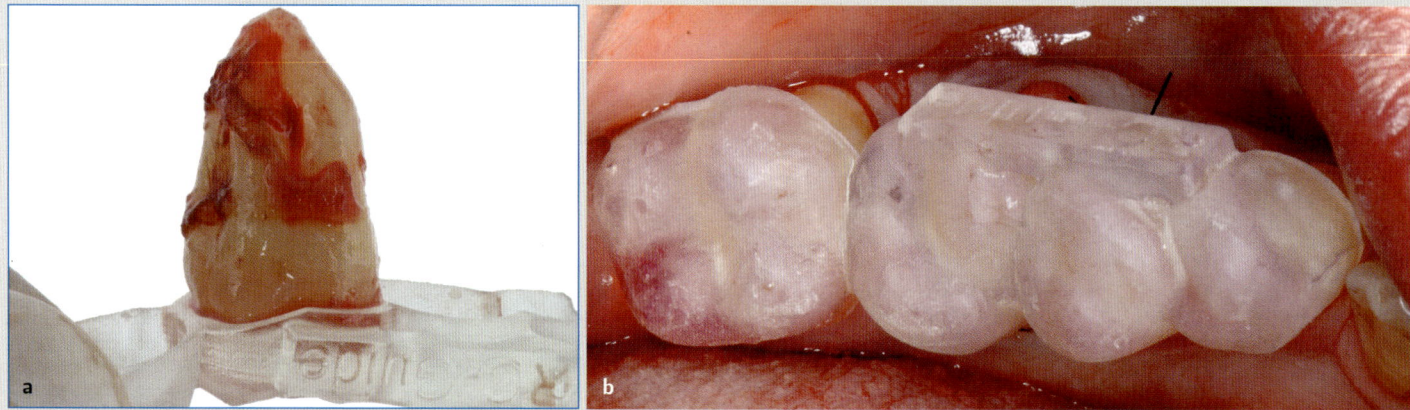

2.105 Autotrasplante inmediato. a) Colocación del diente donante en la férula de posicionamiento. b) Inserción de diente y férula en el lecho receptor.

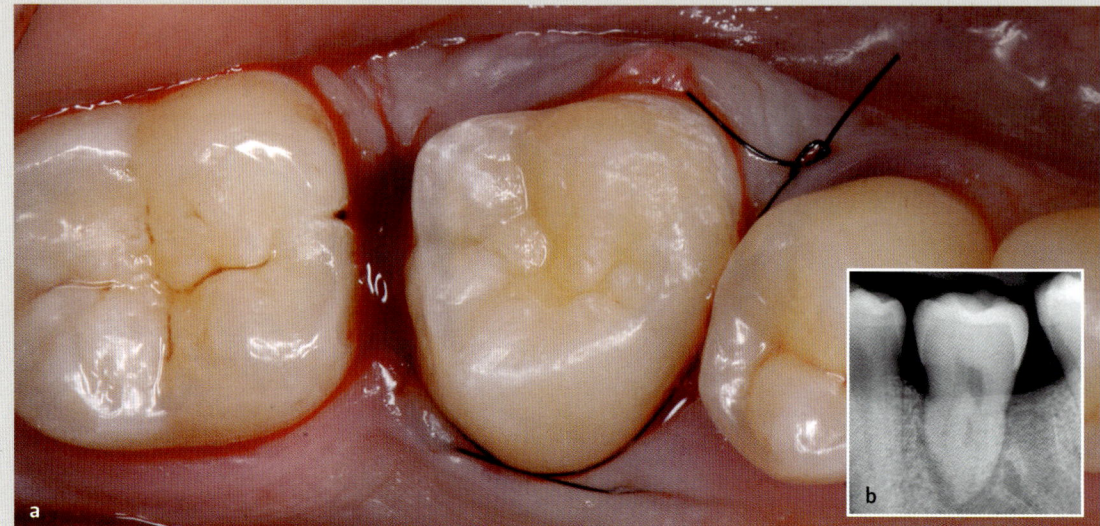

2.106 Posición final del diente autotrasplantado. a) Punto suspensorio para aproximar el tejido blando alrededor del cuello del diente. b) Radiografía periapical tras el trasplante.

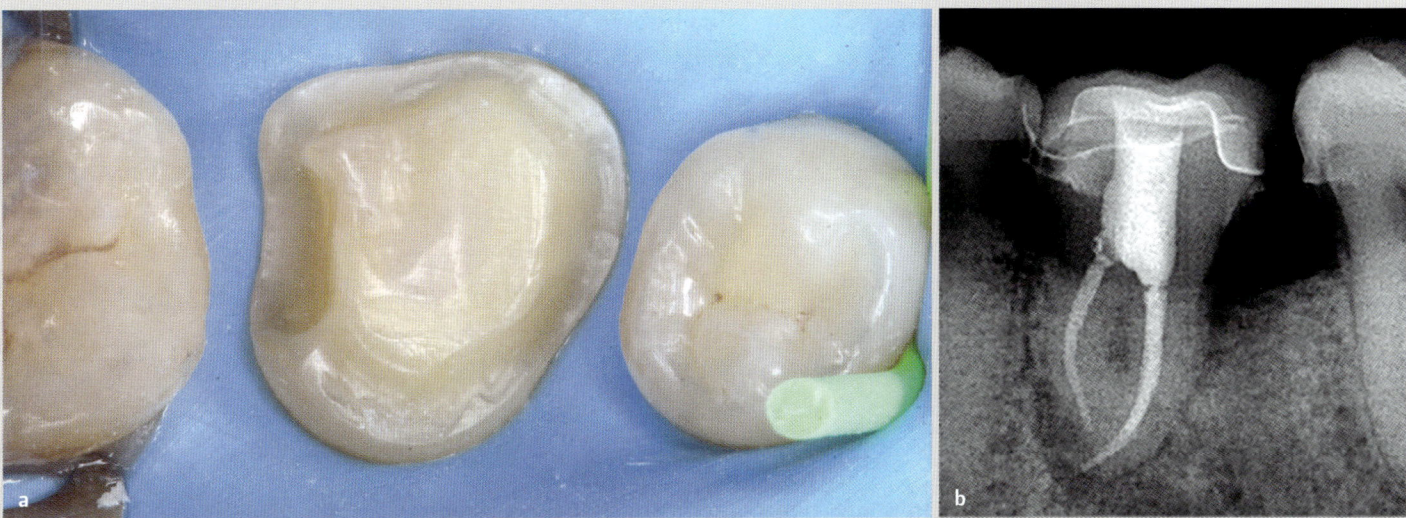

🔍 **2.107** Restauración del diente trasplantado a las 8 semanas. a) Preparación del diente para restauración indirecta de disilicato de litio. b) Radiografía periapical tras colocación de la restauración.

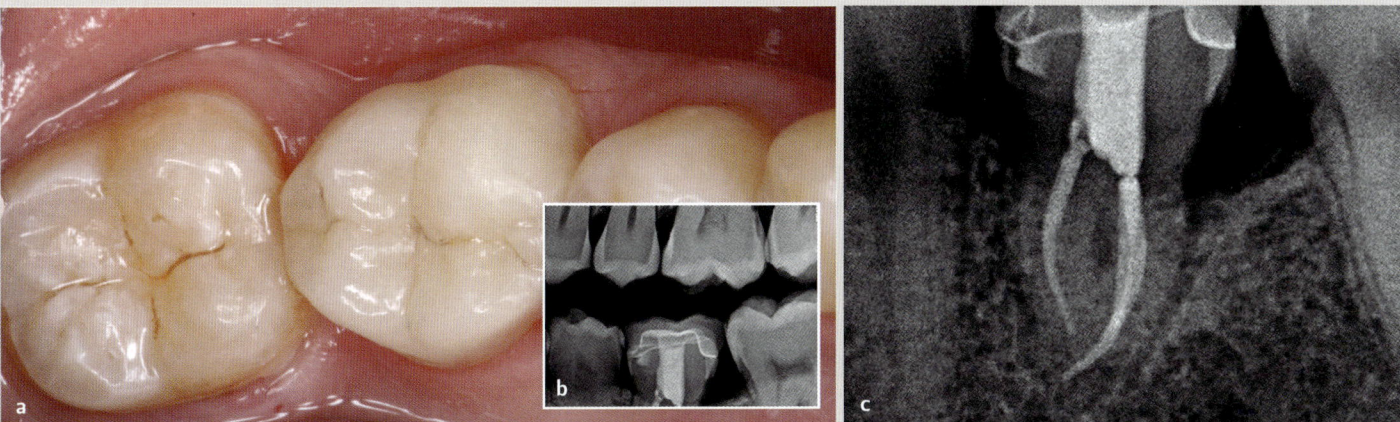

🔍 **2.108** Control a los 4 años. a) Aspecto clínico. b) Aleta de mordida. c) Radiografía periapical.

Consideraciones posoperatorias

Estabilidad primaria y métodos de ferulización

El tipo de fijación y su duración depende de varios factores, entre los cuales la estabilidad primaria uno de los más importantes. En caso de una buena estabilidad primaria inicial, la fijación posoperatoria (aproximadamente 4 semanas) puede realizarse únicamente mediante suturas a nivel oclusal o vestibular. Es importante recordar que el ajuste oclusal deberá haberse realizado con anterioridad para dejar el diente en infraoclusión. En caso de una estabilidad primaria deficiente, el clínico procederá a colocar un alambre de retención de ortodoncia con composite a modo de ferulización semirrígida por un periodo de tiempo más extenso (4-8 semanas). En tal caso, es aconsejable el ajuste oclusal una vez colocada la ferulización. Durante los 2 o 3 primeros días se puede colocar un apósito quirúrgico para proteger el trasplante de infecciones, tal y como preconiza Tsukiboshi[1].

El clínico deberá tomar una radiografía periapical antes y después de la ferulización para comprobar la posición del diente donante en el alvéolo receptor. Sin embargo, si la posición del diente donante es la misma que la réplica del diente, este paso podría llegar a omitirse. En algunas ocasiones, a pesar de usar la planificación digital, la posición final puede verse modificada e incluso mejorada. No es infrecuente que el clínico se percate durante el acto quirúrgico de que otra posición (por ejemplo, una rotación de 180 grados) del diente donante sea mejor en términos de cicatrización, distribución de espacios o de cara a su futura restauración. Por último, es de vital importancia comprobar que el diente trasplantado esté estable antes de retirar el método de fijación realizado.

Procedimiento endodóntico

La revascularización pulpar es un fenómeno esperable y deseable en dientes inmaduros trasplantados, lo que hace innecesario el tratamiento endodóntico en la mayoría de los casos. Por lo tanto, en condiciones normales, se producirá un desarrollo radicular y el diente responderá de forma positiva a las pruebas de sensibilidad térmica. Si las raíces no continúan desarrollándose y aparecen síntomas de patología pulpar (esencialmente, reabsorción inflamatoria externa), se deberá iniciar el tratamiento endodóntico de forma inmediata. Ante estas circunstancias, el clínico podrá optar básicamente por tres opciones de tratamiento: apicoformación con recambios de hidróxido de calcio, apicoformación con materiales a base de silicato de calcio (cementos hidráulicos) o tratamiento endodóntico regenerativo.

En la planificación de dientes maduros trasplantados, los autores recomendamos realizar el tratamiento endodóntico previamente a la extracción, siempre y cuando el acceso al diente donante sea bueno. Este enfoque puede ser muy ventajoso, ya que en el caso hipotético de producirse un accidente intraoperatorio (por ejemplo, instrumento fracturado o imposibilidad de trabajar adecuadamente una curvatura abrupta) durante el tratamiento endodóntico, el problema podrá resolverse de forma extraoral durante la misma cirugía del autotrasplante. Sin embargo, si el diente donante está impactado o erupcionado en una posición que dificulta el acceso endodóntico o simplemente el paciente no abre suficientemente la boca, el tratamiento endodóntico deberá iniciarse 2 semanas después de la cirugía y antes de retirar la fijación. Actualmente, estos procedimientos están muy consensuados, aunque existen alternativas como la apicectomía por fractura frágil. *Véase en profundidad el desarrollo en el Capítulo 4 "Autotrasplante de dientes maduros".*

Cuando sea necesario realizar el tratamiento endodóntico, el clínico podrá optar por completarlo en la misma visita o colocar una medicación intraconducto provisional como hidróxido de calcio o una mezcla de corticosteroides y antibiótico. El tiempo que se deja la medicación intraconducto dentro del conducto radicular depende del criterio del clínico. Alternativamente, también se podría contemplar realizar el tratamiento endodóntico extraoralmente durante el trasplante; sin embargo, generalmente no se recomienda, ya que existe un claro riesgo de daño al LDP durante el procedimiento.

Tratamiento farmacológico

Las explicaciones posquirúrgicas se ofrecerán al paciente de forma oral y se entregarán por escrito. Es importante dar todas estas instrucciones de forma lenta y entendible, tanto al paciente como a sus acompañantes. En caso de tratarse de pacientes menores de edad, sus tutores legales o padres serán los responsables de prestar atención a las explicaciones. Si el procedimiento quirúrgico se ha realizado mediante sedación consciente, se deberá esperar un tiempo prudencial (dejar al paciente en un área de descanso) antes de dar las instrucciones posoperatorias.

Presión y frío. En las primeras 8 horas tras el autotrasplante es primordial la aplicación de un apósito frío en las zonas intervenidas. También es aconsejable realizar una presión oclusal con una gasa en la zona de la extracción del diente donante. Esta gasa se dejará aproximadamente durante 60 minutos. La aplicación de presión y frío ayuda a disminuir la hemorragia, disminuye el flujo sanguíneo, estimula el cierre intravascular y limita la extensión de la lesión. La ciclooxigenasa y las prostaglandinas desempeñan un papel crucial en el desarrollo del dolor y la inflamación posoperatoria. Este dolor y posible hinchazón se puede reducir con glucocorticoides y antiinflamatorios no esteroideos, pero también aplicando hielo o incluso irrigando con suero fisiológico frío las zonas intervenidas. La crioterapia es un procedimiento efectivo, de bajo coste, sin efectos secundarios, fácil de aplicar y que tiene un amplio espectro de acción[52]. Mediante la aplicación de crioterapia se consigue una reducción de la temperatura local, lo que conduce a una sustancial reducción del metabolismo celular. Esto hace que las células consuman menos oxígeno y sobrevivan a un periodo más prolongado de isquemia. Pasadas las primeras 8 horas, la aplicación intermitente del frío ya no tendrá mucho sentido, ya que puede incluso impedir una correcta cicatrización de los tejidos.

Analgésicos antiinflamatorios no esteroideos (AINE). En odontología se usan múltiples fármacos para el tratamiento del dolor y la inflamación en función de las preferencias del clínico[53]: paracetamol, ibuprofeno, ácido acetilsalicílico, diclofenaco, naproxeno, piroxicam, etc. (■ 2.2). Los analgésicos antiinflamatorios no esteroideos son los que más frecuentemente se administran en odontología y son más que suficientes para la terapia del autotrasplante, ya que es una técnica en la que el dolor posoperatorio es mínimo y prácticamente no se produce inflamación. El paracetamol, si bien no es considerado AINE, también puede ser útil para este tipo de procedimientos[54]. Es aconsejable administrar un AINE previamente a la intervención y continuarlo por un par de días o más según la evolución de cada paciente. En condiciones normales, los pacientes tienden a referir molestias mínimas y no requieren de AINE más que el día de la intervención. El uso de antiinflamatorios esteroideos suele ser innecesario para la técnica de autotrasplante a excepción de casos complejos en los que se requiera un colgajo muy amplio y un mayor tiempo intraquirúrgico (por ejemplo, autotrasplante de diente donante con su cortical ósea adherida). En estos casos, se podrá administrar un corticoide durante 2-3 días para evitar una inflamación excesiva del área quirúrgica. Los analgésicos opiáceos no son necesarios en estas técnicas donde el dolor posoperatorio es mínimo.

Antibióticos. El uso de antibióticos debe ser comedido para contener la aparición de resistencias bacterianas (■ 2.3). En la actualidad se ha demostrado que el uso de 2 g de amoxicilina (o en alérgicos, 600 mg de clindamicina) 1 h antes de la cirugía bucal es

2.2 Tipos y características de los analgésicos utilizados en odontología.

Tipo	Nombre	Acción	Administración	Dosis	Precauciones	Comentarios
Analgésicos no narcóticos	Pirazolona Metamizol magnésico	Analgésico Antipirético Espasmolítico Acción central y periférica	Inmediatamente después de la cirugía	Ampolla oral (2 g) Píldora (575 mg)	No beber alcohol Prohibido durante primer y último trimestre de embarazo y durante la lactancia	Sensibilidad cruzada con paciente con asma, rinitis o urticaria tras el uso de ácido acetil salicílico, paracetamol o AINE
Analgésicos no narcóticos	Paraminofenol (paracetamol)	Analgésico Antipirético Acción periférica Sin daño gastrointestinal	Inmediatamente después de la cirugía	Píldora oral (inicial 1000 mg, 650 mg/4h) (Buena combinación: 1000 mg acetaminofenol + 600 mg ibuprofeno)		
Antiinflamatorios no esteroideos	Derivados del ácido propiónico (AINE)	Analgésico Antiinflamatorio Impide la formación de prostaglandina, endoperoxidasas y tromboxanos	Inmediatamente antes de la cirugía	Píldora oral (600 mg/8h)	Prohibido en pacientes con úlcera péptica y durante el último trimestre del embarazo	Precaución en pacientes anticoagulados
Analgésicos narcóticos	Alcaloides opiáceos (codeína) Narcóticos sintéticos (damerol) Narcóticos semisintéticos (hidrocodeína)	Analgésico puro No antiinflamatorio	Solo para dolores intensos	30-60 mg/3-4h 50 mg/6-8h 5 mg/4-6h	Extremadamente adictivo	Peligroso Efectos colaterales

suficiente para prevenir procesos infecciosos. Karaky y cols.[55] compararon este esquema con el uso de amoxicilina 1 h antes de la cirugía + 500 mg de amoxicilina y esquemas de amoxicilina/ácido clavulánico 625 mg, ambos 3 veces al día por 5 días posoperatorios. La aplicación de una sola dosis de antibiótico pareció ser suficiente y no resultó en un mayor índice de complicaciones que el empleo de pautas más prolongadas. La azitromicina, tras una profilaxis antibiótica preoperatoria única de 500 mg, también parece ser una buena alternativa[56]. En el caso de que el sitio receptor presente infección se puede suministrar antibiótico durante una semana, comenzando 2-3 días antes de la intervención. De esta forma se pueden evitar complicaciones infecciosas o reactivaciones de infecciones presentes.

2.3. Antibióticos y su posología en odontología.

Antibiótico	Uso	Dosis	Duración del tratamiento	
			Previa a la cirugía	Posterior a la cirugía
Amoxicilina 500 mg	Común	1 cada 8 horas	1 h	6 h
Clindamicina 300 mg	En caso de alergias	1 cada 12 horas	1 h	6 h
Azitromicina 500 mg	En caso de infección	1 cada 8 horas	3 días	5 días

Tratamiento ortodóntico y restaurador

Después de retirar la fijación, el diente autotrasplantado, especialmente el de ápice inmaduro, puede asumir de forma espontánea una posición adecuada gracias a la revascularización pulpar y al desarrollo radicular. A medida que se va desarrollando el ápice (crecimiento completo o parcial), el diente va erupcionando hasta alcanzar la misma posición que los dientes adyacentes. Esta situación se da particularmente en los autotrasplantes de premolares con ápice abierto a zonas del frente anterior. Es aconsejable comprobar periódicamente la posición del diente autotrasplantado y ajustar cualquier interferencia oclusal durante su desarrollo. La estética y la función del diente se deberá evaluar de forma particular en cada caso para determinar cuál es el tratamiento restaurador necesario. Cabe destacar que una de las principales ventajas de la técnica del autotrasplante es que permite al clínico, en múltiples ocasiones, trabajar de forma muy conservadora y terminar la preparación posterior para el tratamiento restaurador sobre el esmalte, en el que la adhesión es superior a la de la dentina[57].

El clínico deberá tener en cuenta una gran variedad de factores para determinar el tipo de restauración necesaria, tales como la forma anatómica del diente trasplantado, la distancia a dientes contiguos y antagonistas, o si se debe modificar algún aspecto del perfil de emergencia. A veces, no habrá otra opción que realizar una restauración indirecta para otorgar al diente en una oclusión adecuada y cerrar los puntos de contacto con los dientes vecinos.

Un tema muy recurrente es si es correcto aplicar fuerzas ortodóncicas a estos dientes trasplantados. La realidad es que no existen trabajos específicos sobre la eficacia o el éxito de las fuerzas ortodóncicas en este tipo de dientes. A pesar de la falta de ensayos controlados aleatorios, la influencia de los movimientos de ortodoncia en los dientes trasplantados parece tener una relevancia mínima o escasa[58-60]. Sin embargo, como ocurre con cualquier diente traumatizado que pueda tener cierta afectación del LPD, se acepta que al menos durante los primeros 6 meses no se aplique ningún tipo de fuerza ortodóntica. En los casos de autotrasplante de dientes inmaduros, el tratamiento de ortodoncia debe iniciarse idealmente después de la cicatrización completa del LPD, pero preferiblemente antes de que el hueso alveolar se haya formado por completo. Por lo tanto, el tiempo de inicio puede variar de 8 semanas a 3-9 meses después del trasplante[61,62].

Seguimiento

Los dientes trasplantados que han cicatrizado favorablemente y están ya en función son propensos a sufrir los mismos riesgos (caries y enfermedad periodontal) que cualquier otro diente natural. No obstante, los primeros 3-4 años son cruciales y el clínico deberá evaluar clínica y radiográficamente diversos aspectos como el desarrollo pulpar y radicular en dientes inmaduros, el estado del LPD y la presencia de reabsorciones. En los casos de ápice abierto, los controles se realizarán de forma mensual hasta los 6 meses y, posteriormente, cada año. Estos rangos pueden variar según el grado de desarrollo radicular. En cambio, en los casos de ápice cerrado, se recomienda un control a las 3-4 semanas, y a los 3, 6 y 12 meses. Una vez pasados los 3-4 primeros años, las posibilidades de fracaso se estabilizan y es muy poco frecuente que aparezcan complicaciones.

Tanto en el autotrasplante como en las técnicas de reimplante intencional y de extrusión quirúrgica, la proactividad del paciente desempeña un papel esencial para asegurar resultados positivos a largo plazo.

Éxito y supervivencia

Pero ¿realmente a qué nos referimos con éxito o supervivencia del diente autotrasplantado? La verdad es que la respuesta es algo compleja, ya que entre los diferentes estudios publicados no existe un consenso claro acerca de cuáles son los criterios que hay que aplicar. Lo que es verdaderamente importante es diferenciar los conceptos de **éxito y supervivencia**, pues es la única manera de poder hacer una comparación objetiva y al mismo nivel con la terapia implantológica.

La **supervivencia** se podría definir como la presencia del diente autotrasplantado en boca y sin sintomatología. Mientras que el **éxito** se considera como la presencia del diente en boca sin presencia de anquilosis o reabsorción inflamatoria externa, con movilidad normal y continuación del desarrollo radicular en caso de tratarse de un diente con ápice abierto. De forma general, los criterios de éxito se pueden resumir en los siguientes puntos:

- **Evidencia radiográfica:**
  - Ancho normal del LPD.
  - Ausencia de reabsorciones radiculares.
  - Presencia de lámina dura.
- **Evidencia clínica:**
  - Movilidad fisiológica del diente.
  - Percusión con sonido habitual (no metálico).
  - Sin evidencia de pérdida de inserción o inflamación.
  - Paciente cómodo en función normal.

Navegación dinámica: ¿presente o futuro?

Paula Andrea Villa Machado, Felipe Restrepo Restrepo, Julián González García

Una alternativa a todos estos sistemas de férulas guiadas (navegación estática) que hemos visto hasta el momento es la navegación dinámica. Este tipo de navegación se caracteriza por ofrecer simulaciones interactivas en 3D de dientes y tejidos esqueléticos en tiempo real.

Navegación dinámica asistida por ordenador

El sistema de navegación dinámica asistido por ordenador (NDA-C) ha emergido como una tecnología innovadora que integra la instrumentación quirúrgica e imágenes 3D del área operatoria mediante el uso de un posicionamiento óptico controlado por una interfaz computarizada[63]. Inicialmente, el sistema de NDA-C se utilizaba en cirugía cráneo-maxilofacial en una gran variedad de procedimientos[64-68], pero posteriormente se fue introduciendo en el campo de la odontología, específicamente en el área de la implantología, con el objetivo de mejorar la precisión del posicionamiento de los implantes[69-73]. Recientemente, el sistema de NDA-C también se ha utilizado en el campo de la endodoncia para la preparación de la cavidad de acceso, la localización de conductos calcificados, la remoción de postes de fibra de vidrio[74-77] y en los diferentes pasos de la microcirugía endodóntica[1,16]. Está descrito que el sistema de NDA-C en cirugía endodóntica podría ser extremadamente útil para la ubicación de los ápices radiculares, para facilitar las maniobras del operador y para reducir el riesgo de errores iatrogénicos. Todo esto podría verse traducido en una disminución de las molestias posoperatorias del paciente y en una mejora en la cicatrización.

El sistema de NDA-C integra las imágenes obtenidas del área de interés (planos axial, coronal y sagital) de la TCHC mediante el uso de un sistema de posicionamiento óptico controlado por una interfaz computarizada[63,16]. El sistema está compuesto por (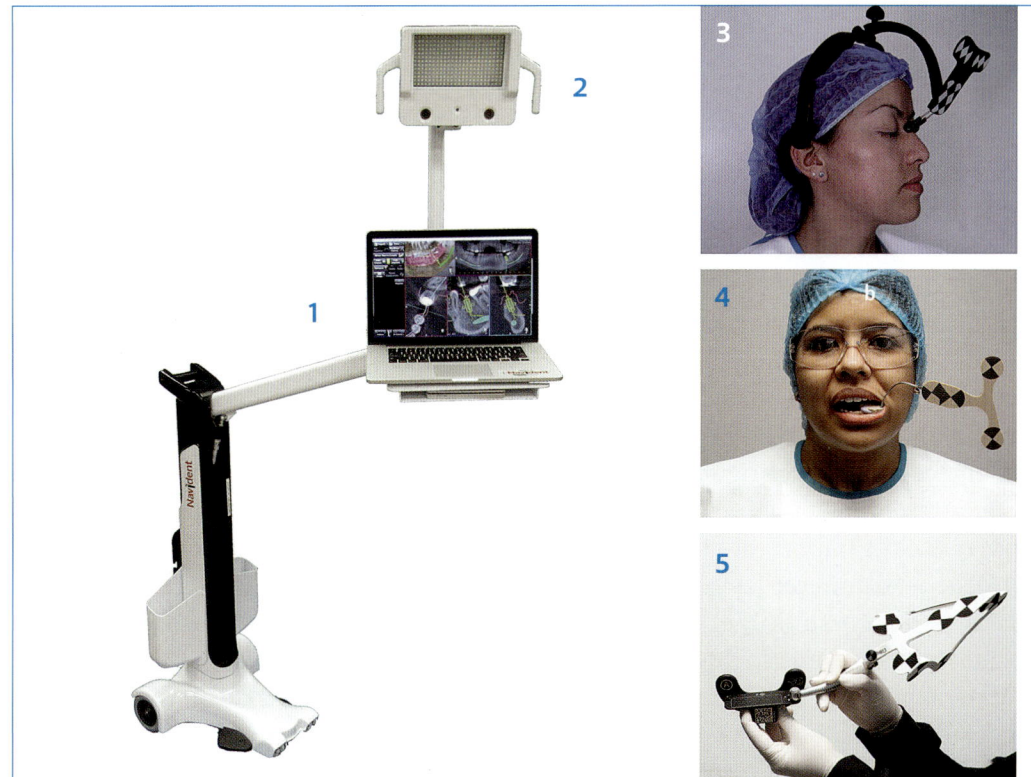 2.109):[63,73,74,77]

1 Ordenador portátil con *software* de planificación y guía o direccionamiento.
2 Aditamento para pieza de mano marcado ópticamente (*drill tag*).
3 Aditamento marcado ópticamente para el maxilar del paciente (*head-tracker* para dientes superiores o *jaw-tracker* para dientes inferiores).
4 Sensor de posicionamiento óptico (cámara estereoscópica *micron tracker*).
5 Unidad móvil para su transporte.

Una vez en el campo operatorio, el sistema de NDA-C rastrea la posición del *drill tag* y lo mapea en una TCHC del maxilar, adquirida previamente, para proveer retroalimentación en tiempo real del fresado. Cuando el *drill tag* se aproxima al área operatoria previamente planificada, el sistema muestra un objetivo o diana para guiar al operador a posicionar la punta del instrumento en los tres planos ortogonales de la TCHC del paciente. De esta manera, se puede ajustar la orientación del ángulo de entrada, fresar a la profundidad preestablecida e, incluso, hacer modificaciones en la vía de entrada si fuera necesario[11, 14, 15] (2.110).

2.109 Componentes del sistema de NDA-C Navident® (Claronav, Canadá). 1: Ordenador con el *software* del sistema de NDA-C. 2: Cámara estereoscópica *micron tracker*. 3: *Head-tracker*. 4: *Jaw-tracker*. 5: *Drill tag* en la pieza de mano durante el proceso de calibración de la misma.

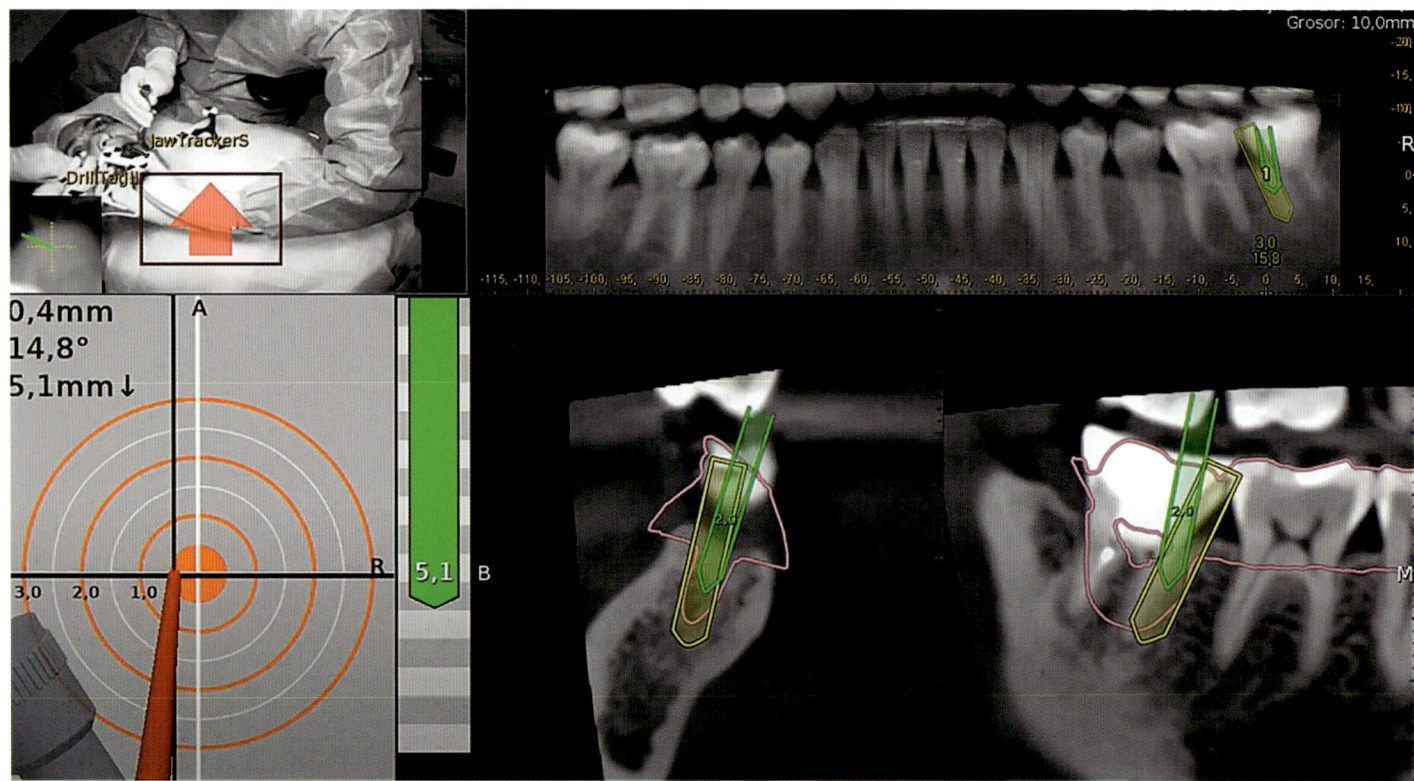

📷 **2.110** Monitorización en tiempo real de la preparación del alvéolo siguiendo las guías virtuales de fresado en alvéolo fresco.

Los sistemas de NDA-C pueden integrarse perfectamente en el protocolo de auto-trasplantes, lo que permitirá monitorear, en tiempo real, la modificación o preparación del alvéolo receptor en función de la anatomía del diente donante.

Adquisición de datos

Para la planificación virtual y diseño de la guía tomográfica utilizada para la conformación del alvéolo con los sistemas de NDA-C es necesaria la integración de dos tecnologías 3D: la TCHC y el escaneo óptico de superficies (escáner intraoral) o impresión digital. Cada una de estas tecnologías aporta los archivos digitales necesarios para la realización del alineamiento en el *software* de diseño, así como la obtención de los datos segmentados del diente donante, que conocemos como réplica 3D. En el caso de la TCHC, el campo de imagen y su resolución dependerán de la ubicación del diente donante y del lecho receptor. El clínico elegirá campos de visión limitados si el diente donante y el alvéolo receptor son contiguos, y campos de visión intermedios bimaxilares en el caso de que sean completamente antagónicos. Con el fin de mejorar la calidad de los datos tomográficos es importante tener en cuenta tanto los parámetros de exposición como la utilización de diferentes algoritmos matemáticos. De la misma forma que hacemos en la navegación estática, el escáner intraoral o impresión digital aportará el archivo STL que será el encargado de registrar la arquitectura 3D de un objeto. En la técnica del autotrasplante es esencial captar perfectamente la anatomía de las coronas y los tejidos blandos de alrededor. Una vez obtenidos estos datos serán importados a un *software* de diseño-planificación (proceso CAD).

Segmentación, planificación y diseño de la guía virtual de fresado

El primer paso que el clínico deberá realizar una vez obtenidos todos los archivos es la segmentación del diente donante. A partir de los archivos DICOM de la TCHC se van a delimitar los datos que comprenden la anatomía del diente en cuestión (corona y raíz) y se convertirán en un objeto STL. Esto proceso se puede realizar con diferentes tipos de *software* (por ejemplo, Romexis® Planmeca, Finlandia). Una vez segmentado el diente donante, el archivo será importado a un *software* de modelado de objetos 3D (por ejemplo, Meshmixer®, Autodesk, EE. UU.) para realizar la sobredimensión de la porción radicular 1 mm (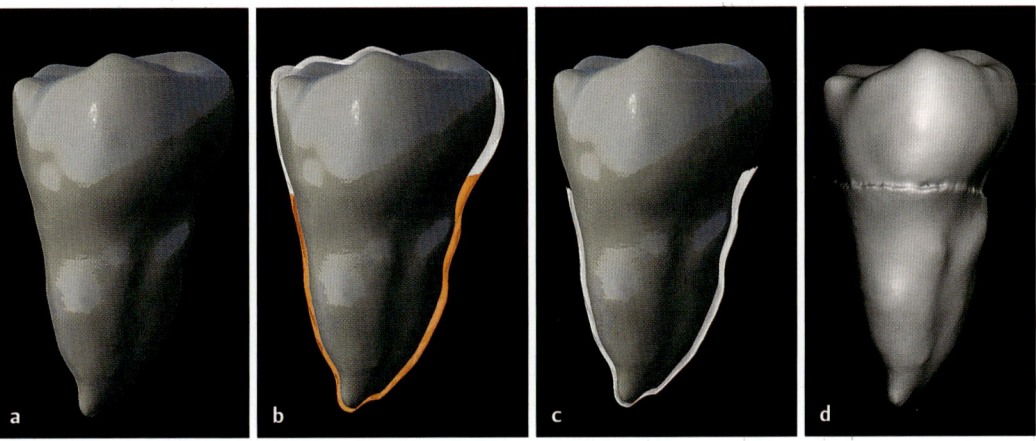 2.111). De esta manera, se obtendrá espacio suficiente en el alvéolo receptor para que se forme un coágulo de fibrina y disminuya la fricción de la superficie radicular del diente donante con las paredes del alvéolo conformado[17]. Una vez obtenido el objeto STL del diente donante, se importará para la realización del alineamiento con los archivos DICOM de la TCHC y de esta manera poder realizar la planificación virtual del autotrasplante en el lecho receptor (Romexis® Planmeca, Finlandia). En este momento, el clínico comprobará las dimensiones del diente donante y verificará que se corresponde con la anatomía de los datos tomográficos. El siguiente paso será llevar el objeto STL del diente donante al lecho receptor y ubicarlo en la posición ideal con relación a los planos axial, sagital y coronal (2.112).

Una vez el clínico tenga la posición virtual del diente donante, se realizará el diseño de la guía virtual de fresado que se utilizará en el *software* del sistema de NDA-C. Para ello será necesaria la extracción digital o eliminación de la corona clínica del diente que será extraído (por ejemplo, *software* Meshmixer® Autodesk, EE. UU.). Una vez obtenido el archivo STL se realizará la importación y alineamiento con la TCHC. En este momento, el clínico dispondrá ya de dos archivos STL emparejados: la réplica del diente donante en la posición que ocupará en el alvéolo receptor y el escaneo intraoral con la extracción digital del diente que se va a extraer. Posteriormente, ambos archivos se exportarán y se fusionarán como otro objeto SLT guardando las coordenadas con respecto a la posición. Este último archivo STL fusionado es el que conoceremos como guía virtual de fresado (2.113).

2.111 Diente donante. a) Segmentación del diente donante. b,c) Sobrecontorno de la raíz. d) Objeto STL final del diente donante que se usará para la impresión de su réplica.

2.112 Verificación tomográfica de la ubicación virtual del diente donante segmentado sobre el lecho receptor en los diferentes planos. a) Plano axial. b) Plano coronal. c) Plano sagital.

2.113 a) Diente donante. b,c) Ubicación virtual del diente donante segmentado y sobredimensionado en el lecho receptor. d–f). Generación del objeto STL de la guía virtual de fresado.

Uso de la guía virtual de fresado

El objeto fusionado de la guía virtual de fresado se importará al *software* del sistema de NDA-C donde se superpondrá con la TCHC de la zona del lecho receptor. El sistema se podrá utilizar tanto para autotrasplantes inmediatos (frescos) como para crear quirúrgicamente el alvéolo desde cero.

- **El primer escenario (autotrasplante en alvéolo fresco)** se realiza cuando se extrae un diente de mal pronóstico y se reemplaza en el mismo acto quirúrgico por el diente donante. En este escenario la guía de fresado permitirá modificar el alvéolo fresco monitoreando los instrumentos usados para seguir el contorno de la anatomía radicular del diente donante ubicado en la posición deseada (2.111).
- **El segundo escenario** se da en el caso de que **no exista alvéolo** porque el diente se perdió tiempo atrás y se requiere crear el alvéolo receptor. En este escenario la guía virtual de fresado en el sistema NDA-C permitirá crear el alvéolo mediante el diseño y ubicación de varias vías de fresado, similares a implantes contiguos, que seguirán la forma radicular del diente donante (2.114).

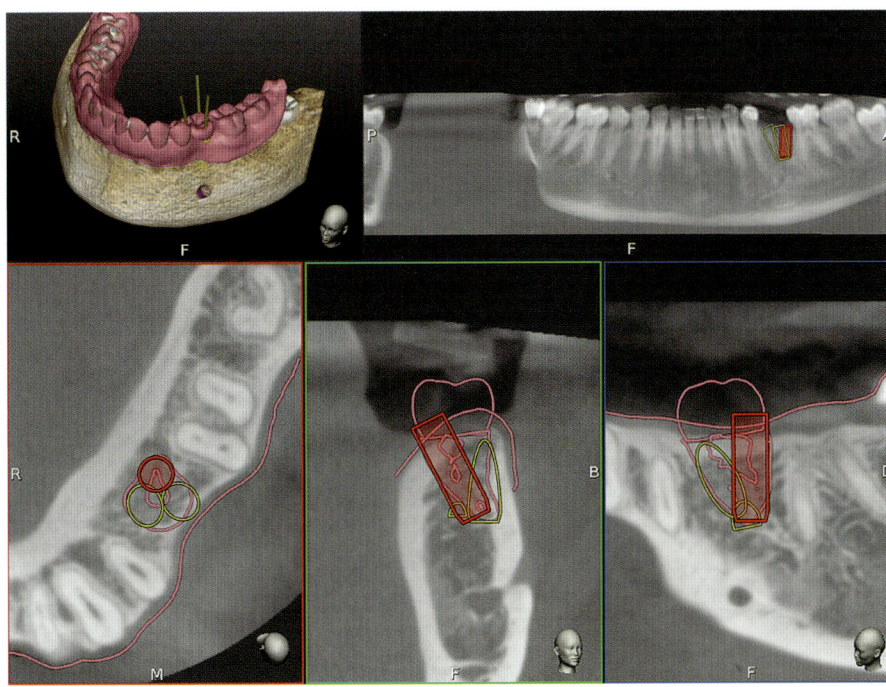

2.114 Planificación en el sistema de NDA–C de la preparación del alvéolo siguiendo las guías virtuales de fresado para alvéolo creado quirúrgicamente.

Una vez culminada la preparación quirúrgica del alvéolo receptor, la réplica 3D se usará como diente piloto para verificar su asentimiento y ajustarlo a mano alzada en caso de que fuera necesario. Finalmente, se trasplantará el diente donante y se dará por finalizado el procedimiento clínico tal y como se describe en la 📷 2.115.

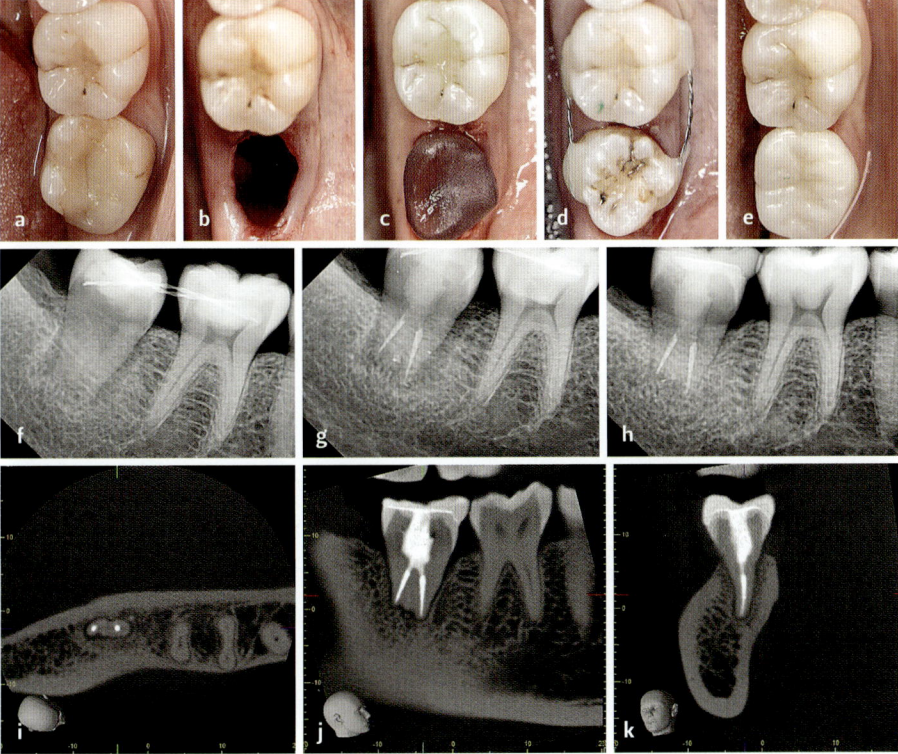

📷 **2.115** Procedimiento clínico. a) Situación clínica previa a la extracción del segundo molar inferior derecho fracturado. b) Alvéolo receptor recién preparado con la asistencia del sistema de NDA–C. c) Verificación de la preparación del alvéolo con la réplica 3D. d) Diente donante recién trasplantado y ferulizado. e) Restauración coronal final. f) Verificación radiográfica del diente donante recién trasplantado. g) Verificación radiográfica del tratamiento endodóntico del diente donante realizado dos semanas después del autotrasplante. h) Control a los 18 meses de la cirugía. i–k) Control tomográfico del diente donante 18 meses después de la cirugía; plano axial, sagital y coronal.

CONCLUSIONES

El flujo digital en la técnica de autotrasplante permite reducir de forma drástica el tiempo extraoral del diente donante. En el 80 % de los casos, la reducción de este tiempo a menos de un minuto incrementará de forma significativa la predictibilidad de la técnica.

La impresión del diente donante y de guías quirúrgicas para la elaboración del lecho receptor con la ayuda de *softwares* de planificación implantológica es un procedimiento eficiente y económico que además reduce el tiempo quirúrgico a la hora de ejecutar la técnica.

El acceso cada vez más generalizado de las clínicas dentales a este tipo de nuevas tecnologías, incluido el uso de TCHC y el escáner intraoral, facilita la implementación y simplificación de estos protocolos. Al mismo tiempo, mediante la simplificación de la técnica se reduce la morbilidad para el paciente e, incluso, la ingesta de fármacos. En la mayoría de los casos, es suficiente el uso de un tratamiento antibiótico profiláctico, así como pequeñas dosis de AINE.

La navegación dinámica, aunque de uso muy poco frecuente en la clínica diaria, abre nuevas y futuras posibilidades para la implementación de la técnica de autotrasplante de una forma todavía más eficiente.

BIBLIOGRAFÍA

1. Tsukiboshi M. Autotransplantation of teeth: requirements for predictable success. Dent Traumatol. 2002 Aug;18(4):157-80.

2. Schatz JP, Joho JP. Indications of autotransplantation of teeth in orthodontic problem cases. Am J Orthod Dentofacial Orthop. 1994 Oct;106(4):351-7.

3. Plotino G, Abella Sans F, Duggal MS, Grande NM, Krastl G, Nagendrababu V, Gambarini G. Clinical procedures and outcome of surgical extrusion, intentional replantation and tooth autotransplantation - a narrative review. Int Endod J. 2020 Dec;53(12):1636-1652.

4. Slagter KW, Meijer HJA, Bakker NA, Vissink A, Raghoebar GM. Feasibility of immediate placement of single-tooth implants in the aesthetic zone: a 1-year randomized controlled trial. J Clin Periodontol. 2015 Aug;42(8):773-782.

5. Torabinejad M, Dinsbach NA, Turman M, Handysides R, Bahjri K, White SN. Survival of intentionally replanted teeth and implant-supported single crowns: A systematic review. J Endod. 2015 Jul;41(7):992-8.

6. Albrektsson T, Donos N; Working Group 1. Implant survival and complications. The third EAO consensus conference 2012. Clin Oral Implants Res. 2012 Oct;23 Suppl 6:63-5.

7. Pjetursson BE, Karoussis I, Bürgin W, Brägger U, Lang NP. Patients' satisfaction following implant therapy. A 10-year prospective cohort study. Clin Oral Implants Res. 2005 Apr;16(2):185-93.

8. Fardal Ø, Grytten J. A comparison of teeth and implants during maintenance therapy in terms of the number of disease-free years and costs -- an in vivo internal control study. J Clin Periodontol. 2013 Jun;40(6):645-51.

9. Choi YH, Bae JH, Kim YK, Kim HY, Kim SK, Cho BH. Clinical outcome of intentional replantation with preoperative orthodontic extrusion: a retrospective study. Int Endod J. 2014 Dec;47(12):1168-76.

10. Cardona JL, Caldera MM, Vera J. Autotransplantation of a premolar: a long-term follow-up report of a clinical case. J Endod. 2012 Aug;38(8):1149-52.

11. Intra JB, Roldi A, Brandão RC, de Araújo Estrela CR, Estrela C. Autogenous premolar transplantation into artificial socket in maxillary lateral incisor site. J Endod. 2014 Nov;40(11):1885-90.

12. Kafourou V, Tong HJ, Day P, Houghton N, Spencer RJ, Duggal M. Outcomes and prognostic factors that influence the success of tooth autotransplantation in children and adolescents. Dent Traumatol. 2017 Oct;33(5):393-399.

13. Vignoletti F, Matesanz P, Rodrigo D, Figuero E, Martin C, Sanz M. Surgical protocols for ridge preservation after tooth extraction. A systematic review. Clin Oral Implants Res. 2012 Feb;23 Suppl 5:22-38.

14. Chung WC, Tu YK, Lin YH, Lu HK. Outcomes of autotransplanted teeth with complete root formation: a systematic review and meta-analysis. J Clin Periodontol. 2014 Apr;41(4):412-23.

15. Rohof ECM, Kerdijk W, Jansma J, Livas C, Ren Y. Autotransplantation of teeth with incomplete root formation: a systematic review and meta-analysis. Clin Oral Investig. 2018 May;22(4):1613-1624.

16. Anitua E, Mendinueva-Urkia M, Galan-Bringas S, Murias-Freijo A, Alkhraisat MH. Tooth autotransplantation as a pillar for 3D regeneration of the alveolar process after severe traumatic injury: A case report. Dent Traumatol. 2017 Oct;33(5):414-419.

17. Ashkenazi M, Shashua D, Kegen S, Nuni E, Duggal M, Shuster A. Computerized three-dimensional design for accurate orienting and dimensioning artificial dental socket for tooth autotransplantation. Quintessence Int. 2018;49(8):663-671.

18. Patel S, Brown J, Pimentel T, Kelly RD, Abella F, Durack C. Cone beam computed tomography in Endodontics - a review of the literature. Int Endod J. 2019 Aug;52(8):1138-1152.

19. Patel S, Durack C, Abella F, Shemesh H, Roig M, Lemberg K. Cone beam computed tomography in Endodontics - a review. Int Endod J. 2015 Jan;48(1):3-15.

20. Patel S, Brown J, Semper M, Abella F, Mannocci F. European Society of Endodontology position statement: Use of cone beam computed tomography in Endodontics: European Society of Endodontology (ESE) developed by. Int Endod J. 2019 Dec;52(12):1675-1678.

21. Ludlow JB, Timothy R, Walker C, Hunter R, Benavides E, Samuelson DB, Scheske MJ. Effective dose of dental CBCT-a meta analysis of published data and additional data for nine CBCT units. Dentomaxillofac Radiol. 2015;44(1):20140197.

22. Anssari Moin D, Derksen W, Verweij JP, van Merkesteyn R, Wismeijer D. A novel approach for computer-assisted template-guided autotransplantation of teeth with custom 3D designed/printed surgical tooling. An ex vivo proof of concept. J Oral Maxillofac Surg. 2016 May;74(5):895-902.

23. Anssari Moin D, Verweij JP, Waars H, van Merkesteyn R, Wismeijer D. Accuracy of computer-assisted template-guided autotransplantation of teeth with custom three-dimensional designed/printed surgical tooling: A cadaveric study. J Oral Maxillofac Surg. 2017 May;75(5):925.e1-925.e7.

24. Lee SJ, Jung IY, Lee CY, Choi SY, Kum KY. Clinical application of computer-aided rapid prototyping for tooth transplantation. Dent Traumatol. 2001 Jun;17(3):114-9.

25. Verweij JP, Jongkees FA, Anssari Moin D, Wismeijer D, van Merkesteyn JPR. Autotransplantation of teeth using computer-aided rapid prototyping of a three-dimensional replica of the donor tooth: a systematic literature review. Int J Oral Maxillofac Surg. 2017 Nov;46(11):1466-1474.

26. Verweij JP, van Westerveld KJH, Anssari Moin D, Mensink G, van Merkesteyn JPR. Autotransplantation with a 3-dimensionally printed replica of the donor tooth minimizes extra-alveolar time and intraoperative fitting attempts: A Multicenter prospective study of 100 transplanted teeth. J Oral Maxillofac Surg. 2020 Jan;78(1):35-43.

27. Friedman T, Michalski M, Goodman TR, Brown JE. 3D printing from diagnostic images: a radiologist's primer with an emphasis on musculoskeletal imaging-putting the 3D printing of pathology into the hands of every physician. Skeletal Radiol. 2016 Mar;45(3):307-21.

28. Grant GT. Direct Digital Manufacturing. In: Masri R, Driscoll CF (eds) Clinical applications of digital dental technology, 1st edn. Wiley-Blackwell, Oxford, 2015;pp 41-55.

29. Kühl S, Payer M, Zitzmann NU, Lambrecht JT, Filippi A. Technical accuracy of printed surgical templates for guided implant surgery with the coDiagnostiX ™ software. Clin Implant Dent Relat Res. 2015 Jan;17 Suppl 1:e177-82.

30. Zehnder MS, Connert T, Weiger R, Krastl G, Kühl S. Guided endodontics: accuracy of a novel method for guided access cavity preparation and root canal location. Int Endod J. 2016 Oct;49(10):966-72.

31. Marro A, Bandukwala T, Mak W. Three-dimensional printing and medical imaging: A review of the methods and applications. Curr Probl Diagn Radiol. 2016 Jan-Feb;45(1):2-9.

32. Della Bona A, Cantelli V, Britto VT, Collares KF, Stansbury JW. 3D printing restorative materials using a stereolithographic technique: a systematic review. Dent Mater. 2021 Feb;37(2):336-350.

33. Shah P, Chong BS. 3D imaging, 3D printing and 3D virtual planning in endodontics. Clin Oral Investig. 2018 Mar;22(2):641-654.

34. Gómez Meda R, Abella Sans F, Esquivel J, Zufía J. Impacted maxillary canine with curved apex: Three-dimensional guided protocol for autotransplantation. J Endod. 2022 Mar;48(3):379-387.

35. Strbac GD, Schnappauf A, Bertl MH, Vasak C, Ulm C, Giannis K. Guided Osteotomy and Guided Autotransplantation for Treatment of Severely Impacted Teeth: A Proof-of-Concept Report. J Endod. 2020 Nov;46(11):1791-1798.

36. Aoyama S, Yoshizawa M, Niimi K, Sugai T, Kitamura N, Saito C. Prognostic factors for autotransplantation of teeth with complete root formation. Oral Surg Oral Med Oral Pathol Oral Radiol. 2012 Nov;114(5 Suppl):S216-28.

37. Plotino G, Abella Sans F, Duggal MS, Grande NM, Krastl G, Nagendrababu

V, Gambarini G. Present status and future directions: Surgical extrusion, intentional replantation and tooth autotransplantation. Int Endod J. 2022 May;55 Suppl 3:827-842.

38. Jang JH, Lee SJ, Kim E. Autotransplantation of immature third molars using a computer-aided rapid prototyping model: a report of 4 cases. J Endod. 2013 Nov;39(11):1461-6.

39. Day PF, Lewis BR, Spencer RJ, Barber SK, Duggal M. The design and development of surgical templates for premolar transplants in adolescents. Int Endod J. 2012 Nov;45(11):1042-52.

40. Abella Sans F, Ribas F, Doria G, Roig M, Durán-Sindreu F. Guided tooth autotransplantation in edentulous areas post-orthodontic treatment. J Esthet Restor Dent. 2021 Jul;33(5):685-691.

41. Wegmüller L, Halbeisen F, Sharma N, Kühl S, Thieringer FM. Consumer vs. high-end 3D printers for guided implant surgery-an in vitro accuracy assessment study of different 3D printing technologies. J Clin Med. 2021 Oct 23;10(21):4894.

42. Henprasert P, Dawson DV, El-Kerdani T, Song X, Couso-Queiruga E, Holloway JA. Comparison of the accuracy of implant position using surgical guides fabricated by additive and subtractive techniques. J Prosthodont. 2020 Jul;29(6):534-541.

43. Kurzmann C, Janjić K, Shokoohi-Tabrizi H, Edelmayer M, Pensch M, Moritz A, Agis H. Evaluation of resins for stereolithographic 3D-printed surgical guides: The response of L929 cells and human gingival fibroblasts. Biomed Res Int. 2017;2017:4057612.

44. Kessler A, Reichl FX, Folwaczny M, Högg C. Monomer release from surgical guide resins manufactured with different 3D printing devices. Dent Mater. 2020 Nov;36(11):1486-1492.

45. Son K, Lee K-B. A Novel method for precise guided hole fabrication of dental implant surgical guide fabricated with 3D printing technology. Appl. Sci. 2020 Dec 23;11(1):49.

46. Michl I, Nolte D, Tschammler C, Kunkel M, Linsenmann R, Angermair J. Premolar autotransplantation in juvenile dentition: quantitative assessment of vertical bone and soft tissue growth. Oral Surg Oral Med Oral Pathol Oral Radiol. 2017 Jul;124(1):e1-e12.

47. Kim S, Lee SJ, Shin Y, Kim E. Vertical Bone growth after autotransplantation of mature third molars: 2 case

reports with long-term follow-up. J Endod. 2015 Aug;41(8):1371-4.

48. Bonsor SJ. The use of the operating microscope in general dental practice. Part 2: If you can see it, you can treat it! Dent Update. 2015 Jan-Feb;42(1):60-2, 65-6.

49. Yoshino K, Kariya N, Namura D, Noji I, Mitsuhashi K, Kimura H, Fukuda A, Kikukawa I, Hayashi T, Yamazaki N, Kimura M, Tsukiyama K, Yamamoto K, Fukuyama A, Hidaka D, Shinoda J, Mibu H, Shimakura Y, Saito A, Ikumi S, Umehara K, Kamei F, Fukuda H, Toake T, Takahashi Y, Miyata Y, Shioji S, Toyoda M, Hattori N, Nishihara H, Matsushima R, Nishibori M, Hokkedo O, Nojima M, Kimura T, Fujiseki M, Okudaira S, Tanabe K, Nakano M, Ito K, Kuroda M, Takiguchi T, Fukai K, Matsukubo T. Influence of age on tooth autotransplantation with complete root formation. J Oral Rehabil. 2013 Feb;40(2):112-8.

50. Abella Sans F, Ribas March F, Zubizarreta-Macho Á, Boschini L, Roig Cayón M, Durán-Sindreu Terol F. Guided autotransplant of a first premolar to replace a maxillary ankylosed incisor using a custom-designed osteotome. J Am Dent Assoc. 2022 Mar;153(3):265-272.

51. Zufía J, Abella F, Trebol I, Gómez-Meda R. Autotransplantation of mandibular third molar with buccal cortical plate to replace vertically fractured mandibular second molar: a novel technique. J Endod. 2017 Sep;43(9):1574-1578.

52. Laureano Filho JR, de Oliveira e Silva ED, Batista CI, Gouveia FM. The influence of cryotherapy on reduction of swelling, pain and trismus after third-molar extraction: A preliminary study. J Am Dent Assoc. 2005 Jun;136(6):774-8.

53. Heard KJ, Ries NL, Dart RC, Bogdan GM, Zallen RD, Daly F. Overuse of non-prescription analgesics by dental clinic patients. BMC Oral Health. 2008 Dec 9;8:33.

54. Poveda Roda R, Vagán JV, Jiménez Soriano Y, Gallud Romero L. Use of nonsteroidal antiinflammatory drugs in dental practice. A review. Med Oral Patol Oral Cir Bucal. 2007; 12: 10-18.

55. Karaky AE, Sawair FA, Al-Karadsheh OA, Eimar HA, Algarugly SA, Baqain ZH. Antibiotic prophylaxis and early dental implant failure: a quasi-random controlled clinical trial. Eur J Oral Implantol. 2011 Spring;4(1):31-8.

56. Escalante MG, Eubank TD, Leblebicioglu B, Walters JD. Comparison of azithromycin and amoxicillin before dental implant placement: an exploratory study of bioavailability and resolution of postoperative inflammation. J Periodontol. 2015 Nov;86(11):1190-200.

57. Jacker-Guhr S, Sander J, Luehrs AK. How "universal" is adhesion? Shear bond strength of multi-mode adhesives to enamel and dentin. J Adhes Dent. 2019;21(1):87-95.

58. Gonnissen H, Politis C, Schepers S, Lambrichts I, Vrielinck L, Sun Y, Schuermans J. Long-term success and survival rates of autogenously transplanted canines. Oral Surg Oral Med Oral Pathol Oral Radiol Endod. 2010;110:570-8.

59. Watanabe Y, Mohri T, Takeyama M, Yamaki M, Okiji T, Saito C, Saito I. Long-term observation of autotransplanted teeth with complete root formation in orthodontic patients. Am J Orthod Dentofac Orthop. 2010;138:720-6.

60. Mendoza-Mendoza A, Solano-Reina E, Iglesias- Linares A, Garcia-Godoy F, Abalos C. Retrospective long-term evaluation of autotransplantation of premolars to the central incisor region. Int Endod J. 2012;45:88-97.

61. Paulsen HU, Andreasen JO, Schwartz O. Pulp and periodontal healing, root development and root resorption subsequent to transplantation and orthodontic rotation: a long-term study of autotransplanted premolars. Am J Orthod Dentofac Orthop. 1995;108:630-40.

62. Mensink G, van Merkesteyn R. Autotransplantation of premolars. Br Dent J. 2010;208:109-11.

63. Gambarini G, Galli M, Stefanelli LV, Di Nardo D, Morese A, Seracchiani M, De Angelis F, Di Carlo S, Testarelli L. Endodontic microsurgery using dynamic navigation system: A case report. J Endod. 2019 Nov;45(11):1397-1402.e6.

64. Lee TY, Zaid WS. Broken dental needle retrieval using a surgical navigation system: A case report and literature review. Oral Surg Oral Med Oral Pathol Oral Radiol. 2015 Feb;119(2):e55-9.

65. Stein KM. Use of intraoperative navigation for minimally invasive retrieval of a broken dental needle. J Oral Maxillofac Surg. 2015 Oct;73(10):1911-6.

66. Demian N, Pearl C, Woernley TC 3rd, Wilson J, Seaman J. Surgical navigation for oral and maxillofacial surgery. Oral Maxillofac Surg Clin North Am. 2019 Nov;31(4):531-538.

67. Sukegawa S, Kanno T, Shibata A, Matsumoto K, Sukegawa-Takahashi Y, Sakaida K, Furuki Y. Use of an intraoperative navigation system for retrieving a broken dental instrument in the mandible: a case report. J Med Case Rep. 2017 Jan 15;11(1):14.

68. Sukegawa S, Kanno T, Furuki Y. Application of computer-assisted navigation systems in oral and maxillofacial surgery. Jpn Dent Sci Rev. 2018 Aug;54(3):139-149.

69. Block MS, Emery RW, Cullum DR, Sheikh A. Implant Placement is more accurate using dynamic navigation. J Oral Maxillofac Surg. 2017 Jul;75(7):1377-1386.

70. Chen CK, Yuh DY, Huang RY, Fu E, Tsai CF, Chiang CY. Accuracy of implant placement with a navigation system, a laboratory guide, and freehand drilling. Int J Oral Maxillofac Implants. 2018 Nov/Dec;33(6):1213-1218.

71. Mandelaris GA, Stefanelli LV, DeGroot BS. Dynamic navigation for surgical implant placement: Overview of technology, key concepts, and a case report. Compend Contin Educ Dent. 2018 Oct;39(9):614-621; quiz 622. PMID: 30299111.

72. Panchal N, Mahmood L, Retana A, Emery R 3rd. Dynamic navigation for dental implant surgery. Oral Maxillofac Surg Clin North Am. 2019 Nov;31(4):539-547.

73. Stefanelli LV, DeGroot BS, Lipton DI, Mandelaris GA. Accuracy of a dynamic dental implant navigation system in a private practice. Int J Oral Maxillofac Implants. 2019 January/February;34(1):205-213.

74. Chong BS, Dhesi M, Makdissi J. Computer-aided dynamic navigation: a novel method for guided endodontics. Quintessence Int. 2019;50(3):196-202.

75. Jain SD, Carrico CK, Bermanis I. 3-Dimensional accuracy of dynamic navigation technology in locating calcified canals. J Endod. 2020 Jun;46(6):839-845.

76. Zubizarreta-Macho Á, Muñoz AP, Deglow ER, Agustín-Panadero R, Álvarez JM. Accuracy of computer-aided dynamic navigation compared to computer-aided static procedure for endodontic access cavities: An in vitro study. J Clin Med. 2020 Jan 2;9(1):129.

77. Villa-Machado PA, Restrepo-Restrepo FA, Sousa-Dias H, Tobón-Arroyave SI. Application of computer-assisted dynamic navigation in complex root canal treatments: Report of two cases of calcified canals. Aust Endod J. 2022 Apr;48(1):187-196.

capítulo / tres

AUTOTRASPLANTE DE DIENTES INMADUROS

Francesc Abella Sans, Ramón Gómez Meda

Traumatismos dentoalveolares

Los traumatismos dentoalveolares ocurren con frecuencia en niños y adultos jóvenes y representan el 5 % de todas las lesiones. Se considera que aproximadamente el 25 % de todos los niños en edad escolar experimentan traumatismos dentales y que el 33 % de los adultos han sufrido algún tipo de traumatismo en su dentición permanente[1]. Sin embargo, cabe destacar que la mayoría de estas lesiones ocurren antes de los 19 años, por lo que la pérdida de un diente puede llegar a tener consecuencias de por vida. Los tratamientos para estos grupos de edad más jóvenes suelen ser diferentes a los de los adultos, principalmente debido a la inmadurez de los dientes y al crecimiento facial puberal[2].

Los traumatismos que afectan a la región dentoalveolar pueden provocar la fractura y el desplazamiento de los dientes, aplastamiento o fractura del hueso y lesiones de los tejidos blandos, incluidas contusiones, abrasiones y laceraciones. Las lesiones por luxación son los traumatismos dentales más comunes en la dentición primaria, mientras que las fracturas de corona se observan con mayor prevalencia en dientes permanentes. Actualmente, la literatura disponible proporciona protocolos, métodos y documentación para la evaluación clínica de los diferentes traumatismos dentales. Es necesario conocer cuáles son los primeros auxilios que hay que realizar ante un traumatismo, saber realizar un adecuado examen del paciente y conocer los principales factores que afectan las decisiones de planificación del tratamiento, así como la importancia de comunicar las opciones de tratamiento y el pronóstico a los pacientes[3-5]. En este sentido, un diagnóstico correcto, una planificación oportuna del tratamiento y un seguimiento del caso son pasos esenciales para asegurar un resultado favorable a largo plazo.

La International Association of Dental Traumatology (IADT) aporta cada cierto periodo de tiempo unas actualizaciones acerca del manejo de los diferentes tipos de traumatismos dentales. Estas guías permiten al clínico tener una información actualizada y protocolizada de forma rápida e inmediata. La IADT publicó su primer conjunto de pautas en 2001 y las actualizó en 2007, 2012 y 2020. La IADT no garantiza, y no puede garantizar, resultados favorables a partir del cumplimiento de estas guías, pero cree que su aplicación puede maximizar la probabilidad de un resultado favorable. Estas pautas ofrecen recomendaciones para el diagnóstico y tratamiento de situaciones específicas traumáticas. Sin embargo, no proporcionan ni la información completa ni detallada que se encuentra en los libros de texto, la literatura científica o la guía de traumatología dental (GTD). Se puede acceder a la GTD en https://dentaltraumaguide.org. Además, el sitio web de la IADT https://www.iadt-dentaltrauma.org proporciona una conexión con la revista *Dental Traumatology*.

Recomendaciones generales

CONSIDERACIONES ESPECIALES RESPECTO A LOS TRAUMATISMOS EN DIENTES PRIMARIOS

Las afectaciones graves en los dientes primarios o en el hueso alveolar pueden ocasionar consecuencias importantes en la dentición permanente en forma de malformaciones, dientes impactados y trastornos de erupción. Los pacientes más pequeños son, a menudo, complicados de examinar y tratar debido al miedo y a la falta de cooperación. A pesar de que este tipo de situaciones son estresantes y difíciles tanto para el niño como para los padres o tutores*, el clínico debe intentar recapitular la mayor información posible (tipo de traumatismo, momento de la caída, oclusión, etc.) para proporcionar el tratamiento más apropiado[6]. Los episodios traumáticos múltiples también son comunes en los niños y esto puede afectar los resultados después de un traumatismo en un diente en concreto.

DIENTES PERMANENTES INMADUROS FRENTE A MADUROS

Cuando se produce una lesión traumática en un diente permanente inmaduro, debe hacerse todo lo posible para preservar su vitalidad para asegurar el desarrollo radicular y, en consecuencia, el mantenimiento de los tejidos duros y blandos (CASO CLÍNICO 3.1). A diferencia del diente maduro con ápice cerrado, el diente permanente inmaduro tiene una capacidad considerable para cicatrizar después de una exposición pulpar traumática, lesión por luxación o fractura radicular.

Por simplicidad, se mencionará en adelante a los padres, pero se debe entender que nos referimos en todo caso a los adultos responsables del menor.

CASO CLÍNICO 3.1

Diente permanente inmaduro

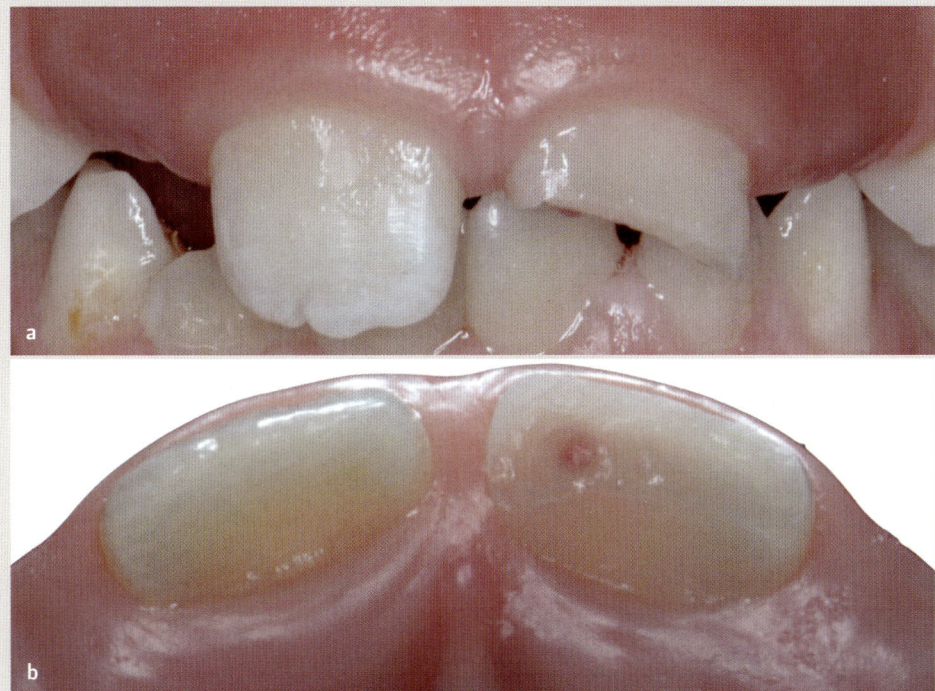

🔍 3.1 Traumatismo con fractura complicada en el diente 2.1. Paciente que acude 48 horas tras el traumatismo. a) Vista vestibular inicial. b) Vista palatina inicial. Obsérvese la exposición del cuerno pulpar.

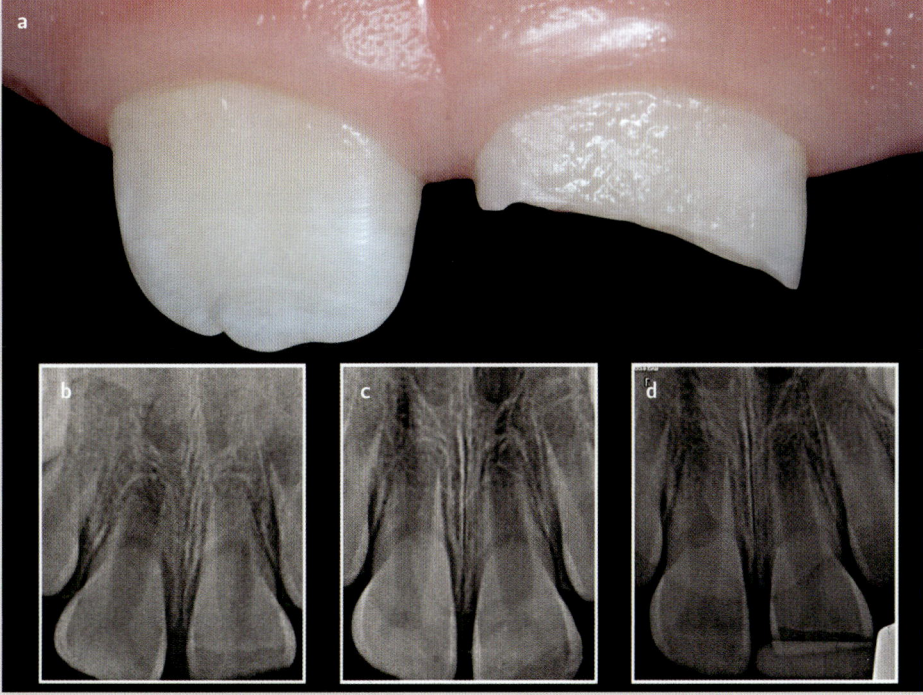

🔍 3.2 Tras el estudio clínico y radiográfico se planifica realizar una pulpotomía parcial. a) Aspecto inicial tras la limpieza de los tejidos blandos. b-d) Radiografías periapicales con diferentes angulaciones verticales para descartar alguna fractura asociada.

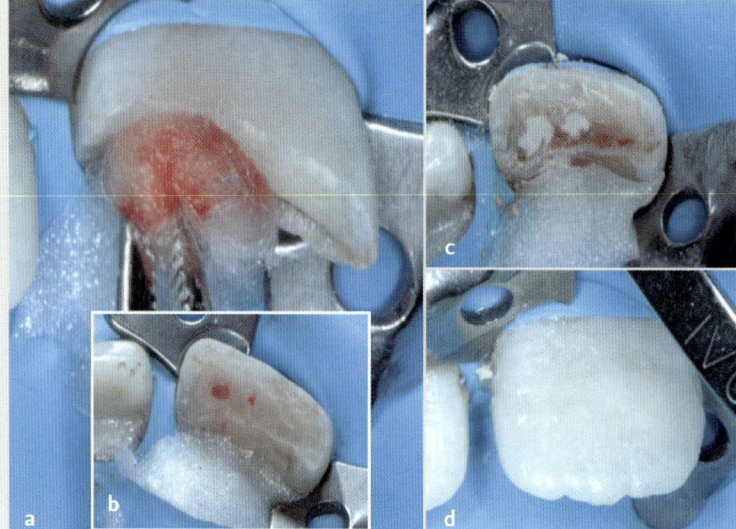

Q 3.3 Procedimiento paso a paso de la técnica de pulpotomía parcial. a,b) Remoción de 2 mm coronales de la pulpa inflamada y control del sangrado mediante un algodón impregnado con hipoclorito de sodio (NaOCl) a altas concentraciones. c) Colocación de un cemento hidráulico de silicato de calcio. d) Adhesión del fragmento tras humedecerlo durante 20 minutos en suero salino fisiológico.

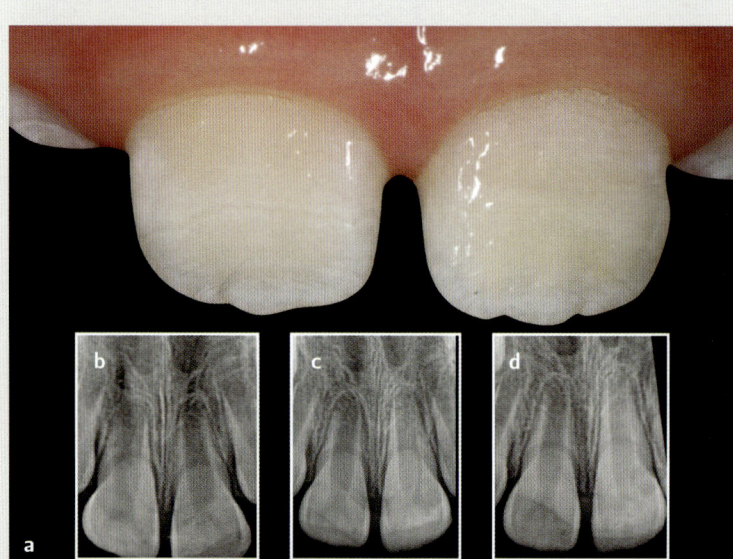

Q 3.4 Evolución favorable en los diferentes controles clínicos y radiográficos. a) Aspecto clínico a los 12 meses del traumatismo. b–c) Aspecto radiográfico a los 6, 8 y 12 meses tras el traumatismo.

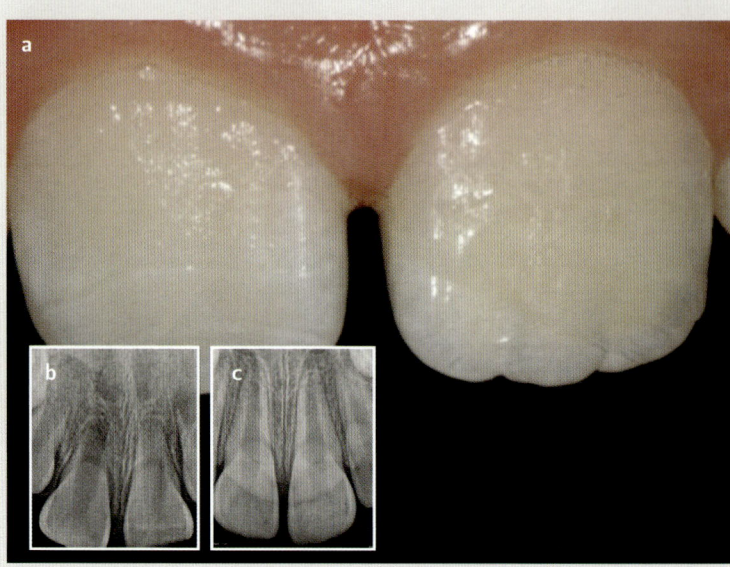

Q 3.5 Control clínico y radiográfico a los 18 meses. a) Nótese la perfecta integración funcional y estética del fragmento adherido. b,c) Evolución radiográfica del estado inicial y del último control a los 18 meses. Nótese el desarrollo radicular producido en el diente afectado gracias a la preservación de la pulpa vital.

INSTRUCCIONES PARA EL PACIENTE Y SUS PADRES

El cumplimiento del paciente con las visitas de seguimiento contribuye de forma significativa a una mejor curación después de un traumatismo dental. Se debe asesorar tanto al paciente como a los padres de un paciente joven sobre el cuidado del diente o dientes afectados para alcanzar una cicatrización óptima y prevenir más lesiones, así como el empleo de una higiene bucal meticulosa y enjuagues con un agente antibacteriano (CASO CLÍNICO 3.2).

CASO CLÍNICO 3.2

Necrosis pulpar

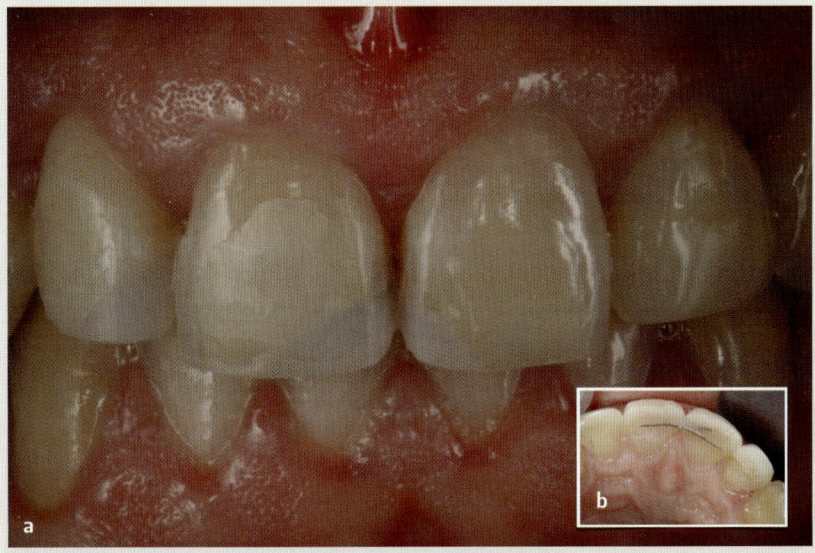

Q 3.6 Situación inicial a los 4 meses de un traumatismo (luxaciones laterales según refiere el paciente). a) Vista vestibular en la que se aprecian restauraciones de composite en todos los incisivos. b) Vista palatina con una retención mediante alambre y composite entre los dientes 1.1 y 2.1.

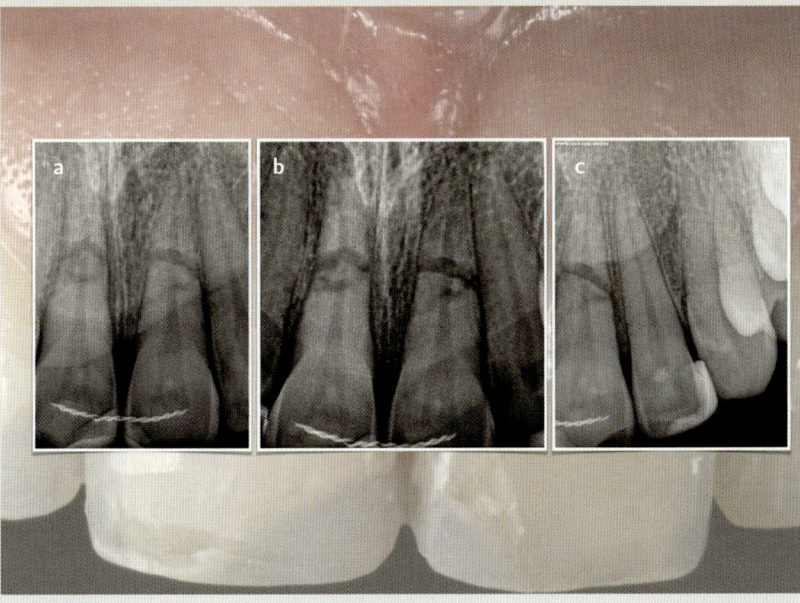

Q 3.7 Aspecto radiográfico inicial. a–c) Radiografías periapicales anguladas en sentido vertical en las que se aprecian fracturas radiculares en ambos incisivos centrales superiores.

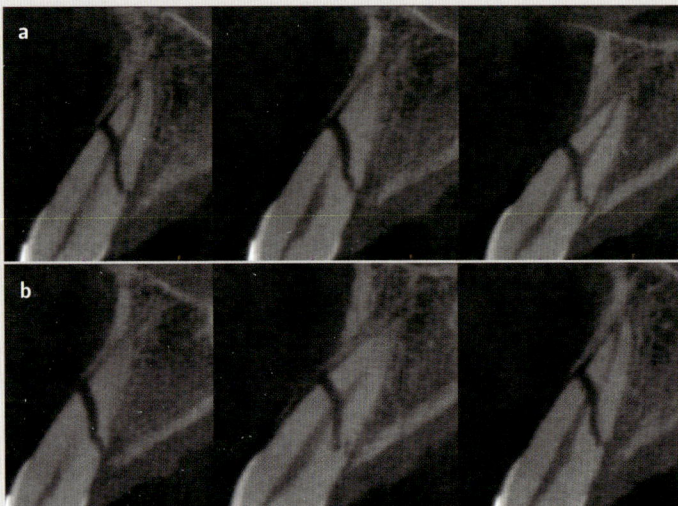

🔍 **3.8** Estudio 3D mediante TCHC de volumen limitado de la zona afectada. a) Cortes sagitales del diente 1.1. b) Cortes sagitales del diente 2.1. Nótese la dirección oblicua de ambas fracturas radiculares y la ausencia de periodontitis apical en ambos dientes.

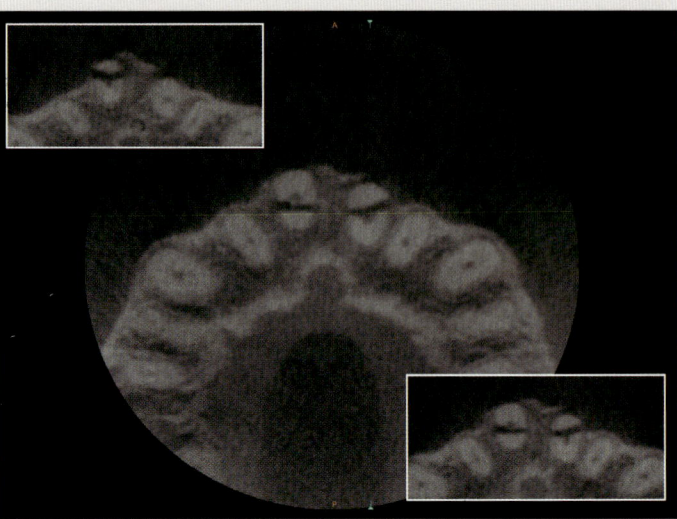

🔍 **3.9** Estudio 3D mediante TCHC de volumen limitado de la zona afectada. Cortes axiales para visualizar las fracturas radiculares ubicadas en los incisivos centrales.

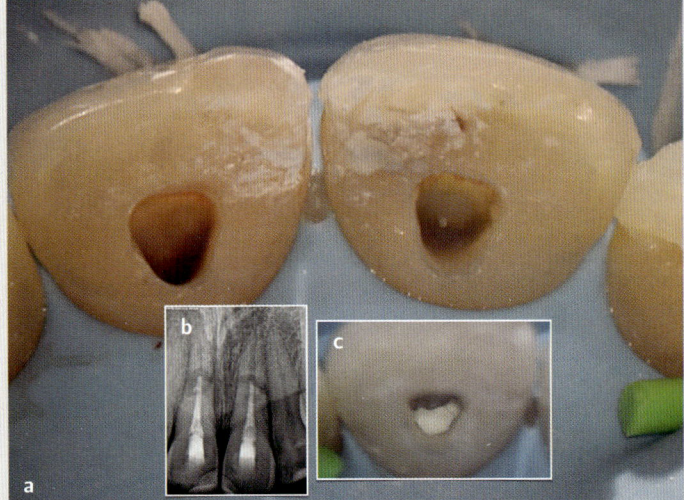

🔍 **3.10** Diagnóstico: necrosis pulpar de la pulpa coronal de los dientes 1.1 y 1.2. Se realizó un tratamiento endodóntico hasta a línea de la fractura mediante cemento hidráulico de silicato de calcio. a) Apertura cameral en 1.1 y 2.1. b) Aspecto radiográfico tras la colocación del cemento a base de silicato de calcio. c) Aspecto clínico con el cemento colocado desde la línea de fractura hasta la base de la apertura cameral.

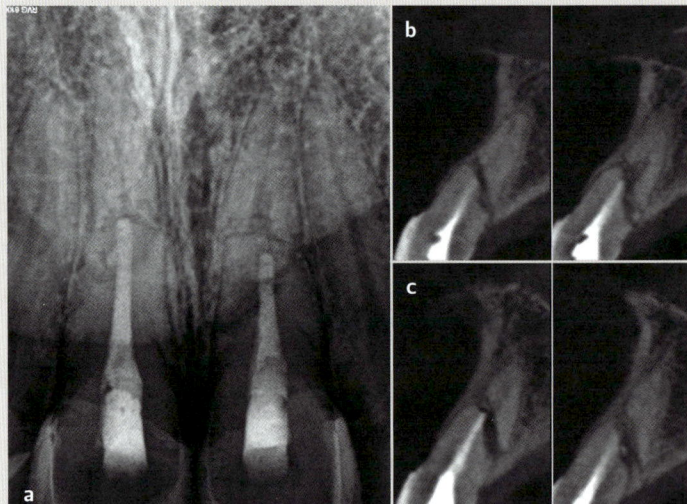

🔍 **3.11** Evolución radiográfica favorable a los 2 años. a) Imagen radiográfica 2D en la que se observa la curación entre los fragmentos. b) Curación entre los fragmentos en el diente 1.1. c) Curación entre los fragmentos en el diente 2.1. Obsérvese en 3D que la curación obtenida es una mezcla de tejido conectivo y tejido osteoide.

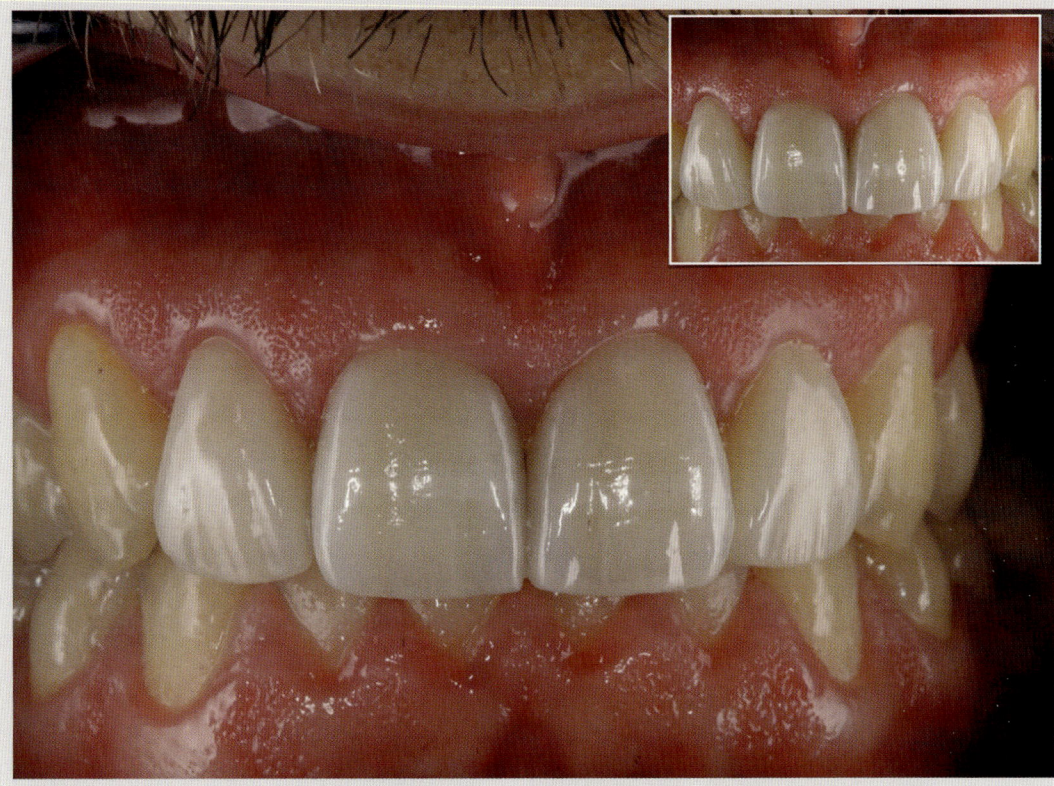

🔍 **3.12** Control clínico a los 2 años. Rehabilitación con carillas de los incisivos superiores.

DOCUMENTACIÓN MEDIANTE FOTOGRAFÍA, VÍDEO Y ESCÁNER INTRAORAL

El uso de fotografías clínicas es fundamental para tener una buena documentación del estado inicial de traumatismo, así como de los diferentes exámenes de seguimiento. La documentación fotográfica, o incluso en vídeo, permite al clínico hacer una monitorización del traumatismo desde el estado de los tejidos blandos, el color de los dientes, la reerupción espontánea de un diente con intrusión hasta el desarrollo de una infraposición de un diente anquilosado. Tanto fotografías como vídeos son herramientas muy útiles que proporcionan una importante documentación médico-legal en casos de litigio. Sin embargo, la adquisición de fotografías intraorales de manera reproducible es un proceso que puede ser extremadamente complicado. Existen varios factores como las diferencias en la angulación, la iluminación o el propio aumento que pueden dificultar la comparación de tamaño y color de tejidos (blando y duros) entre diferentes fotografías. Afortunadamente, técnicas de imágenes en 3D como el escáner intraoral o por sus siglas en inglés IOS (*intra oral scanner*) permiten un análisis completo, objetivo y reproducible de las características morfológicas de los diferentes tejidos, proporcionando una mejor identificación de los tejidos (📷 3.13, **CASO CLÍNICO** 3.3).

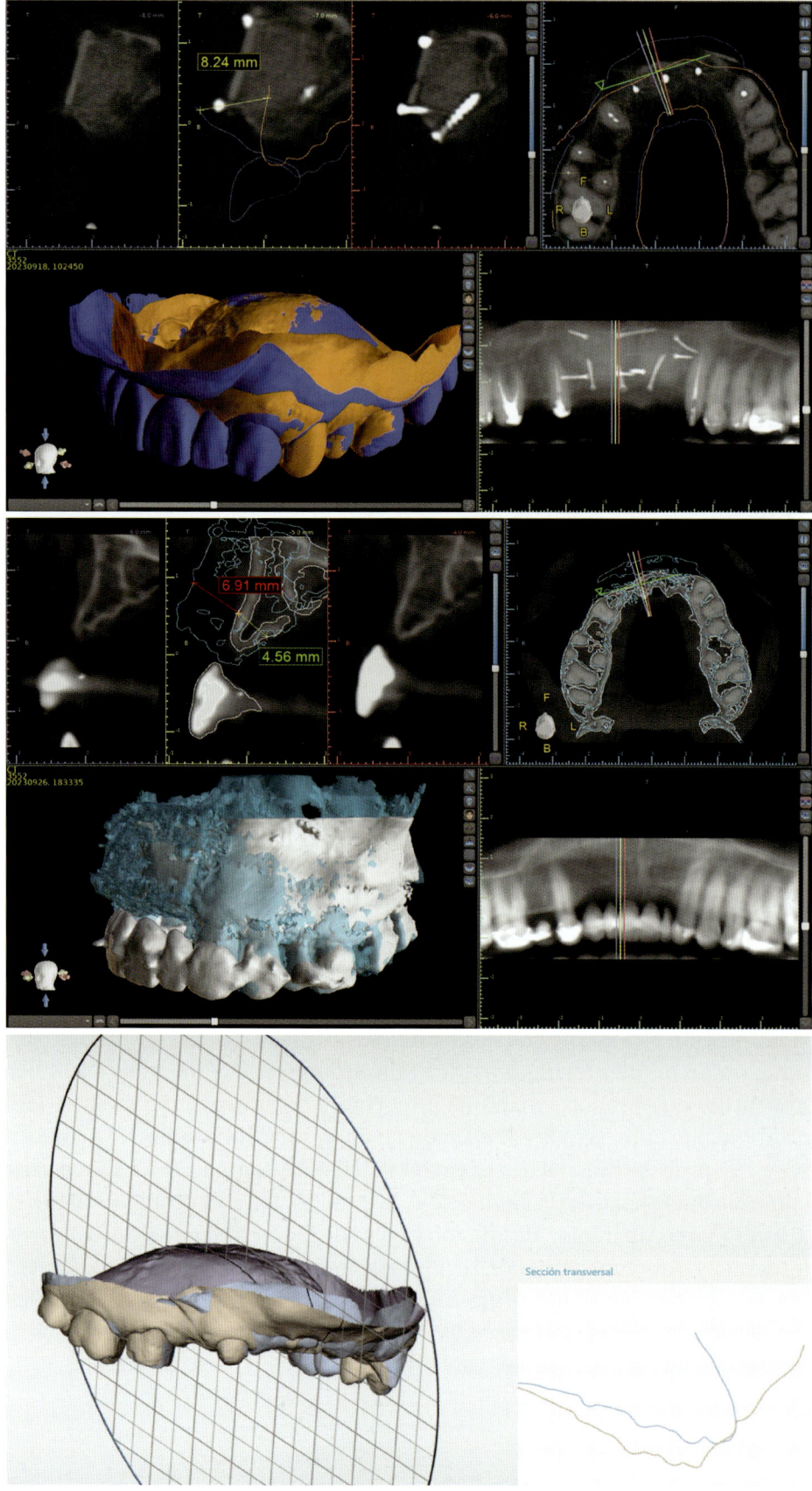

3.13 Análisis de las características morfológicas de los tejidos y cambios volumétricos con la ayuda de un escáner intraoral inicial y posquirúrgico.

CASO CLÍNICO 3.3

Dolor agudo postraumático

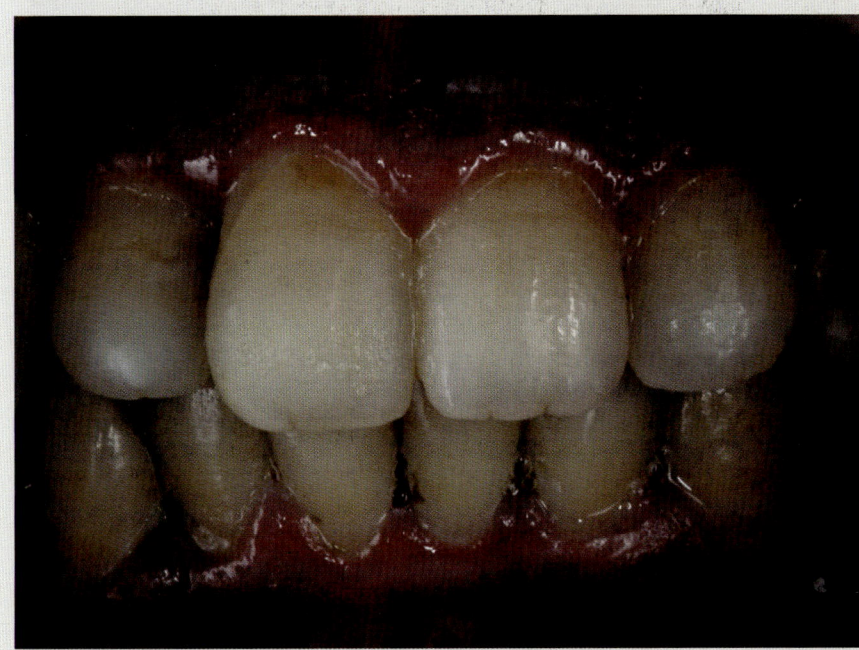

🔍 **3.14** Situación inicial tras una caída en bicicleta. El paciente refiere un dolor agudo en el incisivo central superior derecho (1.1) que le imposibilita cerrar bien la boca.

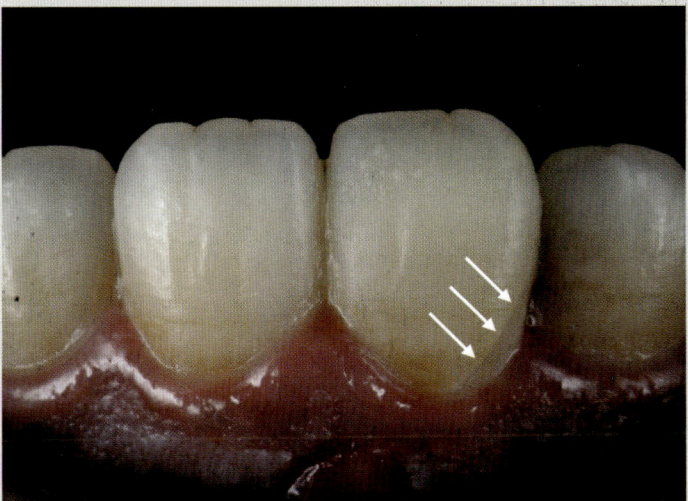

🔍 **3.15** Línea de fractura (flechas blancas) en la parte vestibular del diente 1.1.

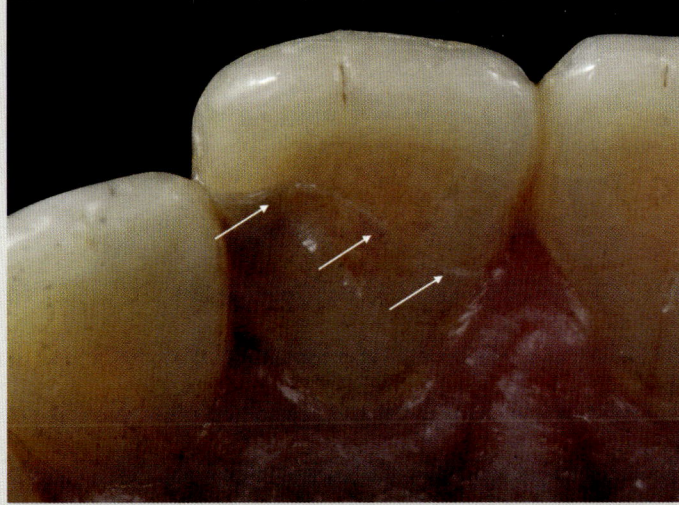

🔍 **3.16** Continuidad de la línea de fractura por la parte palatina del diente afectado.

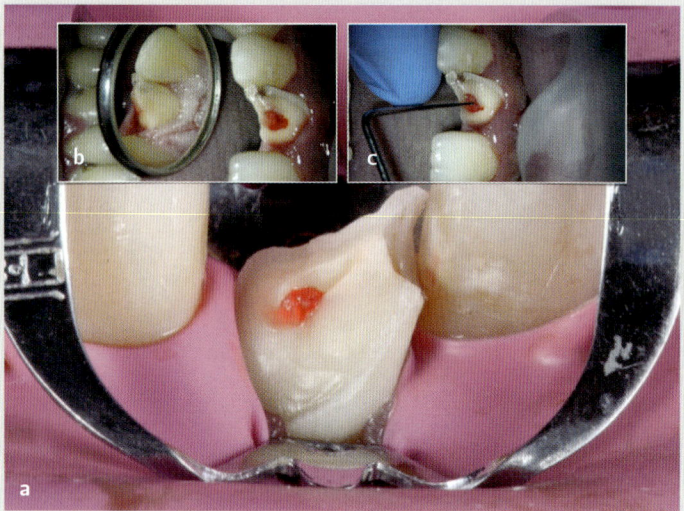

🔍 **3.17** Remoción del fragmento fracturado y tratamiento endodóntico (diente con el ápice maduro). a,b) Pulpa inflamada inspeccionada bajo magnificación tras la remoción del fragmento. c) Aislamiento absoluto del campo operatorio.

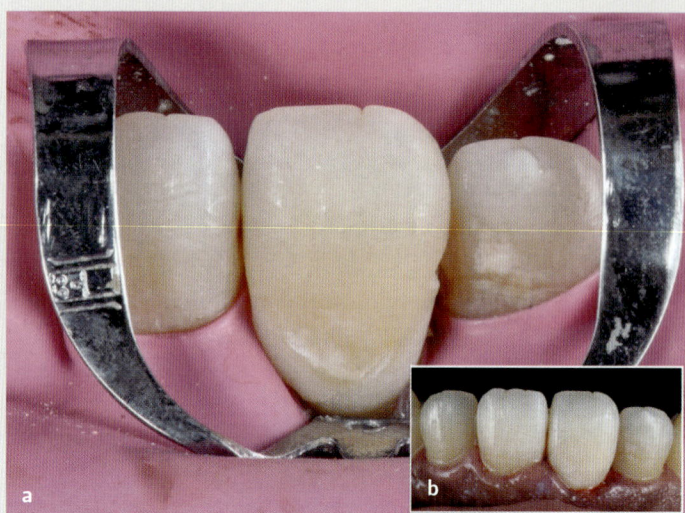

🔍 **3.18** Adhesión del fragmento tras completar el tratamiento endodóntico. a) Adhesión inmediata con aislamiento absoluto. b) Aspecto tras la remoción del dique de goma.

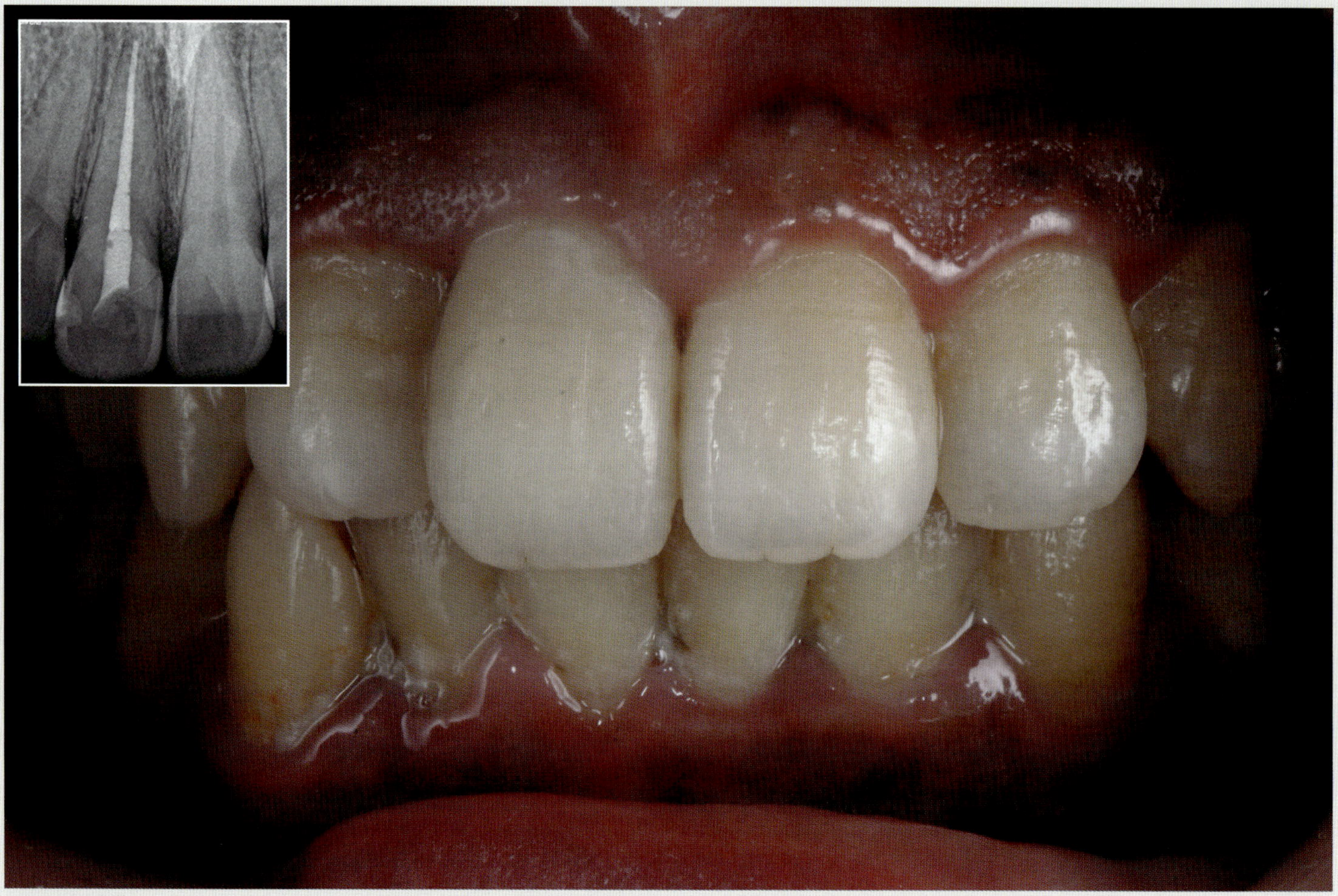

🔍 **3.19** Control clínico y radiográfico 2 años después del traumatismo.

EXAMEN RADIOGRÁFICO

Se recomiendan varias proyecciones y angulaciones de imágenes bidimensionales convencionales[7,8]. En este sentido, el clínico deberá evaluar y determinar qué radiografías son las más idóneas para cada situación. Además, hay que tener en cuenta que estas radiografías iniciales servirán al clínico como base para futuras comparaciones en los sucesivos exámenes de control. Es altamente recomendable el uso de soportes (posicionadores) que permitan la estandarización de las radiografías. De esta manera, el clínico podrá comparar las diferentes radiografías tomadas siempre desde la misma visión.

La tomografía computarizada de haz cónico (TCHC) proporciona una visualización mejorada de los traumatismos dentales, en particular las fracturas radiculares, las fracturas de la corona/raíz y las luxaciones laterales. La TCHC ayuda a determinar la ubicación, extensión y dirección de una fractura. En estas lesiones específicas, las imágenes en 3D pueden ser útiles y deben considerarse, si están disponibles[8,9]. Un principio que debe guiar al clínico al considerar la exposición de un paciente a radiaciones ionizantes es si es probable que la imagen obtenida cambie el plan de tratamiento[10,11]. En un estudio realizado por Rodríguez Mazón y cols.[12] se determinó la influencia de la TCHC en la toma de decisiones clínicas en casos de reabsorción cervical invasiva (RCI) entre diferentes grupos de especialistas (endodoncia, prostodoncia, cirugía oral, periodoncia, ortodoncia y odontología general). Se eligieron un total de 60 examinadores de diferentes especialidades para evaluar 12 casos de lesiones RCI. Cada caso incluía fotografías clínicas, radiografías periapicales digitales y una exploración mediante TCHC de pequeño volumen. En la primera evaluación, a los examinadores se les proporcionaba toda la información relevante de cada caso, excepto la exploración TCHC. Cada examinador debía seleccionar 1 opción de tratamiento y que evaluara la dificultad para tomar dicha opción. Cuatro semanas después, los examinadores revisaron aleatoriamente los mismos 12 casos con la información adicional de los datos de la TCHC. Después de la evaluación mediante TGHC, los especialistas cambiaron su plan de tratamiento en el 72,2 % de los casos (p < 0,05). Esto es un claro ejemplo de que, cuando está bien indicada, la TCHC es una herramienta con un significativo impacto a la hora de planificar la mejor opción de tratamiento.

EVALUACIÓN DEL ESTADO PULPAR

Las pruebas de sensibilidad (comúnmente, la prueba de frío y eléctrica) se utilizan básicamente para determinar la situación de la pulpa (📷 3.20). Sin embargo, es importante comprender que estas pruebas de sensibilidad únicamente evalúan la actividad neural y no el aporte vascular. Por tanto, estos tipos de pruebas no son del todo fiables, ya que se puede producir una falta temporal de respuesta neural o una falta de diferenciación de las fibras nerviosas A-delta en pacientes jóvenes[13,14]. La pérdida temporal de sensibilidad es un hallazgo muy común durante la cicatrización de la pulpa después de un traumatismo, especialmente por luxación[15]. Por lo tanto, el clínico debe tener claro que no siempre una falta de respuesta a las pruebas de sensibilidad pulpar es sinónimo o indicativo de necrosis pulpar. A pesar de esta limitación, es aconsejable realizar por sistemática las pruebas de sensibilidad pulpar tanto en el inicio como en los diferentes controles, y así poder establecer una línea de base para futuras pruebas de comparación.

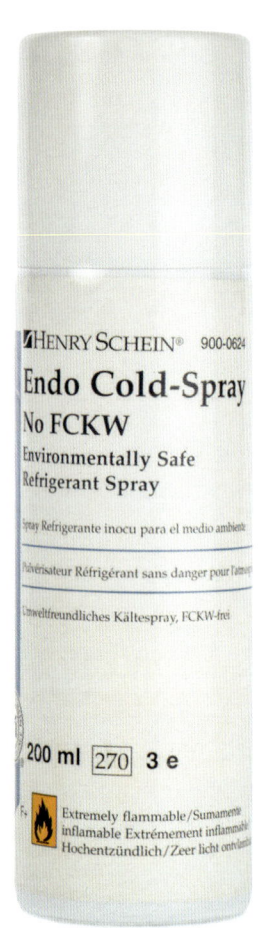

3.20 Cloruro de etilo que se puede rociar sobre una torunda de algodón, lo que da como resultado la formación de cristales de hielo, antes de la aplicación en el diente.

Por otro lado, el clínico tiene a su disposición la oximetría de pulso, que mide el flujo sanguíneo real en lugar de la respuesta neural[16]. Es un método simple, continuo, no invasivo y preciso para confirmar la presencia de un suministro de sangre (vitalidad) en la pulpa. El sistema valora de forma periférica el porcentaje de hemoglobina (Hb) saturada con oxígeno (O_2) por el paso de longitudes de onda específicas a través de la sangre. La flujometría mediante láser Doppler es otra tecnología prometedora para monitorear la vitalidad pulpar.

ESTABILIZACIÓN

La evidencia actual es bastante unánime en apoyar el uso de ferulizaciones semirrígidas (flexibles) y pasivas para la estabilización de dientes luxados, avulsionados y con fracturas radiculares. El tiempo de ferulización dependerá del tipo de traumatismo, pero normalmente cuando no existe un componente óseo afectado, la duración es de pocas semanas (2-4 semanas). Sin embargo, cuando se necesita inmovilizar un fragmento óseo o hay una fractura radicular en tercio cervical, la ferulización se deja por algunos meses (consulte la *Guía de Traumatología Dental*). Cuando se utilizan ferulizaciones mediante alambre y composite, se deben usar alambres de acero inoxidable de hasta 0,4 mm de diámetro para permitir una la estabilización fisiológica[17].

Consejo: Es de vital importancia mantener el composite y los sistemas adhesivos separados de la encía y las áreas interproximales para evitar una excesiva retención de placa y una infección secundaria

USO DE ANTIBIÓTICOS

No existe ninguna evidencia de que el uso de antibióticos sistémicos mejore el pronóstico de dientes que han sufrido algún traumatismo. Sin embargo, su uso queda a discreción del clínico, ya que muchos de estos traumatismos van acompañados de otro tipo de lesiones, especialmente en tejidos blandos, que requieran algún tipo de intervención quirúrgica. En casos de avulsión, la administración sistémica de antibióticos es muy cuestionable. Si bien es cierto que el ligamento periodontal (LPD) de un diente avulsionado a menudo se contamina con bacterias de la cavidad bucal, del propio medio de almacenamiento o del entorno en el que se produjo la avulsión, no queda claro que su uso aporte un claro beneficio. Sin embargo, para los autores de este libro, el uso de antibióticos es parte de la pauta que se debe seguir en casos de reimplante (intencional o tras una avulsión accidental) y autotrasplante, ya que ayudan a prevenir las reacciones relacionadas con la infección y disminuyen la aparición de reabsorciones radiculares inflamatorias[18,19].

INSTRUCCIONES PARA EL PACIENTE

Tras un traumatismo dental, el cumplimiento del paciente con las visitas de control es fundamental, ya que está demostrado que contribuye de forma positiva al pronóstico del caso. Tanto los pacientes como los padres o tutores deben ser informados sobre el cuidado del diente (o dientes) afectado y de los tejidos para lograr una cicatrización óptima. El clínico deberá insistir al paciente sobre la importancia de aplicar una higiene bucal meticulosa (enjuagues con clorhexidina 0,12 %) y evitar, en la medida de lo posible, la participación en deportes de contacto para prevenir lesiones adicionales.

SEGUIMIENTO Y DETECCIÓN DE COMPLICACIONES POSTRAUMÁTICAS

Las visitas de control son parte de tratamiento después de un traumatismo dental. En cada control, el clínico deberá preguntar al paciente sobre cualquier signo o síntoma, además de realizar exámenes clínicos y radiográficos y pruebas de sensibilidad pulpar. Se recomienda enfáticamente la documentación fotográfica o mediante IOS. Las principales complicaciones después de un traumatismo son la necrosis e infección pulpar, la obliteración (calcificación) del espacio pulpar, reabsorciones radiculares de diferente índole, y la ruptura de la encía marginal y del hueso. La detección temprana de cualquiera de estas complicaciones va a mejorar su pronóstico (**CASO CLÍNICO** 3.4).

CASO CLÍNICO 3.4

Endodoncia guiada

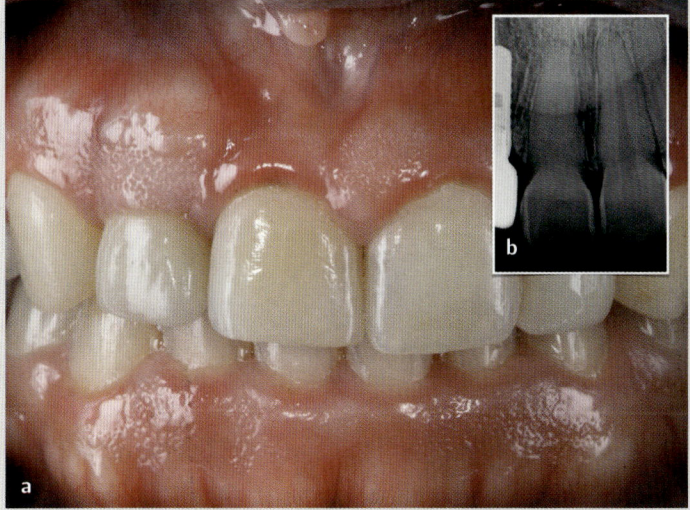

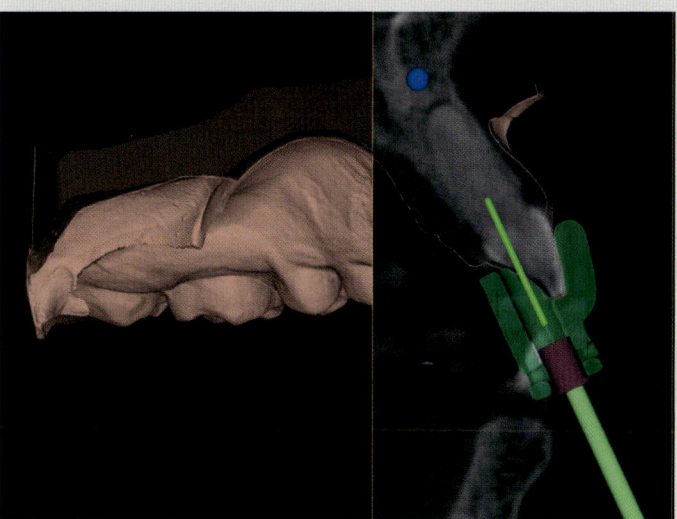

🔍 **3.21** Periodontitis apical sintomática en el incisivo central superior derecho (diente 1.1). a) Apréciese el ligero cambio de coloración debido a la obliteración parcial del conducto radicular. b) Ensanchamiento en la zona perirradicular junto a una obliteración del conducto hasta el tercio medio radicular.

🔍 **3.22** Planificación de endodoncia guiada. Tras el alineamiento de los archivos DICOM y STL se procedió al diseño del acceso guiado.

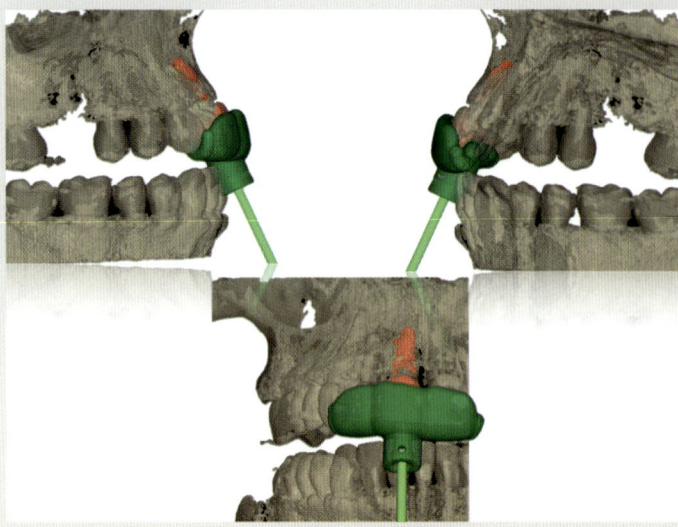

Q 3.23 Verificación de la planificación digital según las características de la fresa (0,75 mm).

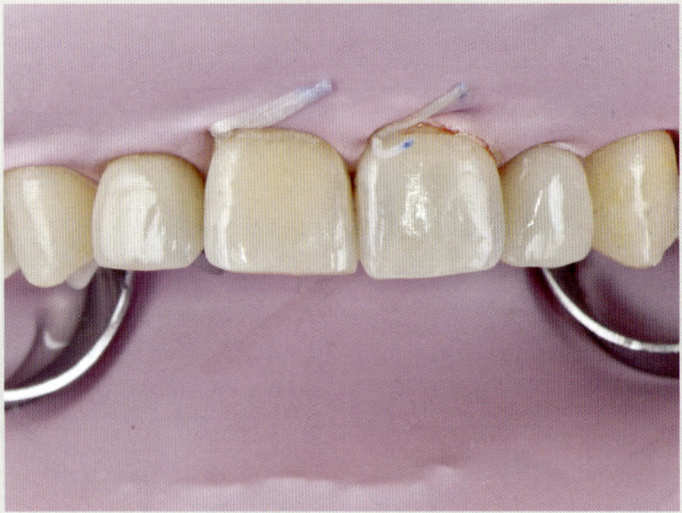

Q 3.24 Aislamiento absoluto del campo operatorio.

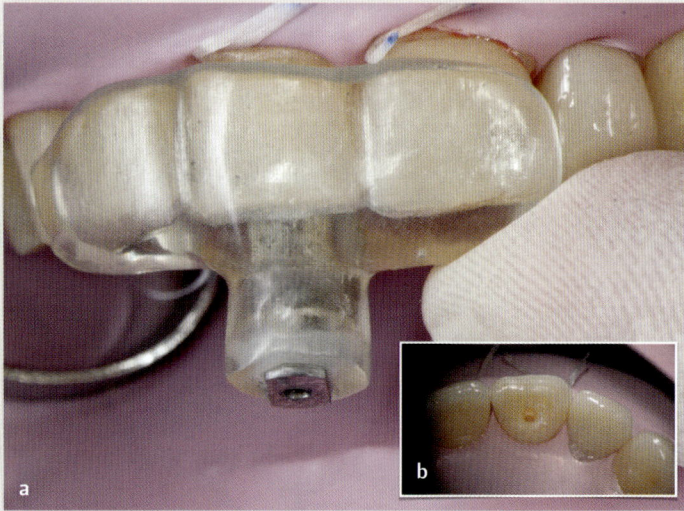

Q 3.25 Procedimiento del acceso guiado. a) Colocación de la férula impresa para la realización del acceso. b) Detalle del acceso conservado realizado tras el uso de la fresa guiada.

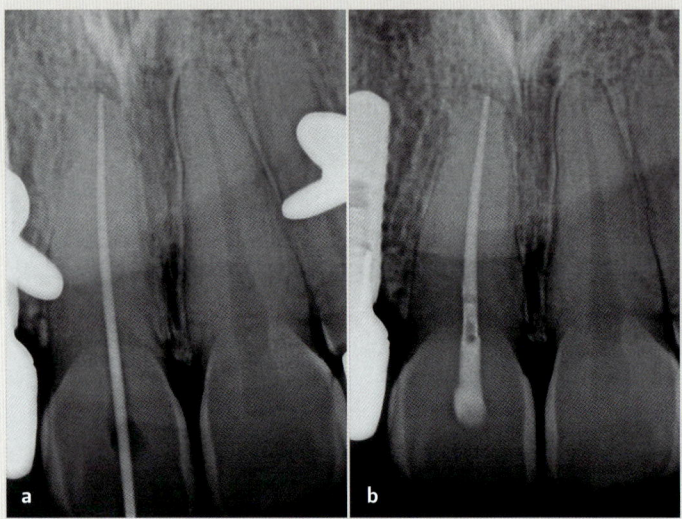

Q 3.26 Aspecto radiográfico final. a) Conometría tras la localización del conducto. b) Radiografía final. Obsérvese el mínimo daño realizado en la dentina pericervical.

DIENTES INMADUROS (ÁPICE ABIERTO) Y MADUROS (ÁPICE CERRADO)

Una de las principales premisas ante cualquier traumatismo es intentar preservar el tejido pulpar, independientemente del estado radicular del diente afectado. Es evidente que, en dientes permanentes inmaduros, este hecho cobra una mayor relevancia, ya que permitirá el desarrollo radicular y la formación del ápice. La gran mayoría traumatismos ocurren en niños y adolescentes, en los que la pérdida de un diente va a tener consecuencias de por vida (**CASO CLÍNICO** 3.5).

CASO CLÍNICO 3.5

Pérdida de incisivo central superior derecho

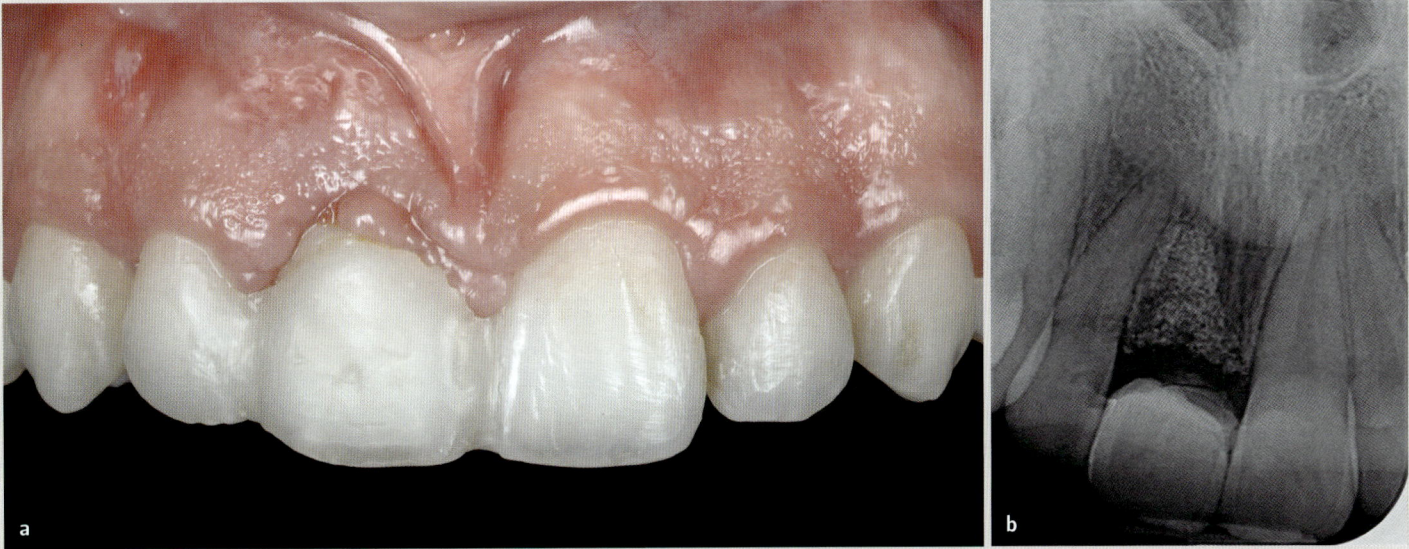

a   b

🔍 **3.27** Paciente de 22 años que acude a la clínica refiriendo la pérdida por avulsión años atrás del incisivo central superior derecho (1.1). En la primera visita observamos una preservación alveolar previa con la corona del diente adherida a modo de Maryland a los dientes adyacentes. Motivo de consulta: colocación de implante. a) Visión vestibular. b) Radiografía periapical inicial.

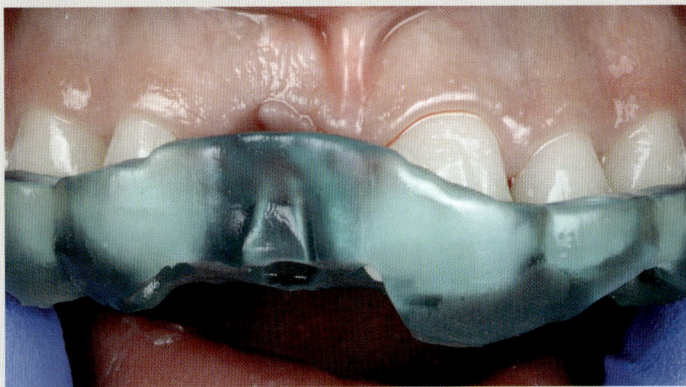

🔍 **3.28** Guía quirúrgica fresada en clínica para una colocación 3D precisa del implante en su lecho receptor.

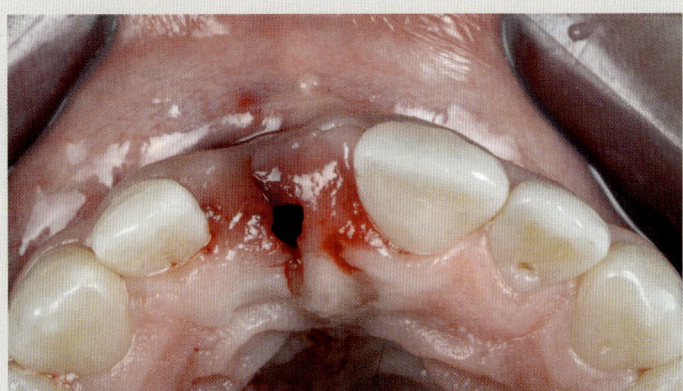

🔍 **3.29** Extracción del provisional en la zona del 1.1 y acceso al área quirúrgica con bisturí circular (*punch*).

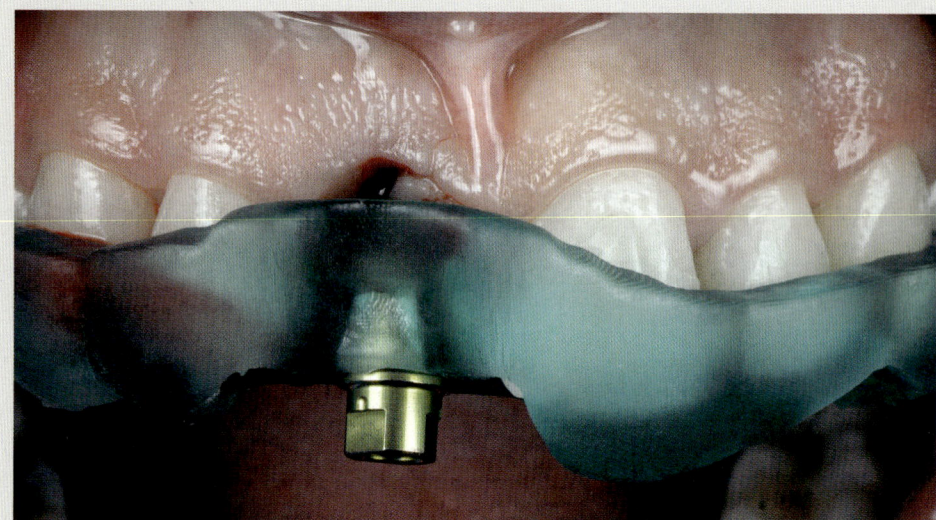

Q 3.30 Preparación de la zona quirúrgica y colocación de un implante Conelog® (Progressive-Line, Promote® plus de Ø3,8 y L16; CAMLOG Biotechnologies GmbH, Basel, Suiza).

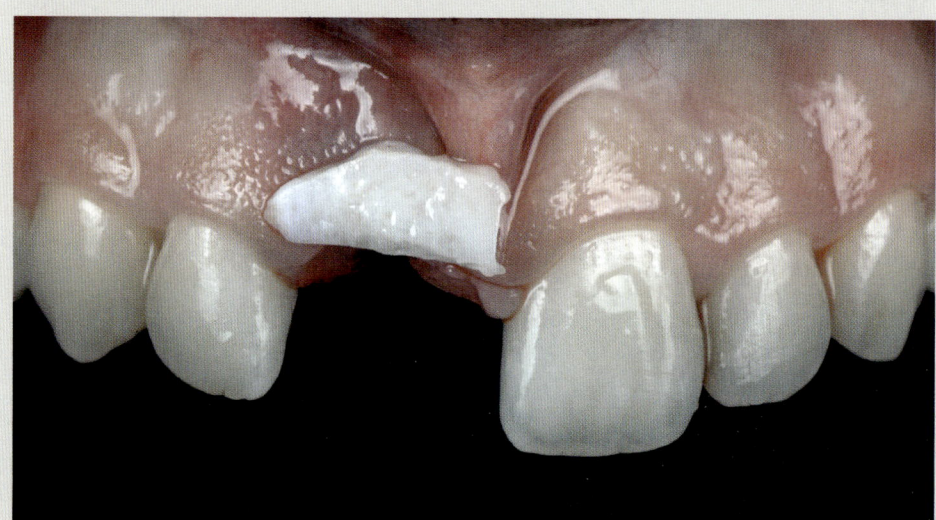

Q 3.31 Colocación de un injerto de tejido conectivo obtenido de la tuberosidad del primer cuadrante (tamaño 10 × 6 × 2 mm) para incrementar el grosor gingival por vestibular del implante.

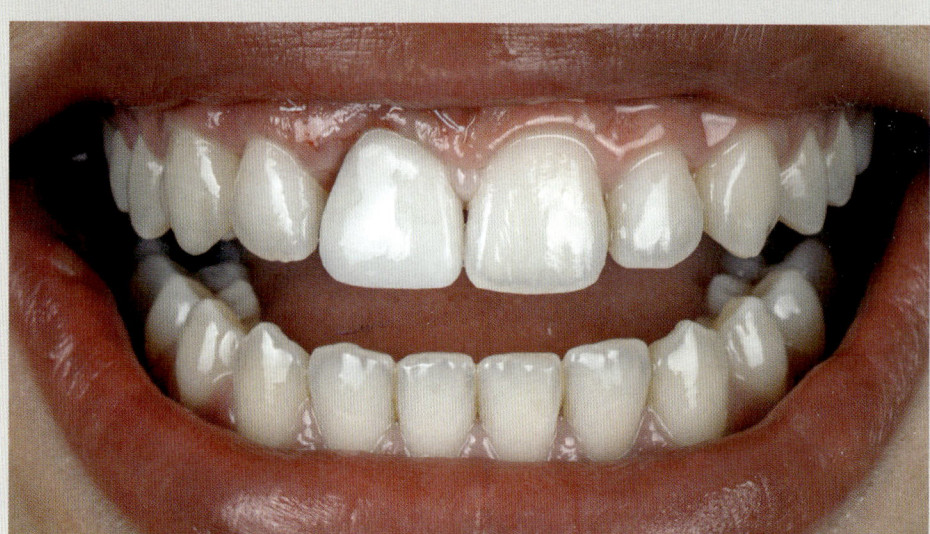

Q 3.32 Carga inmediata mediante corona provisional en polimetilmetacrilato (PMMA) fresada en clínica.

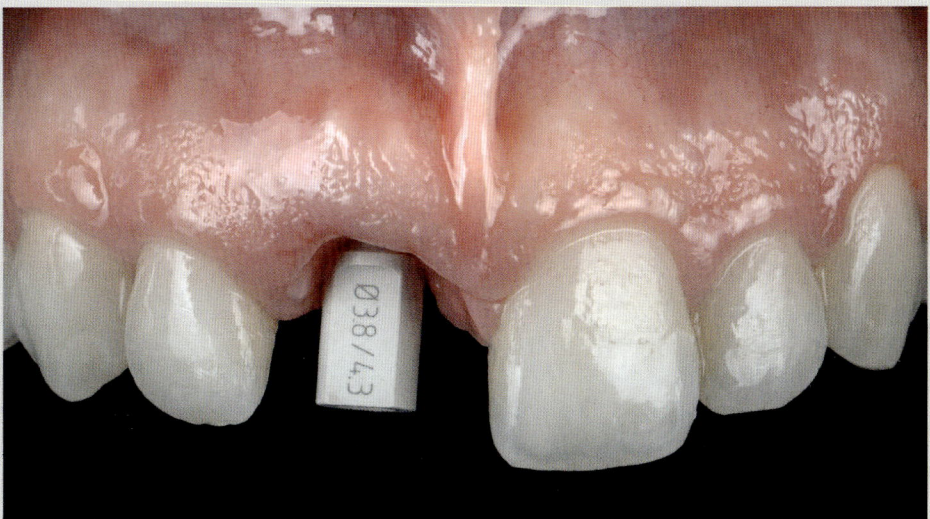

Q 3.33 Escaneado a los dos meses de la posición 3D del implante con un ScanBody Conelog®️ para diseñar digitalmente la corona definitiva.

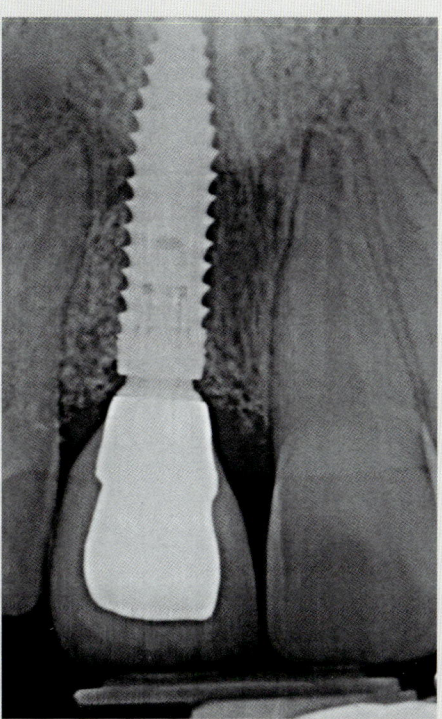

▲ **Q 3.34** Radiografía periapical de la corona definitiva en circonio estratificado al año de colocar el implante.

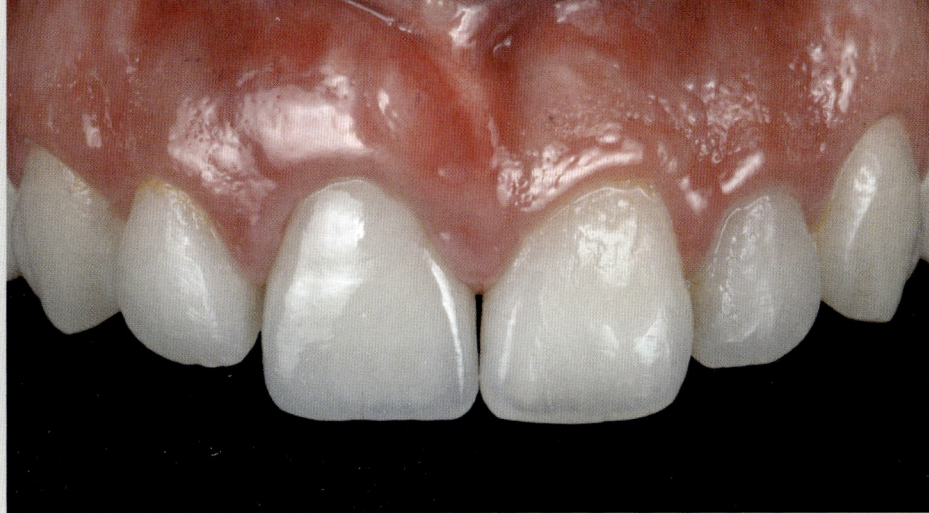

◀ **Q 3.35** Control al año tras la colocación de la corona definitiva.

La pulpa de un diente permanente inmaduro tiene una capacidad considerable de cicatrización después de una exposición pulpar traumática, lesión por luxación o fractura radicular[20]. Las exposiciones pulpares secundarias a traumatismos son susceptibles de recibir terapia pulpar vital (recubrimiento pulpar, pulpotomía parcial, pulpotomía superficial o parcial y pulpotomía cervical) para intentar mantener la pulpa y permitir el desarrollo continuo de la raíz. Además, las terapias emergentes de regeneración endodóntica han demostrado la capacidad de revascularizar y revitalizar dientes al crear condiciones que permiten el crecimiento de tejido en los conductos radiculares de dientes permanentes inmaduros con pulpas necróticas (**CASO CLÍNICO** 3.6)[21].

CASO CLÍNICO 3.6

Regeneración endodóntica en incisivo central superior

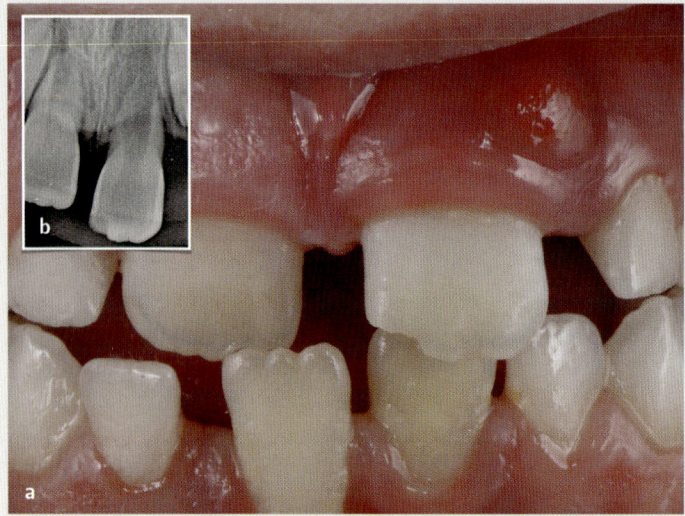

3.36 Absceso apical crónico en el diente 2.1 tras un traumatismo. a) Diente 2.1 con ápice inmaduro y pulpa necrótica. b) Trayecto fistuloso (estoma).

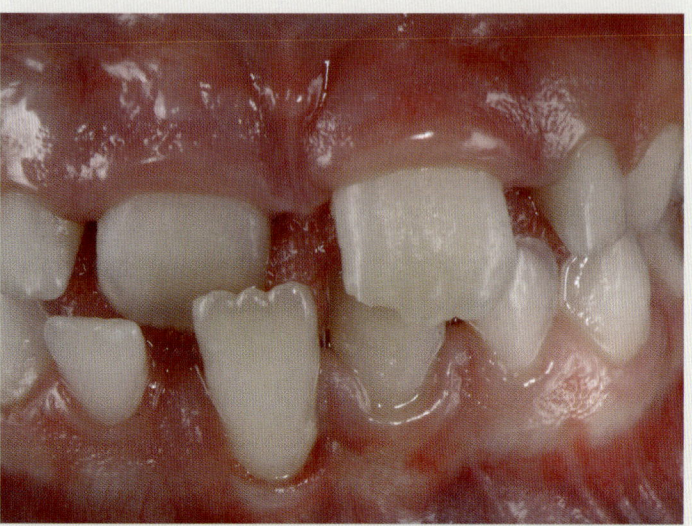

3.37 Situación al cabo de un mes de iniciar el tratamiento mediante regeneración endodóntica. Se usó hidróxido de calcio como medicación intraconducto.

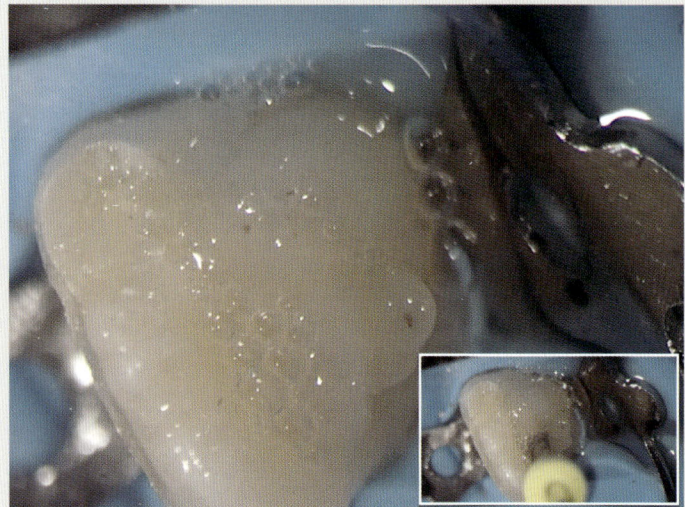

3.38 Segunda visita. Introducción de plasma rico en factores de crecimiento (PRGF®–Endoret®, BTI Biotechnology Institute, Vitoria, España) a modo de andamio (*scaffold*).

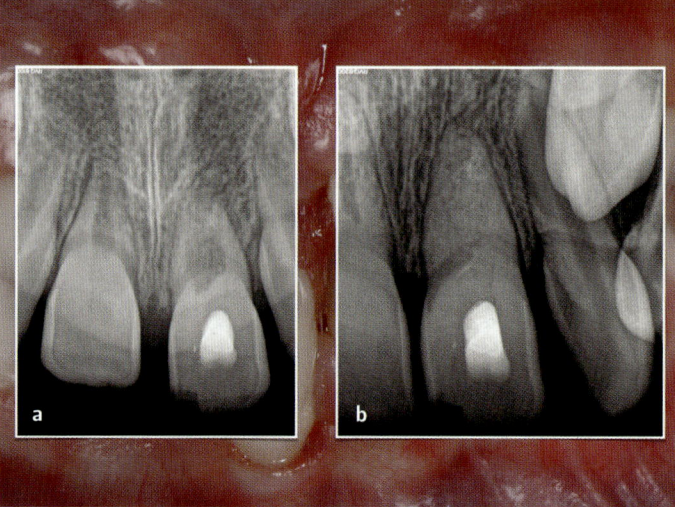

3.39 Evolución radiográfica. a) Situación a los 6 meses del tratamiento regenerativo. b) Situación a los 3 años en la que se aprecia el crecimiento radicular, así como la curación de los tejidos periapicales.

CONSIDERACIONES ENDODÓNTICAS

Dientes completamente desarrollados (dientes maduros con ápice cerrado)

En general, las posibilidades de supervivencia de este tipo de pulpas no son tan elevadas como las de ápice abierto. Existen determinados traumatismos como una intrusión, una extrusión grave o una luxación lateral en las que es aconsejable, en caso de que sea necesario, empezar el tratamiento endodóntico lo antes posible. Se recomienda el hidróxido de calcio como medicamento intraconducto (1-2 semanas después del traumatismo) durante un máximo de 1 mes, seguido de la obturación del conducto radicular[22]. Alternativamente, algunos autores también recomiendan combinaciones de pastas de corticosteroides y antibióticos para prevenir la reabsorción inflamatoria externa (relacionada con infección). Si se usa una pasta de este tipo, debe colocarse inmediatamente (o tan pronto como sea posible) después de reposicionar el diente y luego dejarse *in situ* durante al menos 6 semanas[23].

Dientes incompletamente desarrollados (dientes inmaduros con ápice abierto)

En una primera instancia, el tratamiento endodóntico de este tipo de dientes se debe evitar a menos que haya una evidencia clínica o radiográfica de necrosis pulpar o de infección de los tejidos periapicales. Está demostrado que este tipo de pulpas pueden sobrevivir y sufrir, incluso, un proceso de revascularización espontánea tras el traumatismo. Sin embargo, el clínico siempre deberá sopesar el riesgo de que se produzca una reabsorción inflamatoria externa con las posibilidades reales de obtener una revascularización pulpar. En caso de evidencia de reabsorción inflamatoria externa, el clínico deberá iniciar el tratamiento endodóntico mediante el uso de técnicas de apicoformación o regeneración endodóntica[24].

Avulsión

La avulsión de los dientes permanentes es un tipo de traumatismo bastante común que se observa en el 0,5 %-16 % de todas las lesiones dentales[25,26]. Lamentablemente, acciones erróneas o tardías pueden condenar en gran medida el pronóstico del diente reimplantado tanto a corto como a largo plazo. En este sentido, las acciones que se tomen en el lugar del accidente e inmediatamente después de la avulsión cobran una especial relevancia. El reimplante es, en la mayoría de las situaciones, el tratamiento de elección, pero no siempre puede llevarse a cabo de forma inmediata. Además, existen ciertas situaciones específicas en las que el reimplante no está indicado, como una caries extensa o la enfermedad periodontal, un paciente poco colaborador, un deterioro cognitivo muy pronunciado que requiere sedación, o situaciones médicas graves como una inmunosupresión o determinadas enfermedades cardíacas.

El objetivo principal del reimplante es poder salvar el diente; sin embargo, es importante darse cuenta de que algunos de los dientes reimplantados tienen una baja probabilidad de supervivencia (tiempo extraoral extenso o desfavorables condiciones de almacenamiento) a largo plazo y pueden perderse o ser condenados a extracción en una etapa posterior. No obstante, no reimplantar aún es peor, pues es una decisión irreversible y, por lo tanto, se debe intentar salvarlo. En este sentido, un estudio de

Wang y cols.[27] ha demostrado que los dientes reimplantados tienen mayor probabilidad de supervivencia a largo plazo después de seguir las pautas de tratamiento de la IADT.

La elección del tratamiento está relacionada con la madurez de la raíz (ápice abierto o cerrado) y el estado de las células del LPD. El estado de las células del LPD depende del tiempo extraoral y del medio de almacenamiento en el que se mantuvo el diente avulsionado. Minimizar el tiempo en seco es fundamental para la supervivencia de las células del LPD. Después de un tiempo extraoral en seco de 30 minutos, la mayoría de las células del LPD se van a necrosar y serán del todo inviables[28,29]. Por esta razón, el clínico debe informarse acerca del tiempo en seco del diente antes de proceder a su reimplantación o antes de colocarlo en un medio de almacenamiento.

Desde un punto de vista clínico, es importante que el clínico evalúe el estado de las células del LPD clasificando el diente avulsionado en uno de los siguientes tres grupos antes de comenzar el tratamiento:

1 Altas probabilidades de que las células del LPD sean viables. El diente ha sido reimplantado inmediatamente o en muy poco tiempo (aproximadamente en 15 minutos) en el lugar del accidente.

2 Las células del LPD pueden ser viables, pero están comprometidas. El diente se ha mantenido en un medio de almacenamiento (p. ej., leche, solución salina equilibrada de Hanks —HBSS—, saliva o solución salina), y el tiempo total en seco extraoral ha sido menor de 60 minutos).

3 Altas probabilidades que las células del LPD no sean viables. El tiempo extraoral total en seco ha sido superior a 60 minutos, independientemente de que el diente haya sido almacenado en un medio o no.

Estos tres grupos van a orientar al clínico sobre el pronóstico del diente. Aunque ocurren excepciones en relación con el pronóstico, el tratamiento o las decisiones relacionadas con el tratamiento no cambiarán. Sin embargo, en este capítulo únicamente nos vamos a centrar en último grupo, cuando el pronóstico de supervivencia del diente reimplantado es mínimo debido al excesivo tiempo extraoral.

DIENTE PERMANENTE AVULSIONADO CON ÁPICE CERRADO Y TIEMPO EXTRAORAL EN SECO SUPERIOR A 60 MINUTOS

1 **Eliminar los restos y la contaminación visible** del diente mediante el uso de solución salina. El diente puede almacenarse en un medio húmedo (evitar agua corriente siempre que sea posible) mientras se realiza la anamnesis, se examina al paciente (clínica y radiográficamente) y se prepara al paciente para el reimplante. Aunque el agua es un medio pobre, es mejor que dejar que el diente se seque al aire.

2 **Administrar anestesia local**, preferiblemente sin vasoconstrictor, e irrigar el alvéolo con solución salina estéril. Examinar el lecho receptor y retirar el coágulo sanguíneo en caso de que sea necesario. Si además hay una fractura de la pared del alvéolo (normalmente, la vestibular), vuelva a colocar el fragmento fracturado en su sitio.

> **Consejo:** En caso de duda, es recomendable realizar una TCHC de volumen pequeño para verificar la fractura alveolar, así como su extensión y dirección.

3 **Reimplantar el diente lentamente con una ligera presión digital.** No se debe forzar su inserción para evitar un daño mecánico excesivo de las células del LPD.

4 **Verificar la posición correcta del diente reimplantado** tanto clínica como radiográficamente.

> **Consejo:** El paciente puede morder una torunda de algodón colocada en sentido horizontal para acabar de insertar el diente en su posición original.

5 **Estabilizar el diente durante 2 semanas** utilizando un alambre flexible pasivo de un diámetro de hasta 0,4 mm. Es importante mantener tanto la resina como los agentes adhesivos alejados de los tejidos gingivales y áreas interproximales. En casos de fractura alveolar o maxilar, se aconseja una ferulización algo más rígida y durante un periodo de tiempo más prolongado.

6 **Suturar laceraciones gingivales, en caso de haberlas.**

7 **Iniciar el tratamiento endodóntico dentro de las 2 primeras semanas.** La literatura actual aconseja utilizar hidróxido de calcio como medicamento intraconducto durante 1 mes, y posteriormente sellar el conducto radicular de forma definitiva[30]. Si se elige un corticosteroide o una mezcla de corticosteroides y antibióticos (p. ej., pasta Ledermix Paste®) para su uso como medicamento intraconducto antiinflamatorio y antirreabsortivo, este debe colocarse inmediatamente o poco después del reimplante y dejarse *in situ* durante al menos 6 semanas[31,32]. La mezcla de corticosteroides y antibióticos se usa debido a las propiedades de los dos componentes activos que pueden reducir la inflamación, inhibir las células clásticas y eliminar bacterias. Después de 3 meses del medicamento (incluidos 2-3 cambios de este para garantizar que siempre haya una cantidad adecuada en el conducto radicular), se introduce hidróxido de calcio para garantizar que todas las bacterias hayan sido destruidas.

8 **Administrar antibióticos sistémicos.** Aunque el valor de la administración sistémica de antibióticos es muy cuestionable, el LPD de un diente avulsionado a menudo se contamina con bacterias de la cavidad bucal, del medio de almacenamiento o del entorno en el que se produjo la avulsión. Por lo tanto, se recomienda el uso de antibióticos sistémicos después de la avulsión y el reimplante para prevenir las reacciones relacionadas con la infección y para disminuir la aparición de reabsorción inflamatoria externa[33].

9 **Comprobar el estado del tétanos.** Aunque la mayoría de las personas reciben vacunas contra el tétanos y refuerzos, no se puede suponer que este sea siempre el caso.

10 **Proporcionar instrucciones posoperatorias.** Ante este tipo de traumatismos es crucial que el paciente acuda a las visitas de control. Tanto pacientes como padres o tutores de pacientes jóvenes deben estar informados sobre el cuidado del diente reimplantado para lograr una cicatrización óptima, y prevenir más lesiones. Es recomendable que los pacientes eviten durante un tiempo la participación en deportes de contacto, mantengan una dieta blanda durante las 2 primeras semanas, usen un cepillo suave después de cada comida, y que se enjuaguen con clorhexidina (0,12 %) 2 veces al día durante 2 semanas.

11 **Seguimiento.** Los dientes reimplantados deben controlarse clínica y radiográficamente a las 2 semanas (cuando normalmente el clínico debe retirar la ferulización),

4 semanas, 3 meses, 6 meses, un año y, posteriormente, anualmente durante al menos 5 años. La evidencia de reabsorción radicular u ósea en cualquier lugar alrededor de la raíz debe interpretarse como la aparición de una reabsorción inflamatoria externa. Por otro lado, la ausencia radiográfica del espacio del LPD indicará una reabsorción por sustitución o de reemplazo de la estructura radicular por hueso, junto con un sonido metálico a la percusión. Cabe destacar que, en algunas ocasiones, ambos tipos de reabsorción pueden ocurrir de forma simultánea.

DIENTE PERMANENTE AVULSIONADO CON ÁPICE ABIERTO Y TIEMPO EXTRAORAL EN SECO SUPERIOR A 60 MINUTOS

El clínico deberá seguir exactamente los mismos puntos que en el apartado anterior, salvo el aspecto del tratamiento endodóntico. El principal objetivo al reimplantar dientes inmaduros en niños es la revascularización del espacio pulpar, que puede conducir a más desarrollo y maduración de las raíces. El riesgo de reabsorción inflamatoria externa debe sopesarse frente a las posibilidades de revascularización. Tal reabsorción es muy rápida en los niños. Si no se produce la revascularización espontánea, debe iniciarse la apicoformación, la revitalización y revascularización pulpar o el tratamiento del conducto radicular tan pronto como se identifique la necrosis pulpar y la infección. En los casos en que se espere anquilosis y se vaya a realizar la decoronación, se debe tener en cuenta qué materiales intraconducto se van a utilizar, así como su duración.

Como comentábamos, el uso de antibióticos sistémicos después de la avulsión y el reimplante es altamente recomendable también para los casos de ápice abierto. En todos los casos, se debe calcular la dosis adecuada para la edad y el peso del paciente. La amoxicilina o la penicilina siguen siendo las primeras opciones por su eficacia sobre la flora oral y la baja incidencia de efectos secundarios. Se deben considerar antibióticos alternativos para pacientes con alergia a la penicilina. La tetraciclina o la doxiciclina generalmente no se recomiendan para pacientes menores de 12 años[34].

En cualquier caso, sea un diente maduro o inmaduro, la reimplantación tardía tiene un mal pronóstico a largo plazo. El LPD se vuelve necrótico y no se espera que se regenere. El resultado esperado es la reabsorción radicular relacionada con la anquilosis (reemplazo). El objetivo de la reimplantación en estos casos es restaurar, al menos temporalmente, la estética y la función mientras se mantiene el contorno, el ancho y la altura del hueso alveolar. Por lo tanto, la decisión de reimplantar un diente permanente es casi siempre la decisión correcta, incluso si el tiempo extraoral en seco es de más de 60 minutos. La reimplantación mantendrá abiertas futuras opciones de tratamiento, las cuales vamos a tratar a continuación.

Además, el clínico siempre deberá tener en cuenta que el diente siempre se podrá extraer, si fuera necesario, en el momento más idóneo después de una evaluación interdisciplinaria. Se debe informar a los padres de los pacientes pediátricos que la decoronación u otros procedimientos, como el autotrasplante, pueden ser necesarios más adelante si el diente reimplantado se anquilosa e infraposiciona, dependiendo de la tasa de crecimiento del paciente y la probabilidad de que el diente finalmente se fracture. La tasa de anquilosis y reabsorción varía considerablemente y puede ser impredecible.

Estrategias para la conservación alveolar en pacientes en crecimiento

Aunque los implantes se usan comúnmente en la odontología actual para reemplazar dientes de mal pronóstico, estos están contraindicados en ciertas situaciones clínicas y en determinados grupos de edad[35]. En general, se piensa que el crecimiento esquelético se ralentiza considerablemente a la edad de 18 años, por lo que para muchos clínicos esta es la edad mínima típicamente recomendada para la colocación de implantes[36,37].

Sin embargo, varios estudios han demostrado que el crecimiento del esqueleto facial y la erupción dentaria en el maxilar anterior en realidad continúa durante la tercera década y puede durar incluso hasta la cuarta y quinta década de la vida[37-39]. En el caso de colocar un implante en un maxilar en crecimiento, lo más probable es que la corona implantosoportada se desplace a una infraposición, debido a la mayor erupción de los dientes adyacentes en el maxilar anterior. Por lo tanto, no parece extraño que incluso en adultos jóvenes (18-31 años) se hayan reportado infraposiciones promedio de 1,7 mm (hasta un máximo de 6 mm)[40] (📷 3.40, 3.41).

Papageorgiou y cols.[41] realizaron una revisión sistemática en que observaron que las mujeres jóvenes presentaban una mayor tendencia a la infraposición. Este hecho se atribuye a un aumento más pronunciado de la altura de la cara anterior en comparación con los hombres de la misma edad. Winitsky y cols.[42] evaluaron los movimientos 3D de los dientes adyacentes a coronas unitarias sobre implante en el sector estético. Los autores percibieron una mayor predisposición a sufrir una infraposición en los pacientes con relación esquelética de cara larga, los casos de coronas de un solo implante sin oclusión, así como con implantes en posición de incisivo lateral y canino. Según la evidencia científica actual, parece prudente que el clínico posponga una cirugía de implantes hasta que el paciente alcance la madurez esquelética. En consecuencia, se necesitan conceptos de tratamiento provisional, o incluso definitivo, para superar este periodo de transición. Estas soluciones no deben causar problemas previsibles durante el periodo de crecimiento e, idealmente, el enfoque seleccionado debe promover condiciones más aceptables para cualquier restauración definitiva pospuesta.

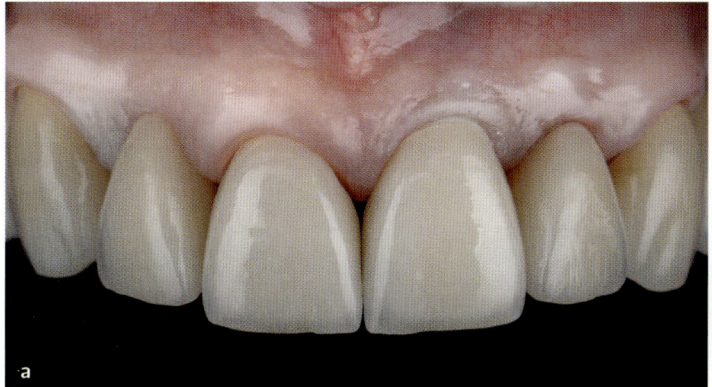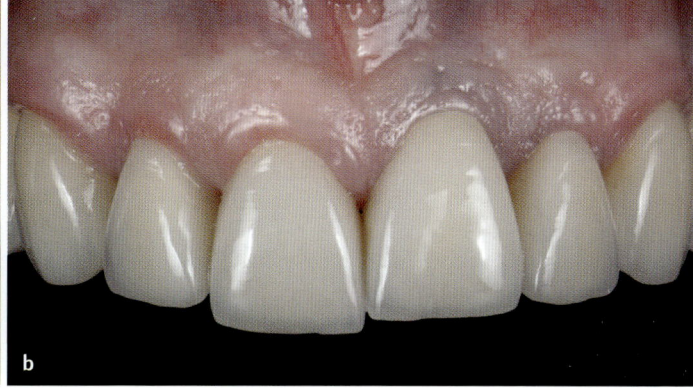

📷 **3.40** Paciente de 63 años acude a la clínica con una fractura vertical en el diente 2.1. a) En el mismo día se procede a colocar un implante (Nobel de Ø4,3 y 13 mm de largo; Nobel Biocare; Balsberg, Suiza) y realizar una preservación alveolar mediante hueso autólogo y Bio-Oss (Geistlich Pharma, Wolhusen, Suiza). b) Infraposición del implante a los 7 años del tratamiento.

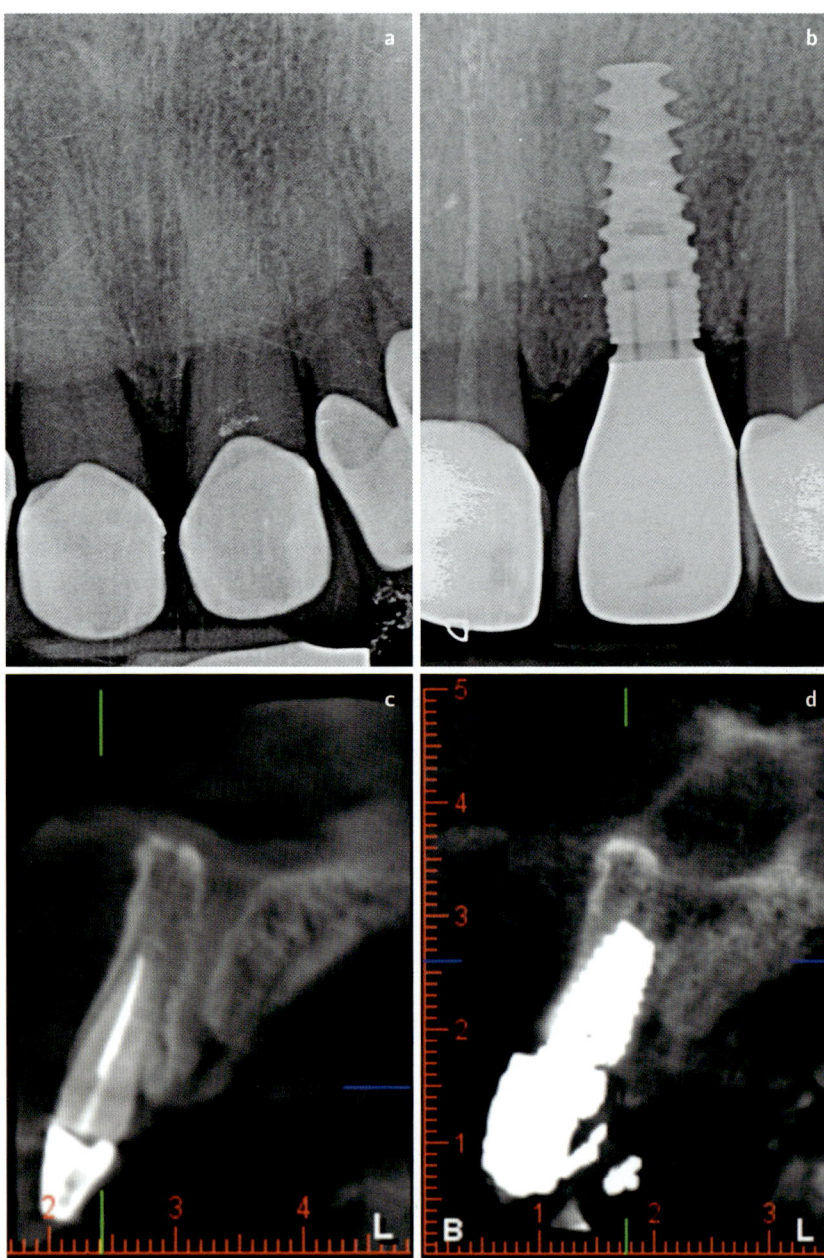

📷 **3.41** Evolución radiográfica del paciente de 📷 3.40. a) Radiografía periapical inicial. b) Radiografía periapical final. c) TCHC inicial. d) TCHC tras la colocación del implante.

Autotrasplante de ápice abierto

La ausencia congénita de dientes permanentes o su pérdida en niños y adolescentes es de los mayores desafíos que un clínico se puede encontrar; especialmente porque la rehabilitación debe adaptarse al crecimiento óseo y a los cambios que se producen en la región oral. Dentro de las posibles alternativas de tratamiento para el reemplazo de dientes, el autotrasplante es una modalidad terapéutica que en los últimos años ha recibido una atención renovada, tanto en la literatura contemporánea como, incluso, en redes sociales. Este hecho se debe principalmente a que el diente autotrasplantado proporciona un periodonto vital y un crecimiento esquelético continuo, logrando una adaptación funcional con preservación de la cresta alveolar (**CASO CLÍNICO** 3.7) [43].

CASO CLÍNICO 3.7

Dolor agudo en primer molar inferior izquierdo

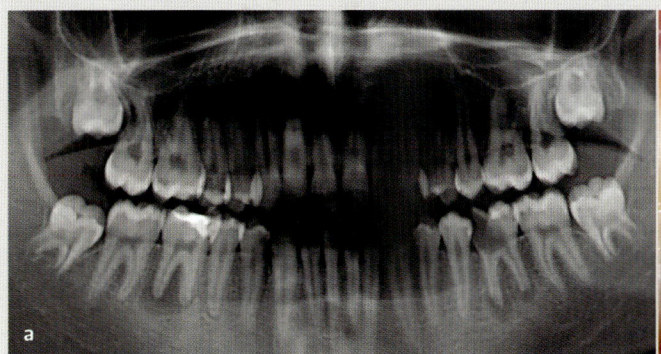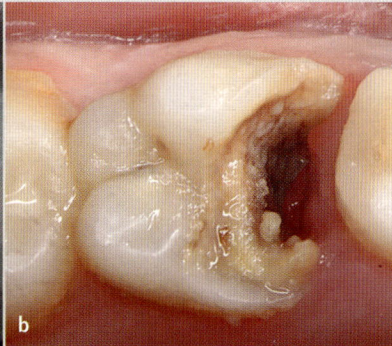

Q 3.42 Paciente de 16 años que acude a la clínica con dolor agudo en el primer molar inferior izquierdo (diente 3.6). a) Radiografía panorámica inicial en la que se evidencia una gran destrucción coronal del diente 3.6. b) Aspecto clínico inicial. Tras confirmar la imposibilidad de restaurar el diente, se decide planificar el autotrasplante del diente 4.8 para reemplazar el 3.6.

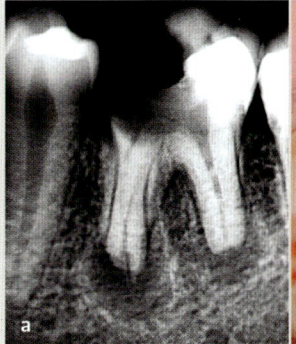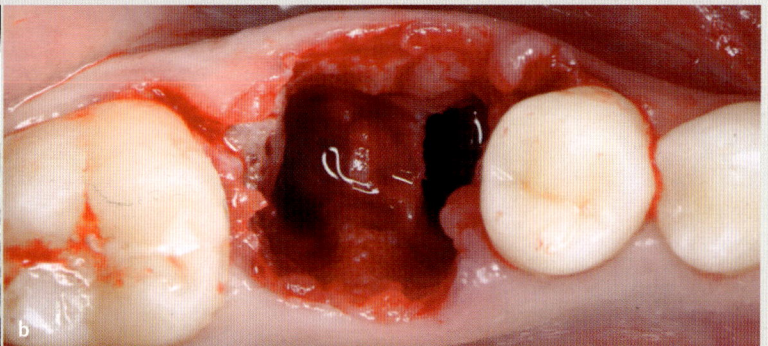

Q 3.43 Autotrasplante de ápice abierto. a) Radiografía periapical inicial del diente 3.6. b) Extracción del diente 3.6.

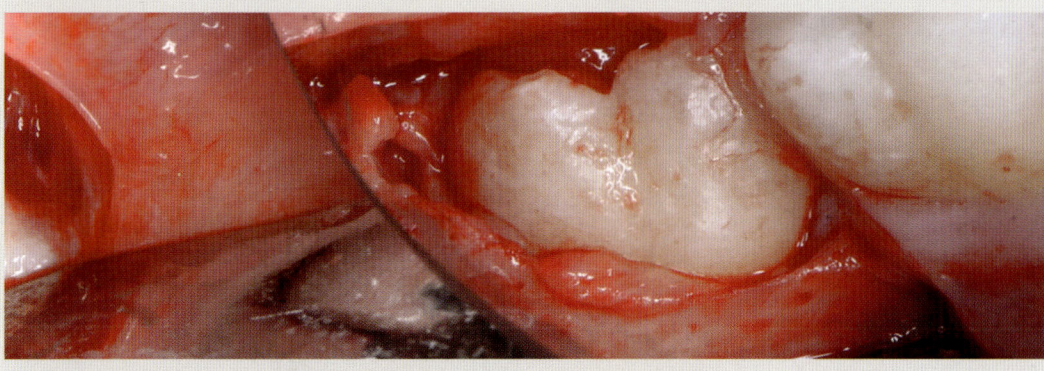

Q 3.44 Levantamiento de colgajo a espesor total y visualización del diente 4.8.

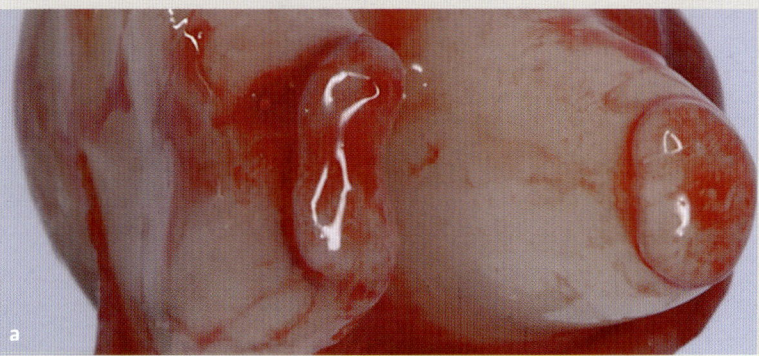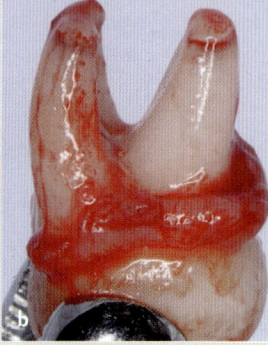

Q 3.45 Extracción atraumática de diente 4.8. a) Presencia del ligamento periodontal de la papila apical. b) Formación radicular inicial muy favorable para conseguir una buena estabilización y una revascularización pulpar.

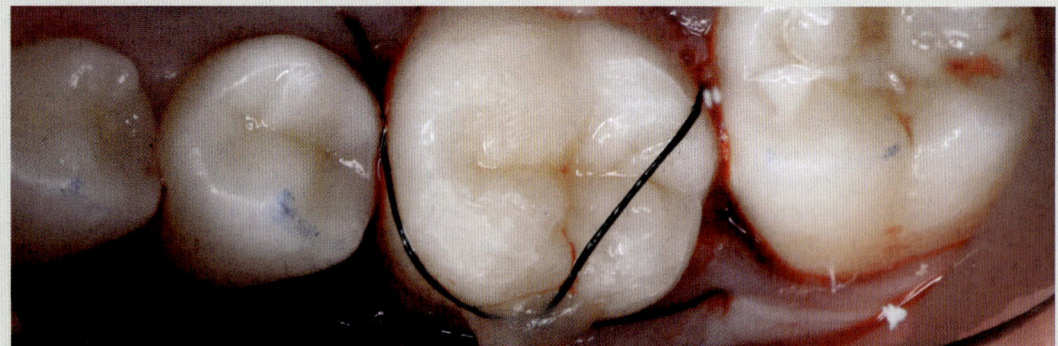

Q 3.46 Fijación mediante sutura del trasplante.

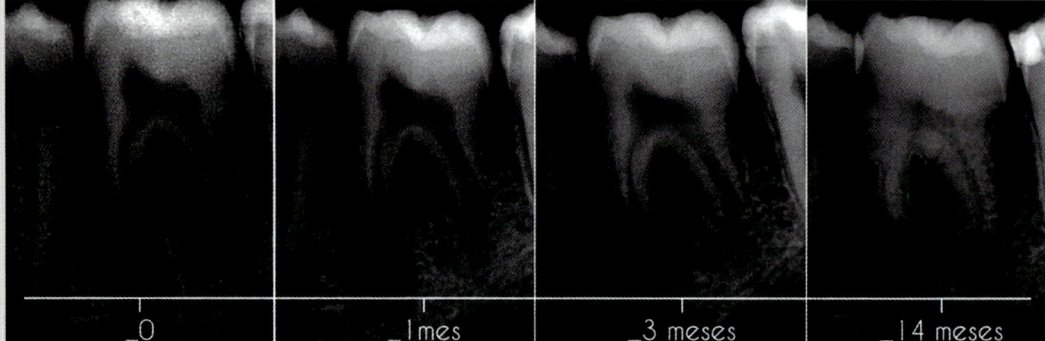

Q 3.47 Evolución radiográfica del trasplante desde el inicio hasta los 14 meses. Nótese el cierre radicular de los ápices, así como cierto grado de obliteración del sistema de conductos.

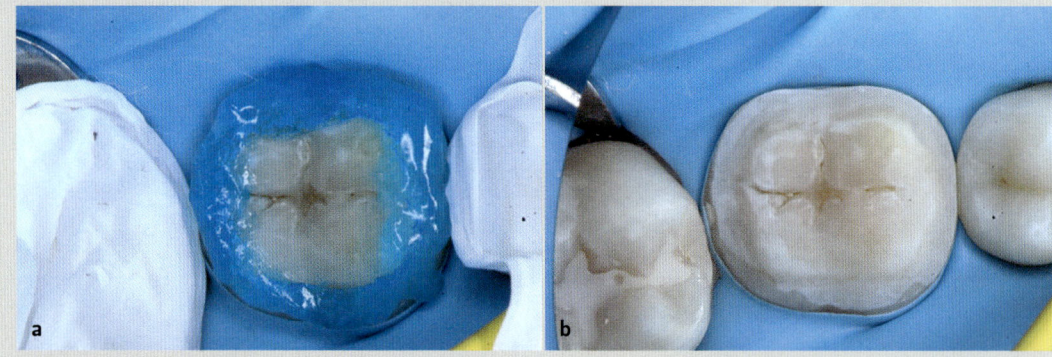

Q 3.48 Cementación adhesiva de una restauración indirecta a los 16 meses del trasplante. a) Grabado selectivo de esmalte. b) Aspecto previo a la cementación.

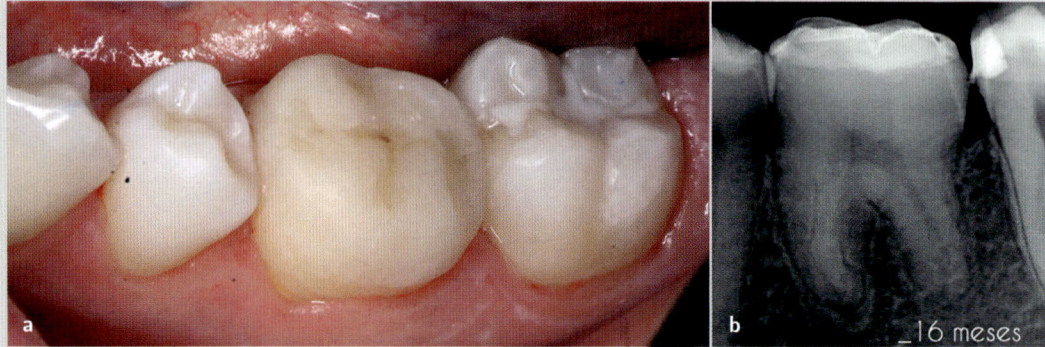

Q 3.49 Control a los 16 meses. a) Situación clínica. b) Cierre radicular completo y presencia del LPD en el diente trasplantado. No se evidencian signos de ningún tipo de reabsorción.

De los primeros escritos de autotrasplante se puede encontrar el realizado por Fong en 1953, en el que obtuvo una tasa de éxito del 80 %[44]. Desde entonces, se han trasplantado un número cada vez mayor de dientes, especialmente premolares y caninos. Uno de los primeros protocolos quirúrgicos de autotrasplante fue el publicado en 1974 por Slagsvold y Bjercke[45]. En 1990, Andreasen y cols. publicaron una serie de manuscritos sobre un estudio prospectivo de 370 dientes autotrasplantados con un periodo de seguimiento de 13 años. Los autores estandarizaron y presentaron gráficamente la técnica quirúrgica, analizaron los factores pronósticos que influyeron en su éxito y reportaron una tasa de supervivencia del 95 % en dientes con ápice abierto[46].

En la actualidad, podemos clasificar en cinco las indicaciones principales para el autotrasplante de dientes inmaduros:

1 Autotrasplante de premolares a sitios de agenesia.
2 Autotrasplante de premolares a la región anterior.
3 Reposicionamiento quirúrgico de dientes ectópicos.
4 Autotrasplante de terceros molares para reemplazar primeros o segundos molares
5 Autotrasplante de terceros molares a sitios de agenesia en el primero o segundo premolar.

AUTOTRASPLANTE DE PREMOLARES A SITIOS DE AGENESIA

Los sitios de agenesia más comunes son el tercer molar mandibular y las regiones del segundo premolar. Si se ha planificado una extracción en el maxilar superior para la corrección de un apiñamiento o un excesivo resalte, una opción es autotrasplantar un premolar superior al sitio de un segundo premolar mandibular. Jonsson y cols.[47] evaluaron el resultado a largo plazo de 40 pacientes a los que se les trasplantaron premolares. El objetivo era valorar la tasa de supervivencia, la tasa de supervivencia pulpar, la situación periodontal y el desarrollo radicular de premolares autotrasplantados en pacientes ortodóncicos. El estudio es sumamente interesante, ya que cubre 17 años con un total de 32 pacientes de ortodoncia y 40 premolares trasplantados en cuadrantes de mandíbula contralaterales u opuestos donde faltaba un premolar. Los autotrasplantes con ápices cerrados recibieron tratamiento endodóntico, pero en aquellos con ápices abiertos o semiabiertos, se observó una tasa de supervivencia pulpar del 66 %. No se observaron signos de reabsorción de reemplazo o pérdida de inserción periodontal en ningún diente de la muestra. Únicamente en dos casos se observó una reabsorción inflamatoria externa, la cual se frenó mediante el tratamiento endodóntico. La formación radicular, cuando no era completa, continuó dando una forma radicular normal y una longitud radicular adecuada para el funcionamiento normal. En definitiva, el autotrasplante de premolares combinado con un tratamiento de ortodoncia debe ser considerado como una alternativa en caso de ausencia de premolares, siempre y cuando se disponga de un diente donante adecuado.

Según los resultados del, ya nombrado varias veces, estudio de Andreasen y cols.[48] (370 premolares trasplantados), el estado de desarrollo radicular óptimo para el autotrasplante es la formación de tres cuartas partes de la raíz en la que el ápice se encuentra bien abierto y el folículo que cubre la superficie de la raíz es grueso y resistente al trauma. Además, el clínico debe tener en cuenta que este grado de formación radicular otorga una estabilidad primaria inmejorable.

Una vez se ha realizado el autotrasplante, es muy importante controlar la erupción y la cicatrización tanto del periodonto como de la pulpa. Debido al estado inmaduro de desarrollo de la raíz, el diente generalmente debe colocarse en infraposición. Pasados varios meses se va a producir la reerupción, así como la curación del LPD. La respuesta positiva a las pruebas de sensibilidad térmica generalmente se puede establecer después de 6 meses.

En la mayoría de los casos, se puede verificar un crecimiento adicional de las raíces; sin embargo, aproximadamente un tercio de los premolares autotrasplantados muestra una detención de la formación de raíces, lo que se conoce como crecimiento parcial. Es por ello por lo que, si el diente se injerta después de que se haya establecido una forma-ción radicular del 75 %, la detención de la formación radicular generalmente no tendrá implicaciones prácticas para la supervivencia a largo plazo. Varios estudios a largo plazo han confirmado la alta previsibilidad de este procedimiento y su dependencia del estado de formación radicular [49].

AUTOTRASPLANTE DE PREMOLARES A LA REGIÓN ANTERIOR

El autotrasplante de premolares en pacientes en crecimiento, como niños y adoles-centes, es una opción clara de tratamiento cuando se produce la pérdida de dientes, especialmente de la región anterior. La ventaja de este procedimiento es que se puede ofrecer en pacientes en los que el uso de implantes no está indicado debido al continuo crecimiento alveolar (CASO CLÍNICO 3.8).

CASO CLÍNICO 3.8

Estética inmediata en autotrasplante a sector anterior*

*Artículo publicado en Journal of Endodontics, 50(2); Abella Sans F, Suresh N, Dummer PMH, Garcia-Font M, Gómez-Rojas A, Nagendrababu V; "Guided Autotrans-plantation of an Immature Premolar to the Maxillary Incisor Region with Immediate Restoration of Esthetics: A Case Report"; pp. 252-257: Copyright Elsevier (2024).

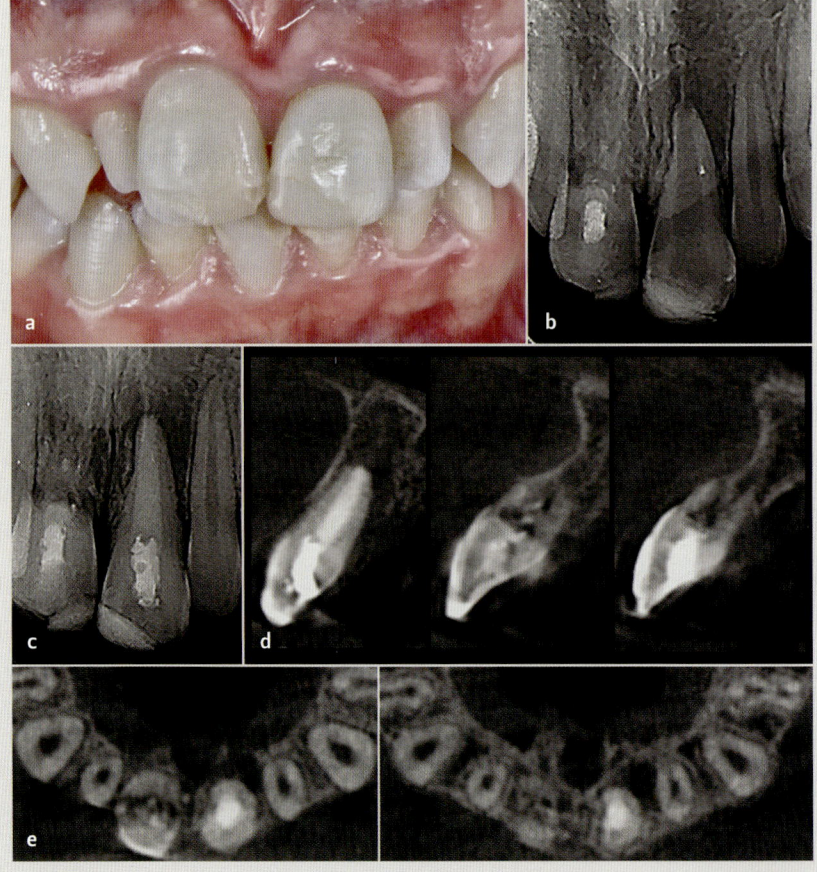

🔍 3.50 Paciente de 10 años acude a la clínica tras un trau-matismo ocurrido un año antes. a) Infraposición del incisivo superior derecho (diente 1.1) en comparación al diente con-tiguo. b) El diagnóstico es una reabsorción por sustitución en el diente 1.1 (anquilosis) y reabsorción inflamatoria externa en el diente 2.1. c) Tratamiento de apicoformación con cemento hidráulico de silicato de calcio en el diente 2.1. d) Cortes sagi-tales de la TCHC en los que se aprecia el tratamiento de apico-formación realizado, así como la total reabsorción por reem-plazo del diente 1.1. e) Cortes axiales de la TCHC. Obsérvese cómo el hueso ha ido reabsorbiendo progresivamente la raíz del diente 1.1.

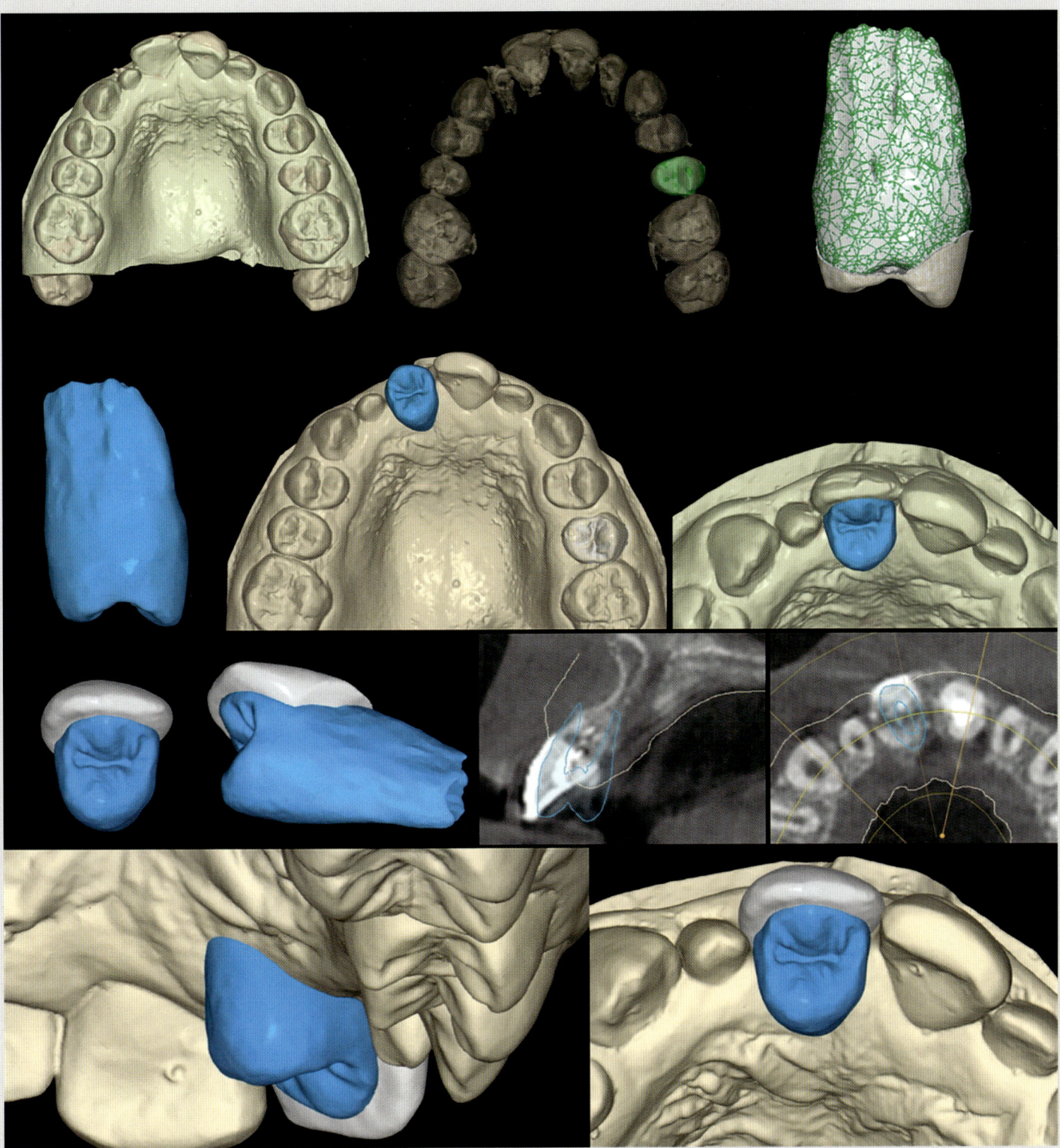

Q **3.51** Planificación digital del autotrasplante de ápice abierto del diente 2.5 en posición de 1.1. Tras la segmentación y colocación virtual del diente 2.5 en el nuevo lecho receptor, se recorta la cara vestibular del diente original (1.1) para utilizarlo como carilla provisional, otorgando así una estética inmediata.

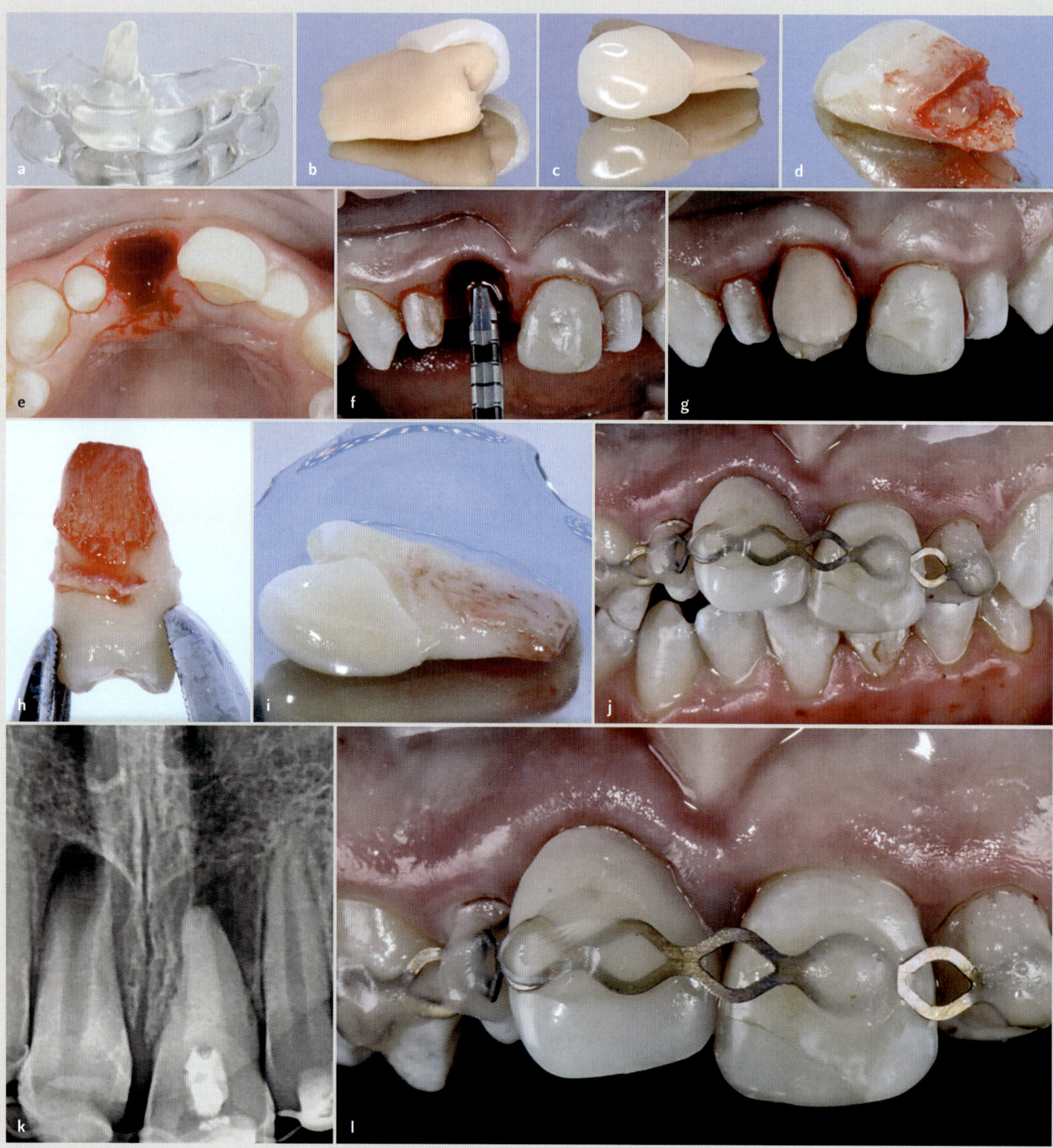

Q 3.52 Cirugía del autotrasplante. a) Impresión de la réplica 3D con su guía de posición. b,c) Réplica 3D y carilla fresada de polimetilmetacrilato (PMMA). d) Extracción del diente 1.1. e) Lecho receptor tras la extracción del diente 1.1. f) Modificación del lecho receptor mediante uso de una fresa de implantes. g) Comprobación de la posición final con réplica 3D. h) Extracción atraumática del diente 2.5. Presencia del LPD alrededor de la raíz del diente. i) Cementación extraoral de la carilla de PMMA. j) Colocación del diente donante con su carilla cementada en el nuevo lecho receptor. k) Radiografía periapical posterior al trasplante. l) Ferulización semirrígida mediante alambre (Trauma Titanium Splint; TTS) y resina fluida por 4 semanas.

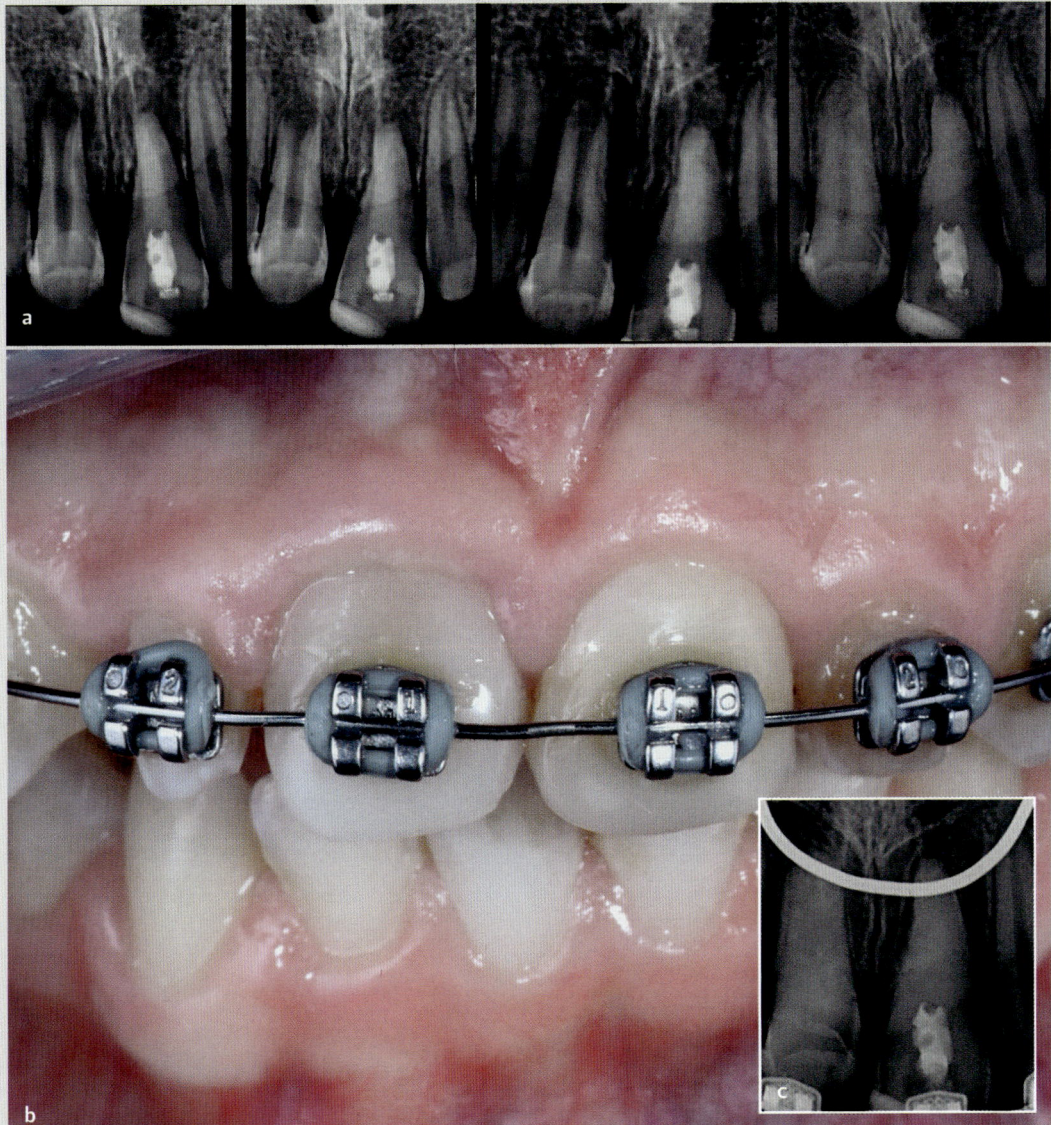

Q 3.53 Evolución favorable del autotrasplante. a) Controles radiográficos periódicos hasta el año. Nótese el freno de la reabsorción inflamatoria externa del diente 2.1 y el desarrollo radicular del diente trasplantado. b) Inicio del tratamiento ortodóntico. c) Control radiográfico a los 2 años con evolución satisfactoria de ambos dientes.

Los primeros y segundos premolares mandibulares son particularmente apropiados debido a su anatomía radicular, pero si no están disponibles, el clínico también podrá usar un segundo premolar maxilar.

Consejo: El primer premolar maxilar no es óptimo como injerto debido a su anatomía radicular generalmente divergente y la presencia de dos raíces.

La extracción del germen dentario que se utilizará como diente donante es la misma para el trasplante a regiones anteriores que para el trasplante a sitios de agenesia. La preparación quirúrgica del sitio receptor puede ser un procedimiento abierto con levantamiento de un colgajo a espesor total, o puede ser un procedimiento cerrado.

Según el criterio de cada clínico y las condiciones específicas de cada caso se escogerá un método u otro. El diente autotrasplantado se colocará en infraposición y se ferulizará, según estabilidad inicial, mediante hilo de sutura o un alambre con ayuda de resina compuesta. El objetivo es evitar que el diente trasplantado sufra una erupción prematura. A las 4 semanas, el diente deberá empezar a estabilizarse en su nueva posición; por lo tanto, la ferulización se removerá. En estos casos de dientes donantes con ápice abierto en sector anterior es fundamental eliminar el esmalte palatino de forma gradual para permitir una erupción y oclusión adecuada. Idealmente, la dentina no debería estar expuesta; sin embargo, si tal exposición es inevitable, se debe utilizar un procedimiento de adhesión dentinaria[50].

La experiencia ha demostrado que es probable que los dientes trasplantados desarrollen necrosis pulpar si se permite que las bacterias accedan a la dentina formada después del trasplante debido a las numerosas entradas vasculares que se encuentran en la dentina secundaria. Los dientes trasplantados se pueden restaurar con composite o laminados de porcelana. Todos los estudios de autotrasplantes a la región anterior demuestran resultados favorables a largo plazo[51-53].

REPOSICIONAMIENTO QUIRÚRGICO DE DIENTES ECTÓPICOS

La erupción se define como el movimiento de un diente desde su posición de desarrollo dentro del maxilar hacia su posición funcional en oclusión. Etiológicamente, se pueden distinguir tres causas principales de alteración de la erupción: posición ectópica del germen dental, obstáculos en el camino de erupción y fallo en los mecanismos de erupción[54].

Premolares

Los segundos premolares mandibulares ocupan el tercer lugar en frecuencia de impactación, después de los terceros molares permanentes y los caninos maxilares permanentes[54]. Constituyen aproximadamente el 24 % de todos los dientes impactados, sin tener en cuenta los terceros molares[55]. Idealmente, el germen de segundo premolar mandibular se coloca entre las dos raíces del segundo molar temporal. Normalmente, la ruta de erupción del premolar está guiada por la presencia de los canales gubernaculares, y la ruta de erupción sigue la reabsorción de las raíces del segundo molar temporal, sin mayores desviaciones. Sin embargo, es común encontrar un germen dental colocado ectópicamente con sus consiguientes cambios angulares durante el desarrollo. Se desconoce la etiología de la colocación ectópica de los dientes permanentes, pero a veces se puede establecer un origen hereditario[54].

Las opciones de tratamiento para dientes impactados incluyen observación, intervención, reposicionamiento quirúrgico y extracción. Si la inclinación (grado de inclinación en relación con el eje vertical de los dientes adyacentes) es menor de 90 grados, el diente seguramente podrá enderezarse espontáneamente si se extrae el molar temporal.

Consejo: Con el objetivo de facilitar aún más la erupción del premolar colocado ectópicamente, el clínico puede eliminar la parte coronal del hueso que recubre el folículo. El reposicionamiento quirúrgico está indicado en caso de que la inclinación sea, al menos, de 90 grados.

Un adecuado examen radiográfico es esencial para valorar este tipo de casos, y se aconseja realizar una TCHC. El abordaje vestibular suele ser el procedimiento estándar a menos que la corona del diente se coloque lingualmente cerca de la cortical. La secuencia quirúrgica seguirá el orden expuesto en el **CUADRO** 3.1.

CUADRO 3.1 **SECUENCIA QUIRÚRGICA**

1. Extracción del molar temporal y levantar un colgajo vestibular desde la región del primer molar hasta la región del primer premolar.
2. Osteotomía en el área de la corona en un intento de preservar el soporte óseo marginal.
3. El hueso que cubre la corona y una parte de la raíz debe extraerse mediante un abordaje axial, mediante el cual se coloca un elevador debajo de la corona desde vestibular que será capaz de inclinar el diente en la posición correcta.
4. Reposición y sutura del colgajo.
5. Controles clínicos y radiográficos. Normalmente después de 4–6 meses la erupción es completa.

Caninos

El tratamiento óptimo para los caninos en posición ectópica es la exposición quirúrgica y la realineación ortodóncica. Sin embargo, hay casos de posición ectópica muy complejos en los que el autotrasplante es el único método aceptable. *Véase en profundidad en el Capítulo 5 "Caninos impactados: autotrasplante frente a la tracción ortodóntica".*

AUTOTRASPLANTE DE TERCEROS MOLARES PARA REEMPLAZAR PRIMEROS O SEGUNDOS MOLARES

Este tipo de autotrasplante es muy habitual en pacientes jóvenes que han perdido de forma prematura el primer o segundo molar, generalmente por caries extensas no restaurables o problemas endodónticos. En este sentido, el autotrasplante de tercer molar maxilar o mandibular es un tratamiento altamente agradecido, ya que sus ápices aún en desarrollo evitarán, en la mayoría de los casos, realizar el tratamiento endodóntico (**CASO CLÍNICO** 3.9).

CASO CLÍNICO 3.9

Absceso apical crónico por fractura vertical radicular

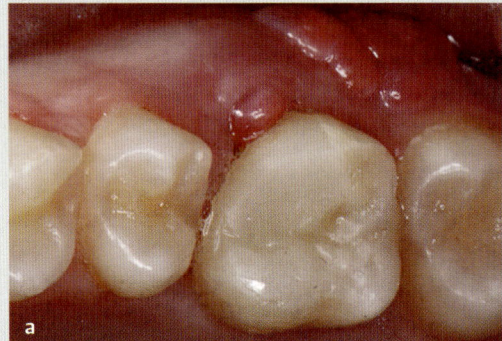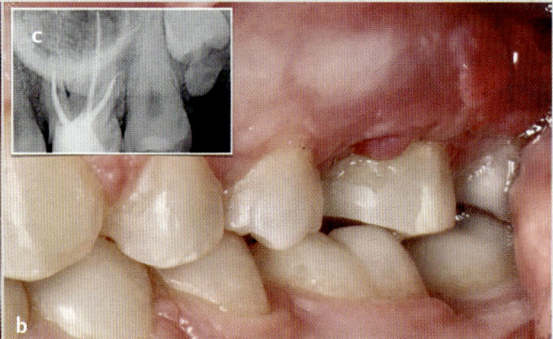

🔍 **3.54** Paciente de 18 años acude a la clínica por molestias en el primer molar superior izquierdo (2.6). a) Absceso apical crónico. b) Vista lateral. c) Radiografía periapical inicial. Tras evaluar clínica y radiográficamente el diente 2.6 se llega al diagnóstico de fractura vertical.

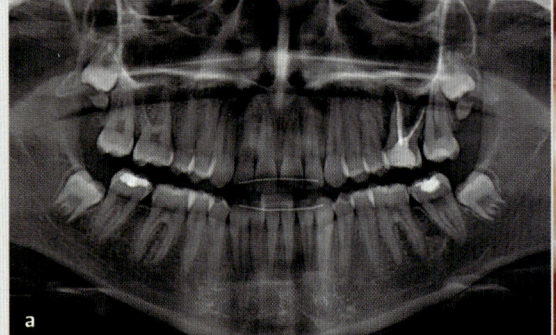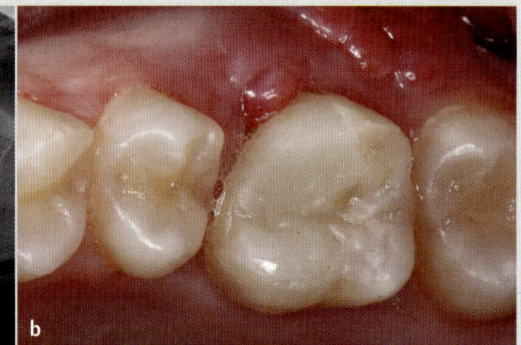

🔍 **3.55** Plan de tratamiento. a) Radiografía panorámica inicial en la que se aprecia la presencia de un diente donante candidato para trasplantar (2.8). b) Inicio del tratamiento.

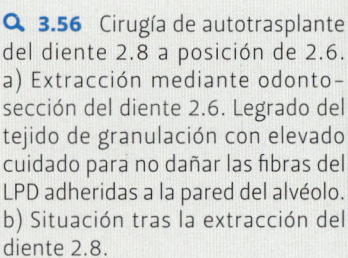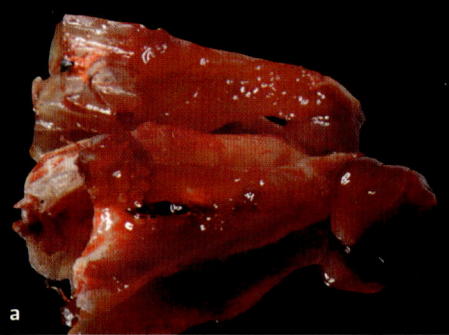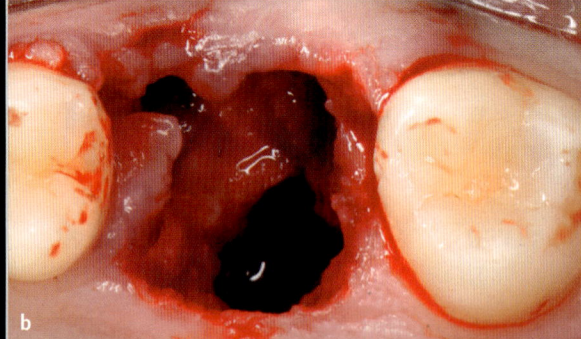

🔍 **3.56** Cirugía de autotrasplante del diente 2.8 a posición de 2.6. a) Extracción mediante odontosección del diente 2.6. Legrado del tejido de granulación con elevado cuidado para no dañar las fibras del LPD adheridas a la pared del alvéolo. b) Situación tras la extracción del diente 2.8.

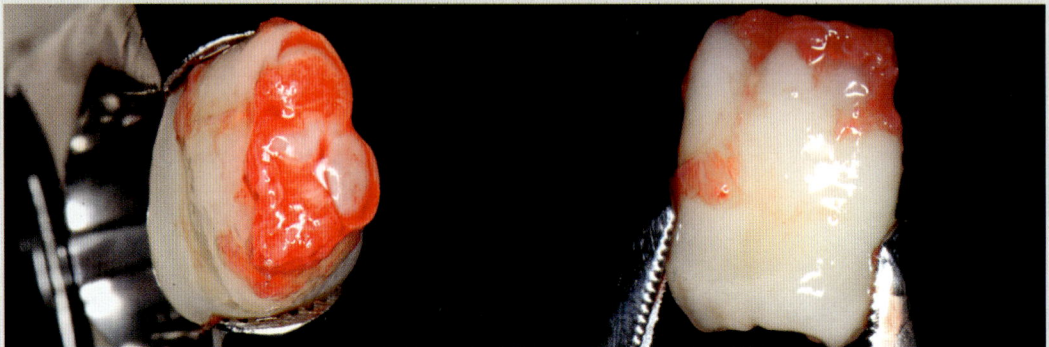

🔍 **3.57** Extracción atraumática del diente 2.8 tras la remoción previa de un diente supernumerario.

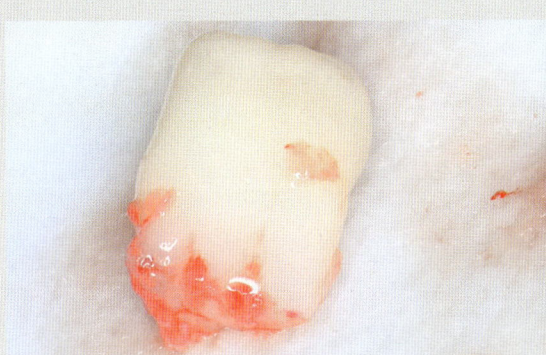
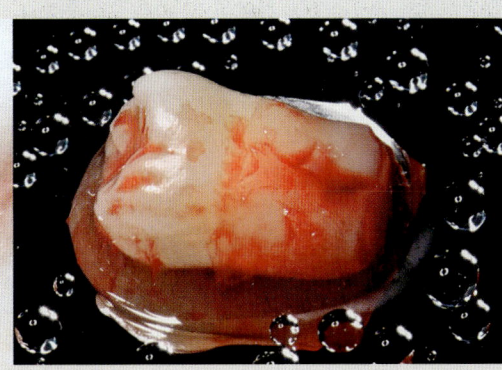

Q 3.58 Hidratación del diente 2.8 en suero fisiológico. Nótese los ápices abiertos del diente donante con presencia de la papila apical.

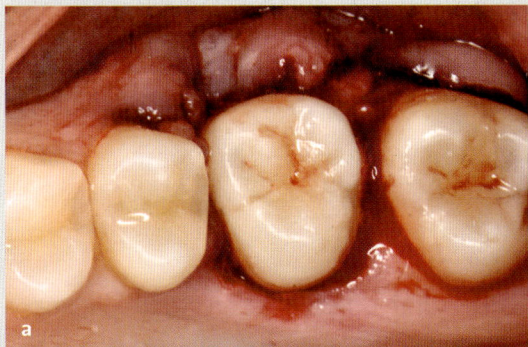
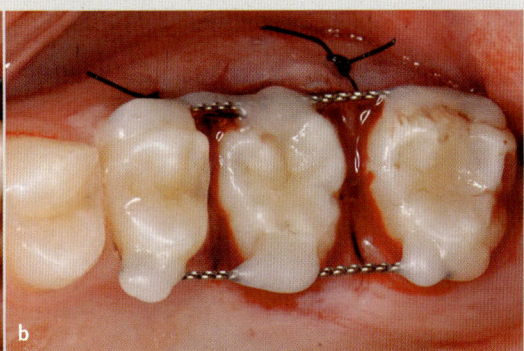

Q 3.59 Colocación del diente 2.8 en nuevo lecho receptor. a) A pesar de no usar ninguna réplica 3D, el diente donante estuvo menos de 1 minuto en condiciones extraorales. b) Doble ferulización semirrígida para fijar y estabilizar el diente donante.

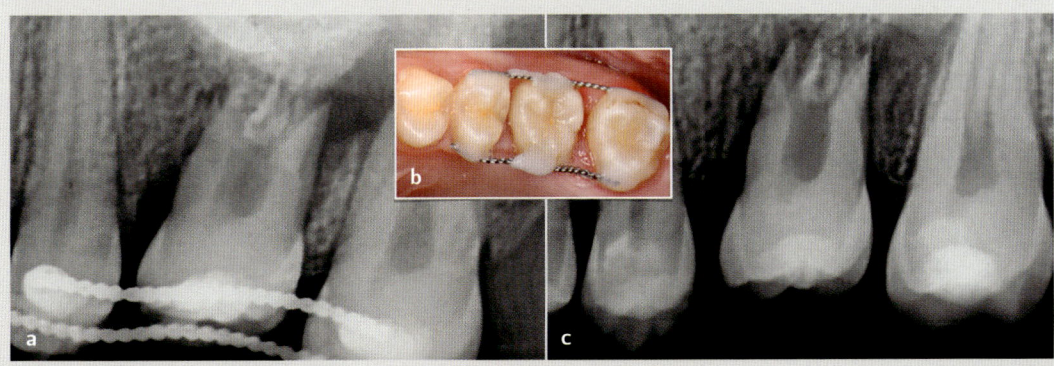

Q 3.60 Periodo de ferulización. a) Radiografía de confirmación con la doble ferulización colocada. b) Una semana tras el trasplante. c) Radiografía periapical de control a las 8 semanas.

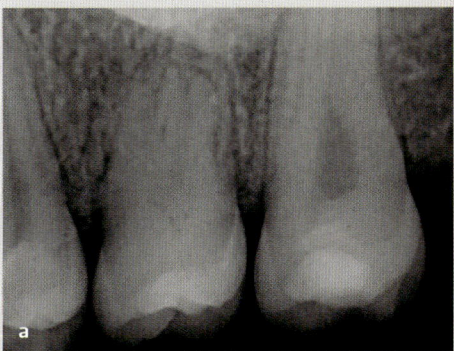
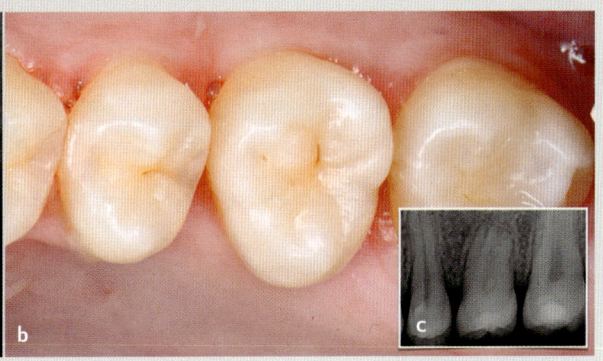

Q 3.61 Seguimientos periódicos. a) Aspecto radiográfico al año. b) Situación clínica al año y medio. c) Radiografía periapical a los 2 años.

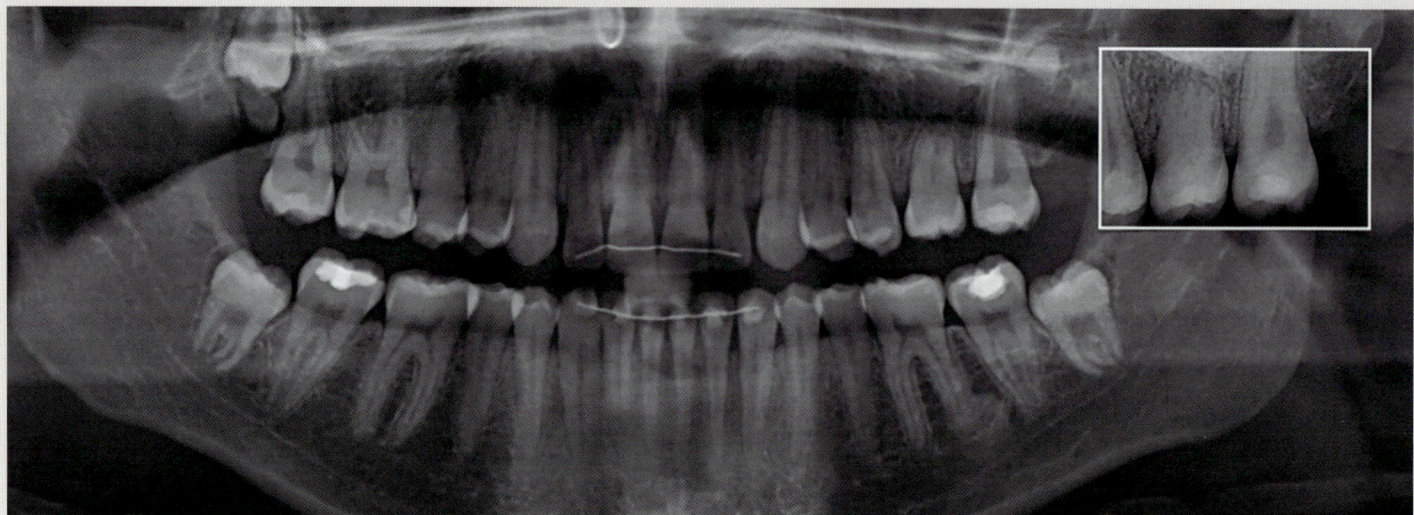

🔍 3.62 Situación 2 años posterior al trasplante. El diente donante ha sufrido una revascularización pulpar con un exitoso cierre radicular. No se evidencian signos de reabsorción y se observa LPD alrededor de la raíz.

Como comentábamos en capítulos anteriores, cuando se elige un tercer molar mandibular, es altamente aconsejable realizar una remoción del hueso vestibular (incluso distal) con cinceles o fresas para que el diente pueda levantarse de su alvéolo de forma atraumática (📷 3.63).

Hay que recordar que el molar que se reemplaza también debe extraerse de la manera más atraumática posible. El alvéolo receptor debe ampliarse utilizando fresas con refrigeración interna, insertos de piezoeléctrico o fresas de implantes (sistema guiado). Finalmente, el trasplante se colocará, preferiblemente, unos pocos milímetros por debajo del nivel oclusal, y se realizarán una o dos suturas sobre la corona para estabilizar el trasplante (opcionalmente se puede utilizar un alambre con composite según su estabilidad primaria inicial) (**CASO CLÍNICO** 3.10).

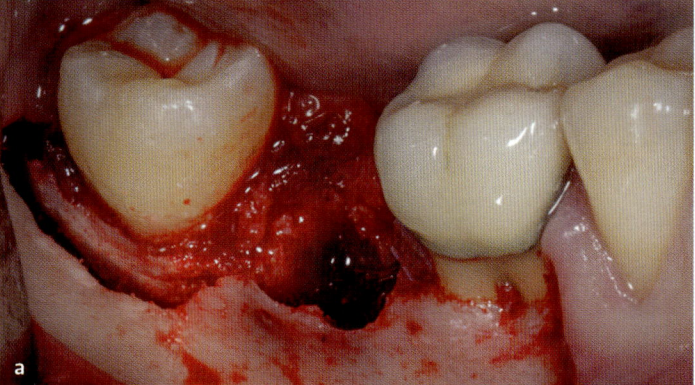
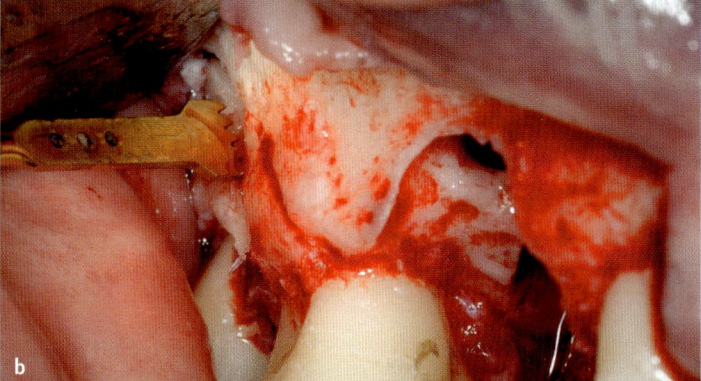

📷 3.63 Uso de fresas y cinceles para que el diente pueda levantarse de su alvéolo de forma atraumática. a) Remoción del hueso de alrededor mediante una fresa redonda. b) Remoción mediante la técnica de ventana con el uso de cirugía ósea piezoeléctrica.

CASO CLÍNICO 3.10

Gran destrucción de la estructura coronal en paciente en crecimiento*

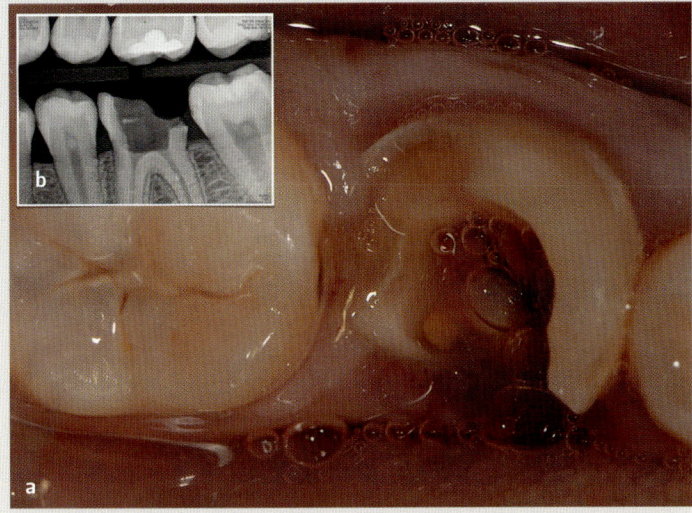

⌕ 3.64 Paciente de 15 años acude a la clínica para la valoración del primer molar inferior izquierdo (diente 3.6). a) El diente presentaba una gran destrucción de la estructura coronal, especialmente en su zona lingual. b) Aleta de mordida. Ante la inviabilidad de poder restaurar el diente con ciertas garantías se decidió su reemplazo por un diente donante.

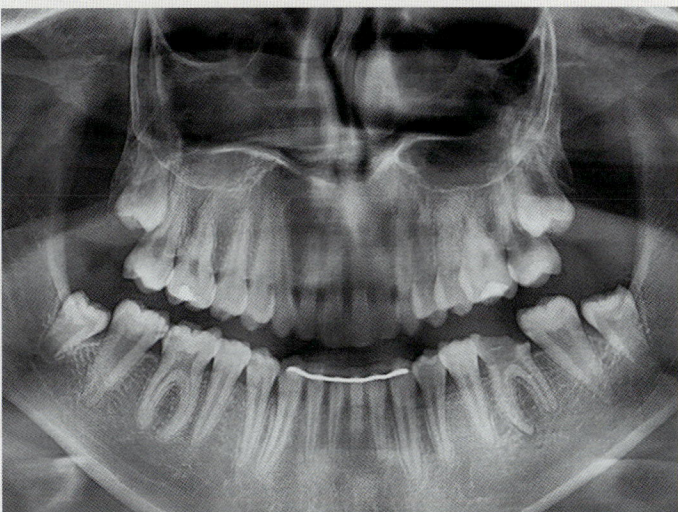

⌕ 3.65 Radiografía panorámica inicial en la que se visualiza el tercer molar inferior izquierdo (diente 3.8) como posible diente donante.

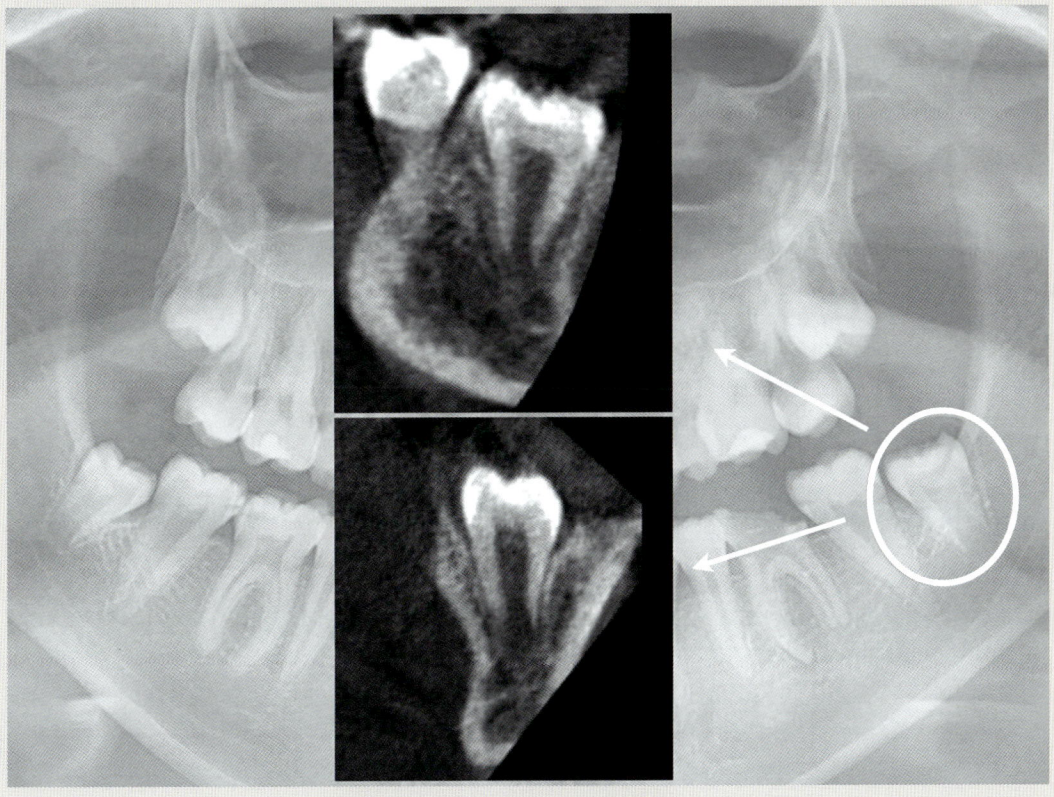

⌕ 3.66 Análisis de la morfología coronal y radicular del diente 3.8. El diente presentaba una única raíz y 3/4 de formación radicular, lo que lo convertían *a priori* en un candidato muy favorable para el trasplante.

Caso publicado en: Abella Sans F; (01/12/2020), "Minimally Invasive Alternatives to Dental Extraction and Implant Placement". En: Plotino G, "Minimally Invasive Approaches in Endodontic Practice", pp. 203-231, Springer International Publishing/Springer Nature. ISBN: 13:9783030458652.

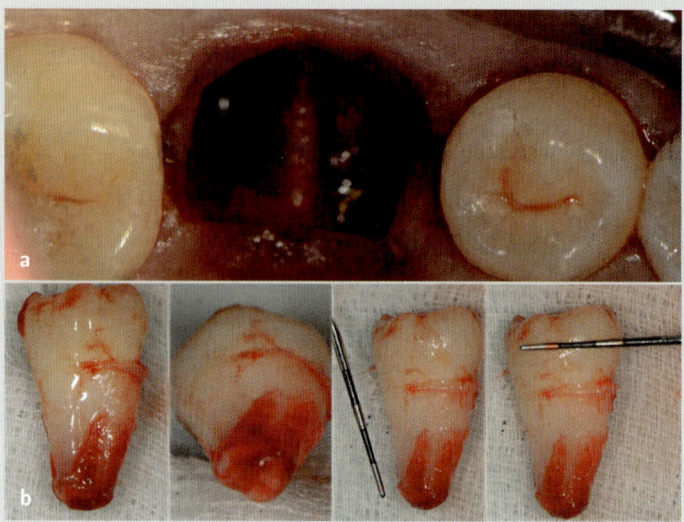

Q 3.67 Cirugía del autotrasplante del diente 3.8 a posición de 3.6. a) Extracción del diente comprometido. b) Extracción del diente donante.

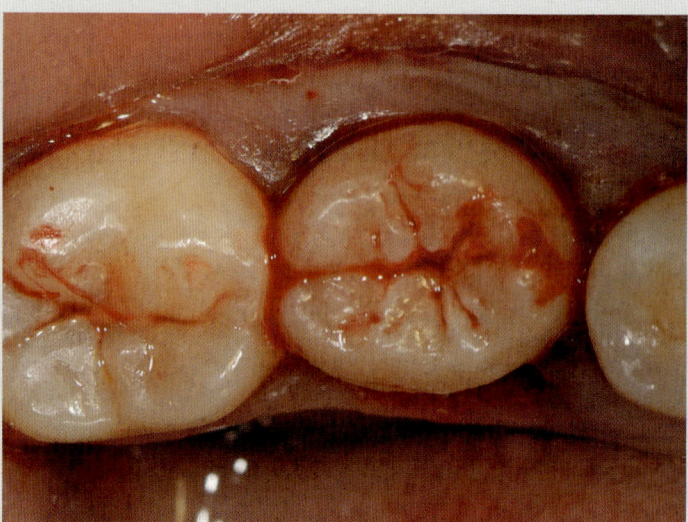

Q 3.68 Colocación del diente donante en el lecho receptor.

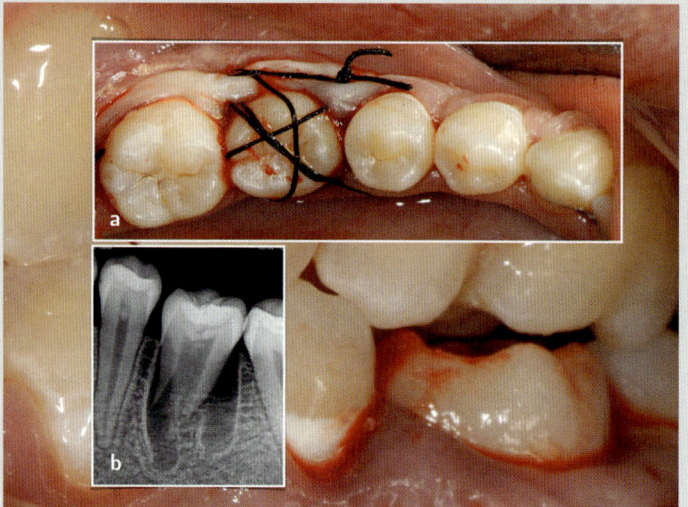

Q 3.69 Verificación de la posición del diente donante. a) Sutura alrededor del diente trasplantado para asegurar su estabilización. b) Radiografía periapical inmediata tras el trasplante.

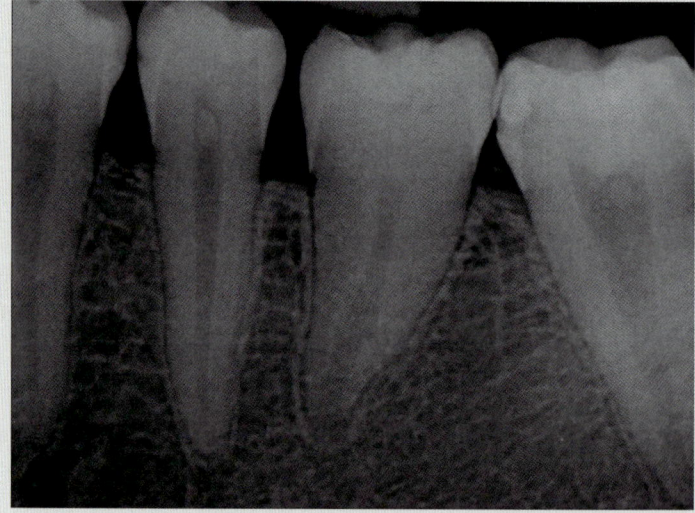

Q 3.70 Control radiográfico a los 2 años. Crecimiento radicular completo con cierta obliteración del conducto radicular.

AUTOTRASPLANTE DE TERCEROS MOLARES A SITIOS DE AGENESIA

El autotrasplante de terceros molares mandibulares o maxilares es un recurso cuando existen agenesias en la región del segundo premolar. Como, en cualquier caso, es importante realizar una planificación precisa y evaluar las dimensiones del diente donante y de la zona receptora, especialmente en sentido mesiodistal. Debido a que la anchura mesiodistal de los terceros molares es superior generalmente a la de los molares temporales, los autores sugieren una rotación de 90 grados de este diente para encajarlo dentro del alvéolo (**CASO CLÍNICO** 3.11).

CASO CLÍNICO 3.11

Agenesia de segundo premolar inferior izquierdo

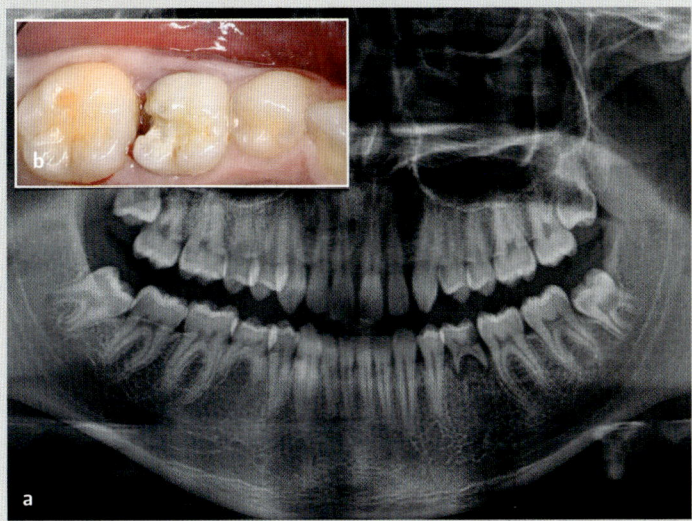

🔍 3.71 Paciente de 15 años acude a la clínica para la valoración de segundo molar temporal inferior izquierdo (diente 7.5). a) En la radiografía panorámica inicial se apreció la agenesia del segundo premolar inferior izquierdo (diente 3.5). b) Situación clínica inicial.

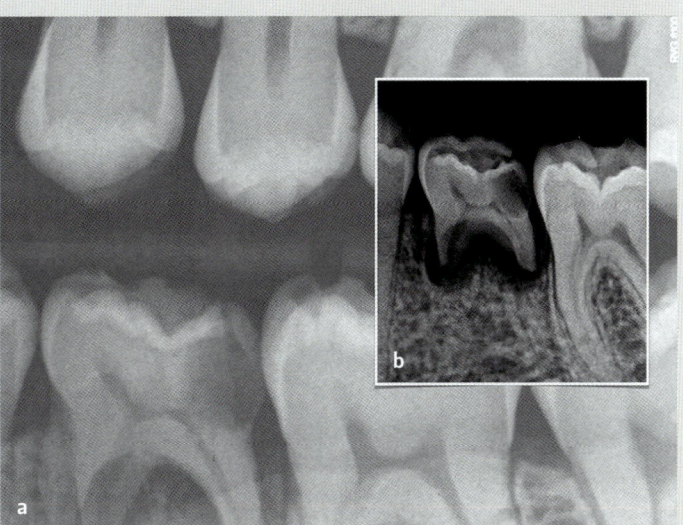

🔍 3.72 Análisis radiográfico inicial. a) Aleta de mordida. b) Radiografía periapical en la que se observó una gran lesión radiolúcida y una extensa lesión cariosa a nivel distal. El plan de tratamiento será el autotrasplante del diente 2.8 a la región del 3.5.

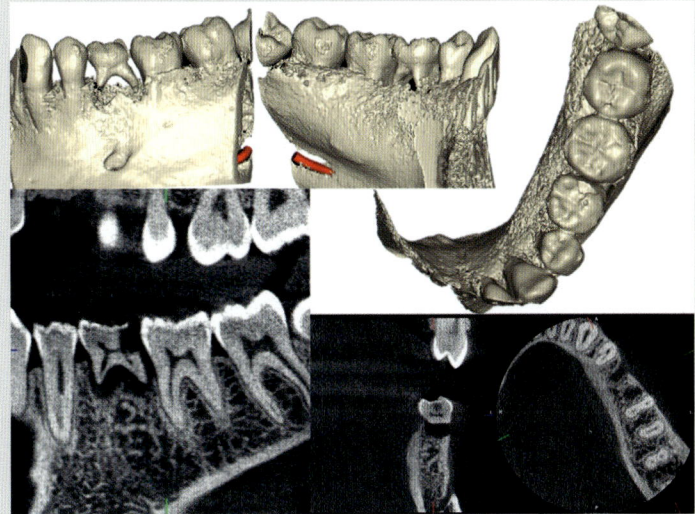

🔍 3.73 Análisis 3D inicial de la zona receptora mediante una TCHC.

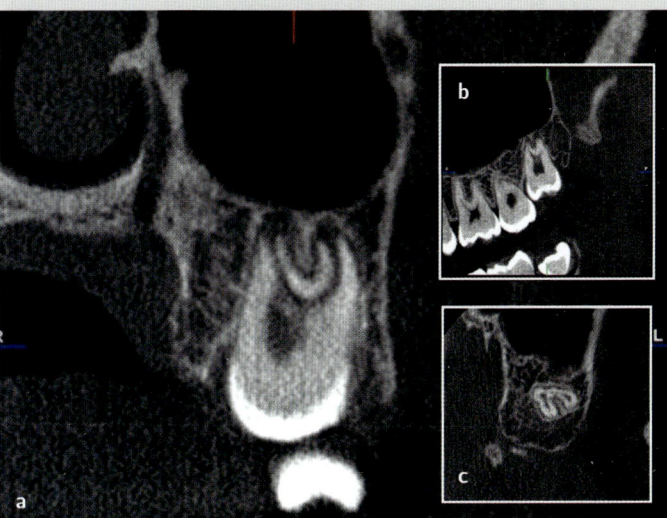

🔍 3.74 Análisis 3D inicial del diente donante. Observamos la morfología radicular en cortes a) coronales, b) sagitales y c) axiales de la TCHC inicial.

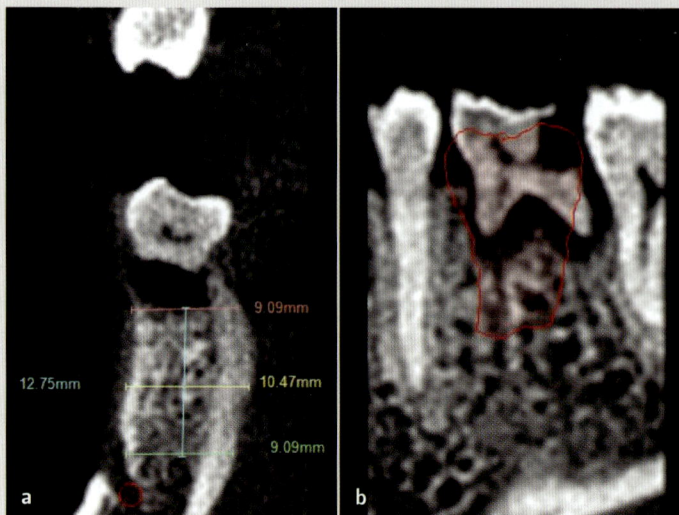

🔍 **3.75** Planificación del autotrasplante en el lecho receptor. a) Mediciones del lecho receptor. b) Superposición del diente donante segmentado en el área quirúrgica.

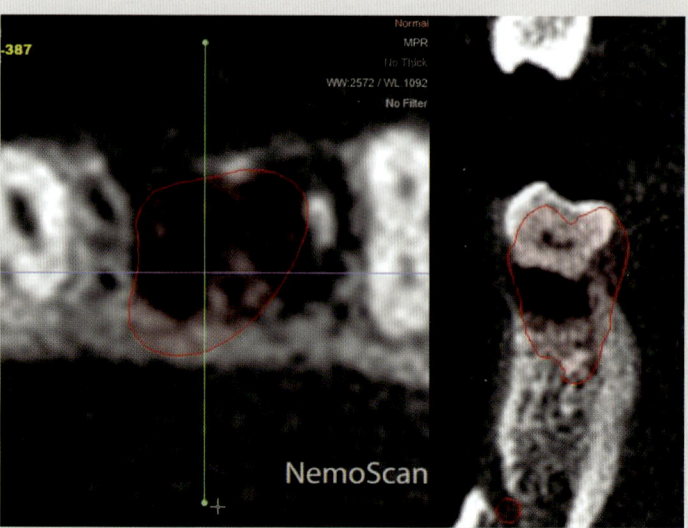

🔍 **3.76** Planificación digital de la posición 3D del diente donante.

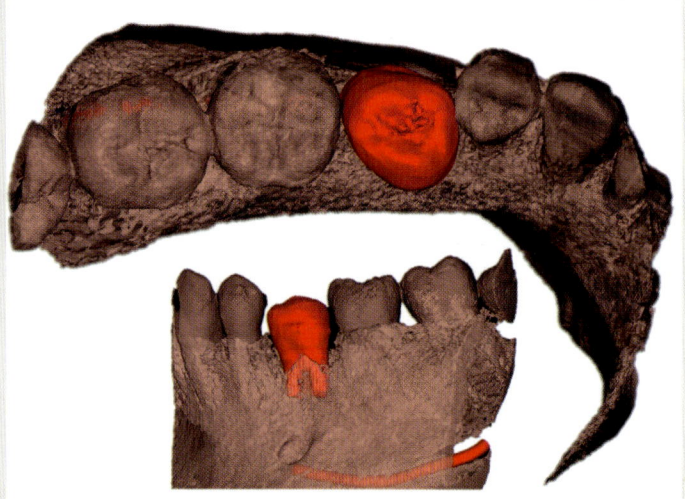

🔍 **3.77** Verificación del espacio disponible mediante la reconstrucción 3D.

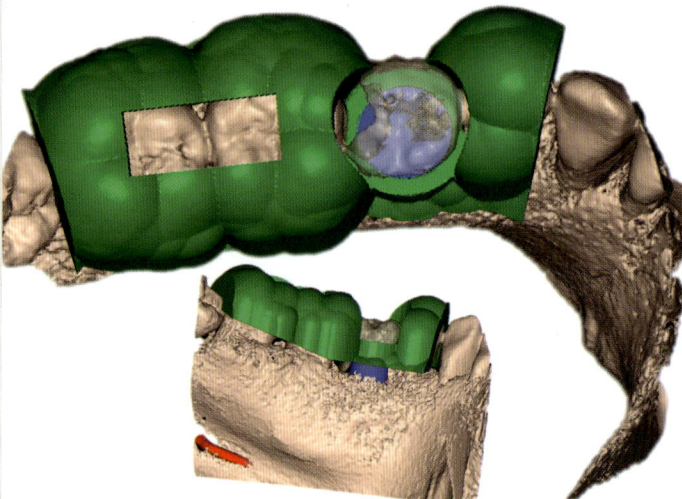

🔍 **3.78** Diseño de férula guiada para trefina. En este caso se planificó una osteotomía guiada mediante el uso de trefina.

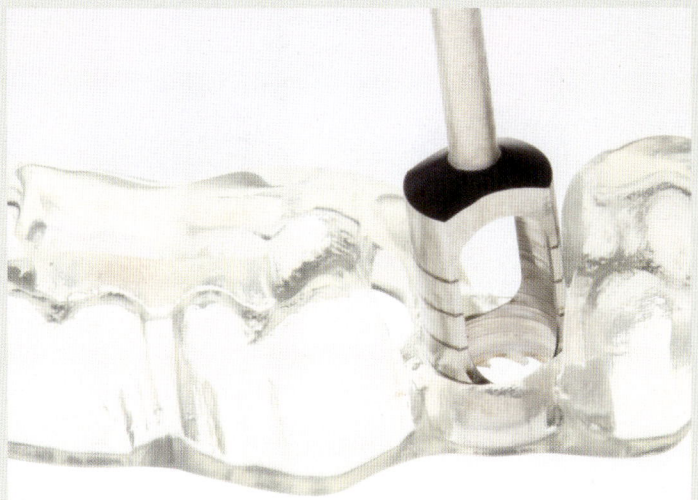

3.79 Impresión 3D de la férula guiada.

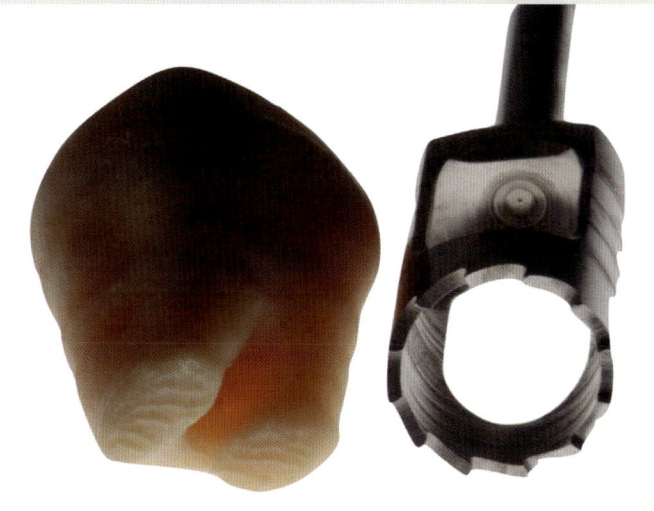

3.80 Comparativa entre las dimensiones de la trefina y la réplica 3D del diente donante impreso.

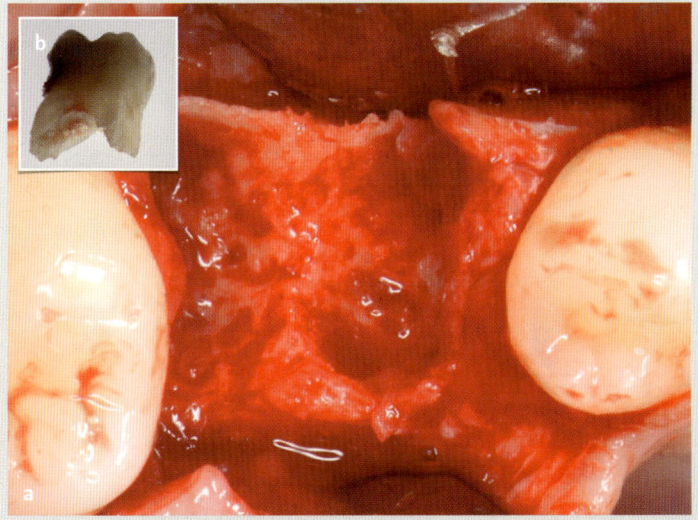

3.81 Inicio de la cirugía de autotrasplante. a) Alvéolo tras la extracción del diente 7.5. b) Remoción del diente 7.5.

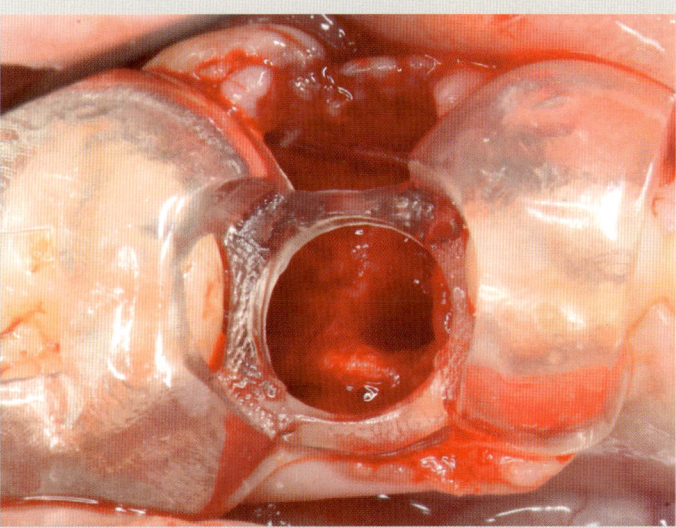

3.82 Colocación de la férula guiada apoyada en los dientes adyacentes.

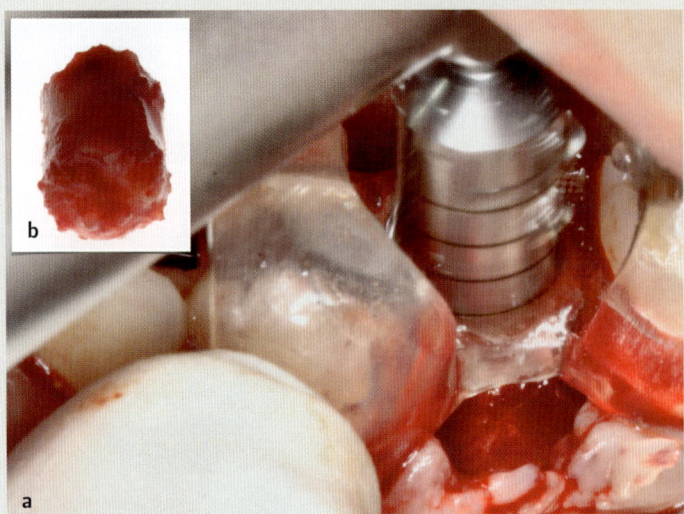

🔍 **3.83** Osteotomía guiada. a) Uso de trefina a través de la férula guiada. b) Hueso eliminado tras el uso de la trefina.

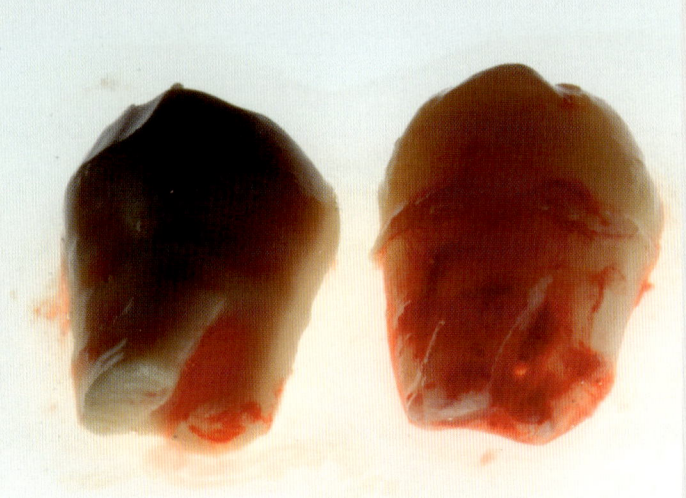

🔍 **3.84** Obsérvese la gran similitud dimensional entre la réplica 3D impresa y el diente donante.

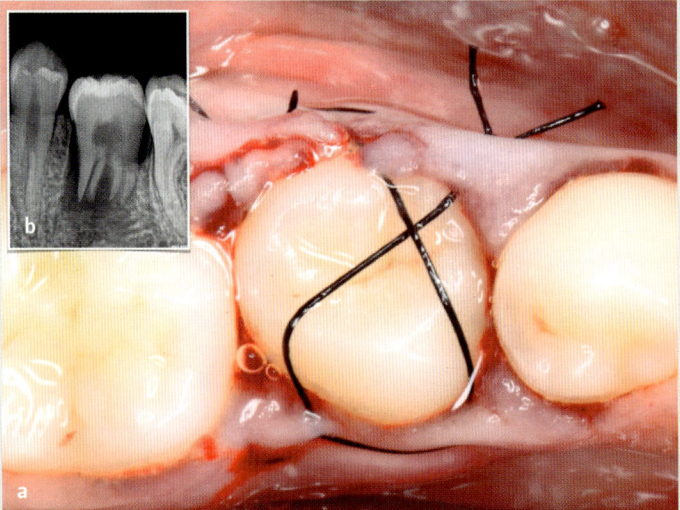

🔍 **3.85** Colocación del diente donante en el lecho receptor tras la modificación quirúrgica mediante trefina. a) Fijación del diente donante mediante el uso de sutura. b) Aspecto radiográfico inmediato tras el trasplante.

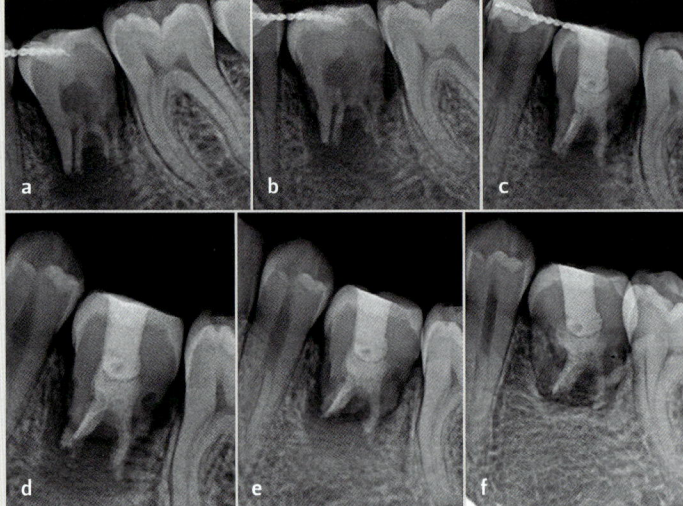

🔍 **3.86** Evolución radiográfica. a,b) A las 4 semanas del trasplante se detecta una intensa reabsorción inflamatoria externa. Esta patología es una de las complicaciones más frecuentes que el clínico se puede encontrar en autotrasplantes de ápice abierto. En lugar de producirse una revascularización del tejido pulpar, este se necrosa y desarrolla este tipo de reabsorciones, normalmente reversibles. c) Tratamiento endodóntico mediante uso de cemento hidráulico de silicato de calcio. d) Control a los 2 meses. e) Control al año. f) Control a los 2 años del trasplante, en el que se aprecia la presencia del LPD, así como un considerable freno de la reabsorción inflamatoria externa.

Decoronación

José Espona Roig, **Miguel Roig Cayón**

La anquilosis es un evento común tras traumatismos con afectación de dientes anteriores, especialmente después de un reimplante tras una avulsión[56]. Dicha anquilosis suele coincidir con una reabsorción por sustitución, que, sin ser la misma entidad, en ocasiones se engloba bajo la misma etiqueta. Como se ha comentado anteriormente, la reabsorción por sustitución implica el progresivo recambio del tejido dentario por tejido óseo, hasta la completa desaparición del diente. Cuando esta patología se produce en edad infantil o adolescencia temprana, la falta de LPD determina que el diente afectado vaya quedando progresivamente en una posición más apical que el resto de los dientes del arco dentario, los cuales siguen al crecimiento vertical del proceso alveolar[57]. No hay ninguna técnica que permita conseguir ese crecimiento en un diente anquilosado, y para poder corregir el impacto estético del problema se han propuesto diversas fórmulas (**CUADRO** 3.2).

CUADRO 3.2   FÓRMULAS PARA CORREGIR EL IMPACTO ESTÉTICO DEL CRECIMIENTO DE UN DIENTE ANQUILOSADO

- **Camuflaje restaurador directo o indirecto.** Puede hacerse una restauración con composite o cerámica del diente en infraoclusión para nivelar los bordes incisales. A nivel cervical podría intentarse nivelar los márgenes por medio de injertos de conectivo. Sería una técnica aplicable en situaciones en las que el crecimiento del proceso alveolar estuviese ya muy avanzado, y por ello la discrepancia entre los márgenes gingivales del diente problema y los dientes adyacentes fuese pequeña. También en pacientes con baja demanda estética combinada con una sonrisa baja.

- **Distracción ósea.** Mediante cirugía puede tratarse cortando el hueso alrededor del diente con el mismo incorporado, y mediante ortodoncia desplazar todo el bloque (diente+hueso) en sentido coronal[58, 59]. La anquilosis del diente al hueso adyacente permite usarlo de anclaje para la distracción.

- **Extracción e implante.** La extracción del diente y colocación de un implante es una buena técnica, pero con algunas limitaciones. La principal limitación es que el crecimiento vertical del proceso alveolar prosigue más allá de la tercera década de la vida. Aunque no igual en todos los pacientes (ocurre más en pacientes de sexo femenino, y principalmente con cara larga), redunda habitualmente en una reproducción del problema. La corona sobre implante va quedando progresivamente en infraoclusión, pues de nuevo la falta de LPD hace que el implante no acompañe al crecimiento del proceso alveolar en sentido coronal.

- **Decoronación.** La decoronación consiste en cortar la corona del diente anquilosado ligeramente subcrestal (2 mm por debajo de cresta alveolar), eliminar el material o tejido del interior de del conducto radicular, y cubrir la raíz con un colgajo mucoperióstico. Con ello se persigue limitar la pérdida de volumen óseo en la zona, e incluso promover el crecimiento (ligero) del mismo.

Cuando la anquilosis se produce en pacientes jóvenes previo al pico de crecimiento puberal, el riesgo de una infraposición evidente del diente anquilosado es muy alto[57]. Dado que el diente anquilosado rompe el normal desarrollo del proceso alveolar, es necesario eliminar dicho diente antes de que el futuro tratamiento ortodóntico, protésico o implantológico se ponga en peligro. En este punto, es esencial recordar a los lectores que la extracción "normal" del diente conlleva una mayor pérdida de hueso en la zona en comparación con la técnica de la decoronación[60]. Fue precisamente Malmgren quien en su día propuso una forma particular de proceder a la eliminación del diente anquilosado, la decoronación[61-63]. Recordemos que la reabsorción por sustitución acabará provocando por sí misma la pérdida total del diente (que será sustituido por hueso).

Lo que propone Malmgren es cortar la corona del diente ligeramente infracrestal, y cubrir la raíz con un colgajo mucoperióstico. Previamente se instrumenta el conducto radicular, para evitar que se produzca una infección. En caso de que el diente presente un tratamiento de conductos previo, se recomienda retirar el material de obturación del interior de los conductos radiculares.

La realización de la decoronación no suele cursar con complicaciones, y facilita la posterior restauración del espacio edéntulo[63]. En caso de realizarse la decoronación cuando ya existe infraposición del diente anquilosado, no suelen haber cambios significativos en el nivel del hueso y, de producirse, suelen ser en sentido coronal más que apical. Es decir, la decoronación no solo ayuda a limitar la pérdida de volumen óseo en anchura, sino también en altura. La técnica en sí no parece inducir un crecimiento del hueso, y de hecho puede haber una cierta pérdida de volumen vestíbulolingual. Sin embargo, en ningún caso limita el crecimiento natural del proceso alveolar correspondiente con la edad, como ocurriría en caso de la extracción del diente[64].

Dado que la decoronación se realiza en edades jóvenes, es importante realizar una provisionalización de larga duración que ayude a la preservación del hueso crestal. En ese sentido, en la medida de lo posible, hay que tratar de optar por prótesis adhesivas tipo Maryland, con una única ala de sujeción, para reducir el riesgo de despegamiento y para no limitar los movimientos dentarios por el crecimiento (**CASO CLÍNICO** 3.12)[65,66]

> **Consejo:** Completado el crecimiento del paciente puede procederse, si se desea, a la colocación de un implante en la zona edéntula con un escenario mucho más favorable que el que se hubiese producido en caso de haber optado por otra alternativa terapéutica.

CASO CLÍNICO 3.12

Anquilosis

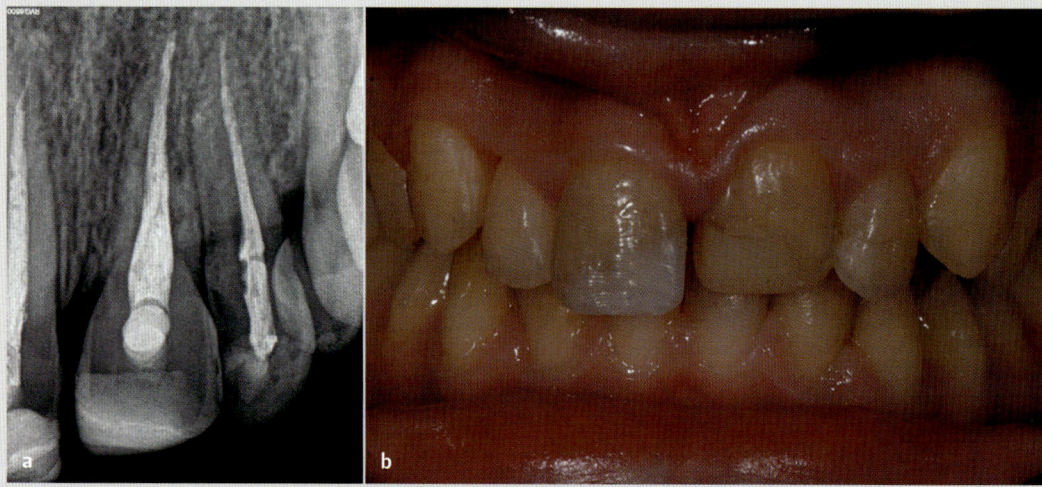

Q 3.87 Paciente de 12 años que acude diagnosticada de anquilosis del diente 2.1, secundaria a una avulsión por traumatismo 2 años atrás. a) Radiografía en la que se observan signos de reabsorción por sustitución. b) El diente 2.1 se encuentra en infraoclusión respecto a los dientes vecinos. El debate entre restaurador, ortodoncista y cirujano oral descarta el autotrasplante y se opta por una decoronación para tratar de preservar hueso crestal hasta la realización de un implante en edad adulta. Los tratamientos endodónticos de los dientes 1.1 y 2.2 no cumplen los criterios de éxito endodóntico y se programa su retratamiento ortógrado.

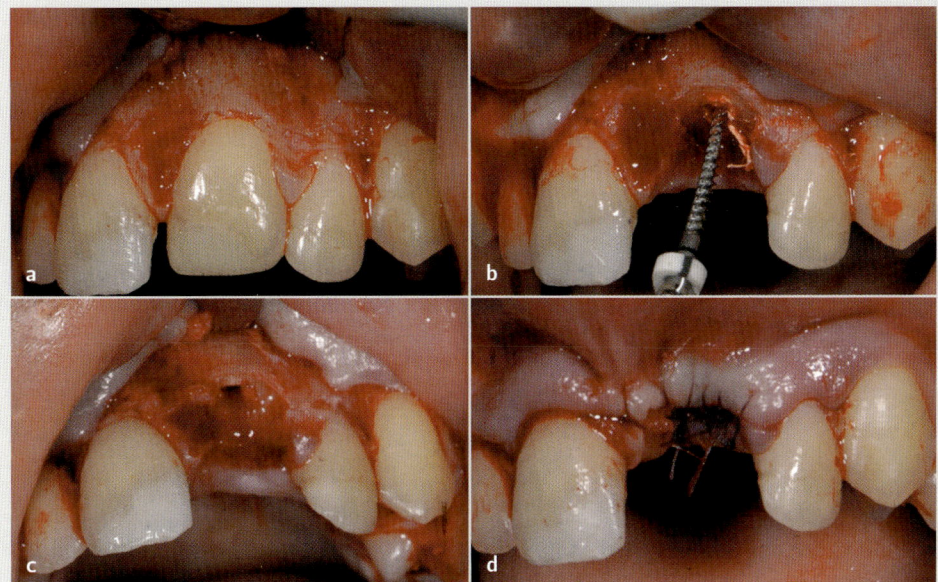

Q 3.88 Decoronación. a) Decidida la decoronación, se levanta un colgajo a espesor total. b) Se corta la corona del diente ligeramente infracrestal y se procede a la eliminación de la gutapercha del interior del conducto. c) Completada la eliminación de la gutapercha y el correcto nivel del corte de la corona. d) Se procede al cierre completo.

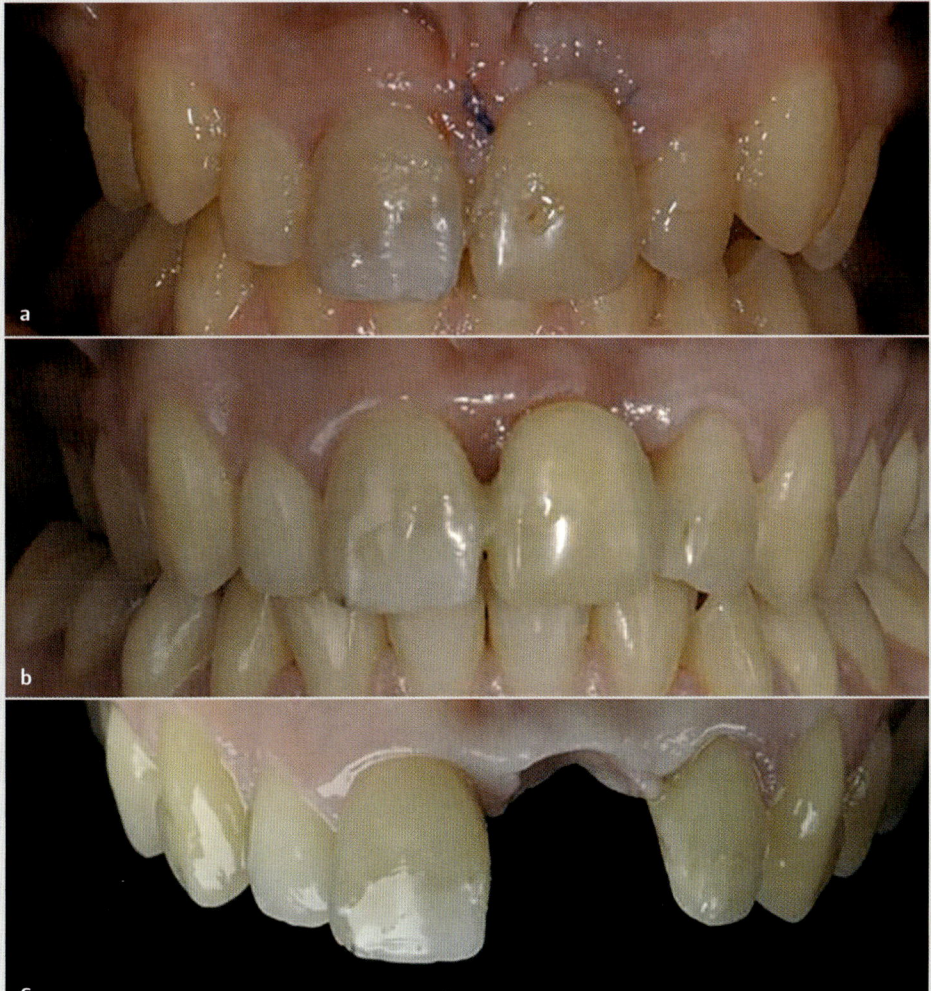

Q 3.89 Una vez finalizada la decoronación, se optó por colocar una prótesis adhesiva a la paciente. a) Si bien lo habitual es hacer una prótesis tipo Maryland en circonio, en este caso, por motivos económicos, se optó por colocar la misma corona de la paciente. Se realizó una ranura mesiodistal por la cual se pasó una fibra de vidrio entrelazada multicapa que se fijó a la cara palatina del diente 1.1. b) El Maryland permaneció en boca durante 12 años. c) Al retirar el Maryland para colocar un implante se constata la buena preservación tisular conseguida por el provisional y la decoronación.

Q 3.90 Tras la realización de la decoronación ser hace seguimiento de la evolución del hueso crestal. a) A los 5 años de la decoronación (2015). b) A los 9 años (2019). c) A los 12 años (2022). Se ve una progresiva reabsorción de la raíz, pero se mantiene bastante constante la altura y grosor del hueso crestal en la zona problema.

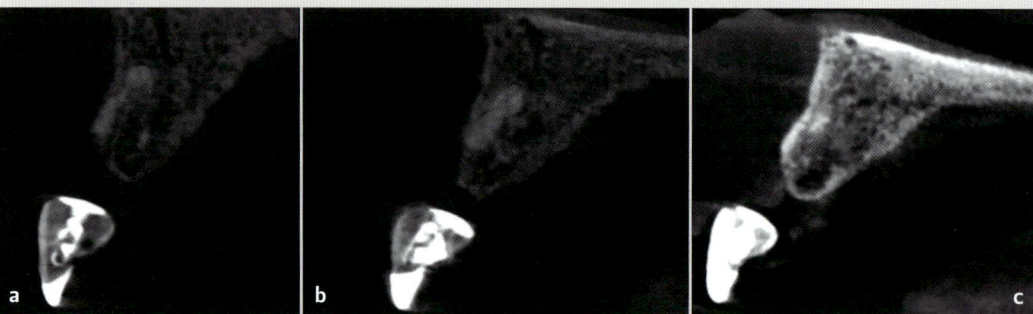

Q 3.91 A los 12 años de la decoronación, la paciente, ya con 25 años, requiere una solución más definitiva. Aunque se sugiere diferir la colocación del implante, tras discutir los riesgos de experimentar una infraoclusión por el crecimiento continuado del proceso alveolar, la paciente decide que se le coloque un implante. a) Colocación de implante con injerto de conectivo extraído de la tuberosidad. b) Radiografía de la corona provisional con el sistema CEREC (Dentsply-Sirona, Bensheim, Alemania). c) La corona se deja ligeramente en infraoclusión.

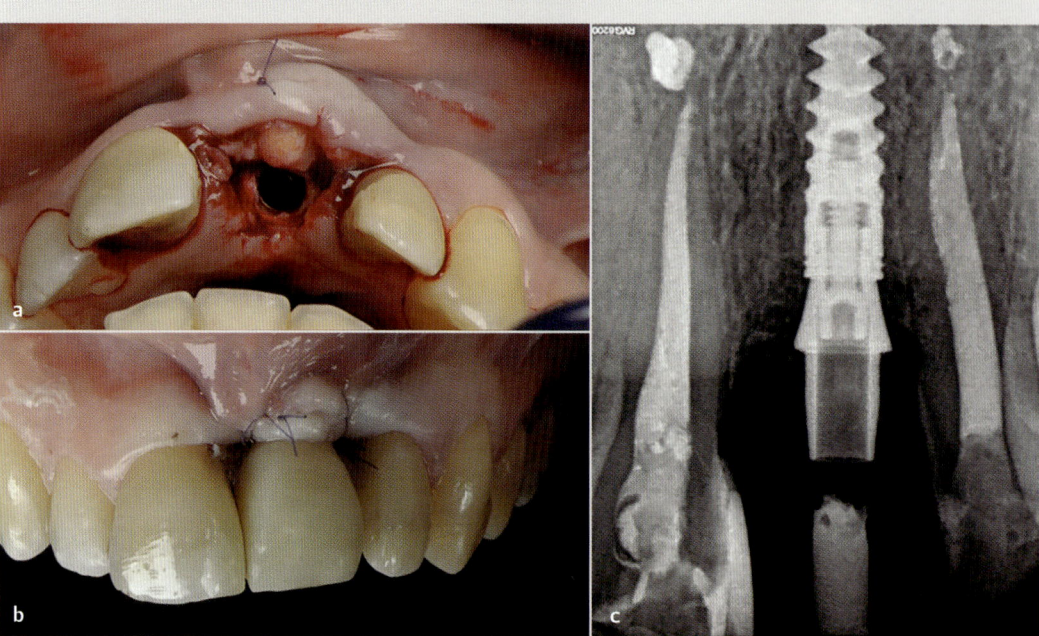

Q 3.92 Sustitución a los 3 meses de la corona provisional por una corona de circonio con una carilla de cerámica feldespática CEREC (Dentsply-Sirona, Bensheim, Alemania). Una vez se estabilice la situación gingival y el paciente pueda afrontar su coste, se procederá a la colocación de dos carillas feldespáticas estratificadas en los dientes 1.1 y 2.2.

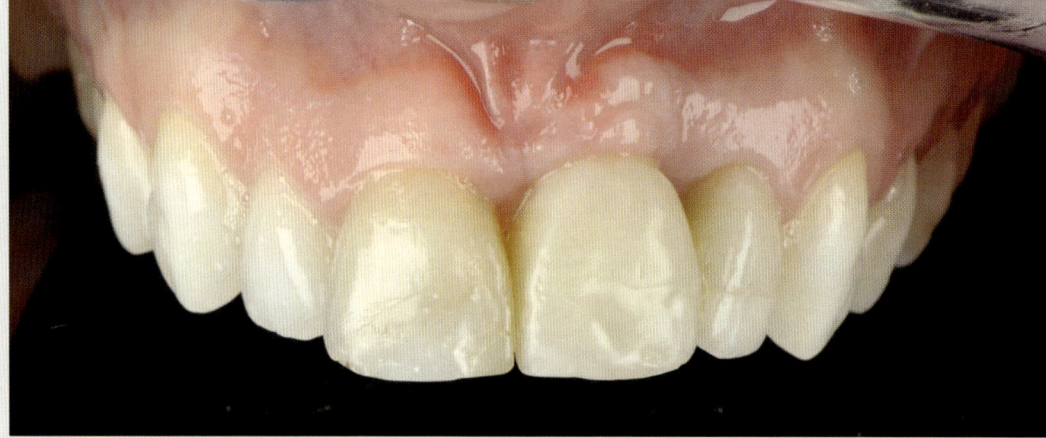

Cicatrización de la pulpa dental

La vaina radicular epitelial de Hertwig está presente en los dientes en desarrollo. La regeneración de los vasos capilares progresa a través del agujero apical mientras que el tejido periodontal dentro de la vaina radicular epitelial prolifera en los conductos radiculares. Es en este momento cuando se produce una calcificación rápida, por lo que el clínico podrá observar en los diferentes controles radiográficos cómo se va obliterando el conducto radicular (📷 3.93-3.97).

En la obliteración total del conducto radicular (osteodentina), este no se podrá observar radiográficamente (2D) y únicamente será visible clínicamente bajo magnificación o, según el caso, usando un tamaño de vóxel muy pequeño en una TCHC de alta calidad. Por otro lado, en la obliteración parcial se puede observar parte del conducto radicular. Estos dientes trasplantados con obliteración del conducto radicular suelen responder positivamente a las pruebas pulpares electrónicas; sin embargo, los dientes totalmente obliterados tienden a perder esta respuesta positiva con el tiempo. Los dientes parcialmente obliterados deben continuar respondiendo positivamente a las pruebas pulpares a menos que ocurra una necrosis; situación muy poco probable.

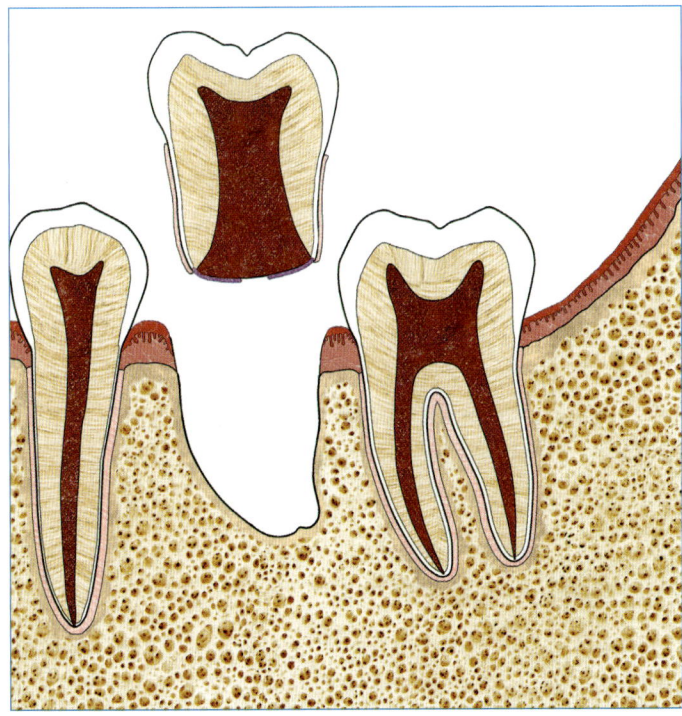

📷 **3.93** Ilustración de un autotrasplante de un diente en desarrollo. Desde el momento de la extracción, la pulpa del diente empieza a sufrir diferentes cambios isquémicos. Obsérvese la vaina radicular epitelial de Hertwig (líneas violetas) unida al ápice.

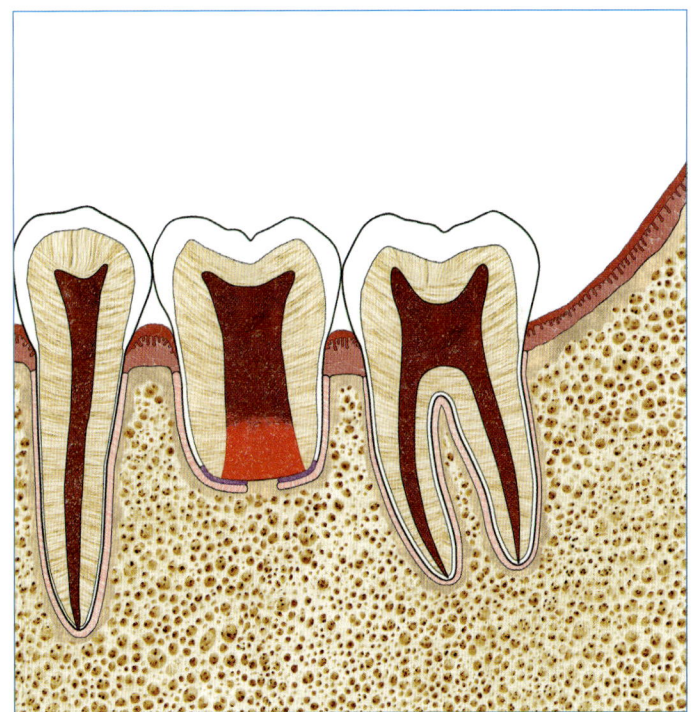

📷 **3.94** Unos días después del autotrasplante, los vasos capilares proliferan coronalmente desde el foramen apical a la vez que las células pulpares.

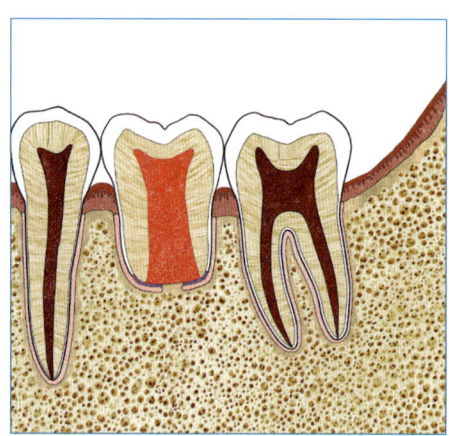

📷 **3.95** Imagen unas semanas después del autotrasplante. El conducto radicular se llena primero con tejido vital y, posteriormente, se produce una calcificación rápida desde el ápice.

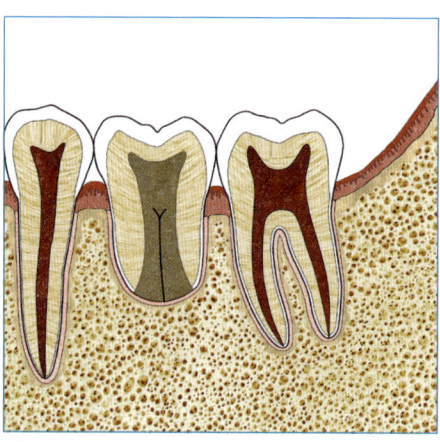

📷 **3.96** Obliteración total del conducto radicular con tejido duro (osteodentina).

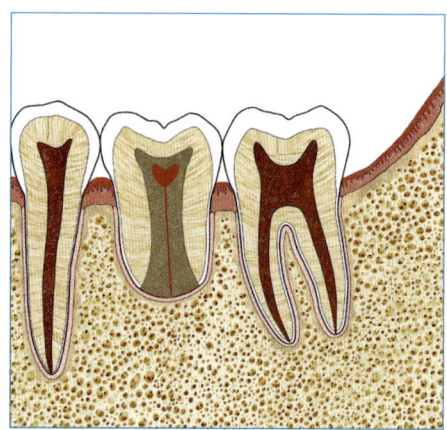

📷 **3.97** Obliteración parcial del conducto radicular con algo de tejido pulpar remanente.

El tejido duro (dentina osteosimilar) que se forma en el espacio pulpar atrapa los vasos sanguíneos debido a la rápida obliteración. Sin embargo, incluso cuando las radiografías en 2D muestran una obliteración completa del conducto radicular, el clínico debe pensar que aún hay tejido pulpar presente. Si este tejido se infecta, el diente puede desarrollar una periodontitis apical, que puede ser difícil de tratar debido a los problemas para encontrar y desinfectar estos conductos radiculares tan estrechos.

> **Consejo:** Se debe tener mucho cuidado para proteger estos dientes donantes de posibles caries, que puede conducir a la necrosis pulpar. En caso de que queden espacios interproximales muy abiertos que favorezcan la impactación de comida, el clínico deberá evaluar su cierre mediante ortodoncia o restauraciones (directas o indirectas).

Continuidad del desarrollo radicular

Cuando se realiza un autotrasplante de ápice abierto lo lógico es esperar que el desarrollo continuo de las raíces acompañe la cicatrización pulpar (📷 3.98).

Sin embargo, este escenario no se logrará siempre y el clínico podrá observar en determinados casos un desarrollo incompleto (crecimiento parcial con cierre radicular). El desarrollo de las raíces se puede clasificar en:

- **Detención total.** Existencia de cierre radicular, pero sin desarrollo de las raíces después del trasplante (📷 3.99).
- **Detención parcial.** Existencia de cierre radicular con cierto desarrollo de las raíces después del trasplante (📷 3.100).
- **Sin arresto.** Existencia de cierre radicular con desarrollo completo de las raíces (📷 3.101).

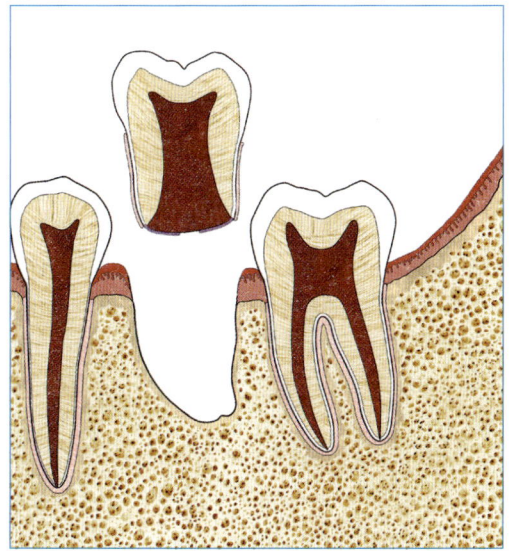

3.98 Autotrasplante de ápice abierto con su vaina radicular epitelial de Hertwig sana.

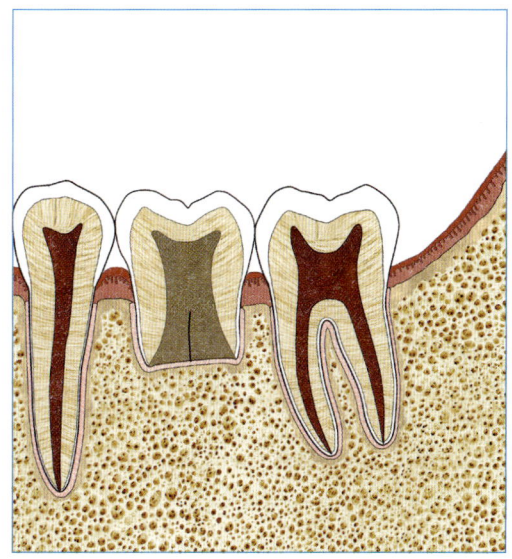

3.99 Autotrasplante de ápice abierto con detención total: no hay continuidad en el desarrollo de la raíz. Obsérvese que de todas formas se produce un cierre radicular, lo que indica preservación de la vitalidad pulpar.

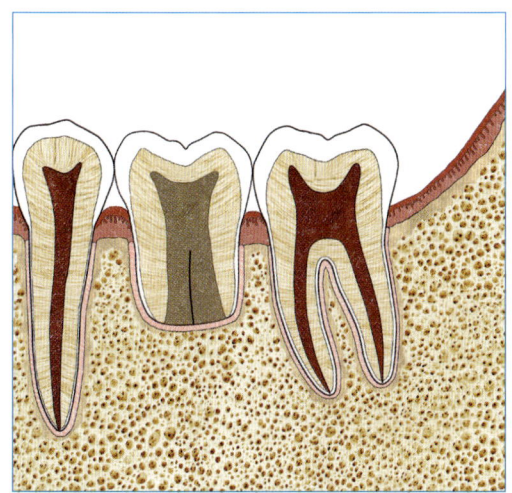

3.100 Autotrasplante de ápice abierto con detención parcial: continuidad parcial del desarrollo radicular.

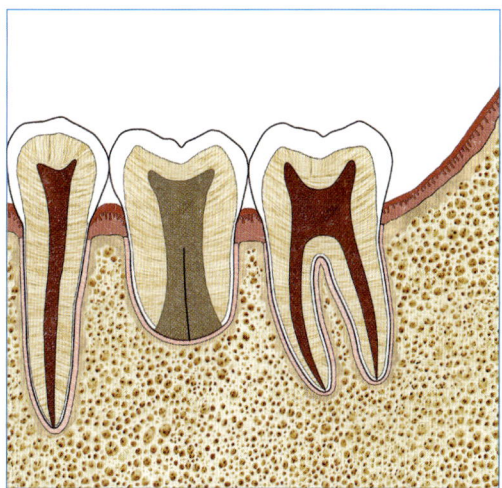

3.101 Autotrasplante de ápice abierto sin arresto: desarrollo radicular completo. Este es el escenario ideal, ya que otorga una proporción coronorradicular excelente.

Según la literatura, las clasificaciones más comunes del desarrollo radicular son las descritas por Moorrees y cols.[67] y Demirjian y cols.[68]. Así, Moorrees y cols.[67] categorizaron el desarrollo radicular en: etapa 1 (comienzo de la formación de raíces), etapa 2 (formación de una cuarta parte de la raíz), etapa 3 (formación de la mitad de la raíz), etapa 4 (formación de las tres cuartas partes de la raíz), etapa 5 (formación de la raíz completa con ápice muy abierto), etapa 6 (formación de raíz completa con ápice semicerrado) y etapa 7 (formación de raíz completa con ápice sustancialmente cerrado) (3.102).

Consejo: Dado que no es posible un desarrollo radicular adicional, la mayoría de los autores recomendamos que los dientes de donantes se trasplanten entre las etapas 3 y 5.

Van Westerveld y cols.[68] evaluaron la etapa de desarrollo radicular preoperatorio y el ancho radiográfico del ápice como predictores de desarrollo radicular después del autotrasplante. De un total de 58 premolares trasplantados, 53 (91,4 %) presentaron desarrollo radicular y los 5 restantes (8,6 %) no presentaron desarrollo radicular después del autotrasplante. La longitud media de elongación de la raíz al final del seguimiento fue de 1,9 mm. Un ápice abierto ancho (≥ 2 mm) se asoció estadísticamente con elongación de la raíz después del autotrasplante. Estos hallazgos sugieren que un autotrasplante de diente ideal debe realizarse cuando la longitud radicular del diente donante es de aproximadamente 50 a 75 % del total estimado, dejando el foramen apical con potencial para la regeneración pulpar (apertura del ápice al menos >1 mm radiográficamente).

			0 %	10 %	20 %	30 %	40 %	50 %	60 %	70 %	80 %	90 %	100 %
	Fase 1	Inicios de la formación radicular						100 %					
	Fase 2	1/4 de la formación radicular						100 %					
	Fase 3	Un medio de la formación radicular						95 %					5%
	Fase 4	3/4 de la formación radicular						95 %					5%
	Fase 5	Formación radicular completa, ápice completamente abierto						90 %					10%
	Fase 6	Formación radicular completa ápice medio cerrado			35 %				65%				
	Fase 7	Formación radicular completa, ápice casi cerrado						100 %					

📷 **3.102** Curación del tejido pulpar en relación con el desarrollo radicular del diente donante (clasificación de Moorrees y cols.[67]).

Criterios de éxito y factores pronóstico

Para la revisión general de este punto, los autores de este libro hemos encontrado algunas limitaciones que se repiten en las diversas revisiones sistemáticas publicadas en los últimos años. En primer lugar, tal y como concluyen Tan y cols.[70] en 2023, más de un tercio de las revisiones sistemáticas no proporcionan una definición de éxito ni de supervivencia con respecto a los resultados pulpares y periodontales, y únicamente cinco revisiones proporcionan definiciones parciales para cualquiera de estos resultados. La falta de definiciones estandarizadas de éxito y supervivencia en el campo del autotrasplante da como resultado una amplia gama de tasas de éxito y supervivencia.

A partir de la adaptación del estudio de Kafourou y cols.[71] y tal como hemos definido previamente en el apartado *Éxito y supervivencia* del *Capítulo 2*), definimos:

- **Éxito:**
  - **Dientes inmaduros.** Revascularización pulpar tras el autotrasplante o tratamiento endodóntico exitoso con buen pronóstico a largo plazo.
  - **Cicatrización periodontal favorable** sin evidencia de reabsorción radicular externa o donde la reabsorción fue tratada y controlada de manera efectiva con tratamiento endodóntico.
  - **Crecimiento óseo alveolar normal**.
- **Supervivencia:** presencia del diente en su posición trasplantada en la última visita de seguimiento, independientemente de los resultados clínicos y radiográficos.

Aunque se pueden producir fracasos, el autotrasplante de dientes con ápices abiertos ha demostrado de forma consistente mejores resultados de éxito y supervivencia, y menor riesgo de necrosis pulpar y reabsorción inflamatoria externa que los dientes con ápices cerrados. Durante el autotrasplante, se produce la ruptura del complejo neurovascular de la pulpa, con riesgo de daño irreversible a la pulpa. Los dientes con ápices abiertos tienen una mayor vascularización y, por lo tanto, altas probabilidades de curación de la pulpa[71]. Dado que es más probable que los niños o adolescentes tengan dientes con ápices abiertos, el autotrasplante es una buena opción de tratamiento como parte de un plan de tratamiento interdisciplinario para reemplazar los dientes perdidos o los dientes con mal pronóstico.

La calidad y cantidad del hueso alveolar del sitio del receptor parece estar asociada con la cicatrización periodontal del autotrasplante. Mientras que los dientes auto-trasplantados colocados en áreas con un contorno óseo adecuado presentan una mejor curación del LPD, otros estudios han demostrado que, con un manejo adecuado del alvéolo y un manejo atraumático del diente donante, se puede obtener tanto la curación del LPD como la resolución de la patología periapical en el sitio del trasplante o, incluso, el crecimiento óseo vertical[72-75]. Cabe señalar que ningún estudio publicado ha evaluado específicamente la calidad y cantidad de volumen óseo al inicio de la investigación; factor que debería evaluarse en futuros estudios.

En términos de protocolos de tratamiento, los estudios han demostrado que los niveles de experiencia del operador pueden influir en la facilidad a la hora de colocar el injerto (diente) y en el grado de lesión del LPD, lo que en consecuencia puede afectar los resultados pulpares y periodontales del autotrasplante[47-71]. Durante la extracción y el manejo del diente donante, se debe tener cuidado para evitar la compresión y minimizar la lesión del LPD, ya que el daño iatrogénico del cemento aumenta su vulnerabilidad a la actividad osteoclástica de la reabsorción. El tiempo extraoral también es crucial para la cicatrización del LPD, de forma que se ha percibido una cicatrización normal cuando el tiempo extraoral es <18 minutos[46]. Sin ninguna duda, el principal factor asociado con una cicatrización desfavorable de los dientes autotrasplantados es la lesión iatrogénica intraoperatoria del LPD[71]. Con cada intento de adaptación aumenta tanto el tiempo extraoral como el riesgo de trauma en el LPD.

Tal como hemos desarrollado en profundidad en el *Capítulo 2*, las mejoras recientes en los métodos quirúrgicos tienen como objetivo eludir los problemas relacionados con los factores del operador, para preservar las células LPD del diente donante y aumentar las tasas de éxito y supervivencia. Esto incluye el uso de TCHC para evaluar la viabilidad del autotrasplante utilizando plataformas de realidad virtual, y el desarrollo de réplicas impresas en 3D de alta precisión. Estos desarrollos se traducen en un buen ajuste inmediato y en una reducción significativa del tiempo extraoral del diente donante[76]. Sin embargo, queda mucho espacio para estudios clínicos controlados aleatorios bien realizados con el fin de determinar de manera concluyente las ventajas, las consideraciones de costes y los resultados clínicos a largo plazo del autotrasplante usando estas técnicas.

Aunque el autotrasplante ha mostrado potencial para la inducción ósea y el restablecimiento del proceso óseo alveolar normal, los injertos óseos y las técnicas de regeneración ósea se han utilizado en el aumento alveolar de crestas atróficas o para cubrir las raíces expuestas de los dientes trasplantados (dehiscencia ósea)[77,78]. Sin embargo, es importante señalar que en el estudio de Bauss y cols.[79] hubo más fracasos entre los dientes autotrasplantados con injerto óseo. Dado que existen volúmenes variados de hueso alveolar al inicio y diferentes técnicas y tiempos de colocación del injerto óseo, se requieren más estudios antes de recomendar un injerto óseo como parte de un protocolo estándar de autotrasplante.

En relación con los métodos de estabilización, actualmente sigue habiendo muy poca evidencia con respecto al régimen de ferulización y el protocolo de ortodoncia, que respaldan los resultados de curación óptimos. Se requieren más estudios clínicos controlados bien diseñados para investigar el efecto del régimen de ferulización o el protocolo de ortodoncia en relación con la cicatrización periodontal y pulpar. Aunque la ferulización con alambre proporciona una mayor estabilidad al diente trasplantado, puede reducir los estímulos fisiológicos y, por lo tanto, comprometer la adaptación del LPD del diente trasplantado en su sitio receptor. La ferulización con alambre rígido corre el riesgo de obtener mayores tasas de anquilosis y, por tanto, se desaconseja totalmente. De manera similar, las fuerzas de ortodoncia que no están bien controladas pueden conducir a la "estrangulación" de la vascularización de la pulpa y provocar una necrosis avascular secundaria a la presión aplicada a través de los alambres.

CONCLUSIONES

Un tercio de las personas sufren algún tipo de traumatismo dental a lo largo de su vida. Estar preparado para seguir las recomendaciones de International Association of Dental Traumatology (IADT) puede incrementar de forma significativa el pronóstico de estos dientes.

Una documentación adecuada con fotografías, radiografías en diferentes angulaciones, registros con escáner intraoral y una TCHC proporcionan una gran cantidad de información que facilita un preciso diagnóstico y plan de tratamiento.

El pronóstico de un diente avulsionado se relaciona directamente con el tiempo transcurrido desde el accidente hasta su reimplantación (preferiblemente menor a 15 min) y el medio de conservación (húmedo; preferiblemente solución salina o leche). Más de 60 min y un medio seco son factores altamente perjudiciales para la supervivencia del LPD y, en consecuencia, del diente.

El autotrasplante de diente con ápice inmaduro ha demostrado ser un tratamiento altamente predecible, con tasas de supervivencia por encima del 95 %, lo que constituye un tratamiento de elección en el caso de adolescentes con agenesias o pérdidas dentarias y presencia de posibles dientes donantes. En estos pacientes el implante está totalmente contraindicado debido a la inevitable complicación futura de infraoclusión debido al crecimiento vertical del proceso alveolar.

La decoronación es otra posibilidad de tratamiento en pacientes jóvenes que sufren una reabsorción por sustitución tras un reimplante tardío o realizado en malas condiciones. El objetivo es limitar la pérdida de volumen óseo de la cresta ósea dejando la raíz sumergida hasta, en caso de que fuera necesario, la futura colocación de un implante.

BIBLIOGRAFÍA

1. Levin L, Day PF, Hicks L, O'Connell A, Fouad AF, Bourguignon C, Abbott PV. International Association of Dental Traumatology guidelines for the management of traumatic dental injuries: General introduction. Dent Traumatol. 2020;36:309-13.

2. Holan G, Needleman HL. Premature loss of primary anterior teeth due to trauma--potential short- and long-term sequelae. Dent Traumatol. 2014;30:100-6.

3. Moule A, Cohenca N. Emergency assessment and treatment planning for traumatic dental injuries. Aust Dent J. 2016;61 Suppl 1:21-38.

4. Andreasen FM, Andreasen JO, Tsukiboshi M, Cohenca N. Examination and diagnosis of dental injuries. In: Andreasen JO, Andreasen FM, Andersson L, editors. Textbook and color atlas of traumatic injuries to the teeth, 5th edn. Oxford, UK: Wiley Blackwell; 2019. p. 295-326.

5. Andreasen JO, Bakland L, Flores MT, Andreasen FM, Andersson L. Traumatic dental injuries. A manual, 3rd edn. Chichester, UK: Wiley-Blackwell; 2011.

6. Day PF, Flores MT, O'Connell AC, Abbott PV, Tsilingaridis G, Fouad AF, Cohenca N, Lauridsen E, Bourguignon C, Hicks L, Andreasen JO, Cehreli ZC, Harlamb S, Kahler B, Oginni A, Semper M, Levin L. International Association of Dental Traumatology guidelines for the management of traumatic dental injuries: 3. Injuries in the primary dentition. Dent Traumatol. 2020;36:343-59.

7. Molina JR, Vann WF Jr, McIntyre JD, Trope M, Lee JY. Root fractures in children and adolescents: diagnostic considerations. Dent Traumatol. 2008;24:503-9.

8. Cohenca N, Silberman A. Contemporary imaging for the diagnosis and treatment of traumatic dental injuries: a review. Dent Traumatol. 2017;33:321-8.

9. Cohenca N, Simon JH, Mathur A, Malfaz JM. Clinical indications for digital imaging in dento-alveolar trauma. Part 2: root resorption. Dent Traumatol. 2007;23:105-13.

10. Rodríguez G, Abella F, Durán-Sindreu F, Patel S, Roig M. Influence of Cone-beam Computed Tomography in Clinical Decision Making among Specialists. J Endod. 2017 Feb;43(2):194-199.

11. Rodríguez G, Patel S, Durán-Sindreu F, Roig M, Abella F. Influence of Cone-beam Computed Tomography on Endodontic Retreatment Strategies among General Dental Practitioners and Endodontists. J Endod. 2017 Sep;43(9):1433-1437.

12. Rodríguez Mazón M, Garcia-Font M, Doria G, Durán-Sindreu F, Abella F. Influence of Cone-beam Computed Tomography in Clinical Decision-making among Different

Specialists in External Cervical Resorption Lesions: A Before-After Study. J Endod. 2022 Sep;48(9):1121-1128.

13. Fuss Z, Trowbridge H, Bender IB, Rickoff B, Sorin S. Assessment of reliability of electrical and thermal pulp testing agents. J Endod. 1986;12:301-5.

14. Gopikrishna V, Tinagupta K, Kandaswamy D. Comparison of electrical, thermal, and pulse oximetry methods for assessing pulp vitality in recently traumatized teeth. J Endod. 2007;33:531-5.

15. Bastos JV, Goulart EM, de Souza Cortes MI. Pulpal response to sensibility tests after traumatic dental injuries in permanent teeth. Dent Traumatol. 2014;30:188-92.

16. Calil E, Caldeira CL, Gavini G, Lemos EM. Determination of pulp vitality in vivo with pulse oximetry. Int Endod J. 2008 Sep;41(9):741-6.

17. Kwan SC, Johnson JD, Cohenca N. The effect of splint material and thickness on tooth mobility after extraction and replantation using a human cadaveric model. Dent Traumatol. 2012;28:277-81.

18. Sae-Lim V, Wang CY, Choi GW, Trope M. The effect of systemic tetracycline on resorption of dried replanted dogs' teeth. Endod Dent Traumatol. 1998;14:127-32.

19. Rhee P, Nunley MK, Demetriades D, Velmahos G, Doucet JJ. Tetanus and trauma: a review and recommendations. J Trauma. 2005;58:1082-8.

20. Matoug-Elwerfelli M, ElSheshtawy AS, Duggal M, Tong HJ, Nazzal H. Vital pulp treatment for traumatized permanent teeth: A systematic review. Int Endod J. 2022 Jun;55(6):613-629.

21. Kim SG, Malek M, Sigurdsson A, Lin LM, Kahler B. Regenerative endodontics: a comprehensive review. Int Endod J. 2018 Dec;51(12):1367-1388.

22. Cvek M. Prognosis of luxated non-vital maxillary incisors treated with calcium hydroxide and filled with gutta-percha. Endod Dent Traumatol. 1992;8:45-55.

23. Abbott PV. Prevention and management of external inflammatory resorption following trauma to teeth. Aust Dent J. 2016;61(Suppl. 1):S82-S94.

24. Lin S, Moreinos D, Wisblech D, Rotstein I. Regenerative endodontic therapy for external inflammatory lateral resorption following traumatic dental injuries: Evidence assessment of best practices. Int Endod J. 2022 Nov;55(11):1165-1176.

25. Glendor U, Halling A, Andersson L, Eilert-Petersson E. Incidence of traumatic tooth injuries in children and adolescents in the county of Vastmanland, Sweden. Swed Dent J. 1996;20:15-28.

26. Andreasen JO, Andreasen FM, Avulsions TG. Andreasen. In: Andreasen JO, Andreasen FM, Andersson L, editors: Textbook and color atlas of traumatic injuries to the teeth. Oxford: Wiley Blackwell, 2019; p. 486-520.

27. Wang G, Wang C, Qin M. A retrospective study of survival of 196 replanted permanent teeth in children. Dent Traumatol. 2019;35:251-8.

28. Andreasen JO. Effect of extra-alveolar period and storage media upon periodontal and pulpal healing after replantation of mature permanent incisors in monkeys. Int J Oral Surg. 1981;10:43-53.

29. Barbizam JVB, Massarwa R, da Silva LAB, da Silva RAB, Nelson-Filho P, Consolaro A, et al. Histopathological evaluation of the effects of variable extraoral dry times and enamel matrix proteins (enamel matrix derivatives) application on replanted dogs' teeth. Dent Traumatol. 2015;31:29-34.

30. Rosenberg B, Murray PE, Namerow K. The effect of calcium hydroxide root filling on dentin fracture strength. Dent Traumatol. 2007;23:26-9.

31. Bryson EC, Levin L, Banchs F, Abbott PV, Trope M. Effect of immediate intracanal placement of ledermix paste on healing of replanted dog teeth after extended dry times. Dent Traumatol. 2002;18:316-21.

32. Day PF, Gregg TA, Ashley P, Welbury RR, Cole BO, High AS, et al. Periodontal healing following avulsion and replantation of teeth: A multi-centre randomized controlled trial to compare two root canal medicaments. Dent Traumatol. 2012;28:55-64.

33. Sae-Lim V, Wang CY, Choi GW, Trope M. The effect of systemic tetracycline on resorption of dried replanted dogs' teeth. Endod Dent Traumatol. 1998;14:127-32.

34. Andreasen JO, Storgaard Jensen S, Sae-Lim V. The role of antibiotics in preventing healing complications after traumatic dental injuries: a literature review. Endod Topics. 2006;14:80-92.

35. Zitzmann NU, Krastl G, Hecker H, Walter C, Waltimo T, Weiger R. Strategic considerations in treatment planning: deciding when to treat, extract, or replace a questionable tooth. J Prosthet Dent. 2010 Aug;104(2):80-91.

36. Norgaard Petersen F, Jensen SS, Dahl M. Implant treatment after traumatic tooth loss: A systematic review. Dent Traumatol. 2022;38:105-116.

37. Mijiritsky E, Badran M, Kleinman S, Manor Y, Peleg O. Continuous tooth eruption adjacent to single-implant restorations in the anterior maxilla: aetiology, mechanism and outcomes – A review of the literature. Int Dent J 2020;70:155-160.

38. Pecora NG, Baccetti T, McNamara Jr JA. The aging craniofacial complex: a longitudinal cephalometric study from late adolescence to late adulthood. Am J Orthod Dentofac Orthop 2008;134:496-505.

39. Jemt T, Ahlberg G, Henriksson K, Bondevik O. Tooth movements adjacent to single-implant restorations after more than 15 years of follow-up. Int J Prosthodont 2007;20:626-632.

40. Terheyden H. Indication and timing of dental implant treatment in children, adolescents, and young adults. Implantologie 2018;26:115-122.

41. Papageorgiou SN, Eliades T, Hammerle CHF. Frequency of infraposition and missing contact points in implant-supported restorations within natural dentitions over time: A systematic review with meta-analysis. Clin Oral Implants Res 2018;29(Suppl 18):309-325.

42. Winitsky N, Naimi-Akbar A, Nedelcu R, Jemt T, Smedberg JI. 3-D tooth movement adjacent to single anterior implants and esthetic outcome. A 14- to 20-year follow-up study. Clin Oral Implants Res 2021;32: 1328-1340.

43. Czochrowska EM, Stenvik A, Bjercke B, Zachrisson BU. Outcome of tooth transplantation: survival and success rates 17-41 years posttreatment. Am J Orthod Dentofacial Orthop. 2002 Feb;121(2):110-9; quiz 193.

44. FONG CC. Transplantation of the third molar. Oral Surg Oral Med Oral Pathol. 1953 Aug;6(8):917-26.

45. Slagsvold O, Bjercke B. Autotransplantation of premolars with partly formed roots. A radiographic study

of root growth. Am J Orthod. 1974 Oct;66(4):355-66.

46. Andreasen JO, Paulsen HU, Yu Z, Bayer T, Schwartz O. A long-term study of 370 autotransplanted premolars. Part II. Tooth survival and pulp healing subsequent to transplantation. Eur J Orthod. 1990 Feb;12(1):14-24.

47. Jonsson T, Sigurdsson TJ. Autotransplantation of premolars to premolar sites. A long-term follow-up study of 40 consecutive patients. Am J Orthod Dentofacial Orthop. 2004 Jun;125(6):668-75.

48. Andreasen JO, Paulsen HU, Yu Z, Bayer T. A long-term study of 370 autotransplanted premolars. Part IV. Root development subsequent to transplantation. Eur J Orthod. 1990 Feb;12(1):38-50.

49. Plotino G, Abella Sans F, Duggal MS, Grande NM, Krastl G, Nagendrababu V, Gambarini G. Present status and future directions: Surgical extrusion, intentional replantation and tooth autotransplantation. Int Endod J. 2022 May;55 Suppl 3:827-842.

50. Tsukiboshi M. Autotransplantation of teeth: requirements for predictable success. Dent Traumatol. 2002 Aug;18(4):157-80.

51. Stange KM, Lindsten R, Bjerklin K. Autotransplantation of premolars to the maxillary incisor region: a long-term follow-up of 12-22 years. Eur J Orthod. 2016 Oct;38(5):508-15.

52. Czochrowska EM, Stenvik A, Album B, Zachrisson BU. Autotransplantation of premolars to replace maxillary incisors: a comparison with natural incisors. Am J Orthod Dentofacial Orthop. 2000 Dec;118(6):592-600.

53. Mendoza-Mendoza A, Solano-Reina E, Iglesias-Linares A, Garcia-Godoy F, Abalos C. Retrospective long-term evaluation of autotransplantation of premolars to the central incisor region. Int Endod J. 2012 Jan;45(1):88-97.

54. Andreasen JO, Petersen JK, Laskin DM. A Textbook and Color Atlas of Tooth Impactions: Diagnosis, Treatment and Prevention. 1st ed. Copenhagen: Munksgaard; 1998.

55. Thilander B, Myrberg N. The prevalence of malocclusion in Swedish schoolchildren. Scand J Dent Res 1973;81:12-21.

56. Hammarström L, Pierce A, Blomlöf L, Feiglin B, Lindskog S. Tooth avulsion and replantation--a review. Endod Dent Traumatol. 1986 Feb;2(1):1-8.

57. Malmgren B, Malmgren O. Rate of infraposition of reimplanted ankylosed incisors related to age and growth in children and adolescents. Dent Traumatol. 2002 Feb;18(1):28-36.

58. Isaacson RJ, Strauss RA, Bridges-Poquis A, Peluso AR, Lindauer SJ. Moving an ankylosed central incisor using orthodontics, surgery and distraction osteogenesis. Angle Orthod. 2001 Oct;71(5):411-8.

59. Kofod T, Würtz V, Melsen B. Treatment of an ankylosed central incisor by single tooth dento-osseous osteotomy and a simple distraction device. Am J Orthod Dentofacial Orthop. 2005 Jan;127(1):72-80.

60. Araújo MG, Lindhe J. Dimensional ridge alterations following tooth extraction. An experimental study in the dog. J Clin Periodontol. 2005 Feb;32(2):212-8.

61. Malmgren B. Decoronation: how, why, and when? J Calif Dent Assoc. 2000 Nov;28(11):846-54.

62. Malmgren B. Ridge preservation/decoronation. J Endod. 2013 Mar;39(3 Suppl):S67-72.

63. Malmgren B, Cvek M, Lundberg M, Frykholm A. Surgical treatment of ankylosed and infrapositioned reimplanted incisors in adolescents. Scand J Dent Res. 1984 Oct;92(5):391-9.

64. Lin S, Schwarz-Arad D, Ashkenazi M. Alveolar bone width preservation after decoronation of ankylosed anterior incisors. J Endod. 2013 Dec;39(12):1542-4.

65. Mourshed B, Samran A, Alfagih A, Samran A, Abdulrab S, Kern M. Anterior Cantilever Resin-Bonded Fixed Dental Prostheses: A Review of the Literature. J Prosthodont. 2018 Mar;27(3):266-275.

66. Kern M, Gläser R. Single-retainer all-ceramic resin-bonded fixed dental prostheses: Long-term outcomes in the esthetic zone. J Esthet Restor Dent. 2023 Jan;35(1):64-73.

67. Moorrees CF, Fanning EA, Hunt EE Jr. Age variation of formation stages for ten permanent teeth. J Dent Res. 1963;42:1490-502.

68. Demirjian A, Goldstein H, Tanner JM. A new system of dental age assessment. Hum Biol. 1973;45:211-27.

69. van Westerveld KJH, Verweij JP, Fiocco M, Mensink G, van Merkesteyn JPR. Root elongation after autotransplantation in 58 transplanted

premolars: the radiographic width of the apex as a predictor. J Oral Maxillofac Surg. 2019;77:1351-7.

70. Tan BL, Tong HJ, Narashimhan S, Banihani A, Nazzal H, Duggal MS. Tooth autotransplantation: An umbrella review. Dent Traumatol. 2023 Jul;39 Suppl 1:2-29.

71. Andreasen JO, Paulsen HU, Yu Z, Schwartz O. A long-term study of 370 autotransplanted premolars. Part III. Periodontal healing subsequent to transplantation. Eur J Orthod. 1990;12:25-37.

72. Kristerson L, Johansson LA, Kisch J, Stadler LE. Autotransplantation of third molars as treatment in advanced periodontal disease. J Clin Periodontol. 1991;18:521-8.

73. Keranmu D, Ainiwaer A, Nuermuhanmode N, Ling W. Application of concentrated growth factor to autotransplantation with inflammation in recipient area. BMC Oral Health. 2021;21:556.

74. Kim S, Lee S-J, Shin Y, Kim E. Vertical bone growth after autotransplantation of mature third molars: 2 case reports with long-term follow-up. J Endod. 2015;41:1371-4.

75. Gómez Meda R, Abella Sans F, Esquivel J, Zufía J. Autotransplantation of Maxillary Third Molar with Its Attached Buccal Cortical Plate Combined with a Connective Tissue Graft. J Endod. 2023 Mar;49(3):313-320.

76. Verweij JP, Jongkees FA, Anssari Moin D, Wismeijer D, van Merkesteyn JPR. Autotransplantation of teeth using computeraided rapid prototyping of a three-dimensional replica of the donor tooth: a systematic literature review. Int J Oral Maxillofac Surg. 2017;46:1466-74.

77. Frenken JW, Baart JA, Jovanovic A, Autotransplantation of premolars. A retrospective study. Int J Oral Maxillofac Surg. 1998;27:181-5.

78. Imazato S, Fukunishi K. Potential efficacy of GTR and autogenous bone graft for autotransplantation to recipient sites with osseous defects: evaluation by re-entry procedure. Dent Traumatol. 2004;20:42-7.

79. Bauss O, Engelke W, Fenske C, Schilke R, Schwestka-Polly R. Autotransplantation of immature third molars into edentulous and atrophied jaw sections. Int J Oral Maxillofac Surg. 2004;33:558-63.

capítulo / cuatro

AUTOTRASPLANTE DE DIENTES MADUROS

Ramón Gómez Meda, Francesc Abella Sans

En la era actual de los implantes dentales, existen múltiples opciones de tratamiento disponibles para salvar los dientes o reemplazar los dientes perdidos. Sin embargo, antes de determinar el plan de tratamiento, se debe realizar un diagnóstico adecuado y, luego, saber establecer una evaluación imparcial del pronóstico. Es obvio que cuando el clínico evalúa un diente comprometido debe considerar si tomar las medidas necesarias para salvarlo conducirán a un mejor pronóstico que extraerlo y colocar un implante.

La decisión de mantener o extraer un diente comprometido con un pronóstico cuestionable no siempre es fácil. En este aspecto resulta fundamental asignar un pronóstico a largo plazo, particularmente en el dilema de realizar tratamientos rehabilitadores después de un tratamiento periodontal[1]. Lundgren y cols.[2] postularon posponer la colocación de implantes en pacientes susceptibles a periodontitis para así optimizar la longevidad de las denticiones naturales y facilitar una solución global que pueda reducir los riesgos del tratamiento con implantes a largo plazo. Se ha demostrado que es posible aminorar la progresión de la enfermedad periodontal hasta cierto punto y minimizar o incluso prevenir la pérdida de la dentición también en dientes con un pronóstico desahuciado o con indicación de extracción[3-5]. Además, debemos tener en cuenta que la población está envejeciendo y que los pacientes difícilmente aceptan prótesis removibles. Nuestros pacientes esperan que el conocimiento y las habilidades del odontólogo les permitan mantener su dentición natural a medida que envejecen[6]. En este sentido, es esencial escuchar las demandas de nuestros pacientes entendiendo que es el clínico quien establece el plan de tratamiento, a favor o en contra de conservar el diente. El paciente debe estar completa y adecuadamente informado antes de obtener su consentimiento.

¿Vale la pena seguir salvando dientes?

La decisión de mantener o extraer un diente depende de varios factores, como las expectativas del paciente, el control de la diabetes *mellitus*, el nivel socioeconómico, la edad, la higiene bucal, la profundidad del sondaje periodontal, la movilidad dental, el tamaño de la lesión periapical, anomalías radiculares como surcos palatogingivales, afectación de furca, compromiso con el tratamiento periodontal y programas de mantenimiento, caries extensa y tabaquismo, entre otros[7,9].

Los **factores de riesgo** se pueden dividir en[10]:

- **Biológicos**: alteraciones sistémicas asociadas con el sistema inmunitario y la cicatrización, alteración del flujo salival, necesidades especiales que limitan la higiene bucal, alto recuento de *Streptococcus mutans* y *Lactobacillus*, antecedentes familiares y falta congénita de dientes.
- **Comportamiento**: pobre higiene oral o dieta comprometida, dieta cariogénica, baja exposición al flúor, hábitos parafuncionales, compromiso y voluntad de adherirse a un protocolo de mantenimiento a largo plazo, y hábito tabáquico.
- **Económico o personales**: motivación durante el tratamiento, recursos económicos, disponibilidad de tiempo, actitud ante la pérdida de dientes, conocimiento sobre su estado y tratamientos necesarios, y expectativas estéticas.

En las últimas décadas, la documentación científica ha posicionado a los implantes como la primera opción de tratamiento en pacientes edéntulos, lo que influye claramente en la decisión de extraer dientes comprometidos estructural o periodontalmente. Algunos autores también sugieren que determinadas extracciones proactivas pueden evitar la futura destrucción ósea en un área potencialmente útil para la colocación de un implante[11]. Sin embargo, la evidencia actual no siempre es determinante en la toma de decisiones, especialmente si se considera que cualquier diente extraído provocará la reabsorción del hueso fascicular a pesar del uso de técnicas de preservación de la cresta alveolar o de la colocación de un implante inmediato[12,13].

A modo de comparación, cuando un órgano está comprometido, se toman medidas para prevenir un mayor daño o revertirlo; sin embargo, cuando se trata de un diente, son los pacientes e incluso algunos profesionales los que no parecen valorar su conservación. La opción de retener los dientes naturales y la adopción de medidas de restauración innovadoras pueden proporcionar una solución pragmática y predecible en el tiempo[14].

La comparación entre la conservación del diente natural y la colocación de un implante resulta difícil, ya que los implantes deben considerarse como un tratamiento para la pérdida de dientes y no como un sustituto del diente. El clínico debe ser consciente de que la decisión de extraer un diente es un proceso irreversible que tiene muchas consecuencias tanto a corto como a largo plazo. En los últimos años, los avances en la terapia periodontal y endodóntica permiten convertir los dientes con un pronóstico supuestamente desahuciado en una situación comprometida pero mantenible. Según nuestra opinión, basada en la evidencia científica, se debe hacer todo lo posible para preservar y mantener estos dientes. Sin embargo, si fuera necesaria la extracción y el reemplazo por un implante o incluso por un diente donante, se debe realizar una evaluación exhaustiva de los riesgos de desarrollar periimplantitis o periodontitis, respectivamente.

Los implantes pueden ser un reemplazo razonable de los dientes que requieren una extracción estratégica. En una muestra de 4247 pacientes, French y cols.[15] obtuvieron una tasa de supervivencia acumulada del 96,8 % y del 94,0 % después de 10 y 15 años, respectivamente. La incidencia de periimplantitis fue del 2 %; 2,6 %; 3,2 % y 7,1 % a los 2-3, 4-5, 6-7 y 8-10 años, respectivamente; y el tabaquismo y la diabetes *mellitus* se correlacionaron positivamente con el fracaso del implante.

Actualmente, con las técnicas y materiales mejorados, la supervivencia ya no es análoga al éxito (**CUADRO** 4.1).

 CUADRO 4.1   ÉXITO

El éxito se ha redefinido para incluir:

1. Ausencia de signos/síntomas persistentes, como dolor, infección, neuropatías, parestesia e invasión de estructuras vitales.
2. Inmovilidad del implante.
3. Ausencia de signos de lesiones radiolúcidas alrededor del implante.
4. Pérdida ósea progresiva insignificante (menos de 0,2 mm anuales) después de la remodelación fisiológica durante el primer año de funcionamiento.
5. Satisfacción del paciente/clínico con la restauración implantosoportada.

Esta nueva definición sugiere que el éxito está asociado a presentar mínimas complicaciones biológicas o de restauración, pero también una función y estética aceptables desde la perspectiva del paciente.

El nuevo sistema de clasificación de enfermedades periodontales, resultado del World Workshop de 2017, y las herramientas de evaluación del riesgo de periimplantitis son nuevos medios para evaluar la mantenibilidad de la dentición natural y el riesgo de sufrir periimplantitis[16-18]. El sistema de estadificación y graduación con la nueva clasificación de enfermedades ayuda en la evaluación de la complejidad del manejo y mantenimiento de los dientes comprometidos. La periimplantitis, una enfermedad prevalente y de difícil manejo, es una enfermedad multifactorial con varios factores de riesgo. Diferentes estudios han demostrado que después de 5 a 10 años, el 80 % de los implantes presentan mucositis periimplantaria y entre el 12 % y el 66 % tiene periimplantitis[19-22]. Un implante con enfermedad difícilmente puede considerarse exitoso; sin embargo, los pacientes a veces no reciben esta información.

Es por ello por lo que el pronóstico de un diente comprometido o traumatizado debería compararse con el de un implante con complicaciones como mucositis o periimplantitis, y no con el de un implante sano[23].

De la literatura examinada podemos extraer que la longevidad del diente supera la del implante en periodos largos de observación[24]. Las razones de la pérdida de dientes rara vez son atribuibles a un único factor (problema periodontal, endodóntico o restaurador); los clínicos parecen tomar la decisión de extraer un diente en función de los múltiples factores de riesgo, incluyendo la estructura dental remanente, la extensión de reconstrucciones previas y la presencia de reconstrucciones con poste, así como la posición estratégica del diente dentro de la dentición. En las revisiones de la literatura llevadas a cabo por Levin y cols.[25] y Setzer y cols.[26] concluyeron que las tasas de pérdida de dientes a largo plazo eran inferiores a las tasas de pérdida de implantes. En este sentido, hay que tener en cuenta que la cantidad de dientes mantenidos en boca acostumbra a ser un indicador positivo de comportamiento de salud oral a lo largo del curso de la vida.

Mantener el diente

En el proceso de mantener un diente comprometido por traumatismo, caries o enfermedad periodontal, lo más seguro es que algunos de los siguientes tratamientos sean necesarios para garantizar mejores resultados a largo plazo.

Tratamiento endodóntico

En términos generales, los factores decisivos para un pronóstico bueno del diente endodonciado son la ausencia de signos clínicos y síntomas, y la ausencia de radiolucidez periapical. Estos criterios significan que cualquier tratamiento endodóntico en un diente no vital con una lesión periapical empieza con una tasa de éxito del 0 %, y que se requieren meses o incluso años para que exista una cicatrización periapical completa. Por lo tanto, una reducción en el tamaño de la radiolucidez periapical durante 4 o 5 años se considera un signo del proceso de curación[27]. El clínico debería evaluar y juzgar sus tratamientos endodónticos como "éxito, curado o en curación", "enfermo o supervivencia" o "fracaso", en lugar de únicamente reportar "éxito" o "fracaso".

La mayor parte de la evidencia científica apoya el valor del tratamiento endodóntico inicial. Los resultados de revisiones sistemáticas, metaanálisis, estudios con tamaños de muestras elevados y estudios de investigación basados en la práctica indican tasas de supervivencia muy altas a largo plazo[28-34]. En realidad, se sabe que miles de millones de dientes son preservados gracias al tratamiento endodóntico, tal y como indican, por ejemplo, los resultados de una revisión sistemática acerca de la prevalencia del tratamiento endodóntico[35] (**CASO CLÍNICO** 4.1).

Se ha demostrado que la incidencia de dolor posoperatorio a corto plazo del tratamiento endodóntico es menor cuando se realiza en una sola visita, y no en múltiples citas[36]. Además, en el estudio de Dugas y cols.[37] se observó que un alto porcentaje de pacientes estaría dispuesto a elegir nuevamente el tratamiento endodóntico. Las calificaciones generales de satisfacción con el tratamiento endodóntico son altas y, por lo general, superiores al percentil 90[37,38].

La incidencia de complicaciones a largo plazo de los dientes tratados endodónticamente parece ser más baja que para los implantes y las prótesis fijas[39]. Las complicaciones típicas en el campo de la endodoncia incluyen síntomas (dolor a la masticación y/o palpación), hinchazón y necesidad de retratamiento. Doyle y cols.[39] determinaron que el índice de complicaciones a los 10 años para los dientes preservados mediante endodoncia era tan solo del 4 %, en comparación con aproximadamente el 18 % para las restauraciones sobre implantes. Sin embargo, es obvio que, debido a la complejidad anatómica de los sistemas de conductos radiculares, las diferentes comunidades microbianas patógenas, las limitaciones inherentes de la instrumentación químico-mecánica y métodos de obturación, y la filtración coronal, no siempre se puede lograr un tratamiento exitoso[40,41].

Las opciones de tratamiento después de un tratamiento endodóntico inicial sin éxito incluyen el retratamiento no quirúrgico, la cirugía endodóntica, el reimplante intencional, el autotrasplante, la extracción y el reemplazo mediante un implante, la extracción y el reemplazo mediante el uso de una prótesis fija, y la extracción sin reemplazo.

CASO CLÍNICO 4.1

Pulpitis irreversible sintomática en primer molar superior derecho

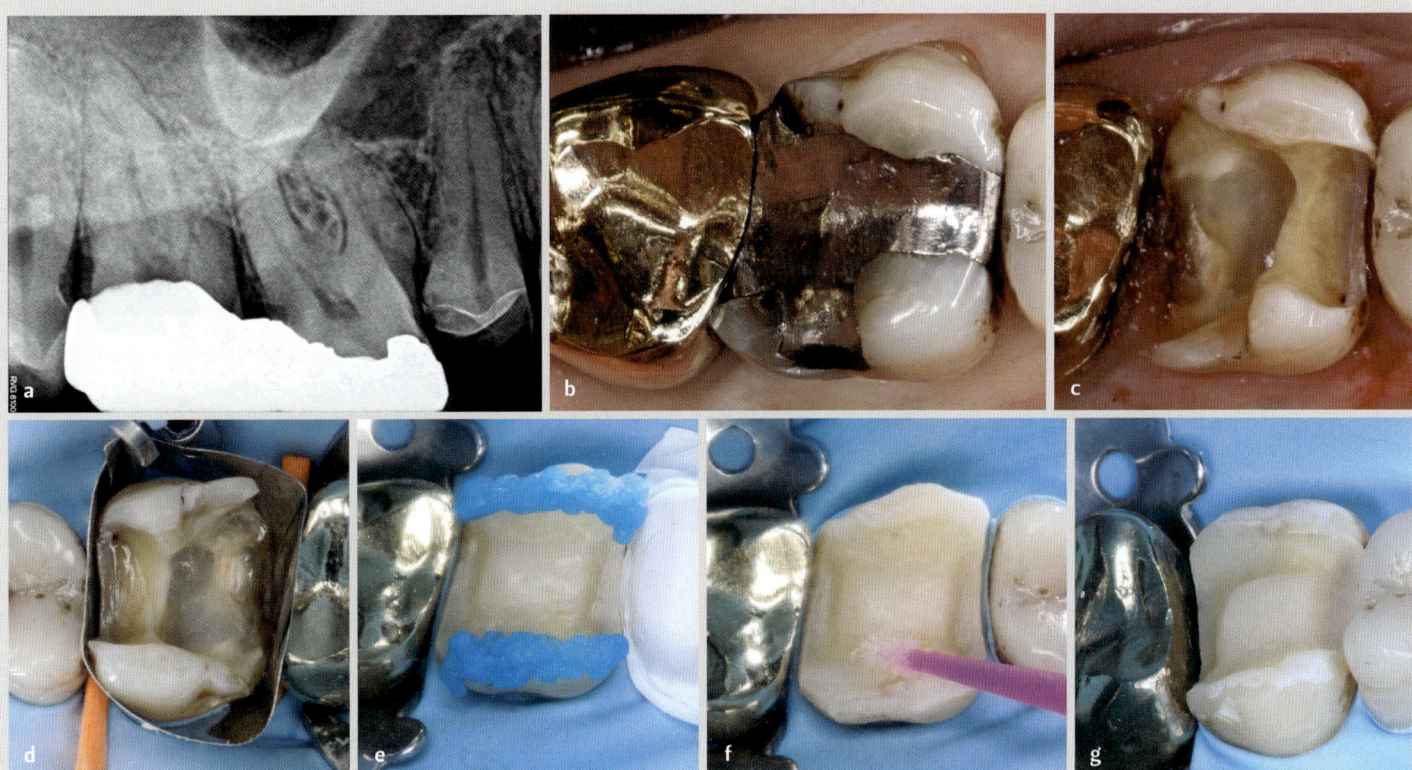

Q 4.1 Pulpitis irreversible sintomática en el primer molar superior derecho (diente 1.6). a) Radiografía periapical inicial. Nótese la caries secundaria localizada en la parte distal del diente. b) Aspecto clínico inicial. c) Estructura dental remanente tras el tratamiento endodóntico. d) Elevación del margen mesial y distal para dejarlo en una situación supragingival y favorecer el tratamiento restaurador. e–g) Preparación del diente para la colocación de una restauración adhesiva indirecta.

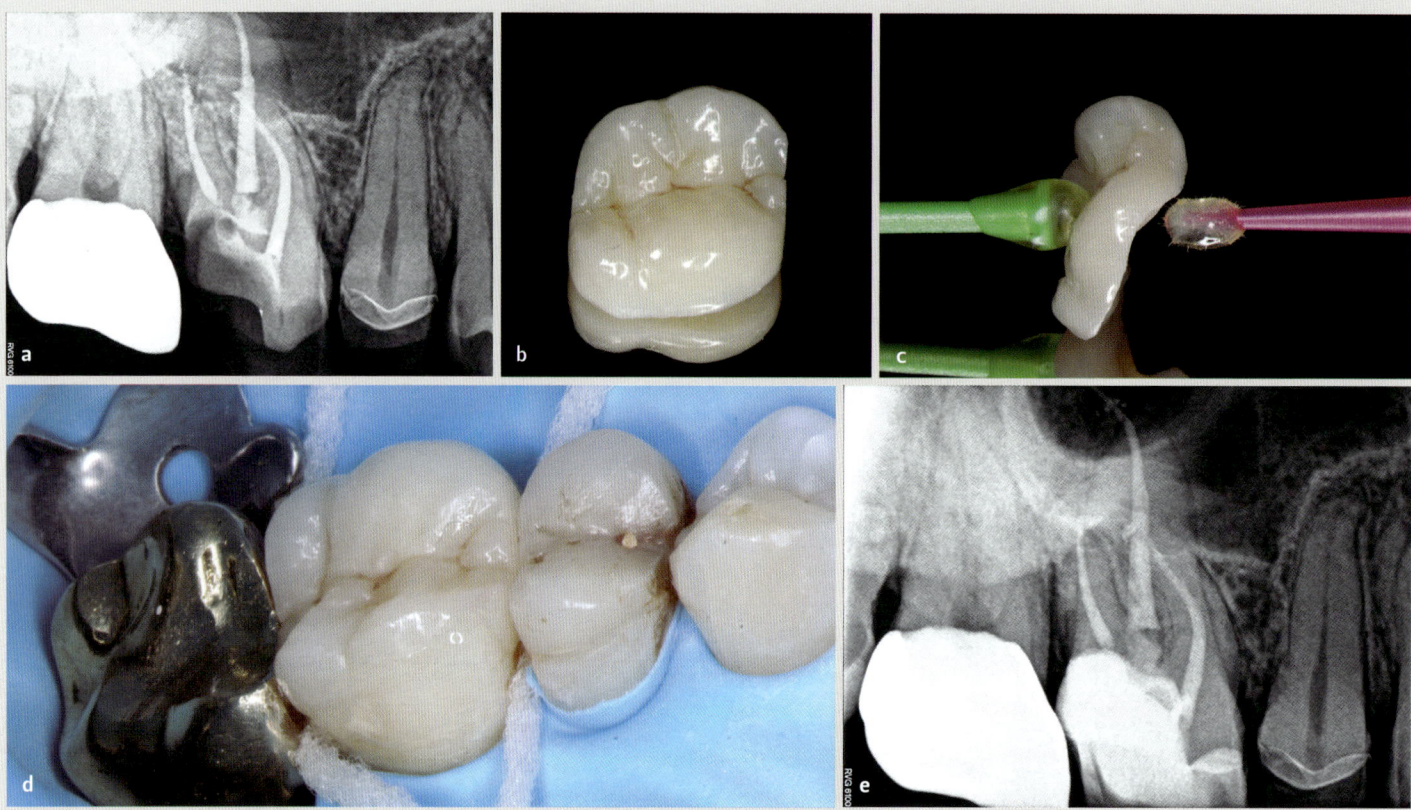

Q **4.2** Colocación adhesiva de la restauración indirecta. a) Aspecto radiográfico previo a la cementación. Obsérvese el ajuste marginal obtenido en la parte distal del diente. b, c) Preparación de la restauración previa a su cementación. d) Eliminación de los restos de cemento en las áreas interproximales. e) Radiografía periapical de control tras la cementación de la restauración.

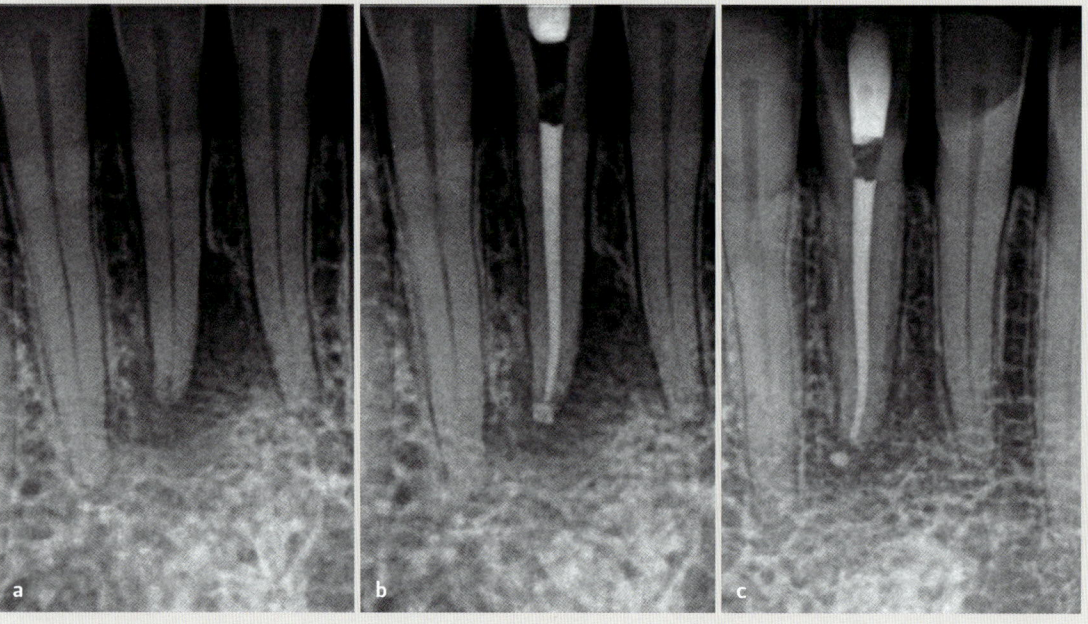

Q **4.3** Periodontitis apical asintomática en el incisivo central inferior derecho (diente 4.1). a) Situación inicial en la que se evidencia la gran destrucción de los tejidos perapicales. b) Tratamiento endodóntico realizado en una única sesión. c) Control radiográfico al año en el que se observa una gran resolución de la lesión periapical.

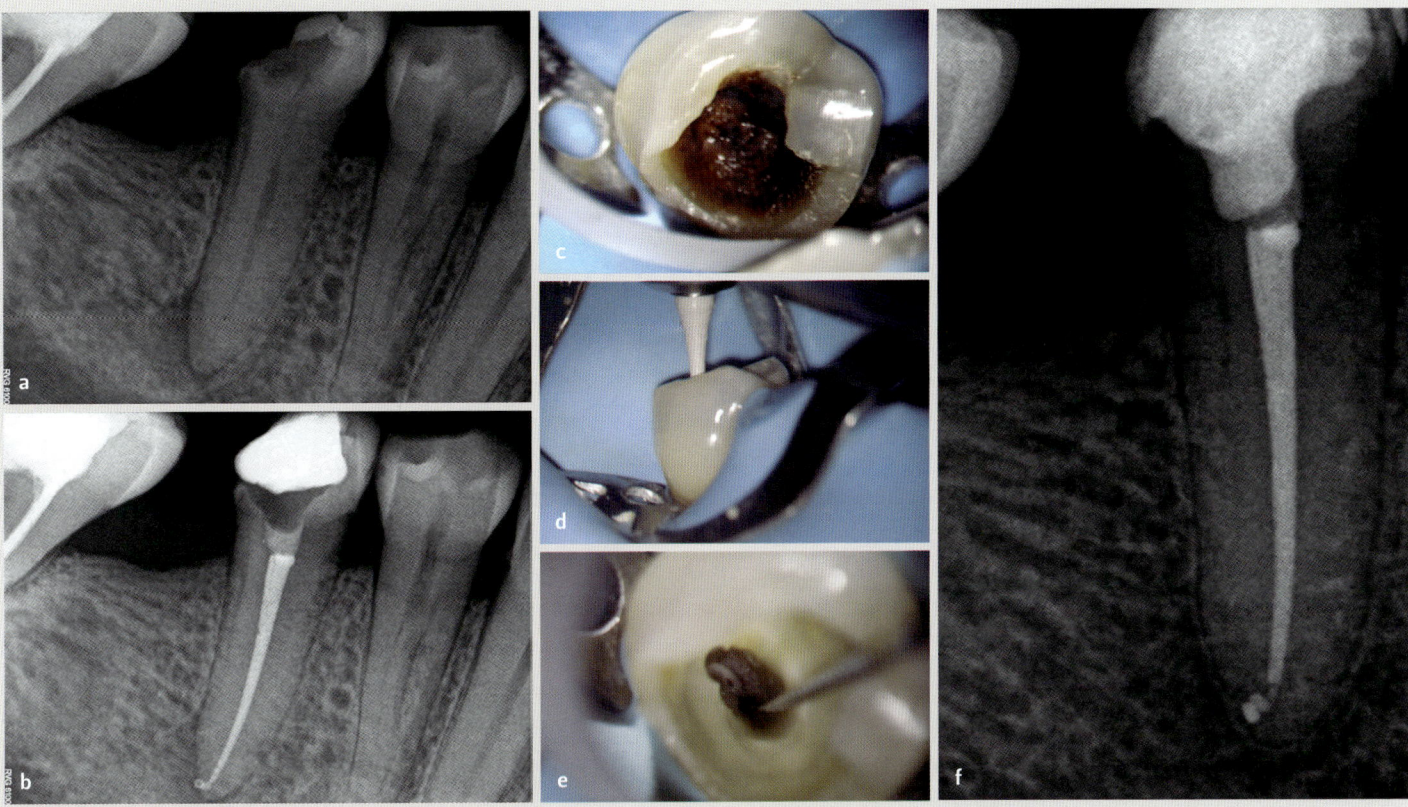

Q 4.4 Periodontitis apical sintomática. Paciente que acude a la clínica con molestias a la masticación en el diente 4.5. a, b) Tras la evaluación clínica y radiográfica se decide realizar el tratamiento endodóntico y una restauración directa. c–e) Tratamiento endodóntico realizado en una única sesión. f) Aspecto radiográfico al año y medio de la intervención. Nótese la curación de los tejidos periapicales, así como la correcta adaptación de la restauración directa.

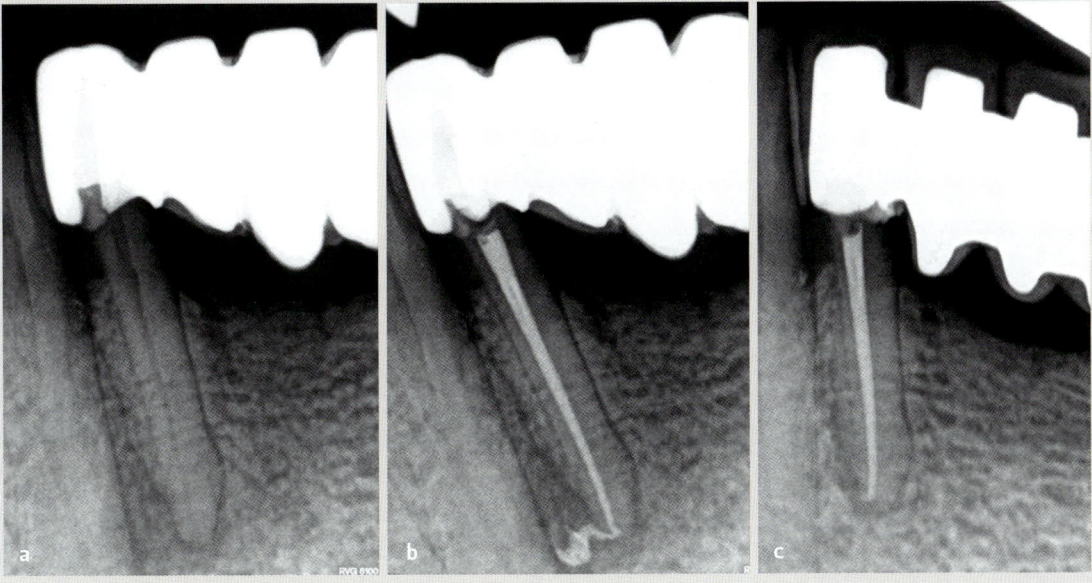

Q 4.5 Absceso apical crónico con trayecto fistuloso (estoma). a) Radiografía periapical inicial. b) Tratamiento endodóntico realizado a través del puente. c) Control radiográfico a los 2 años en el que se puede observar el éxito del tratamiento endodóntico.

Retratamiento no quirúrgico

Las tasas históricas de éxito del retratamiento no quirúrgico han variado y mejorado sustancialmente en las últimas décadas. En 1956, Strindberg[42] ya demostraba que los resultados del retratamiento eran tan exitosos como los de un tratamiento endodóntico inicial. En el archiconocido estudio prospectivo de Toronto, los casos de retratamiento endodóntico obtuvieron una tasa de supervivencia (diente asintomático en boca con función) del 93 %[43]. Asimismo, Ng y cols.[44] reportaron una tasa de supervivencia del 95 % a los 4 años. En el año 2009, Torabinejad y cols.[45] realizaron una revisión sistemática para comparar los resultados clínicos y radiográficos del retratamiento no quirúrgico con los de la cirugía endodóntica. Los autores observaron que la cirugía endodóntica ofrecía tasas de éxito iniciales más favorables, pero que a largo plazo el retratamiento no quirúrgico ofrecía resultados más favorables.

Sobre la base de estos resultados parece que, si un fracaso endodóntico se trata adecuadamente de manera ortógrada, la tasa de éxito y supervivencia es alta a largo plazo (📷 4.6). Sin embargo, todavía se necesitan ensayos clínicos controlados que comparen los resultados clínicos de la cirugía endodóntica y el retratamiento no quirúrgico[46].

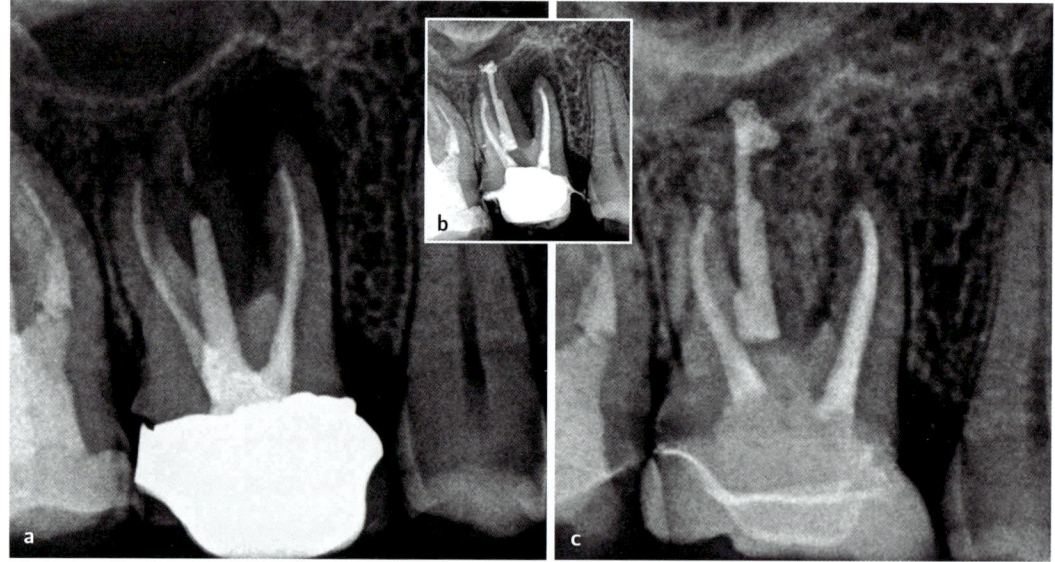

📷 **4.6** Fracaso endodóntico en el primer molar superior derecho (diente 1.6). a) Radiografía periapical inicial con lesión periapical evidente asociada la raíz mesial. b) Retratamiento no quirúrgico tras comprobar la ausencia de fractura en dicha raíz. c) Evolución favorable de los tejidos periapicales a los 2 años del retratamiento.

Cirugía endodóntica

Durante las últimas décadas, los resultados de la cirugía endodóntica han mejorado notablemente debido al uso del microscopio, instrumentos quirúrgicos ultrasónicos angulados y nuevos materiales de obturación retrógrada como el agregado de trióxido mineral (MTA), entre otros nuevos cementos a base de silicato de calcio (**CASO CLÍNICO** 4.2). Los resultados de los estudios de seguimiento a largo plazo de la microcirugía endodóntica moderna muestran altas tasas de éxito[47-49]. Torabinejad y cols.[45] obtuvieron una tasa de supervivencia del 94 % a los 2 a 4 años y del 88 % a los 4 a 6 años cuando la técnica se realizó bajo magnificación. Este hecho indica claramente que la cirugía endodóntica microquirúrgica es superior a la técnica tradicional y que los dientes tratados con microcirugía tienden a extraerse menos a lo largo del tiempo[50].

CASO CLÍNICO 4.2

Microcirugía apical en incisivo lateral superior derecho

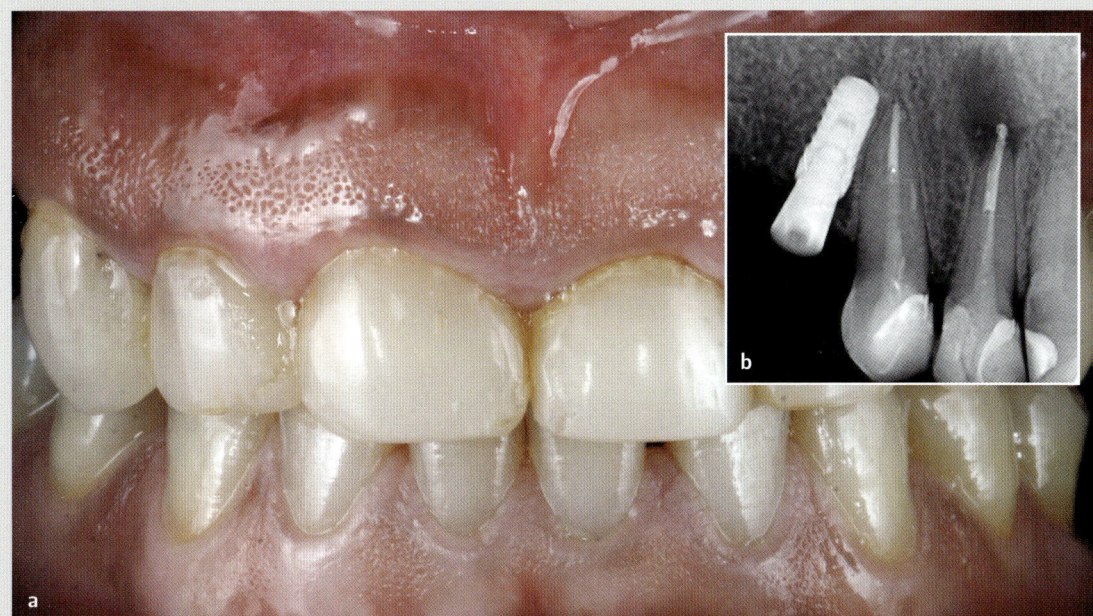

4.7 Periodontitis apical aguda en incisivo lateral superior derecho. a) Aspecto clínico inicial. b) Radiografía periapical inicial en la que se observaba un poste de fibra de vidrio asociado a una reabsorción inflamatoria externa. Tratamiento de elección: cirugía endodóntica del diente 1.2 bajo magnificación.

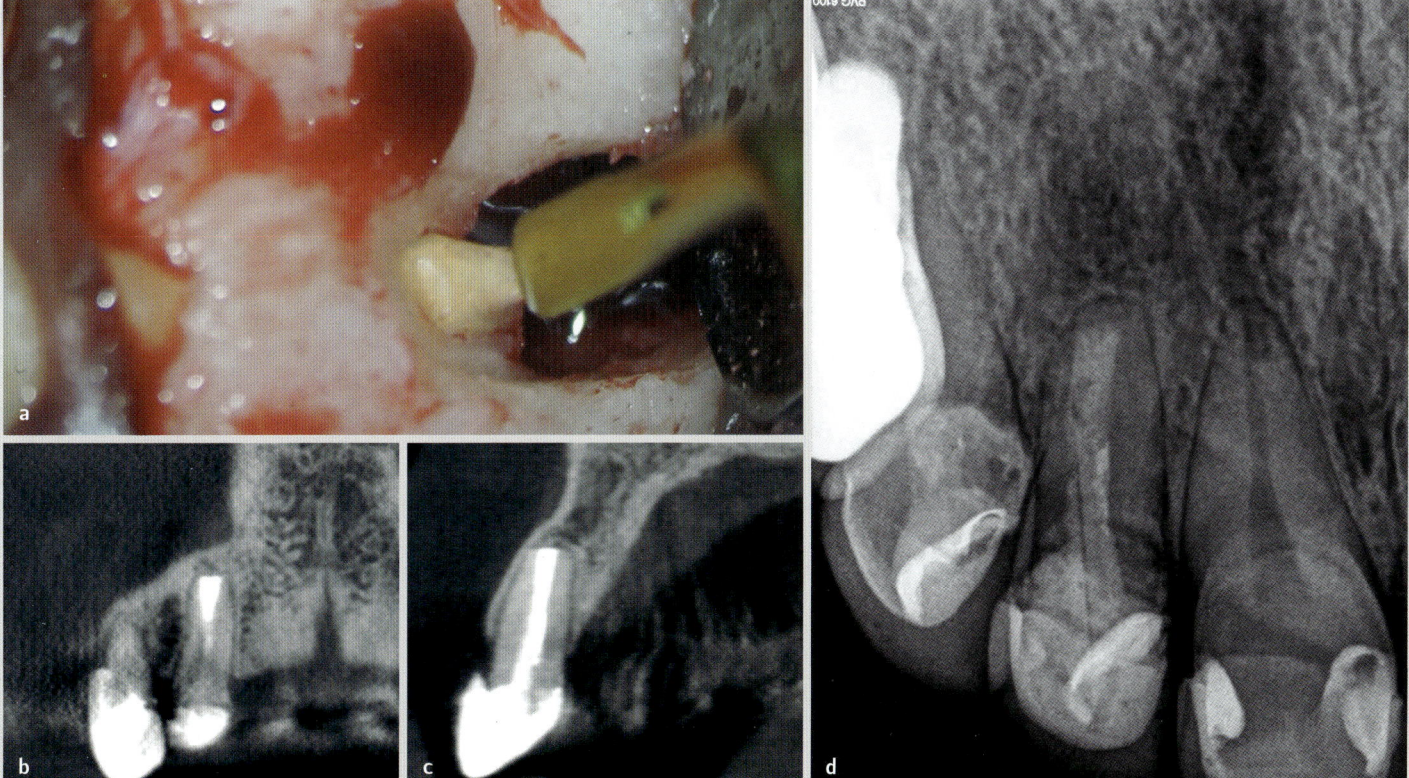

4.8 Evolución del tratamiento quirúrgico realizado en el diente 1.2. a) Resección radicular totalmente perpendicular al eje del diente mediante inserto ultrasónico. b, c) Control a los 2 años de la intervención mediante tomografía computarizada de haz cónico (TCHC). Nótese la regeneración de la cortical vestibular y de la zona apical a pesar de no haber aplicado ningún material de relleno óseo. d) Control radiográfico 2D a los 2 años. Formación del LPD alrededor del cemento hidráulico de silicato de calcio empleado como obturación retrógrada.

Reimplante intencional

El reimplante intencional, un tipo de autotrasplante, es un procedimiento endodóntico que consiste en la extracción intencional del diente a tratar seguida de su manipulación extraoral y reimplante en su lecho original. Este procedimiento quirúrgico representa una alternativa a la cirugía endodóntica, pero también es útil para el manejo de dientes que pueden ser intratables o difíciles de manejar, por presentar perforaciones o algún tipo de reabsorción. Es fundamental que el clínico conozca a fondo las bases biológicas de esta técnica, así como sus principales indicaciones y el procedimiento clínico a seguir en cada escenario. *Véase en profundidad en el Capítulo 6 "Extrusión quirúrgica y reimplante intencional".*

Tratamiento periodontal

Cuando los dientes están comprometidos periodontalmente y su pronóstico está establecido, el clínico puede optar esencialmente por dos tratamientos: la terapia periodontal para retener el diente o la extracción. El tratamiento periodontal puede abarcar diferentes tipos de cirugías, de regeneraciones y terapia periodontal de apoyo. La terapia periodontal de apoyo implica un seguimiento estricto del paciente, frecuentes raspados y alisados radiculares y, lo más importante, educación e instrucción en higiene oral.

Está demostrado que el tratamiento periodontal seguido de una adecuada terapia periodontal de apoyo es una formula exitosa, siempre y cuando el paciente colabore en el proceso[51,52]. Si el cumplimiento del paciente es bueno, las probabilidades de supervivencia de estos dientes comprometidos incrementan sustancialmente. La supervivencia de los dientes comprometidos periodontalmente que reciben un tratamiento adecuado y un mantenimiento regular oscila entre el 92 % y el 93 %[24]. En el estudio clínico de 10 años de Rasperini y cols.[53] se demostró que los dientes comprometidos periodontalmente muestran menos pérdida ósea marginal que los implantes en los mismos pacientes. Incluso en dientes con un pronóstico desahuciado o cuestionable en pacientes con periodontitis grado C (periodontitis agresiva) la supervivencia fue bastante elevada, con valores entre el 60 % y el 88 %[54].

Recientemente se ha demostrado que los avances en los procedimientos de regeneración periodontal con regeneración tisular guiada (RTG) y ciertos productos biológicos ofrecen resultados altamente predecibles y consistentes[55,56] (📷 4.9). El clínico debe ser consciente de que se pueden salvar gran cantidad de dientes de manera predecible durante periodos de tiempo más prolongados que años atrás. Hoy en día es una evidencia que estos resultados regenerativos positivos logrados son estables durante más de 5 años e, incluso, hasta 10 años[57,58]. Este avance, subestimado en múltiples ocasiones, debe tenerse en cuenta a la hora de planificar una extracción estratégica. Sin embargo, hay que insistir a los pacientes en sus visitas de mantenimiento. En el estudio de Ramfjord y cols.[59] se demostró que, si bien se pueden utilizar diferentes procedimientos quirúrgicos y los más avanzados materiales de regeneración, siempre se requiere un mantenimiento periodontal continuo para lograr que la enfermedad periodontal y el nivel de inserción clínica se estabilicen después del tratamiento. Además, el clínico también tiene a su disposición técnicas resectivas como la resección o la amputación radicular y la hemisección. Se deben considerar estas técnicas antes de extraer y colocar un implante, pues están asociadas a una alta supervivencia y son una opción confiable para el tratamiento de molares con exposición de furca[60]. Por lo tanto, en lugar de extraer los dientes porque parece ser una opción de tratamiento menos complicada, se debe priorizar usar un tratamiento periodontal seguido de una terapia periodontal de apoyo adecuada para retener los dientes comprometidos periodontalmente.

En general, las altas tasas de supervivencia de los implantes han creado un cambio de paradigma en la planificación del tratamiento que, en ocasiones, ha dado lugar a la extracción innecesaria de dientes.

Sin embargo, basados en la evidencia existente, si un tratamiento (ya sea endodóntico, periodontal o restaurador) es posible, este seguramente será mejor opción que el implante.

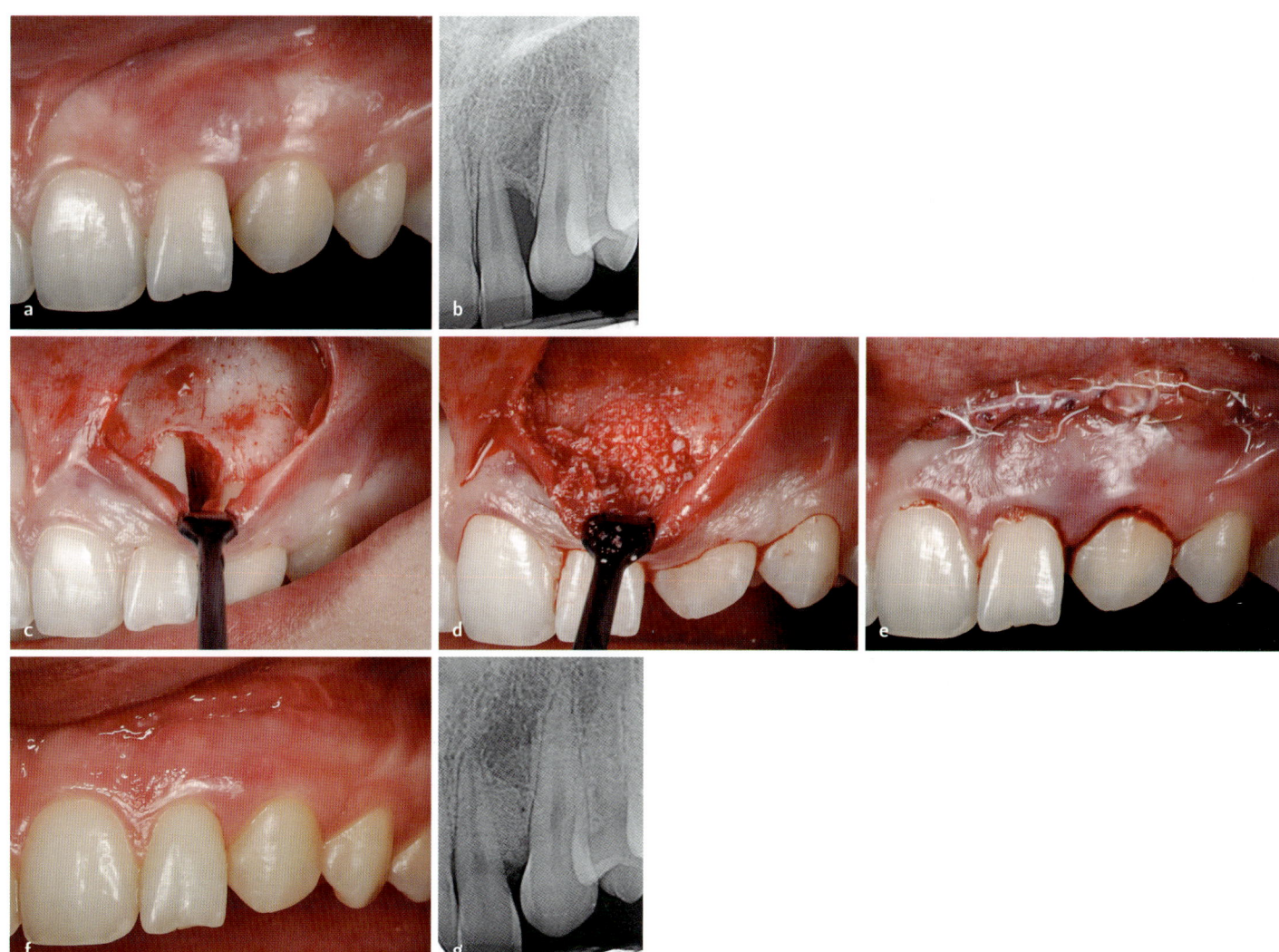

📷 **4.9** Paciente de 16 años con defecto periodontal grave que afecta a la superficie radicular distal del diente 2.2. La paciente presentaba un nivel de higiene oral óptimo y carecía de patologías médicas destacables. a) Aspecto clínico inicial en el que se observa un absceso de origen periodontal. Las pruebas de sensibilidad térmica tanto del diente 2.2 como de los dientes adyacentes fueron positivas. b) Radiografía periapical inicial. Nótese que a pesar del defecto periodontal se mantenía el pico óseo mesial del 2.3. c-e) Regeneración del defecto periodontal con una mezcla de xenoinjerto (Bio-Oss; Geistlich Biomaterials, Wolhusen, Suiza) y proteínas derivadas del esmalte Emdogain; Straumann, Basel, Suiza). Para evitar el uso de una membrana y la posibilidad de un colapso de la papila se optó por un acceso apical en fondo de vestíbulo. Este acceso permitió la desgranulación del defecto subcrestal, el raspado y alisado radicular a la vez que se pudo mantener la integridad de la papila soportada por el biomaterial compactado en el defecto. f) Control clínico al año de la intervención quirúrgico. g) Control radiográfico 2D al año.

Autotrasplante

Cuando un diente se avulsiona, extrae o falta congénitamente, reemplazar el diente faltante con un implante es una opción de tratamiento; quizás la más conocida para la mayoría de los clínicos. Sin embargo, como hemos ido viendo a largo de estos primeros capítulos, otra opción disponible puede ser reemplazar el diente ausente con otro diente. Las tasas de éxito de este procedimiento llegan al 96 % y las tasas de supervivencia llegan al 98 %[61-64] (**CASO CLÍNICO** 4.3). El autotrasplante no solo es una buena opción debido a las altas tasas de éxito, sino que también es una buena opción para pacientes en crecimiento en los que no se pueden colocar implantes. En este sentido, el autotrasplante brinda a los adolescentes y pacientes en crecimiento una opción de tratamiento para reemplazar un diente faltante.

CASO CLÍNICO 4.3

Reemplazo de segundo molar inferior izquierdo

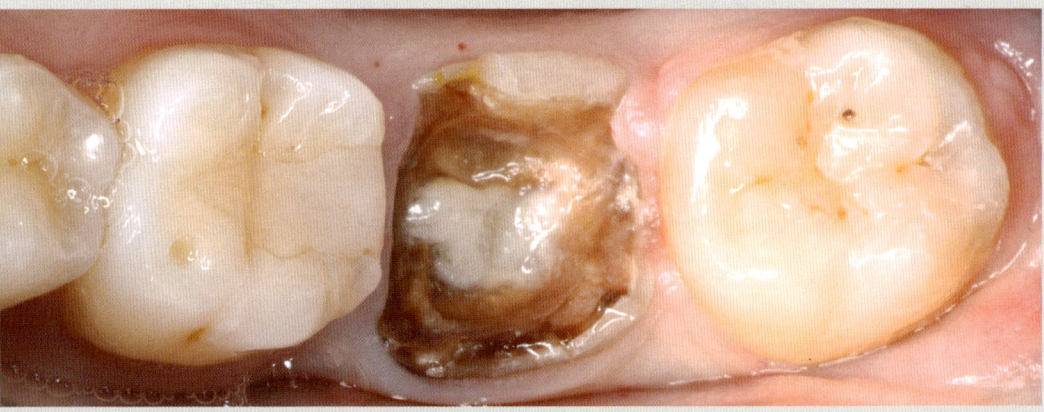

Q 4.10 Paciente mujer de 28 años acude a la clínica para valorar opciones terapéuticas en su segundo molar inferior izquierdo (diente 3.7). Tras la valoración clínica y radiográfica se opta por realizar un autotrasplante de diente 2.8 (ápice cerrado) a zona de 3.7.

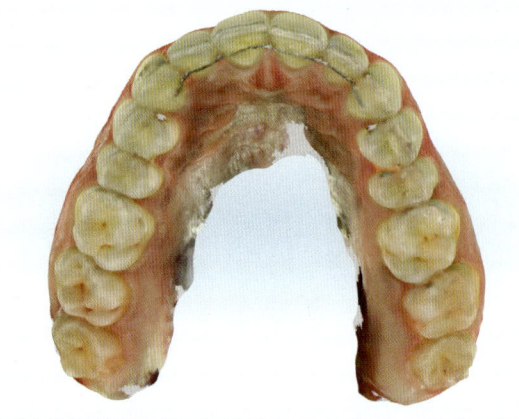
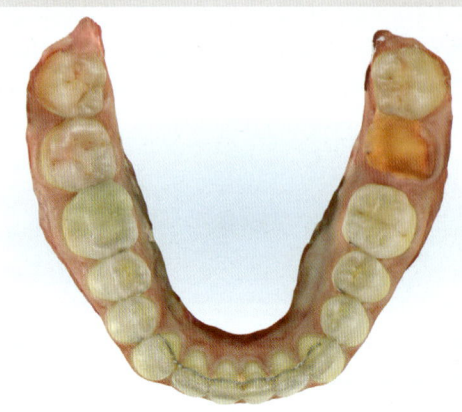

Q 4.11 Escaneo intraoral del maxilar superior e inferior para obtener los archivos STL (*standard tessellation language*) e iniciar la planificación digital del caso.

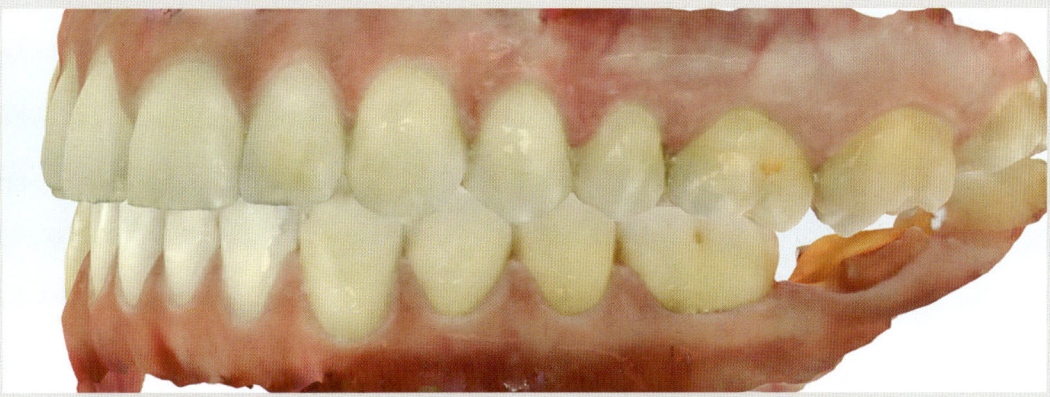

Q 4.12 Escaneo intraoral para valorar la dimensión vertical disponible para la colocación del trasplante.

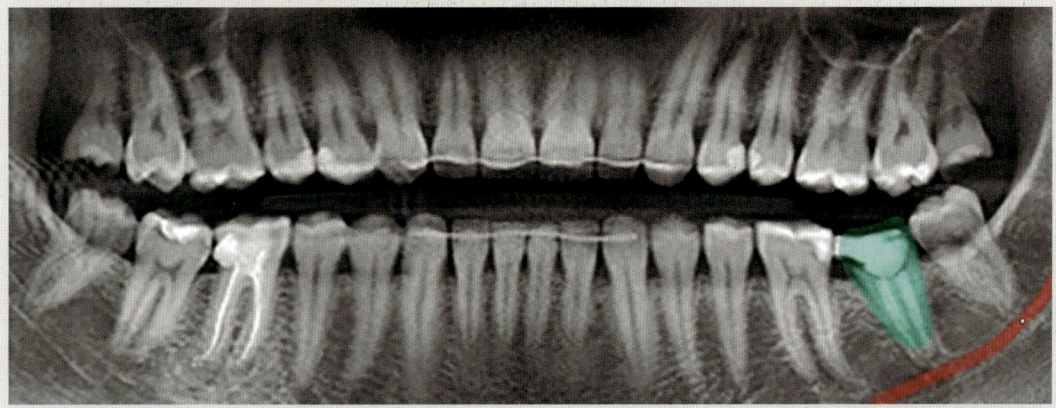

Q 4.13 TCHC de amplio campo de visión para obtener los archivos DICOM, tanto de la zona donante como de la receptora. En verde obsérvese la colocación virtual del diente donante (2.8) en la zona receptora.

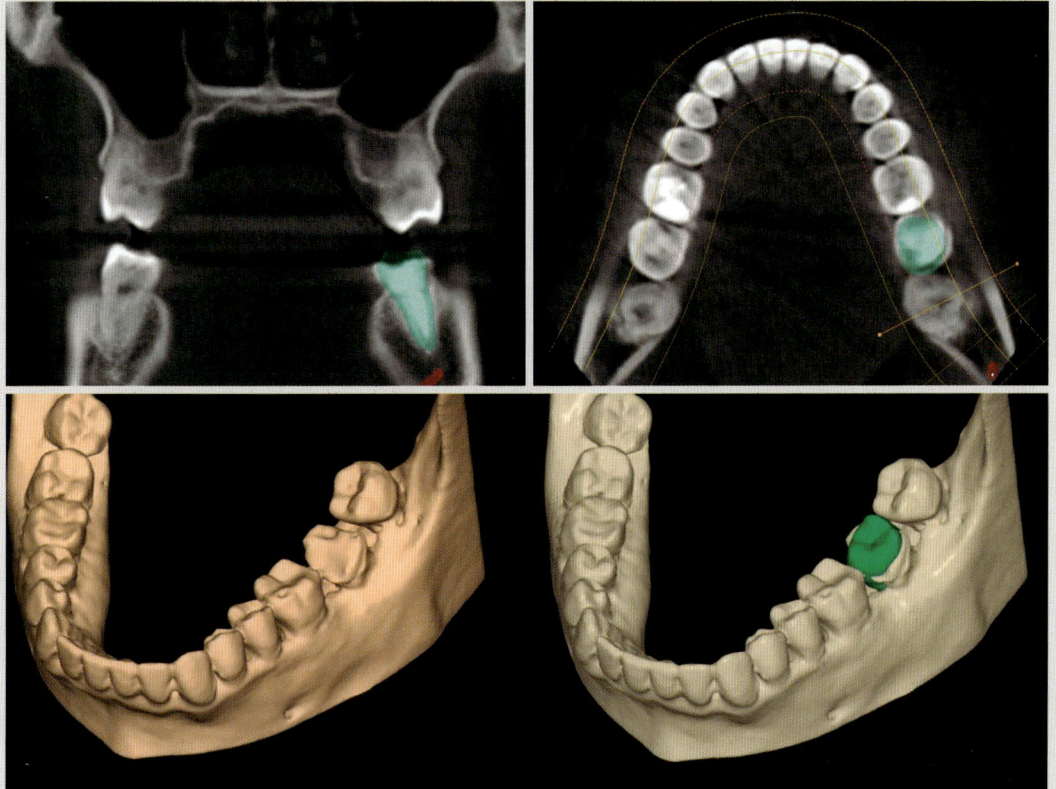

Q 4.14 Posición 3D ideal del diente donante en la zona receptora.

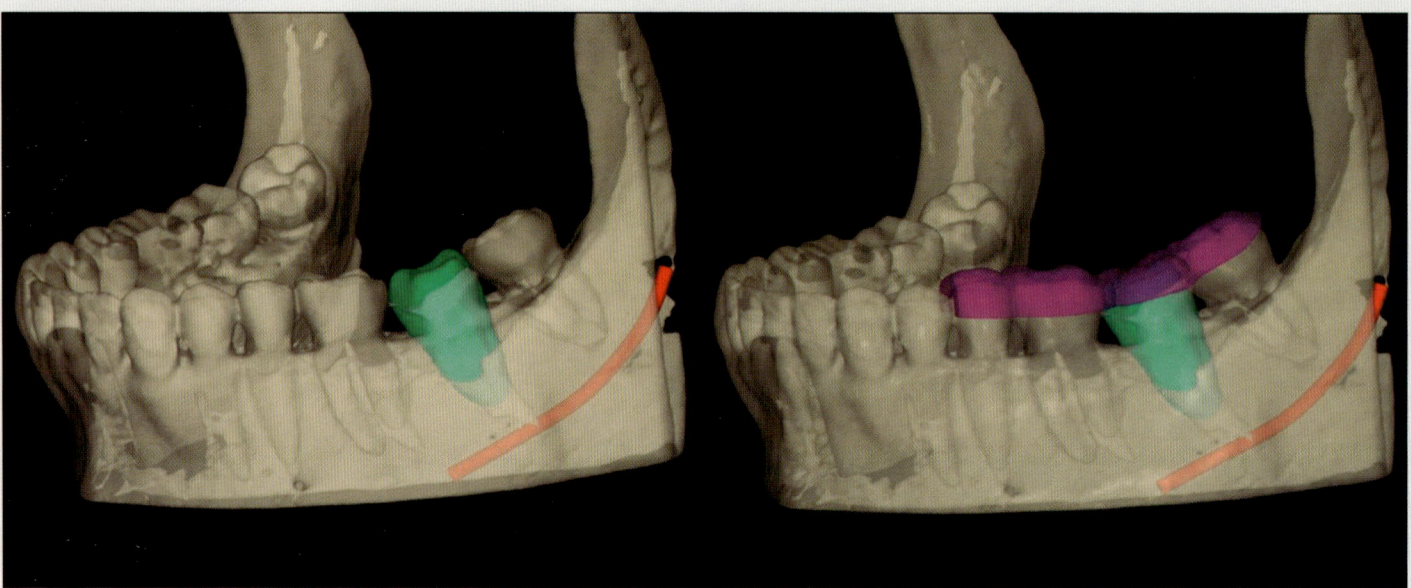

🔍 **4.15** Una vez se estableció la posición 3D, se diseñó digitalmente una guía de verificación.

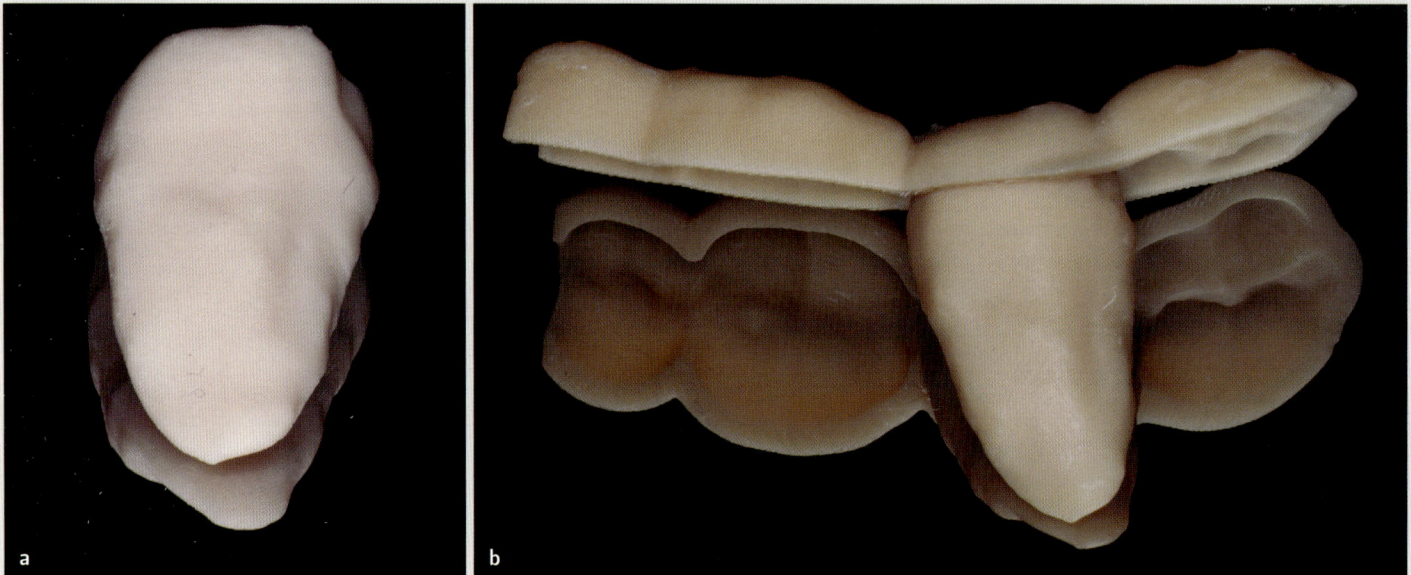

🔍 **4.16** Impresión de los objetos 3D diseñados. a) Réplica del diente donante. b) Guía de verificación junto con la réplica.

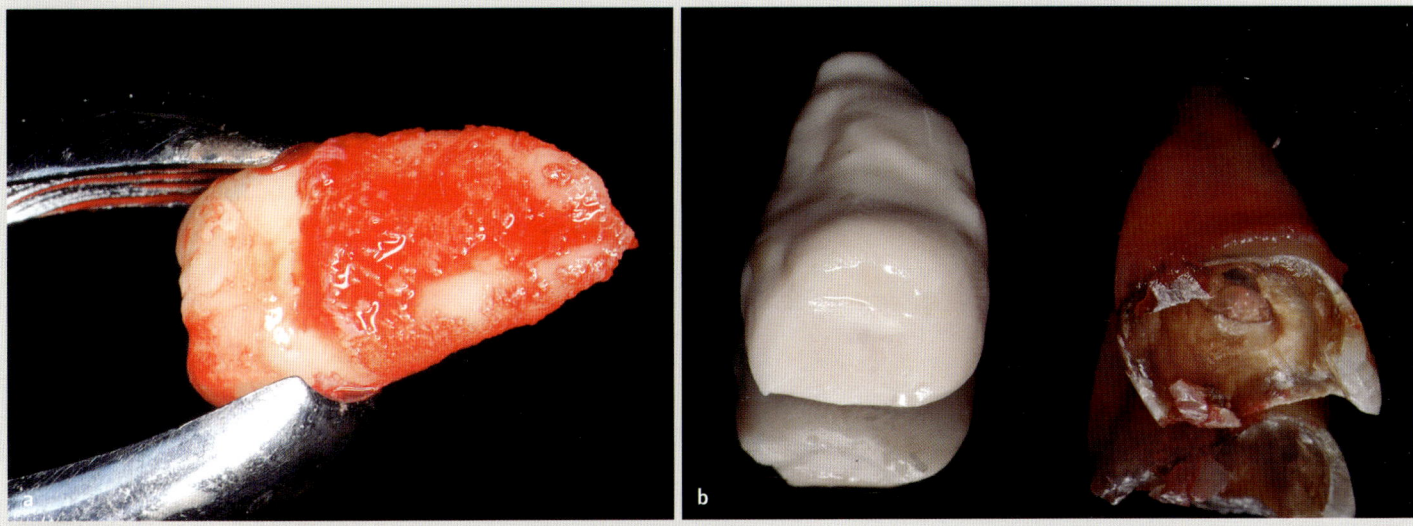

🔍 4.17 Extracción atraumática del diente donante 2.8. a) Diente 2.8. b) Tamaños muy similares en el diente desahuciado (3.7) y el diente donante (2.8).

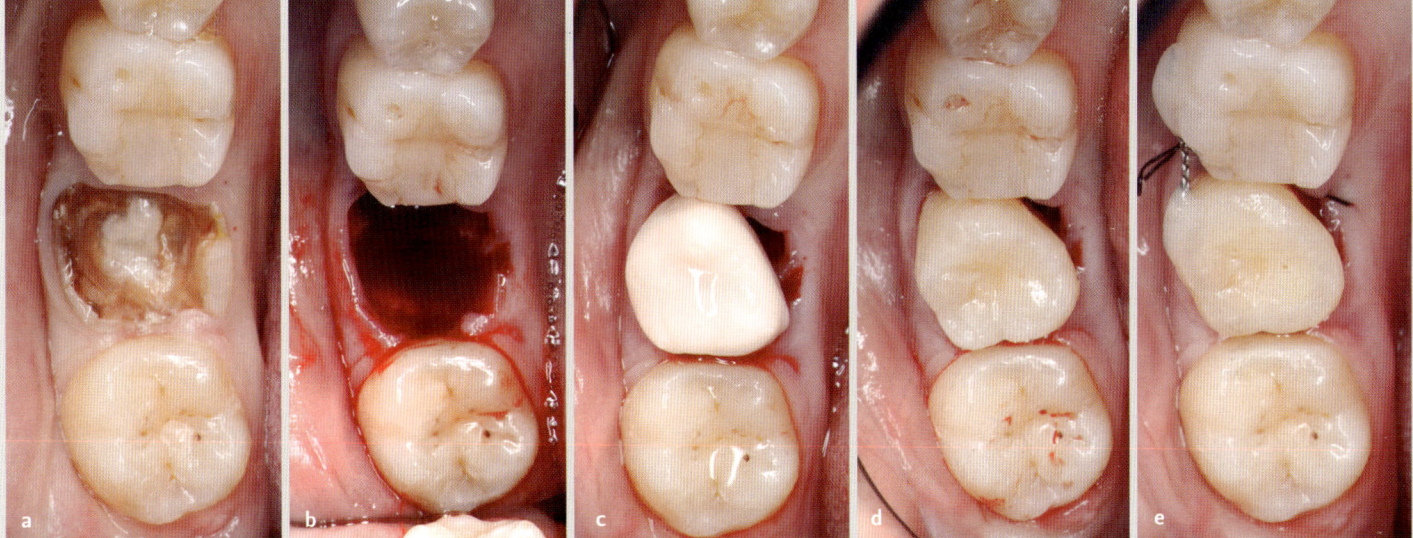

🔍 4.18 Secuencia clínica del autotrasplante. a) Situación inicial. b) Lecho receptor tras la extracción del diente 3.7. c) Prueba en la zona receptora con la réplica 3D. d) Colocación del diente donante en el lecho receptor ligeramente modificado. Posición final prácticamente igual a la diseñada previamente de forma digital. e) Estabilización del diente donante mediante sutura y alambre.

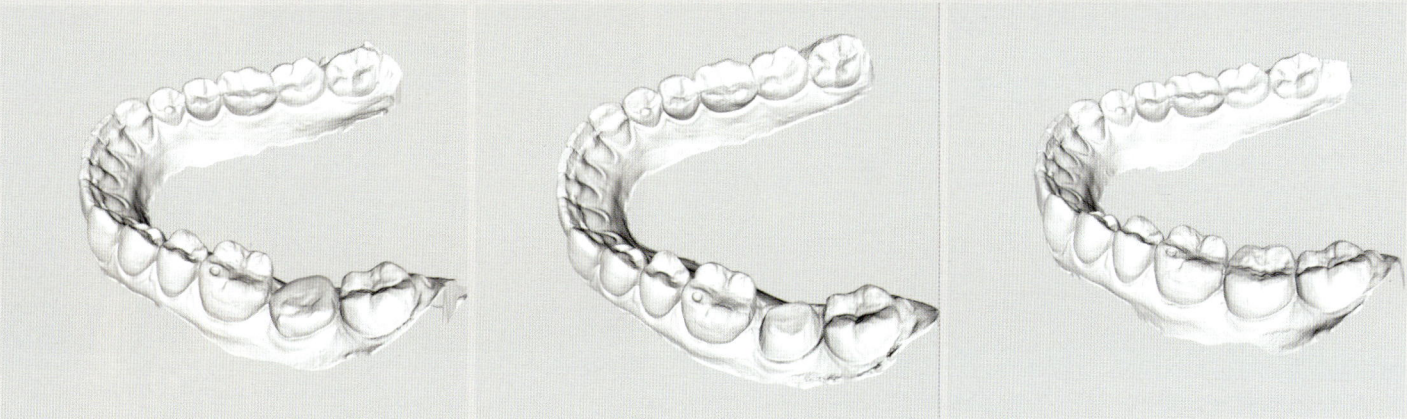

🔍 4.19 Diseño de la corona monolítica de circonio a las 8 semanas del trasplante.

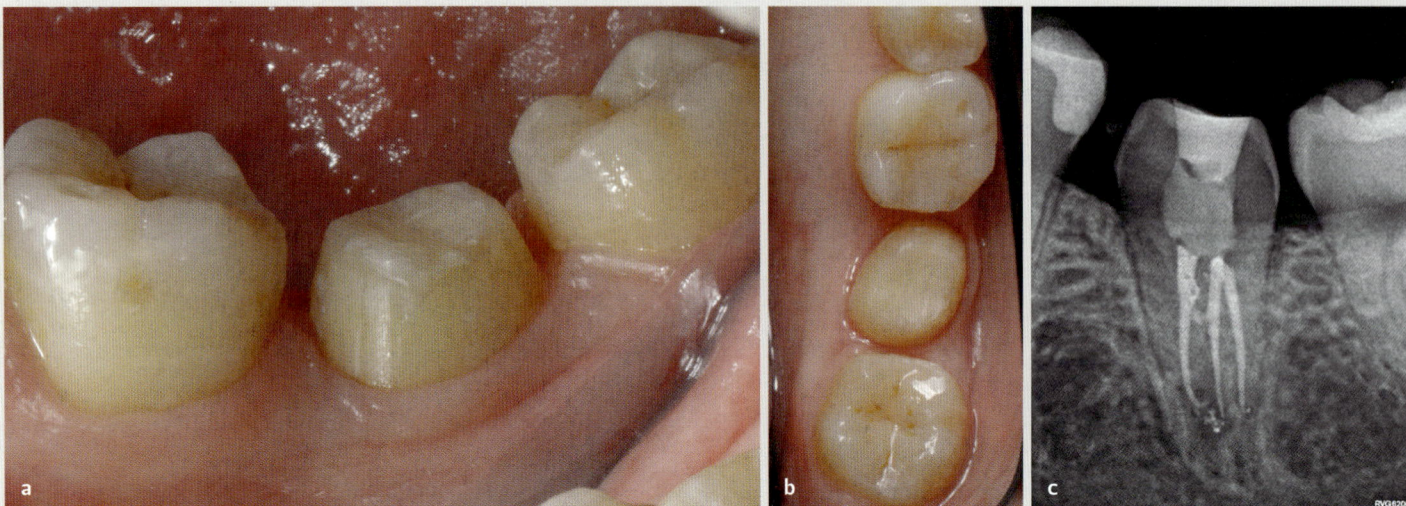

🔍 **4.20** Preparación vertical del diente donante. a) Visión vestibular. b) Visión oclusal. c) Comprobación radiográfica del tallado vertical.

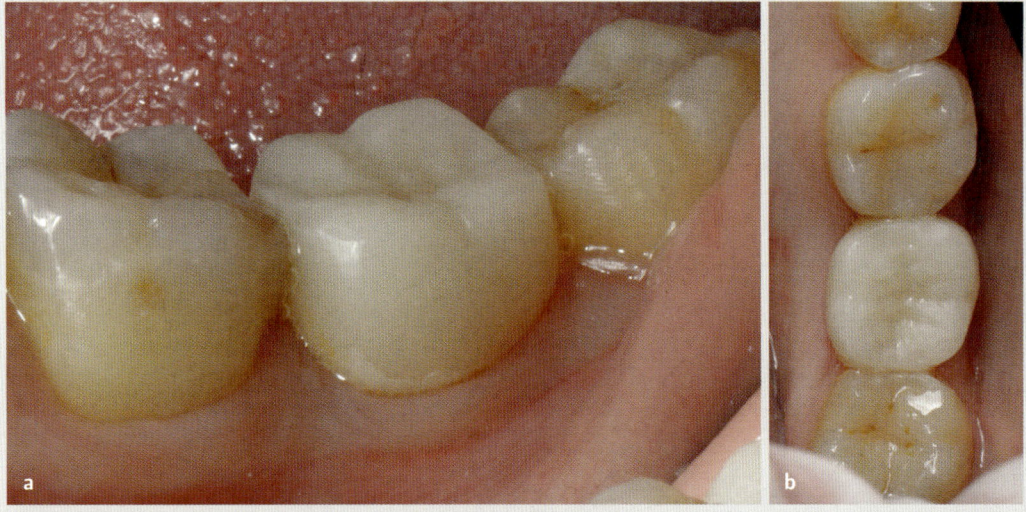

🔍 **4.21** Prueba en resina de la futura restauración. a) Visión vestibular. b) Visión oclusal.

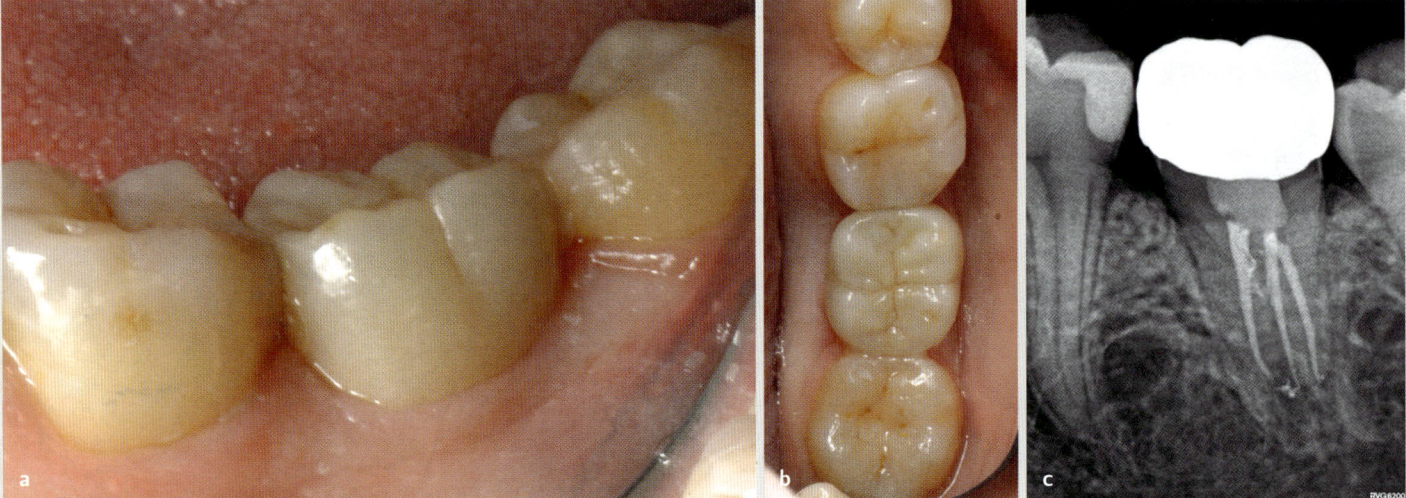

🔍 **4.22** Control clínico y radiográfico a los 2 años. a) Perfecta integración del diente donante en el lecho receptor. b) Estética y función conseguida mediante la restauración de la corona monolítica de circonio. c) Éxito del autotrasplante a los 2 años.

Varios estudios también han demostrado altas tasas de éxito para los autotrasplantes de dientes maduros (ápice cerrado)[65-67] (📷 4.23). Chung y cols.[68] realizaron una revisión sistemática de la literatura y obtuvieron tasas de supervivencia para dientes maduros autotrasplantados del 98,0 % y 90,5 % a 1 y 5 años, respectivamente. Sin embargo, el procedimiento no está exento de ciertas complicaciones como pueden ser reabsorción inflamatoria externa o la reabsorción externa por sustitución *(revísense los conceptos en el Capítulo 1 "Consideraciones generales del autotrasplante dental")*. El clínico debe evitar, en la medida de lo posible, impactos mecánicos en el ligamento perio-dontal (LPD) tanto en el momento de la extracción como en la fase de ajuste del diente donante en el nuevo lecho receptor. Estas complicaciones pueden minimizarse con el uso de modelos tridimensionales (3D) impresos. La planificación digital y la fabricación de réplicas y guías 3D ha permitido convertir un proceso algo invasivo en una técnica segura y predecible, incluso en alvéolos creados quirúrgicamente[69,70].

> **Consejo:** Si el autotrasplante no tiene éxito, el paciente aún tiene la opción de un implante. Sin embargo, si el implante se coloca primero y se produce un fracaso, la colocación por segunda o tercera vez de un implante no es tan exitosa como la primera[71,72].

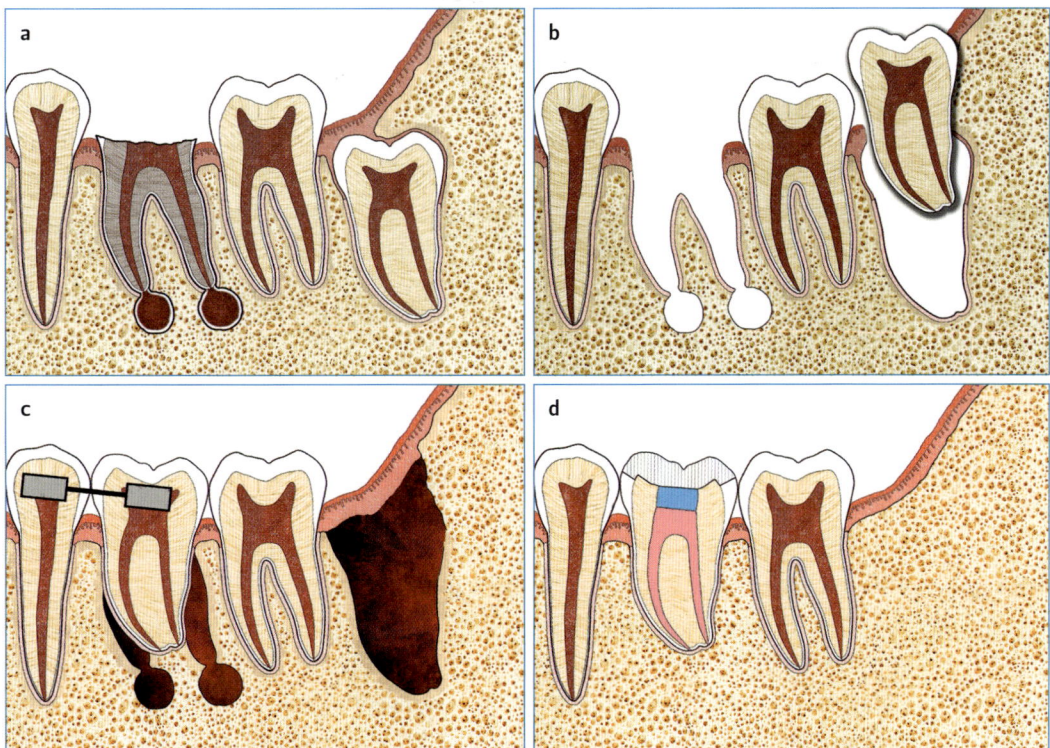

📷 **4.23** Secuencia de autotrasplante convencional sin planificación digital ni modelos 3D imprimidos. Ejemplo del trasplante de un tercer molar con los ápices cerrados para reemplazar un primer molar desahuciado. a) Situación inicial. b) Extracción atraumática del diente donante. c) Ferulización semirrígida con arco tranzado flexible y resina. Nótese como en la mayoría de los trasplantes del sector posterior es casi imprescindible la remoción del septum óseo. d) Restauración definitiva tipo *overlay* tras tratamiento endodóntico y cicatrización completa de la zona.

Tratamiento endodóntico y revascularización

José Francisco Gaviño Orduña

Uno de los factores clave en el éxito y la supervivencia del diente autotrasplantado es la conservación de la vitalidad pulpar en los dientes donante con ápice abierto, y un adecuado tratamiento endodóntico en los dientes donante con ápice cerrado. Sin embargo, en algunas ocasiones podremos evitar este tratamiento endodóntico "rutinario" transformando ápices cerrados en abiertos mediante técnicas de apicectomía.

Reacción pulpar del diente autotrasplantado

La pulpa dental es un tejido altamente vascularizado y tiene un alto potencial regenerativo. Numerosos estudios han demostrado la presencia de células madre progenitoras o posnatales capaces de diferenciarse en células similares a los odontoblastos y que, por tanto, pueden segregar dentina reparadora. Al extraer un diente de su alvéolo automáticamente se produce una lesión en el LPD, pero simultáneamente también una interrupción o ruptura del suministro neurovascular de la pulpa. En estos primeros momentos lo que se producirá será una reducción de la concentración de oxígeno, la cual es necesaria para la homeostasis de la pulpa dental[73].

Está demostrado que la triada necesaria para que se produzca una reparación o regeneración pulpar son: células madre, factores bioactivos y matrices. Estos elementos son necesarios para proporcionar el remplazo de las estructuras dañadas como el complejo dentinopulpar. El diente trasplantado necesita rápidamente de aporte sanguíneo para evitar una necrosis de sus tejidos[74]. La ingeniería tisular, que depende de los tres factores anteriormente mencionados, no resultará efectiva a menos que haya un suficiente aporte de oxígeno y nutrientes para las células implantadas. En este aspecto es precisamente cuando toma importancia el mantenimiento de la pulpa dental en el diente autotrasplantado, pues será la encargada de aportar el oxígeno, la nutrición y las células madre perivasculares para la reparación y regeneración de los tejidos[75].

La angiogénesis se define como el proceso de formación de nuevos capilares desde vasos sanguíneos preexistentes[76]. En estas primeras fases se puede observar en el diente donante como se produce una migración de células endoteliales hacía el lugar de la hipoxia a través de la activación de la transcripción de genes de factores de crecimiento proangiogénicos como el factor de crecimiento endotelial vascular (FCEV o VEGF por *vascular endothelial growth factor*), el factor de crecimiento de fibroblastos (FCF o FGF por *fibroblast growth factor*), y las angiopoyetina 1 (ANG-1) y 2 (ANG-2), entre otros[77]. Estas células progenitoras perivasculares pueden ser activadas y empezar a proliferar en tan solo un día como respuesta a una agresión pulpar. Posteriormente, al cabo de 2 semanas estas células migran al sitio donde se ha producido la lesión[78].

El FCEV es el factor de crecimiento regulador más importante de la angiogénesis (fisiológica y patológica) en el cuerpo humano y, por consecuente, en la pulpa dental. Este factor de crecimiento induce la proliferación, migración, supervivencia y diferenciación a vasos angiogénicos. Es por ello por lo que, por ejemplo, se ha observado que la aplicación de FCEV recombinante es capaz de inducir angiogénesis en discos de dientes con pulpa colocados subcutáneos en ratones inmunodeprimidos[79,80]. En este sentido, se ha observado que los fibroblastos dentales también pueden promover la angiogénesis mediante la secreción de FCF-2 y FCEV[81]. La segregación de este tipo de factores desde las células pulpares se produce a las 5 horas después de producirse la lesión, pero vuelven a sus valores normales en las siguientes 24 horas[82].

La hipoxia no reparada puede conducir posteriormente a lo que se conoce como infarto del tejido pulpar y a la necrosis por coagulación. Sin embargo, si el diente está intacto, libre de caries, restauraciones o enfermedad periodontal, el sistema inmunológico ayudará a la cicatrización pulpar[83]. En consecuencia, el resultado final puede variar entre necrosis aséptica, necrosis infecciosa y revascularización-regeneración-reparación. Que se produzca un resultado u otro dependerá en gran medida del equilibrio entre el crecimiento celular y la invasión bacteriana[84]. Los otros factores que forman parte de esta ecuación son la edad del paciente y estadio de desarrollo radicular, el tiempo extraoral y el medio de conservación, la estabilización del diente autotrasplantado, el periodo de fijación y la oclusión, entre otros.

Estadio del desarrollo radicular

Generalmente, en los dientes con ápice inmaduro se va a producir una revascularización pulpar después del trasplante. En estos dientes la pulpa dental aún no se ha visto alterada por procesos como la masticación o el bruxismo, ya que el ápice acaba su maduración cuando existe oclusión con el diente antagonista. Se ha determinado que la revascularización pulpar es más frecuente en los dientes que presentan una menor longitud radicular, por lo que claramente existe una relación directa entre la apertura apical y la respuesta pulpar[85,86]. De esta forma, podemos afirmar que tanto la anchura como la longitud del conducto radicular son factores predictivos clave para la cicatrización pulpar.

A lo largo del capítulo anterior, hemos recalcado la importancia de trasplantar el diente en el momento ideal. Para los dientes con ápice abierto este momento habitualmente corresponde cuando el diente donante se sitúa entre $1/2$ y $3/4$ de formación radicular[87]. En este estadio de maduración radicular el tratamiento endodóntico no será necesario. Por el contrario, los dientes con maduración radicular generalmente el tratamiento endodóntico se debe realizar previo al autotrasplante, en el mismo día o dentro de las 2-4 primeras semanas después de la cirugía[88].

La pulpa dental de los dientes con ápice inmaduro tiene una actividad celular aumentada debido a la aposición de dentina progresiva que se produce dentro del conducto y que lo elonga hasta la completa formación del ápice[73]. La apertura apical permite que los vasos sanguíneos existentes mantengan la normoxia con bajos rangos de angiogénesis. En cambio, los dientes con ápice cerrado suele haber un aumento de la actividad celular (masticación, bruxismo, tratamiento ortodóntico, trauma oclusal, envejecimiento, etc.) que fomenta la formación de dentina. A su vez, esta actividad aumentada promueve la expresión de factores de crecimiento angiogénicos que equilibran el aporte de oxígeno y el consumo en la formación de nuevos vasos sanguíneos[89].

Diferentes estudios han indicado que la reducción de la longitud radicular por resección del extremo de la raíz crea un diente que se puede colocar en infraoclusión favoreciendo un mejor proceso de curación[90,91]. Además, el foramen apical agrandado (> 1 mm) obtenido después de la resección del extremo radicular parece promover un crecimiento más rápido del tejido dentro del conducto radicular[91]. La resección del extremo radicular en dientes maduros reimplantados y autotrasplantados influye en las reacciones del tejido pulpar, que puede evitar así el tratamiento endodóntico[79]. Una de las explicaciones a este fenómeno es que los factores de crecimiento angiogénicos que se encuentran incluidos en la matriz de la dentina se liberan y promueven la angiogénesis en la zona afectada.

> **Consejo:** Un recurso que los clínicos podrían intentar para evitar el tratamiento endodóntico en dientes donantes con ápice cerrado es la realización de una apicectomía extraoral.

PERO ¿CÓMO DEBEMOS REALIZAR LA APICECTOMÍA DE UN DIENTE DONANTE CON ÁPICE CERRADO?

Una de las últimas técnicas descritas para realizar la apicectomía extraoral es la denominada fractura frágil (FF) del ápice; procedimiento normalmente utilizado para cosechar células madre de la pulpa dental (DPSC, del inglés *dental pulp stem cell*) en dientes adultos extraídos. La FF consiste en desgastar primero la dentina para obtener una hendidura longitudinal en la raíz (evitando invadir el conducto). Posteriormente, se inserta un instrumento tipo espátula en la hendidura y se gira suavemente para producir la fractura longitudinal del diente. De esta manera se deja totalmente intacto el tejido pulpar[92] (📷 4.24-4.26).

Cuando realizamos esta técnica en dientes maduros autotrasplantados, se produce un aumento de la superficie de contacto entre la pulpa y los tejidos adyacentes. Además, se produce un mayor número de DPSC viables en el sitio de curación. La FF parece tener también un efecto positivo en la promoción de la angiogénesis. Se forma una red vascular pulpar que permite la anastomosis con los nuevos vasos formados por la génesis e inducción de DPSC, devolviendo así la circulación sanguínea[93].

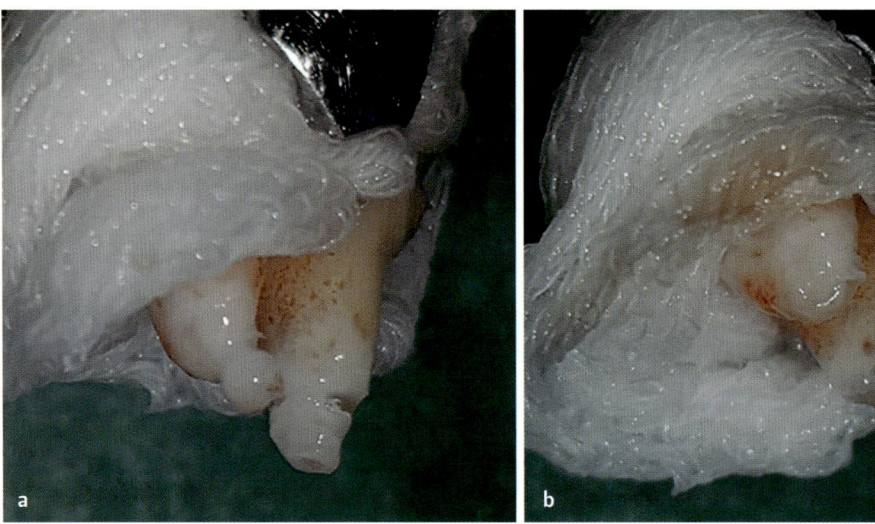

📷 **4.24** Fractura frágil (FF) de los ápices de un tercer molar inferior. a) Desgaste de la dentina vestibular a tres milímetros del ápice. b) Fractura final evitando la sección del tejido pulpar.

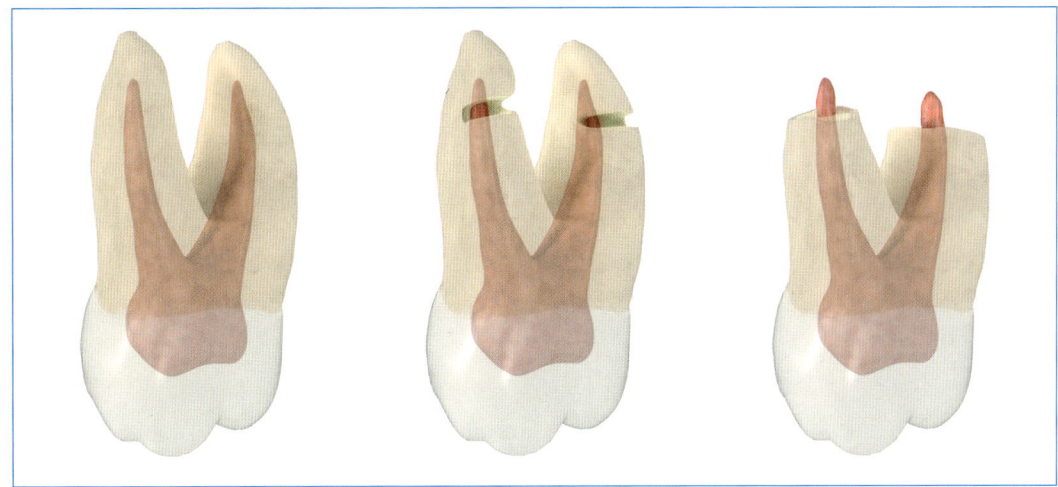

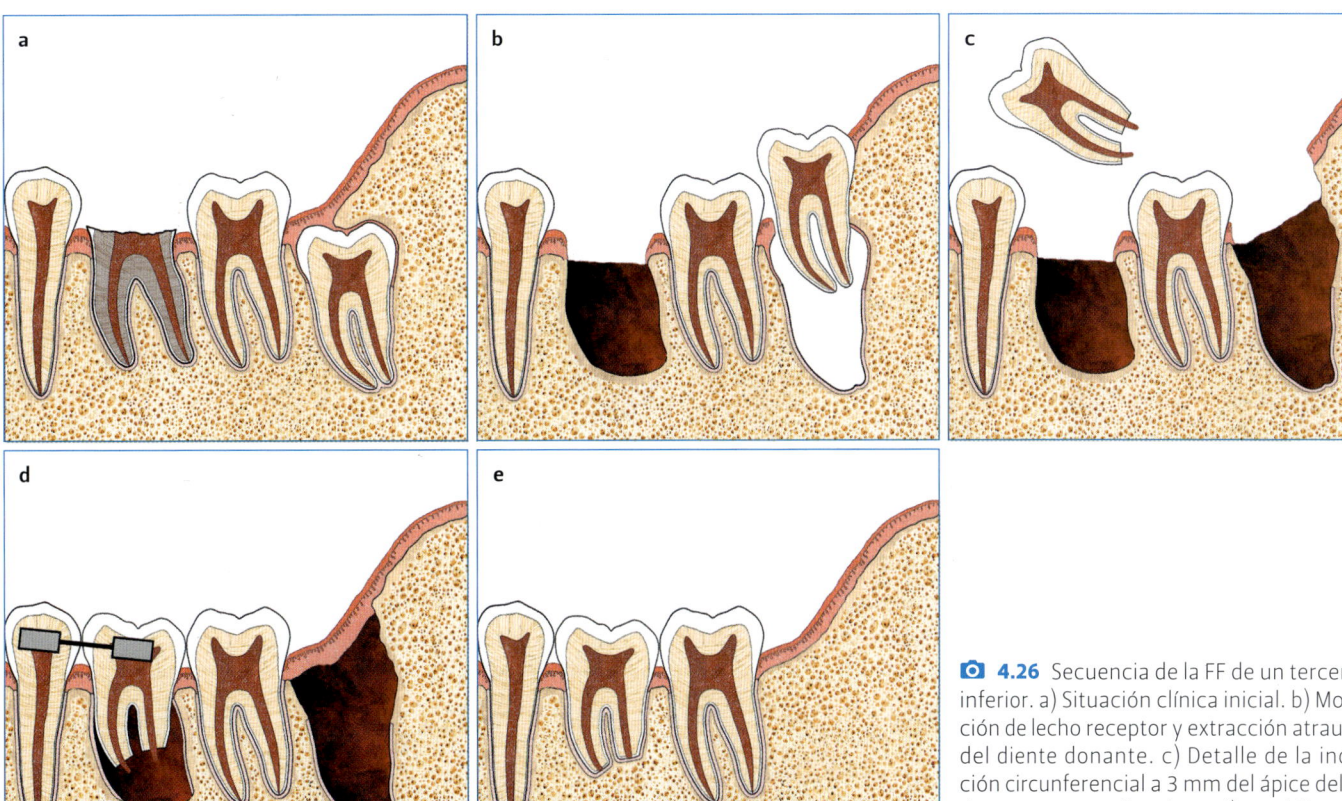

📷 **4.25** Ilustraciones del paso a paso de la técnica de FF.

📷 **4.26** Secuencia de la FF de un tercer molar inferior. a) Situación clínica inicial. b) Modificación de lecho receptor y extracción atraumática del diente donante. c) Detalle de la indentación circunferencial a 3 mm del ápice del diente donante para realizar la FF. d) Estabilización del diente donante. e) Revascularización pulpar del diente donante.

Tiempo extraoral y medio de conservación

El tiempo extraoral del diente donante es una variable que se puede controlar por parte del clínico y que puede mejorar con entrenamiento y el equipamiento correcto. En diferentes capítulos hemos descrito los avances tecnológicos, como las réplicas 3D y la cirugía guiada, que nos permiten reducir el tiempo extraoral del diente autotrasplantado y, así, aumentar la probabilidad de su revascularización.

Sin embargo, no todo es tan bonito y preciso como puede parecer. Existen ocasiones en que la réplica del diente donante no es muy precisa, ya sea por una segmentación dificultosa o simplemente una mala impresión. Esto provoca que pueda existir una discrepancia entre el tamaño real del diente y la réplica. Esta discrepancia obligará al clínico a mantener el diente donante en un medio húmedo mientras el clínico rectifica esta discrepancia en el lecho receptor. Si este periodo se prolonga por más de 5 minutos, automáticamente las posibilidades de revascularización se reducen[83,84].

Estabilización del diente autotrasplantado, periodo de fijación y oclusión

El mecanismo de estabilización también desarrolla un papel fundamente sobre el diente autotrasplantado,de forma que se muestra una menor tasa de vascularización en los dientes con una fijación mediante resina acrílica en comparación con los que reciben una fijación más flexible. Aunque a veces no es necesario (estabilidad primaria excelente), la ausencia de fijación puede ser perjudicial si existe trauma oclusal o inestabilidad inicial.

Tratamiento ortodóntico

Los movimientos ortodónticos están directamente relacionados con la hipoxia y la angiogénesis. Derringer y cols.[94] detectaron un aumento de la microvascularización en el tejido pulpar de los dientes tratados ortodónticamente. Este fenómeno es debido al aumento de los factores de crecimiento angiogénicos en el tejido pulpar como VEGF, FGF2, PDGF, EGF, y TGF-b, y a la posterior invasión de macrófagos, proliferación celular y angiogénesis[95]. En cambio, se observó una notable disminución en la angiogénesis en los dientes que fueron inmovilizados.

Caviedes-Bucheli y cols.[96] obtuvieron resultados similares y advirtieron diferencias entre fuerzas ortodónticas moderadas e intensas. En este estudio se demostró que las fuerzas moderadas iniciaban un mecanismo compensatorio que liberaba factores de crecimiento angiogénicos, mientras que las fuerzas intensas aumentaban la expresión de péptidos relacionados con el gen de la calcitonina. Es decir, una persistencia en este proceso puede conducir a una degeneración pulpar. Las fuerzas mecánicas desarrollan un papel importante en la angiogénesis local y, por lo tanto, en la curación pulpar.

¿Tratamiento endodóntico, apicectomía o tratamiento regenerativo?

El tratamiento convencional, o al menos el más utilizado por los clínicos, para el manejo pulpar de los dientes donantes con ápice cerrado es el tratamiento endodóntico. El tratamiento endodóntico se realiza para evitar la propagación de la infección de la pulpa desde la zona periapical y la consiguiente reabsorción inflamatoria. Si el clínico decide realizar su tratamiento tras el trasplante no está tan claro el periodo posterior que se debe esperar. En el transcurso de este libro, los autores hemos defendido esperar de 2 a 4 semanas; sin embargo, en la revisión de Chung y cols.[68] observaron hasta el doble de posibilidades de padecer una reabsorción inflamatoria externa en los dientes maduros que recibieron tratamiento endodóntico pasadas las dos semanas postratamiento, que los que lo recibieron en los primeros 14 días.

Por otro lado, los clínicos pueden plantearse otras alternativas para evitar el tratamiento endodóntico en los dientes maduros como la apicectomía mediante la fractura frágil o procedimientos regenerativos mediante la inducción de un coágulo sanguíneo y el uso de cementos hidráulicos de silicato de calcio[97] (📷 4.27). Otras opciones son la apicectomía con sellado retrógrado extraoral, con o sin el subsiguiente tratamiento endodóntico ortógrado. Como hemos visto, los terceros molares se encuentran entre los dientes donantes más comúnmente utilizados; sin embargo, a menudo presentan raíces y anormalidades del conducto radicular que dificultan el tratamiento endodóntico. Teniendo en cuenta que la parte más crítica a nivel endodóntico suele estar en el tercio apical de la raíz, la apicectomía (resección apical del diente trasplantado) permite directamente la remoción de la parte más compleja del conducto radicular y limita posibles complicaciones en el futuro tratamiento ortógrado[98] (📷 4.28).

Después de la amputación del ápice, la preparación retrógrada de la cavidad es necesaria para obtener un sellado apical óptimo y simplificar el posterior tratamiento endodóntico ortógrado. De esta manera, la eliminación posterior de la pulpa es más simple y es más fácil que las soluciones irrigantes fluyan dentro del conducto. Además, la presencia de una restauración retrógrada evita la fuga de material más allá del ápice. No obstante, al realizar estos tratamientos extraoralmente, se debe tener cuidado para evitar la contaminación de las raíces y los conductos radiculares. El clínico deberá mantener un campo estéril durante todo el procedimiento. Como comentábamos anteriormente, los protocolos actuales recomiendan el tratamiento ortógrado del remanente espacio pulpar dentro de las 2-4 semanas del procedimiento para prevenir la necrosis del tejido pulpar residual, y la aparición de patología periapical o reabsorción inflamatoria externa[99]. Sin embargo, empiezan a aparecer artículos como el de Boschini

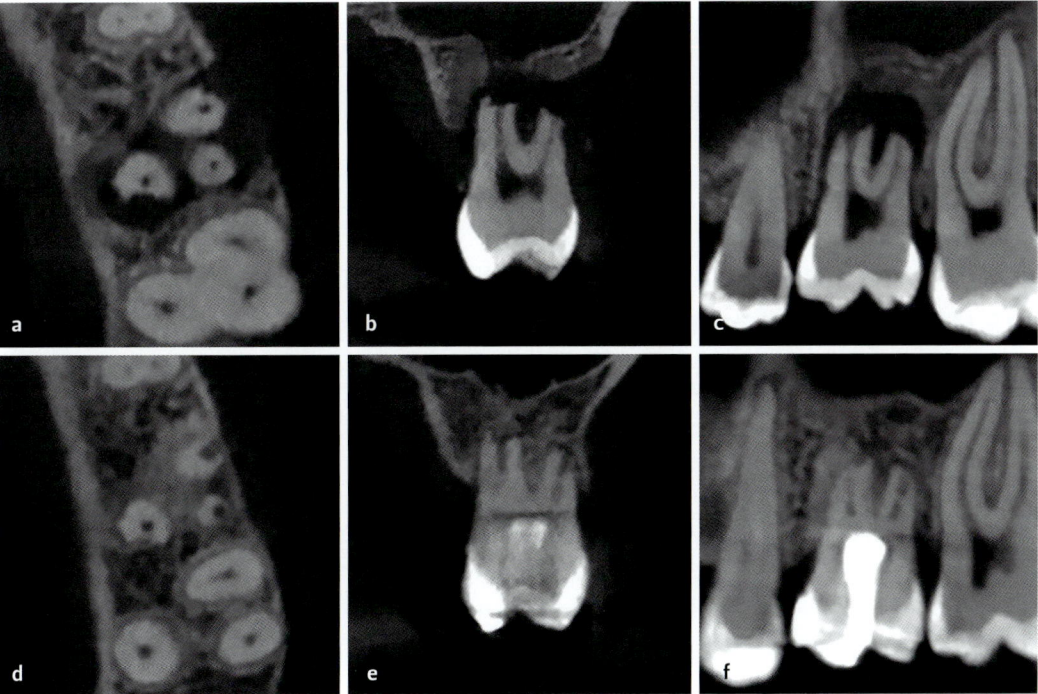

📷 **4.27** Ejemplo de procedimiento regenerativo tras fracaso en la técnica de FF en un autotrasplante. a-c) Corte transversal, coronal y sagital del diente donante, en los que se evidencia gran pérdida ósea y necrosis 6 meses después del trasplante. d-f) Corte transversal, coronal y sagital del mismo diente, en los cuales se puede observar la recuperación completa del hueso y la reparación con tejido mineralizado intracanal pasados únicamente 4 meses desde el tratamiento regenerativo para tratar la necrosis.

y cols.[100] que muestran que han conseguido evitar el tratamiento endodóntico después del sellado apical retrógrado. Esto sugiere la posibilidad de retrasar el tratamiento endodóntico después de la cirugía, para obtener una mayor estabilidad del diente trasplantado y reducir así los riesgos de interferencia con la curación.

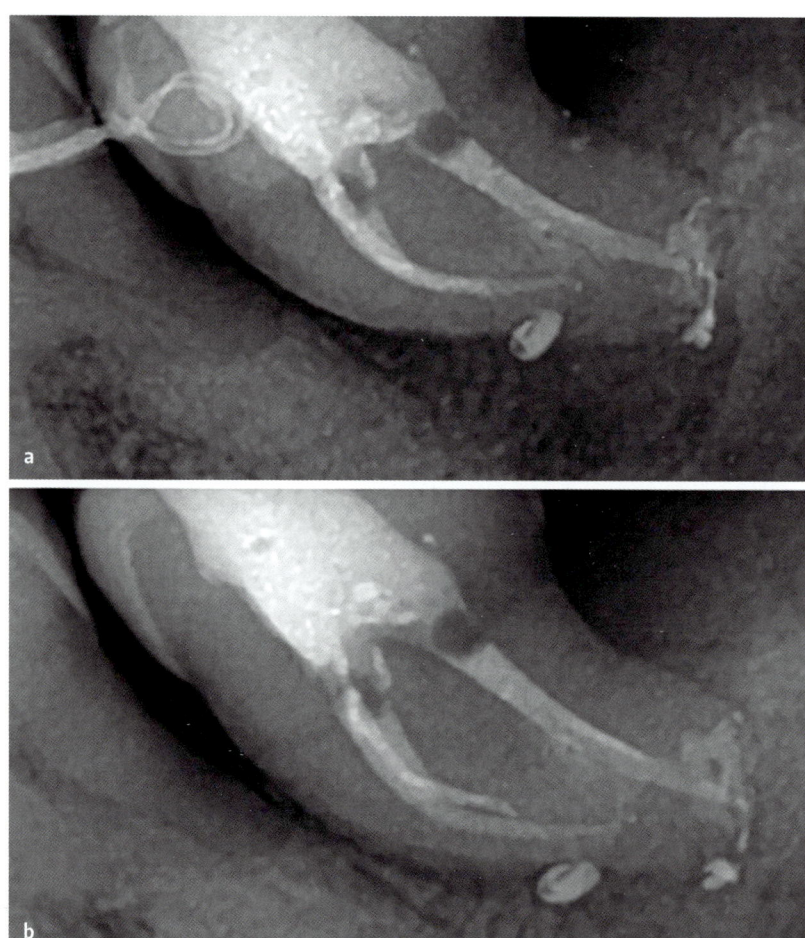

📷 **4.28** Ejemplo de resección radicular (3 mm) en un diente donante a modo de apicectomía. a) Tratamiento endodóntico de 3.8 autotrasplantado en el alvéolo de 3.7. Al eliminar la curvatura apical que presentaba el diente donante, el tratamiento endodóntico fue algo más sencillo. b) Curación ósea alrededor del diente autotrasplantado después de 6 meses.

Plausibilidad biológica del uso adjunto de las proteínas derivadas del esmalte (EMD)

Ignacio Pedrinaci Peñalver, Javier Calatrava Serrano de Haro, Juan del Rosal-Bethencourt, Ignacio Sanz Sánchez, Mariano Sanz Alonso

Estudios *in vivo* realizados desde la década de los 90 demostraron que las proteínas derivadas de la matriz del esmalte (EMD, por sus siglas en inglés) eran capaces de promover la regeneración periodontal, induciendo la formación de un nuevo cemento radicular, hueso alveolar y LPD[101-104]. Del mismo modo, se demostró que el uso de EMD mejora el potencial regenerativo del LPD y de los cementoblastos remanentes y vitales adheridos a la raíz del diente donante tras la exodoncia[105], así como incrementa la tasa de comunicación celular. Actualmente, el uso de EMD presenta numerosas indicaciones entre las que se encuentran el tratamiento de defectos intraóseos, lesiones de furcación y recesiones gingivales[106].

La plausibilidad biológica para utilizar EMD con el fin de mejorar el éxito de los autotrasplantes dentales tiene como objetivo imitar los eventos que ocurren durante el proceso de formación embriológica de la raíz y los tejidos periodontales.

En el proceso embriológico de la formación de la raíz, las células de la vaina epitelial de Hertwig (VEH) proliferan apicalmente e inducen la diferenciación de las células ectomesenquimales en odontoblastos, que darán lugar a la formación de dentina radicular. Previamente a la formación del cemento radicular, las células de la VEH depositan proteínas derivadas de la matriz del esmalte en la superficie radicular. Este grupo de proteínas está formado principalmente por amelogeninas (alrededor de un 90 %), y otras proteínas como enamelinas y ameloblastinas. Dichas proteínas están consideradas como el factor desencadenante de la diferenciación de las células ectomesenquimales del folículo dentario en cementoblastos. Tras este proceso, los cementoblastos producen una matriz orgánica y fibras colágenas que se anclarán en la capa más externa de la dentina, que posteriormente se mineralizará dando lugar a la formación de cemento radicular. Finalmente, las fibras colágenas insertadas en el cemento radicular (fibras de Sharpey), se unirán con las fibras colágenas provenientes del hueso alveolar para dar lugar a la formación del LPD[106,107].

Los dientes en proceso de desarrollo radicular (ápice abierto) poseen la denominada VEH, responsable de que las células del folículo dentario desarrollen los tejidos periodontales (cemento, LPD). Una vez completado el desarrollo radicular[108], los dientes adultos (ápice cerrado) pierden por completo dicha estructura (VEH). Por tanto, la aplicación de EMD de manera coadyuvante al procedimiento quirúrgico de autotrasplante dental en dientes con ápice cerrado podría suplementar el papel de la VEH aportando las amelogeninas necesarias para potenciar el desarrollo de los tejidos necesarios para la creación de un nuevo aparato de unión. Al no existir la VEH en los dientes que ya han completado su proceso formativo, su capacidad regenerativa queda drásticamente reducida a las células vitales del LPD adyacentes a la superficie denudada.

Así mismo, la literatura científica muestra mayores tasas de éxito a medio y largo plazo en autotrasplantes de dientes en estadio temprano de desarrollo (ápice abierto)[109,110]. Uno de los posibles motivos de esta mayor capacidad regenerativa podría deberse a la presencia de la VEH, a una mayor cantidad celular en el LP o una mayor capacidad de diferenciación celular y reparativa propia de individuos en crecimiento. En uno de los estudios mencionados, Czocrowska y cols.[110] realizaron 33 autotrasplantes dentarios en pacientes de entre 8 y 15 años, obteniendo una ratio de supervivencia del 91 % con una tasa de seguimiento de 17 a 41 años.

Evidencia del uso de EMD en reimplantes y autotrasplantes

En una revisión sistémica sobre reimplantes dentales realizados en modelos *in vivo* se planteó que en aquellos casos en los que se produce un daño limitado del LPD y se mantienen la vitalidad de sus células, el uso de EMD parecía ser efectivo a la hora de potenciar la regeneración periodontal[111]. De esta manera, la aplicación de EMD incrementaría la posibilidad de obtener una curación periodontal normal y disminuiría la tasa de reabsorciones por inflamación o sustitución[111-113]. En un modelo en perros Beagle se observó que el uso de EMD mejoró la regeneración del LPD y el cemento, incluso cuando se eliminaron dos tercios de los tejidos periodontales de toda la superficie radicular. Esto se tradujo en que no hubo anquilosis en 7 de los 10 ejemplares, y tan solo se observó una anquilosis leve en el área cervical en los otros 3 animales.

Por otra parte, en casos en los que no existía LPD remanente o estaba dañado de una manera más extensa no se han encontraron diferencias en cuanto a la curación del LPD y la aparición de reabsorciones radiculares entre los grupos EMD y no EMD coadyuvante al reimplante[114-118].

Estas mismas conclusiones se muestran en una revisión sistemática sobre reimplantes dentales en estudios clínicos[119]. Por tanto, podemos aceptar la hipótesis de que debe existir un número crítico de células del LPD vitales para que el uso del EMD contribuya a la prevención de complicaciones concomitantes al autotrasplante, pero no es suficiente para crear un nuevo aparato de unión en aquellos casos en los que no existen células del LPD vitales, suficientes y adyacentes al área radicular denudada[120].

La literatura científica actual sobre el uso de EMD en autotrasplantes dentales es todavía limitada. Hasta la fecha, se han publicado principalmente reportes y series de casos, que pese a demostrar buenos resultados, no permiten obtener conclusiones definitivas[121-123].

En cualquier caso, el uso coadyuvante de EMD ayuda a mejorar el proceso de cicatrización de las heridas, lo que reduce a su vez los tiempos de curación e inflamación producidos tras la extracción dentaria en el lecho receptor o como resultado de la osteoctomía necesaria a la preparación del lecho receptor. Por tanto, el uso coadyuvante de EMD no solo puede mejorar la predictibilidad de este tratamiento reduciendo sus posibles complicaciones al mantener la vitalidad de las células del LPD y promover la regeneración periodontal, sino que puede disminuir la morbilidad posoperatoria para el paciente mejorando su aceptación como alternativa de tratamiento para reemplazar dientes ausentes o con necesidad de ser remplazados.

Nivel avanzado

Décadas atrás el autotrasplante común utilizaba el mismo diente donante como plantilla para preparar y modificar adecuadamente el lecho receptor. Afortunadamente, las nuevas estrategias digitales, básicamente la introducción de las réplicas 3D, han permitido disminuir el potencial daño al LPD y reducir el tiempo extraoral. Además, los archivos DICOM (*digital imaging and communications in medicine* o comunicación de imágenes digitales en medicina) obtenidos a partir de una tomografía computarizada de haz cónico (TCHC) han permitido al clínico planificar de forma 3D y al detalle el escenario más adecuado en términos de selección del diente donante y su ubicación en el neoalvéolo[124]. Los flujos de trabajo totalmente digitales han facilitado la implementación de la técnica del autotrasplante a un mayor número de clínicas disminuyendo el tiempo de sillón, la morbilidad del paciente y aumentando la probabilidad del éxito[125].

En los últimos estudios y basados en nuestra propia experiencia, se ha comprobado que es imprescindible un reposicionamiento ajustado del colgajo en la zona cervical del diente donante[126]. En este sentido, también existe unanimidad en que una cicatrización óptima del autotrasplante se produce cuando existe hueso alveolar (corticales) que contenga el diente donante. Cuando el diente donante tiene el ápice cerrado, generalmente este debe ser trasplantado de modo que el margen superior de la superficie radicular quedé ubicado 1-2 mm por encima de la cresta alveolar[88].

El autotrasplante efectivo es aquel en el que los sitios receptores cumplen con las condiciones mencionadas anteriormente, aunque en la clínica diaria nos encontramos con diferentes escenarios de alvéolos receptores que no siempre son los ideales. El reemplazo de dientes a menudo conduce a un volumen vertical deficiente en el hueso del sitio receptor, ya sea después de la extracción del diente afectado o resultante de una fractura radicular vertical o un problema periodontal[127]. En tales situaciones, lograr un adecuado apoyo al diente trasplantado constituye un auténtico desafío (**CASO CLÍNICO** 4.4).

CASO CLÍNICO 4.4

Autotrasplante de diente con ápices maduros*

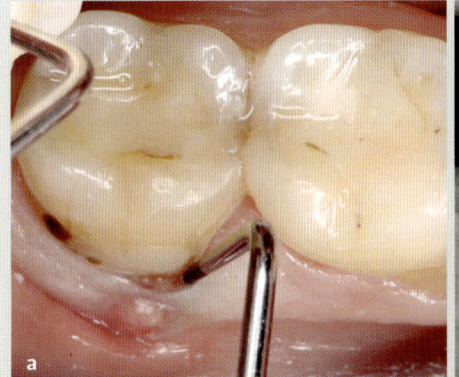
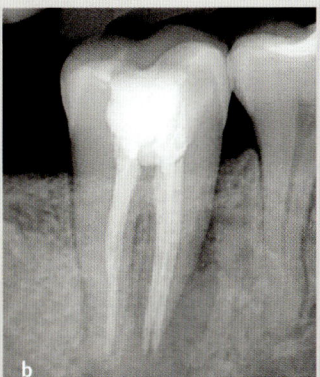
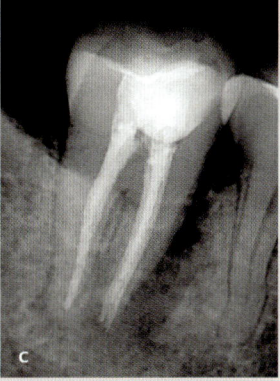

🔍 4.29 Autotrasplante de diente con ápices maduros (1.8) en zona de diente 4.7. a) Fractura vertical localizada en la raíz mesial del diente 4.7. b, c) Aspecto radiográfico inicial.

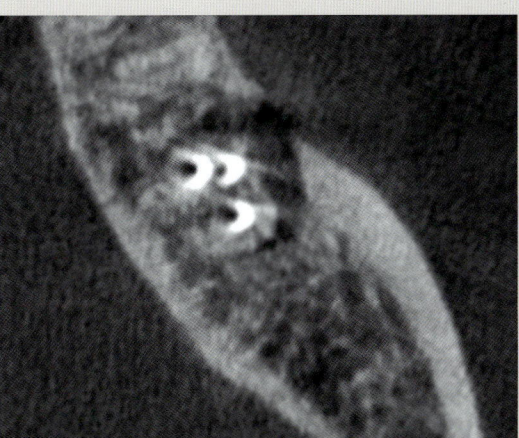
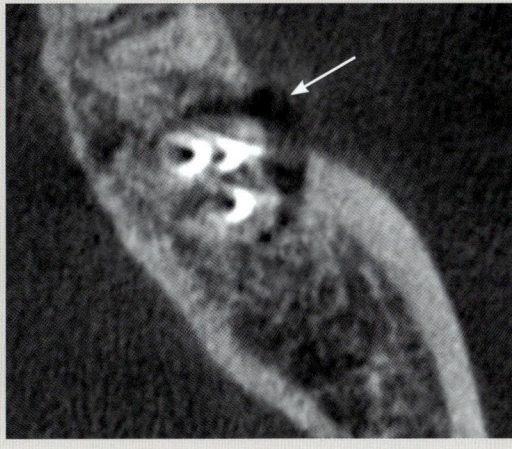

🔍 4.30 TCHC de volumen limitado. Obsérvese la dehiscencia ósea (flechas blancas) generada por la fractura vertical de la raíz mesial.

*Artículo publicado en "Autotrasplante dental. Una opción terapéutica contrastada"; Espona J, Abella F, Durán-Sindreu F, Pineda K, Alvarado C, Roig M; Endodoncia 2018;36(3):22-30.

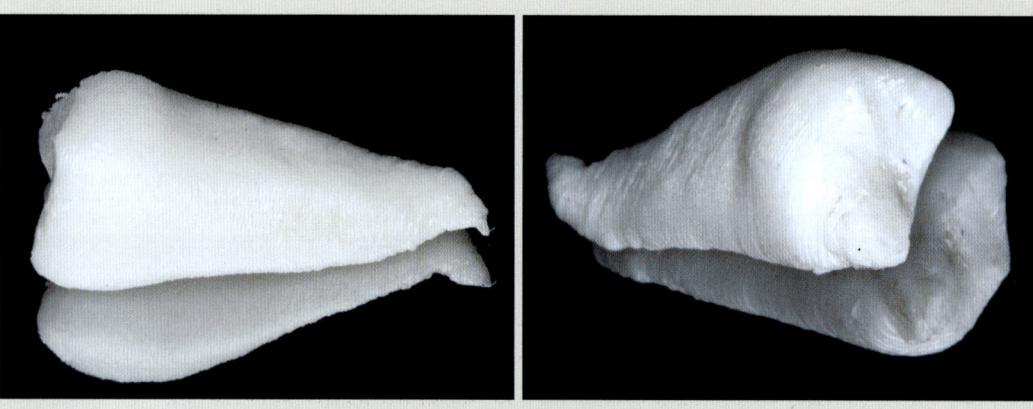

Q 4.31 Selección del diente donante. a) Radiografía periapical del diente 1.8. b, c) Cortes axiales de la TCHC en el que se puede comprobar la morfología radicular del diente 1.8.

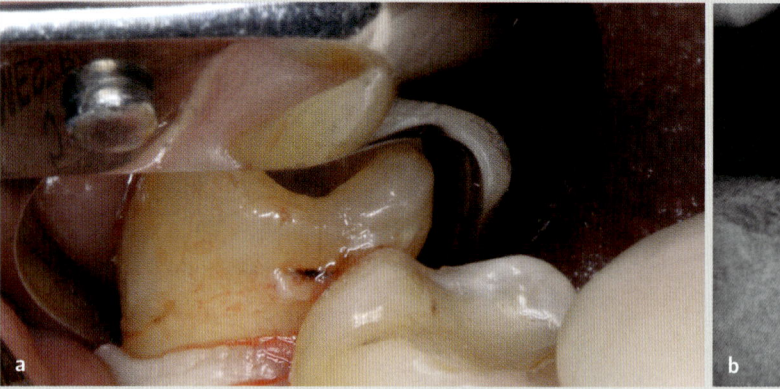

Q 4.32 Réplica 3D del diente donante.

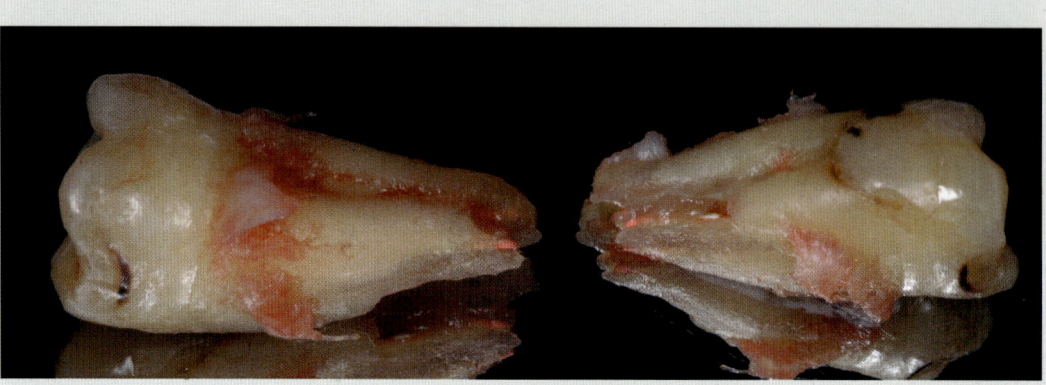

Q 4.33 Es importante recordar que la extracción del diente que se va a reemplazar también debe ser lo menos traumática posible. a) Fórceps de pico de loro para extracción del diente 4.6. b) Obsérvese la anatomía radicular del diente previa a su extracción, así como la imagen radiolúcida alrededor de la raíz mesial.

Q 4.34 Extracción del diente 4.7.

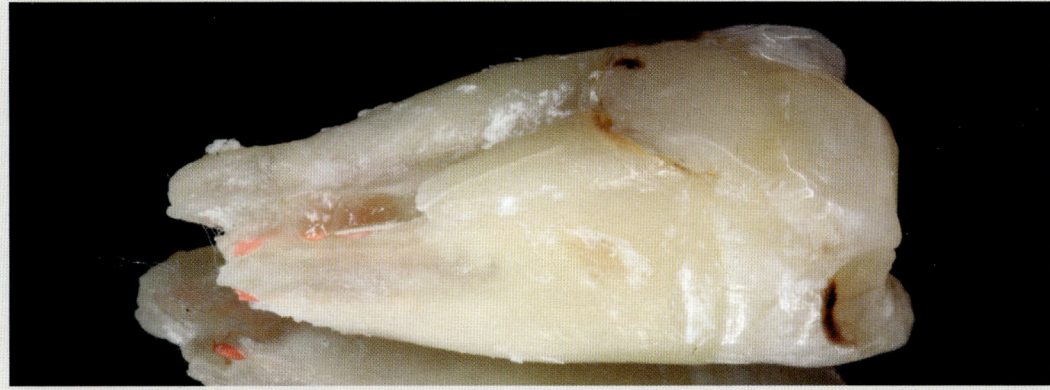

Q **4.35** Detalle de la fractura vertical localizada en la raíz mesial.

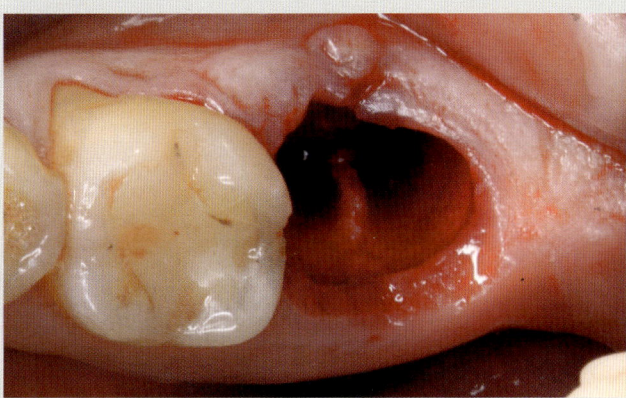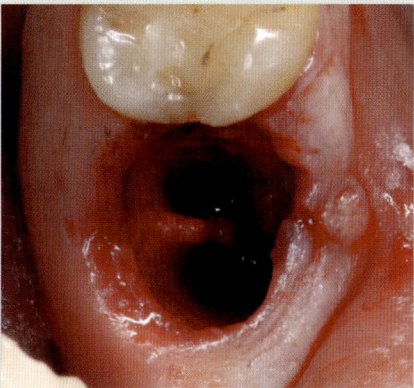

Q **4.36** Aspecto del lecho receptor tras la extracción del diente fracturado.

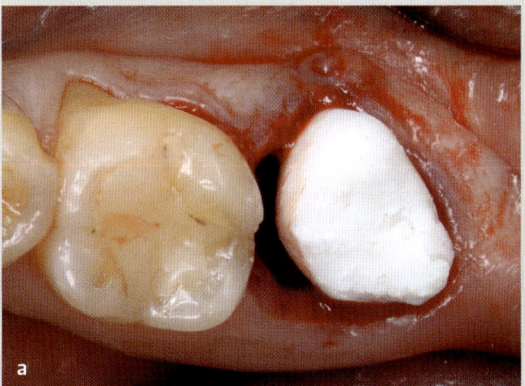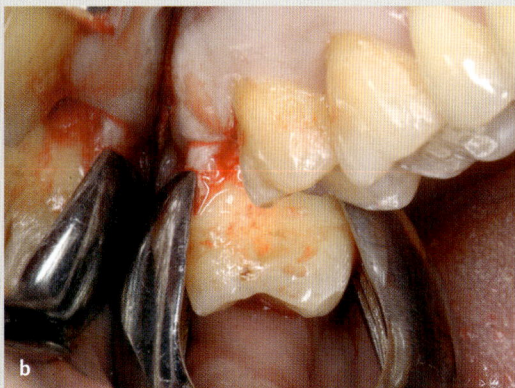

Q **4.37** Secuencia previa a la colocación del diente donante. a) Prueba de la réplica 3D en el lecho receptor. Se aprovechó que el alvéolo distal presentaba la cortical vestibular entera para colocar el diente en esa zona, evitando así la ausencia de cortical del alvéolo mesial. b) Extracción atraumática del diente 2.8.

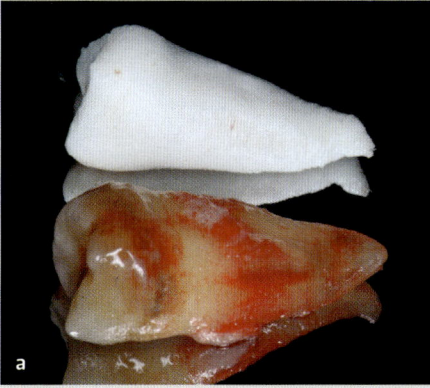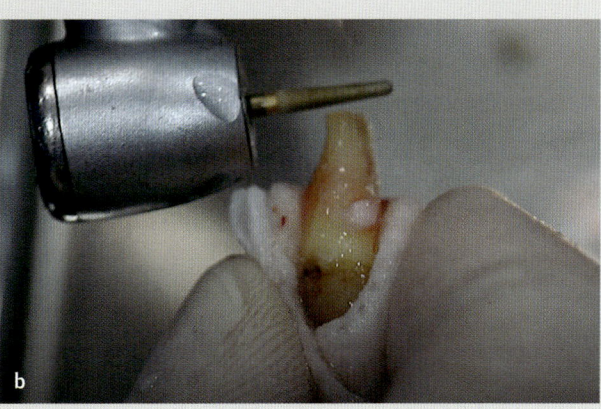

Q **4.38** Procedimiento de resección radicular del ápice del diente donante. a) Comparativa entre la réplica 3D y el diente donante. b) Debido a la gran curvatura apical que presentaba el diente, se procedió a realizar una leve resección radicular y así realizar una menor osteotomía en el sitio receptor.

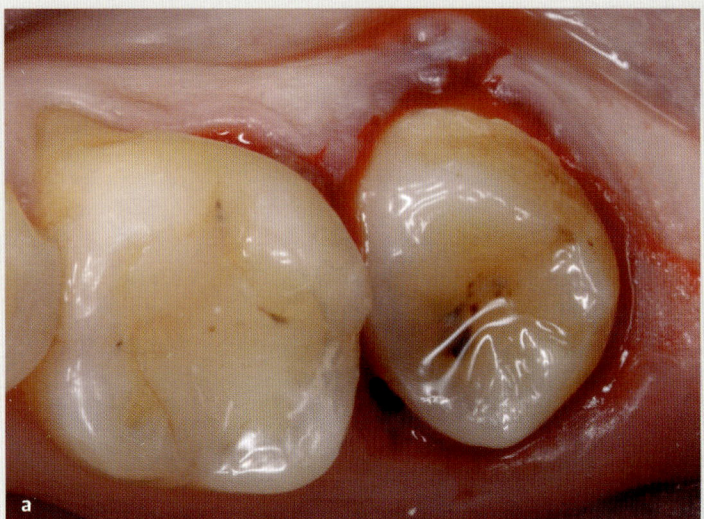
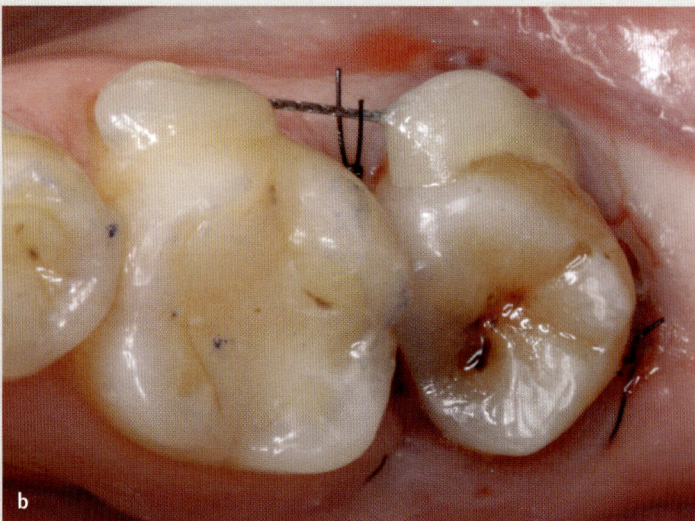

🔍 **4.39** Trasplante y ferulización. a) Diente donante en el sitio receptor. El diente se dejó fuera de oclusión para no interferir en la correcta cicatrización del LPD y no aumentar el dolor posoperatorio. b) Estabilización con sutura y alambre retenido con una reina fluida.

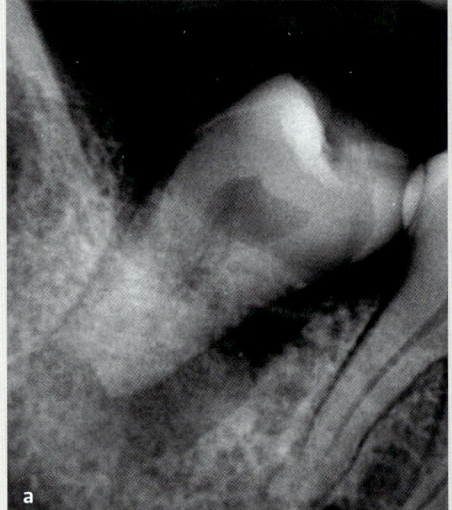
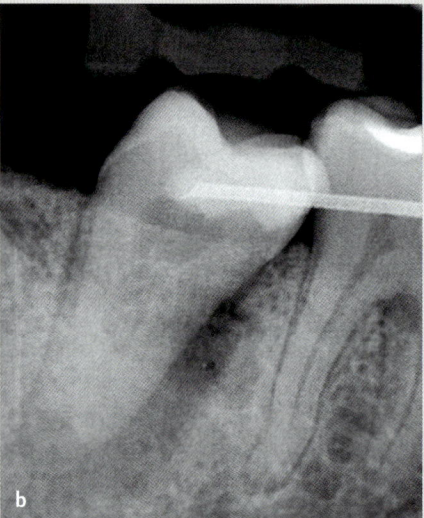
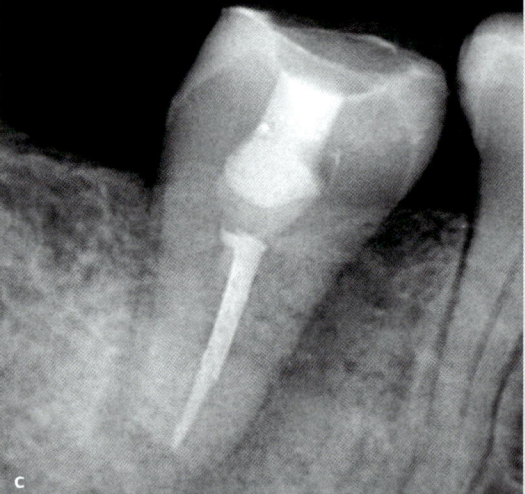

🔍 **4.40** Secuencia radiográfica. a) Verificación radiográfica de la posición del trasplante en el alvéolo distal del lecho receptor. b) Ferulización semirrígida. c) Aspecto radiográfico un mes después del trasplante.

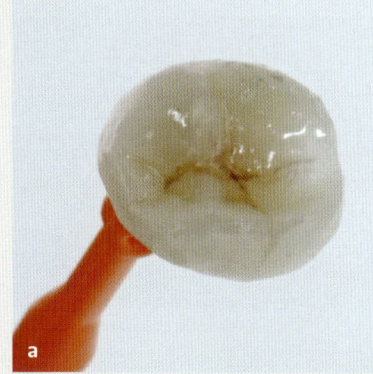
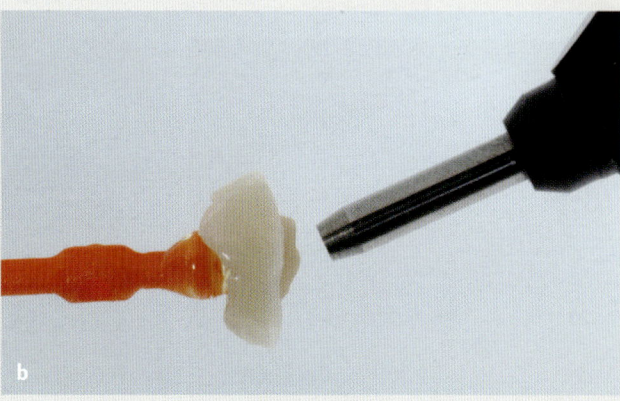

🔍 **4.41** Preparación de la restauración indirecta adhesiva. a) Morfología oclusal de la restauración simulando un molar inferior. b) Óxido de aluminio a presión para el arenado de la superficie interna de la restauración.

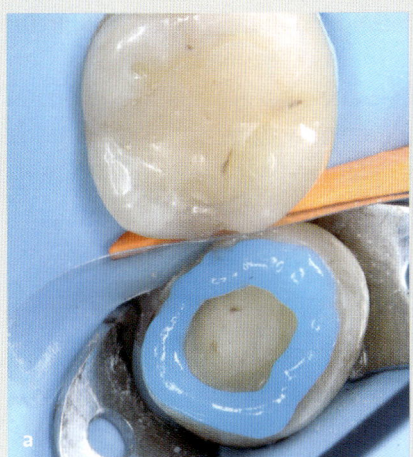

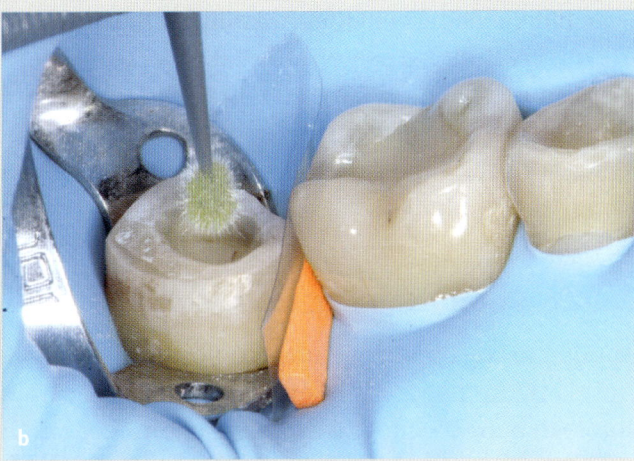

Q **4.42** Cementación de la restauración indirecta. a) Grabado selectivo del esmalte (30s). b) Aplicación del adhesivo (resina *bonding*) en dentina y esmalte previa a su polimerización.

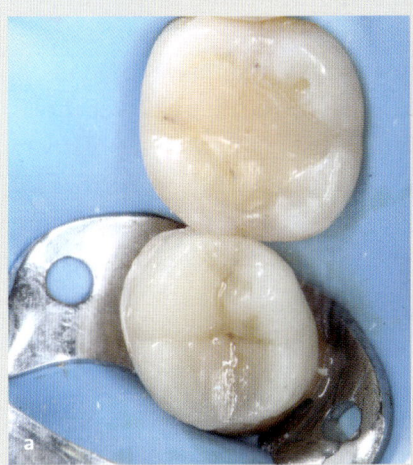

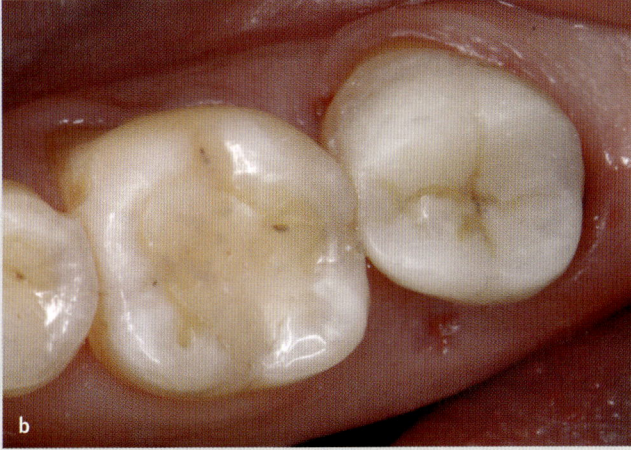

Q **4.43** Aspecto final. a) Aplicación de gel de glicerina para eliminar la capa superficial de inhibición de oxígeno. b) Aspecto tras remoción del dique de goma.

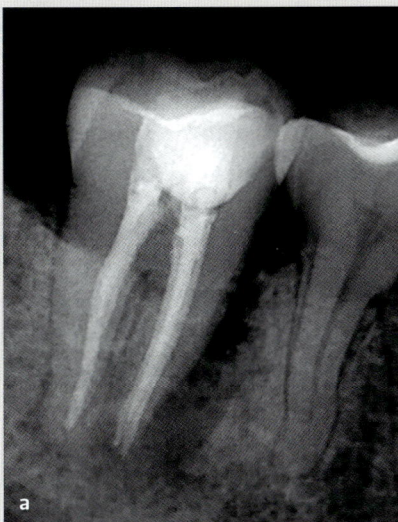

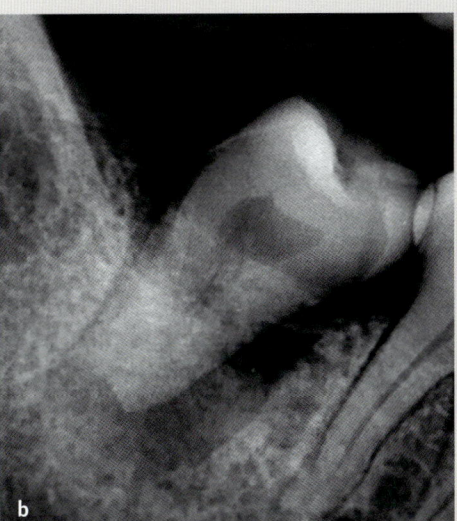

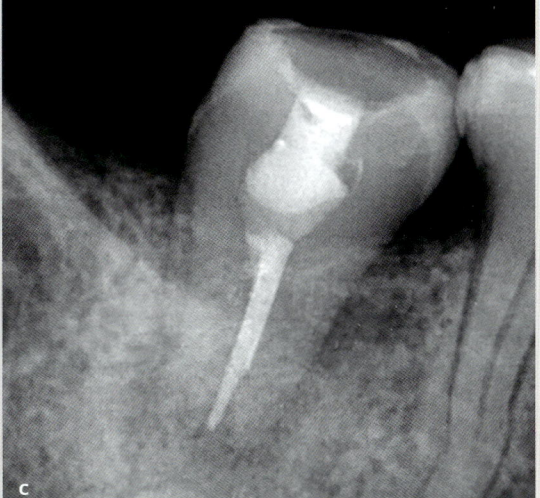

Q **4.44** Evolución radiográfica de todo el proceso. a) Radiografía inicial. b) Diente donante en lecho receptor. c) Control a los 3 años.

En estas condiciones de déficit óseo se ha sugerido el uso de injertos óseos de diferente origen, la división u osteotomía del proceso alveolar, o incluso el trasplante del mismo diente donante con la cortical vestibular adherida[127,128]. Sin embargo, hasta la fecha, el clínico todavía no dispone de un protocolo claro que seguir para mejorar los resultados de los autotrasplantes a sitios receptores con grandes defectos óseos. A continuación, vamos a intentar explicar nuestra filosofía de trabajo ante estas situaciones.

Cortical vestibular adherida e injertos de tejidos conectivo

Aunque los resultados de un estudio previo sugieren que el LPD de los dientes autotrasplantados pueden inducir a la formación de hueso alveolar[128], los injertos de hueso autólogo o los bloques óseos representan una excelente alternativa en situaciones de atrofia alveolar. El punto crítico radica en que para el clínico es muy complicado predecir la cantidad de formación ósea que puede ser estimulada únicamente por el LPD. En cambio, la regeneración ósea mediante el uso de autoinjertos de hueso libre o bloques óseos asegurará un encofrado y permitirá, al mismo tiempo, acelerar la estabilidad del diente donante. Zufía y cols.[127] demostraron que un autotrasplante de un tercer molar con su cortical vestibular adherida es un procedimiento perfectamente factible para el reemplazo dentario, incluso en situaciones de déficit óseo en sentido vertical. Esta técnica permite una extracción atraumática del diente donante sin peligro de dañar las células del LPD y regenerar a medida los defectos óseos del sitio receptor. Hay que tener en cuenta que un sitio receptor estrecho o un volumen óseo vestibular deficiente son dos factores claves que pueden perjudicar el éxito del tratamiento.

> **Consejo:** El clínico podrá calcular mediante una TCHC inicial de alta calidad el volumen necesario de cortical vestibular a extraer acorde al defecto óseo de la zona receptora (📷 4.45).

Aparte de los problemas óseos que nos podemos encontrar en la zona receptora, habrá ocasiones en que haya también un déficit importante de tejido blando. Este tejido es esencial si queremos conseguir un adecuado reposicionamiento del colgajo en la zona cervical del diente donante. Recientemente, los autores de este libro publicamos un caso clínico de un tercer molar superior con su cortical vestibular adherida y la combinación simultánea de un injerto de tejido conectivo en un alvéolo receptor que presentaba un defecto óseo extenso[129]. El injerto de tejido conectivo no solamente ayuda a favorecer el volumen del tejido blando, sino que también ayuda a salvaguardar el trasplante contra infecciones al inicio de la cicatrización, evitando así incómodos apósitos quirúrgicos. El injerto de tejido conectivo parcialmente expuesto permite aumentar la banda de tejido queratinizado y el espesor gingival. Sin embargo, somos conscientes de que falta evidencia científica y estudios con seguimiento a largo plazo para afirmar que con esta técnica se obtienen mejores resultados que con una técnica común o convencional.

Siempre que se haga una selección adecuada del caso, el autotrasplante de terceros molares puede ser una alternativa terapéutica predecible para reemplazar dientes no

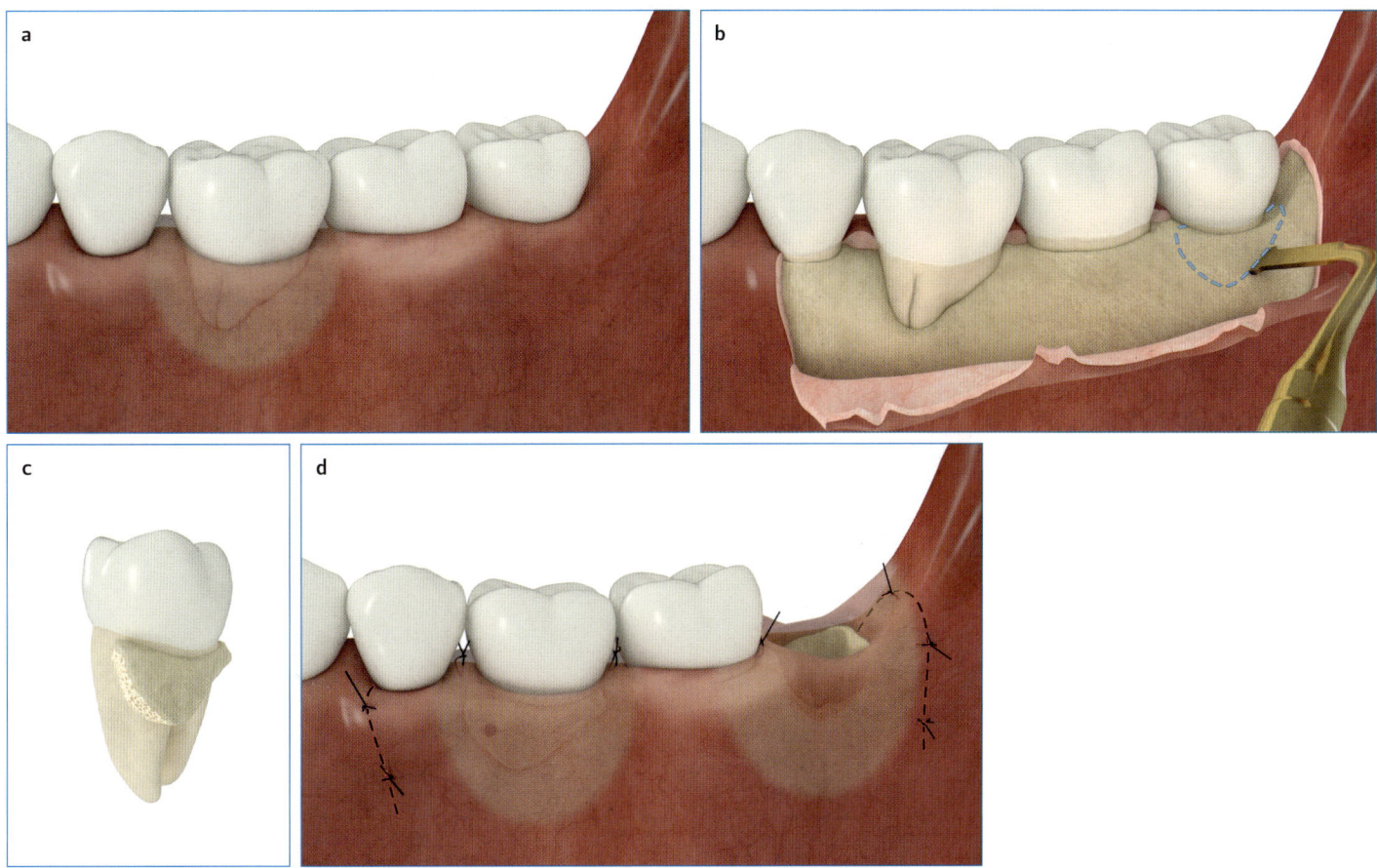

4.45 Esquema que representa el procedimiento de autotrasplante de un tercer molar junto con parte de su cortical ósea. a) Un diente con una fractura vertical fácilmente puede provocar una destrucción de gran parte de su cortical ósea. c) Con ayuda de la TCHC se calcula la forma del defecto óseo y con el Piezo surgery se realiza una osteotomía de las mismas dimensiones en la cortical del diente donante. d) El diente donante se extrae junto con parte de su cortical. d) La estabilización del diente donante se completa con la ayuda de un tornillo de osteosíntesis desde el bloque óseo a la medular del sitio receptor.

restaurables, incluso para aquellos que presenten lesiones óseas extensas. Dentro de las limitaciones de la técnica, el uso de un diente donante y su cortical ósea adjunta, combinados simultáneamente con un injerto de tejido conectivo, parecen mejorar en tan un solo acto quirúrgico tanto los tejidos duros como blandos. Los flujos de trabajo digitales actuales minimizan la probabilidad de errores clínicos, haciendo que los casos clínicos complicados sean más efectivos y predecibles y transformándolos en procedimientos mínimamente invasivos. Sin embargo, a veces el diente donante presenta una anomalía radicular tan compleja que no es posible encajarlo en el sitio receptor sin provocar alguna fenestración o dehiscencia ósea. En estas situaciones, el clínico puede recurrir a la resección apical de alguna de las raíces afectadas, o directamente a la amputación de la raíz que vaya a salir del contorno óseo (**CASO CLÍNICO** 4.5).

CASO CLÍNICO 4.5

Autotrasplante de molar con ápices abiertos

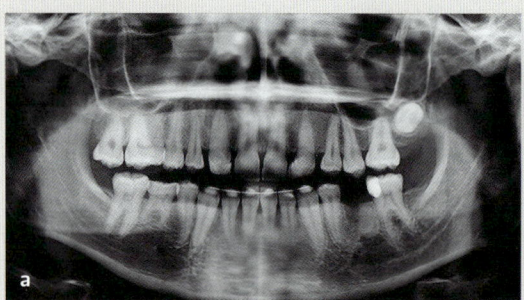
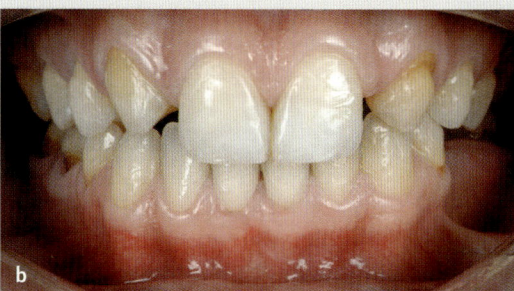

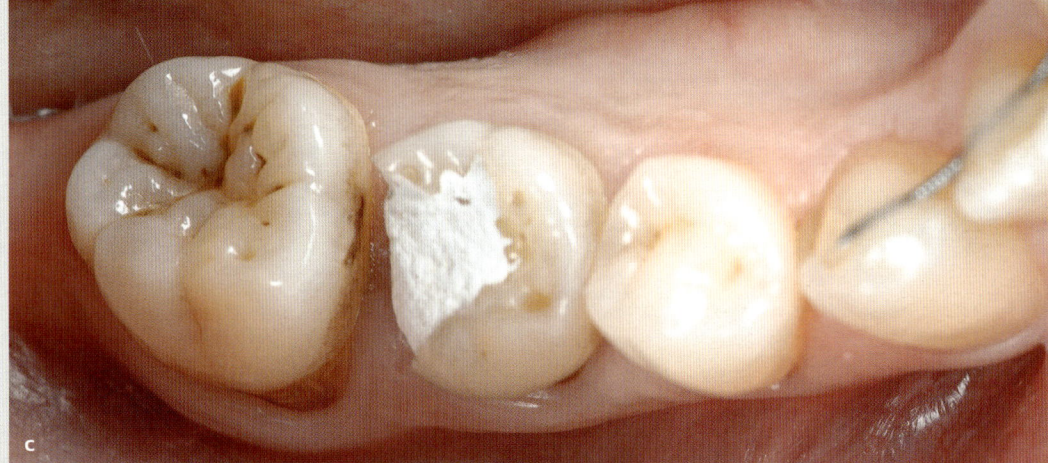

Q 4.46 Paciente de 27 años de edad que acude a consulta con caries en distal y vestibular del segundo molar deciduo derecho. a) Radiografía panorámica. b) Visión frontal. c) Tras limpiar la caries y ver su extensión se habló con la paciente la posibilidad de sustituir el molar deciduo por el autotrasplante del cordal superior derecho que se encontraba en anoclusión.

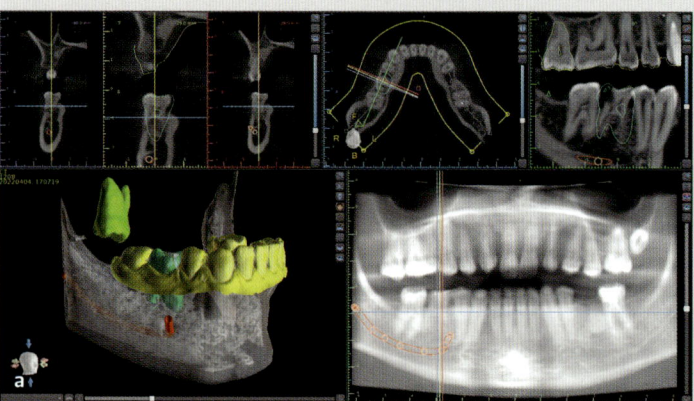
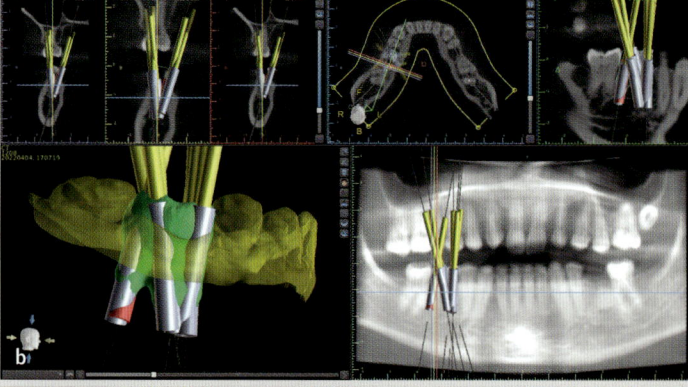
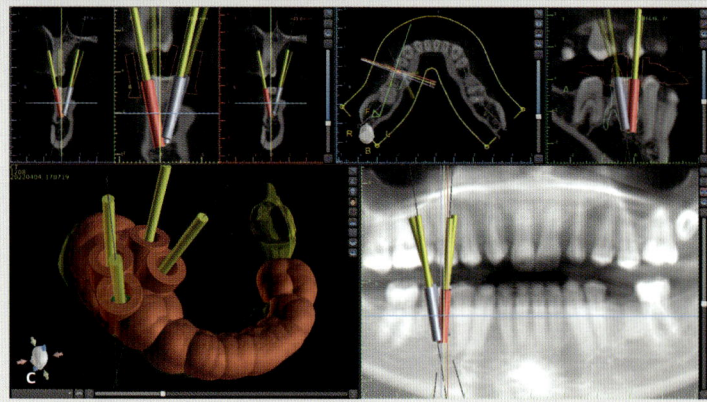

Q 4.47 Tras la evaluación clínica y radiográfica se planificó el autotrasplante en el *software* Blue Sky Bio (BlueSky Bio, LLC; Livertyville, IL, EE. UU.). Diseño digital de la guía 3D y la réplica. a) Aislamiento digital del 1.8 que presenta una raíz palatina bien diferenciada por lo que se planeó el tratamiento endodóntico previo y su resección para poder colocarla en el nuevo lecho de una manera más predecible. b) La superposición de las fresas de cirugía guiada sobre el contorno de las raíces del diente donante se hacía muy complejo sin la sección de la raíz palatina. c) Obtención del archivo digital para la impresión de la guía palatina con la superposición de las fresas únicamente para la raíz remanente.

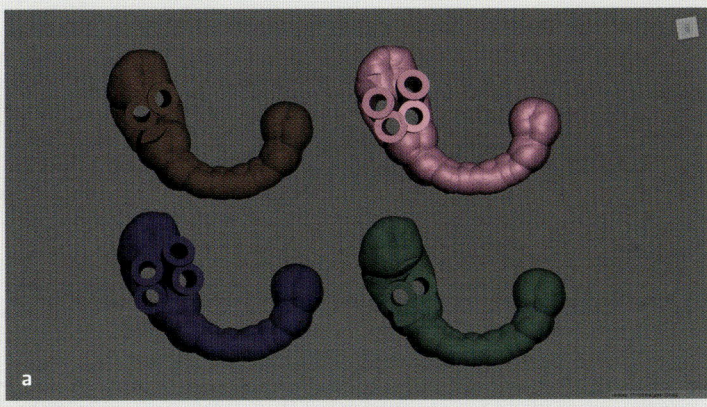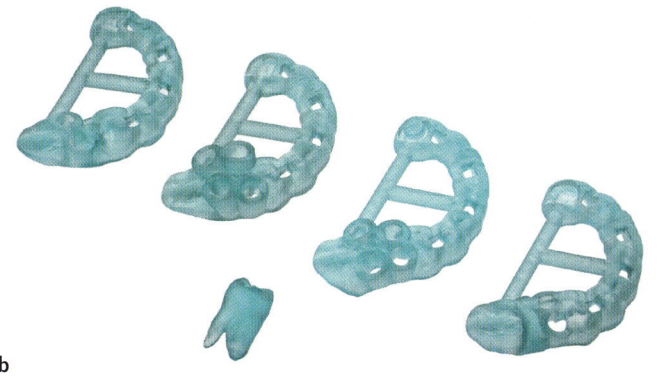

🔍 **4.48** Guías quirúrgicas. a) Se diseñaron un total de cuatro guías para evitar demasiadas perforaciones en cada una y así no comprometer su resistencia. b) Impresión tanto de la réplica 3D como del diente donante en resina biocompatible (NextDent Ortho Rigid [NextDent B.V., Centurionbaan 190, 3769 AV Soesterberg, Países Bajos]).

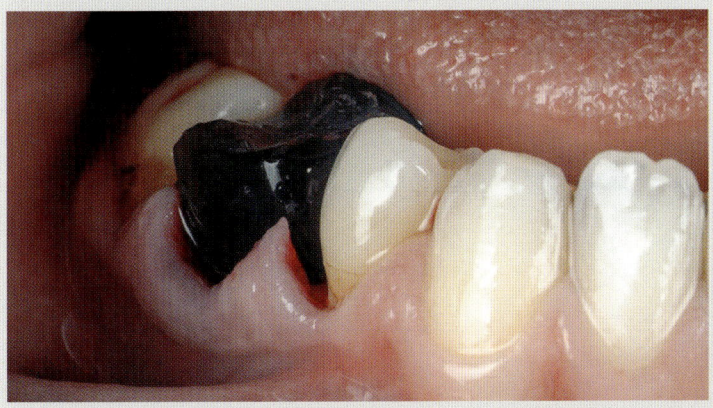

🔍 **4.49** Prueba de la réplica 3D en el sitio receptor. Así evitamos traumatizar el ligamento periodontal del lecho receptor, pues sólo colocaremos el diente donante en el momento que asiente de forma correcta su réplica 3D.

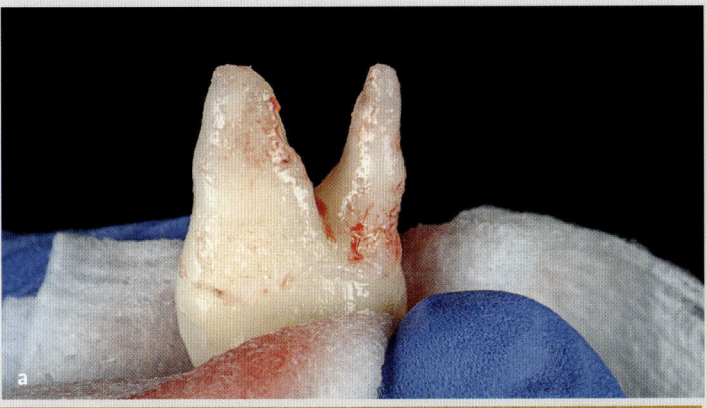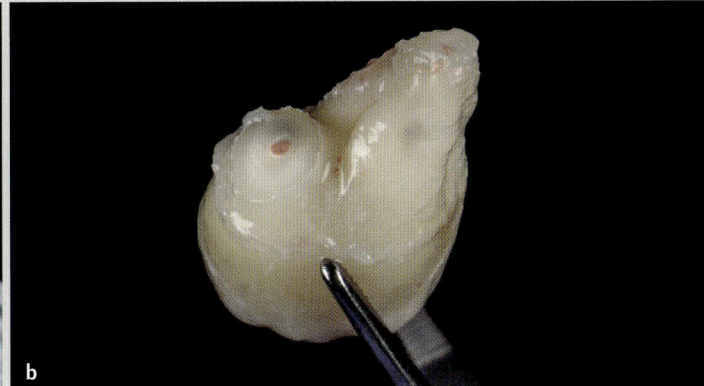

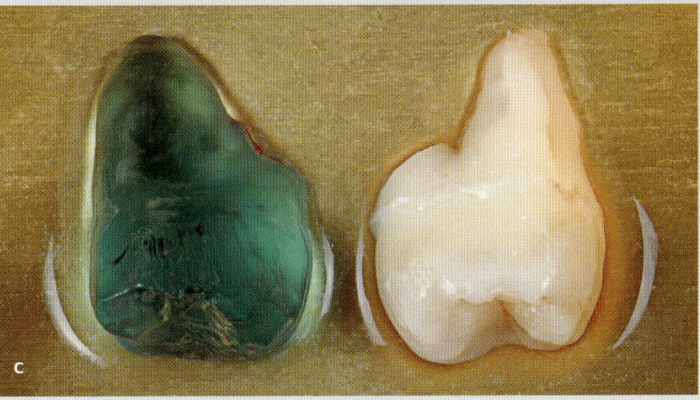

🔍 **4.50** Extracción y preparación del diente donante. a) La raíz palatina se encontraba muy separada de las raíces vestibulares que se encontraban fusionadas. b) Para facilitar el asentamiento del diente donante en el nuevo lecho se procedió a la sección de su raíz palatina. No se selló con ningún material adicional debido a la buena calidad de la obturación endodóntica. c) Comparativa del diente que se va a trasplantar y su réplica 3D impresa. La sección de la raíz palatina se realizó según se había planificado.

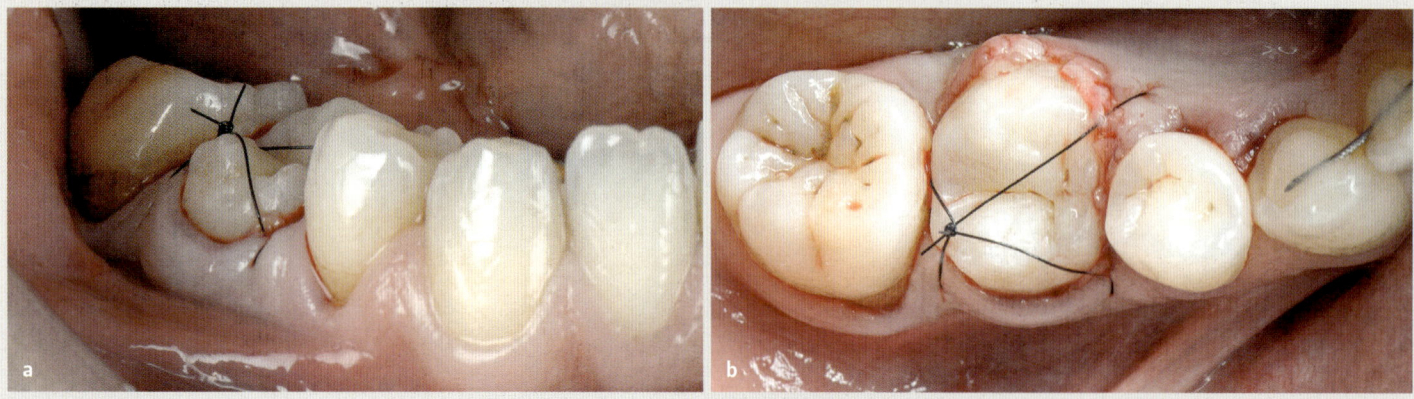

🔍 **4.51** Estabilización del diente trasplantado. Para la fijación del diente donante se utilizó sutura Supramid 4–0. a) Visión lateral b) Visión oclusal.

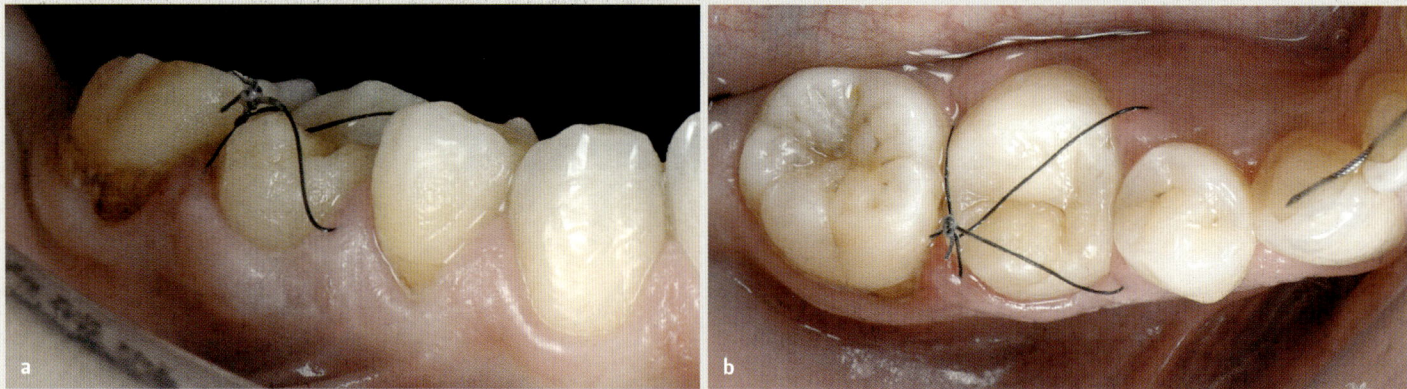

🔍 **4.52** Control a los 10 días de la intervención. Los tejidos presentan buena tonalidad y asentamiento alrededor del diente donante. a) Visión vestibular. b) Visión oclusal.

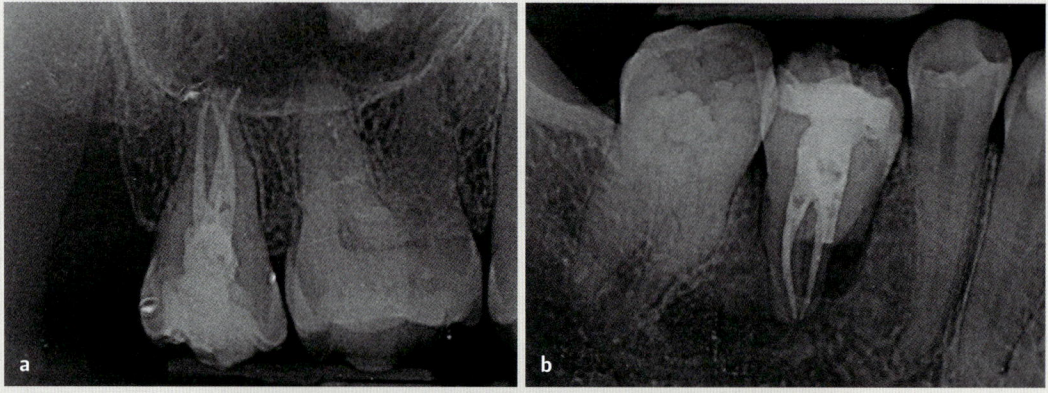

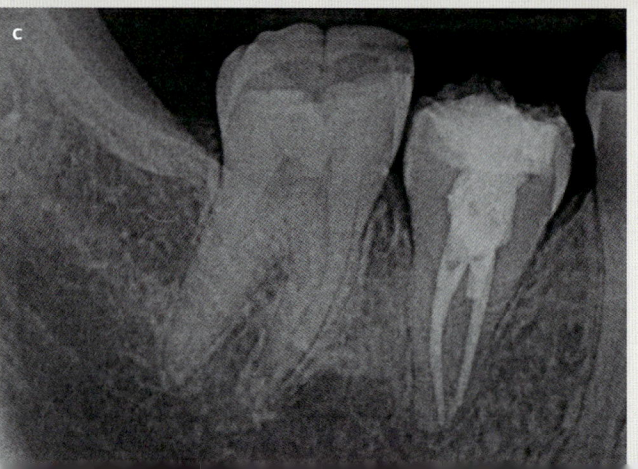

🔍 **4.53** Diente donante (1.8) que a pesar de la anatomía desfavorable se pudo autotrasplantar a posición de 4.5 gracias a la amputación de la raíz palatina. a) Radiografía del diente donante con tratamiento endodóntico previo a su trasplante. b) Radiografía del diente trasplantado en el nuevo lecho receptor. c) Radiografía de control al año de la intervención. Nótese la cicatrización completa del lecho receptor y el contorno del ligamento periodontal a pesar de que el lecho receptor se realizó sobre hueso cicatrizado prácticamente en su totalidad.

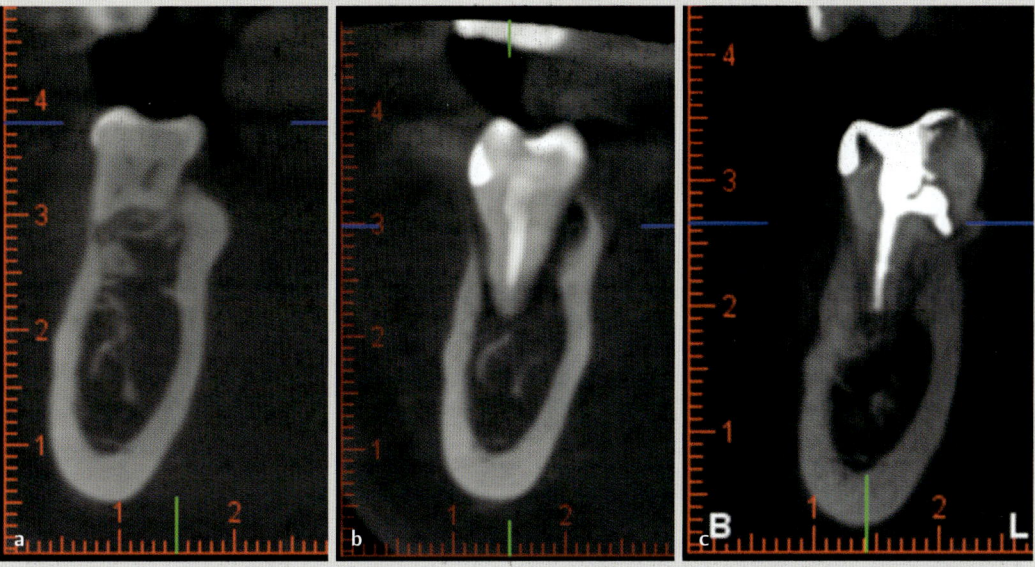

Q 4.54 Evolución 3D de la zona receptora. a) TCHC inicial. b) TCHC posquirúrgico. c) TCHC de control al año en el que se pude comprobar la consolidación y corticalización ósea además del contorno del ligamento periodontal. Obsérvese como la raíz amputada no ha comprometido la cicatrización ósea a su alrededor.

Elevación simultánea del seno maxilar

Un volumen óseo insuficiente es un problema común que nos encontramos cuando tenemos que rehabilitar maxilares posteriores edéntulos con prótesis implantosoportadas[130]. La elevación del seno maxilar es un procedimiento extensamente documentado para la resolución de este problema[131,132]. Este procedimiento aumenta el volumen óseo al aumentar la cavidad sinusal con hueso autógeno, diferentes tipos de biomateriales disponibles comercialmente o ambos. Desde que Boyne y James[133] introdujeron este procedimiento preprotésico, esta técnica se ha modificado y desarrollado hasta convertirse en una técnica fiable y ampliamente utilizada con colocación simultánea o diferida de implantes (**CASO CLÍNICO** 4.6).

No obstante, este mismo problema también nos lo podemos encontrar al plantear realizar un caso de autotrasplante (**CASO CLÍNICO** 4.7). Es entonces cuando al clínico le pueden surgir dudas. ¿Debemos desistir si no hay suficiente altura ósea? ¿Es compatible la elevación del suelo del seno maxilar y un autotrasplante? ¿Existen casos ya publicados en la literatura? ¿Es predecible esta técnica? ¿Y si fracasa, qué hago?

CASO CLÍNICO 4.6

Elevación de seno maxilar transcrestal

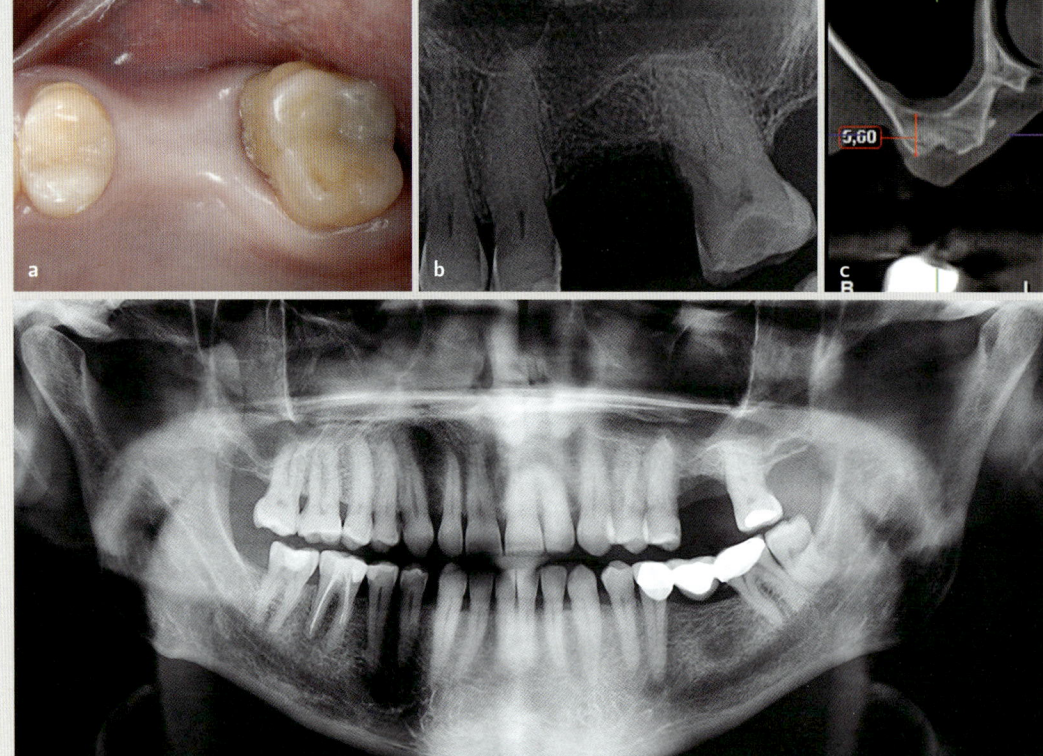

Q 4.55 Paciente de 57 años que se presenta con ausencia de primer molar superior izquierdo y neumatización importante del seno maxilar. a) Visión oclusal de la situación clínica inicial. b) Radiografía periapical previa en la que se evidencia ausencia de hueso para colocar un implante dental de longitud adecuada c) Corte de la TCHC en el que se muestra un déficit de altura ósea a nivel del seno maxilar.

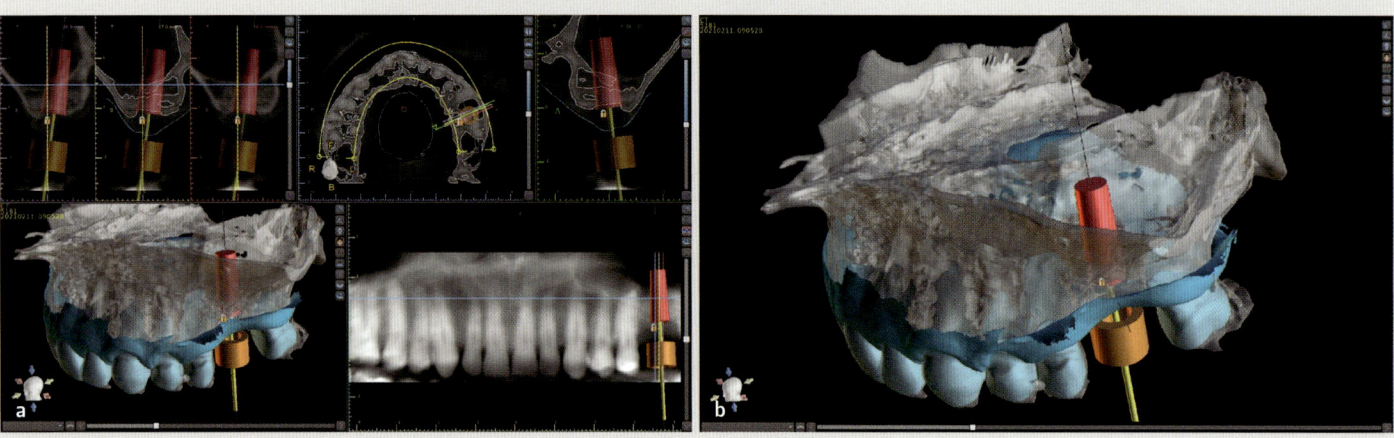

Q 4.56 Colocación virtual del implante en la posición 3D más adecuada para lograr una emergencia óptima. a) Posición virtual del implante en los 3 planos del espacio. b) Diseño de guía quirúrgica.

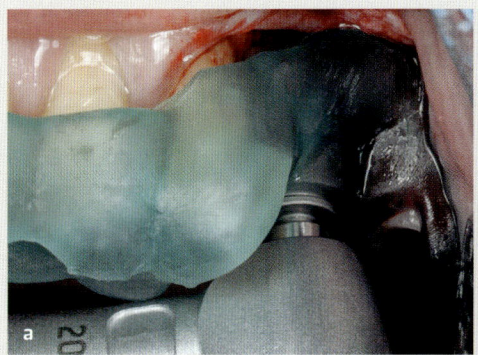
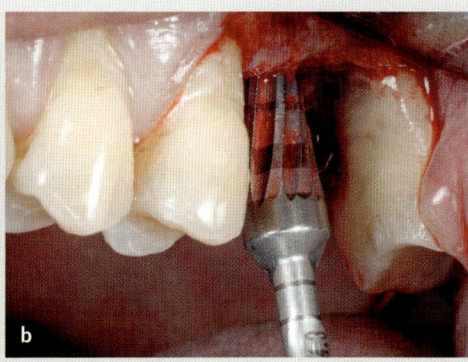
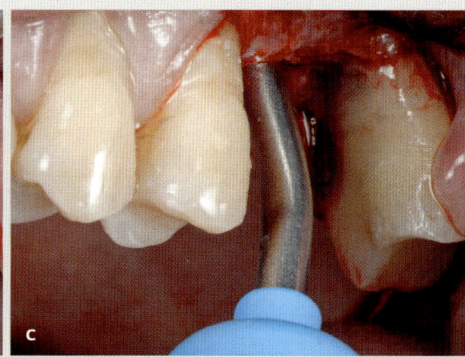

🔍 **4.57** Colocación guiada del implante. a) Uso de la guía quirúrgica. b) Elevación del seno maxilar con ayuda de fresas de oseocondensación. c) Injerto de biomaterial aloplástico (NovaBone Dental Putty; Salugraft Dental, Barcelona, España) a través del lecho.

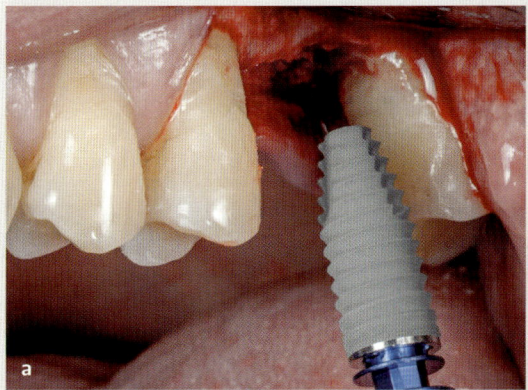
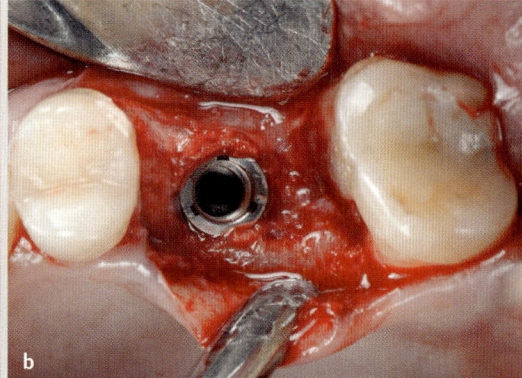

🔍 **4.58** Colocación del implante. a) Implante 4.3×13 mm Camlog (CAMLOG® Progressive-Line implant, Promote® plus, CAMLOG® Biotechnologies GmbH, Basel, Suiza). b) Obsérvese la posición ligeramente subcrestal.

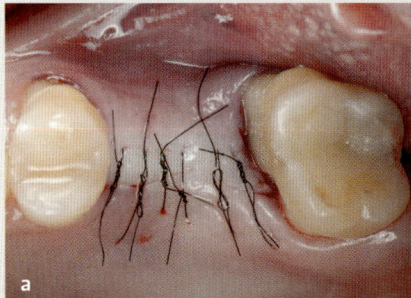
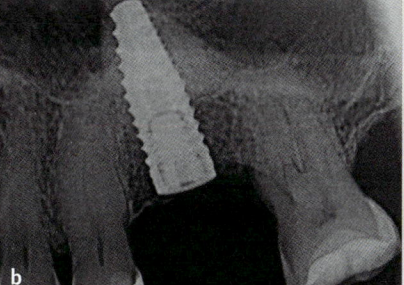
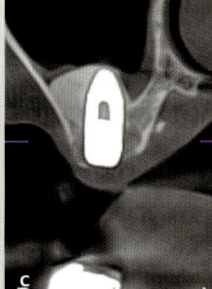

🔍 **4.59** Cicatrización tras elevación simultánea del suelo del seno maxilar y la colocación de implante. a) Sutura de la zona quirúrgica intervenida. b) Radiografía posoperatoria. c) Detalle de corte de la TCHC posquirúrgica en la que se observa la integridad de la membrana sinusal.

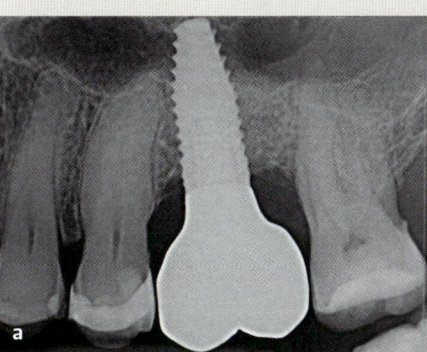
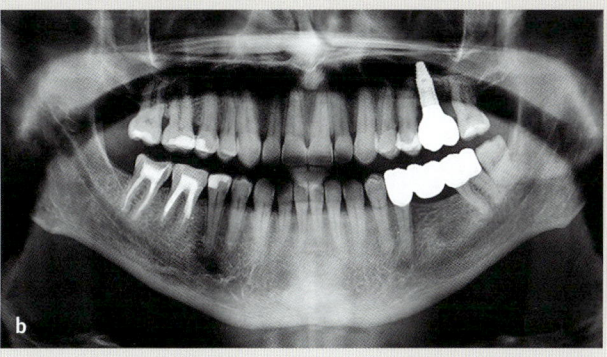

🔍 **4.60** Control radiográfico al año de la intervención quirúrgica. a) Radiografía periapical. b) Radiografía panorámica.

CASO CLÍNICO 4.7

Autotrasplante combinado con elevación del seno maxilar

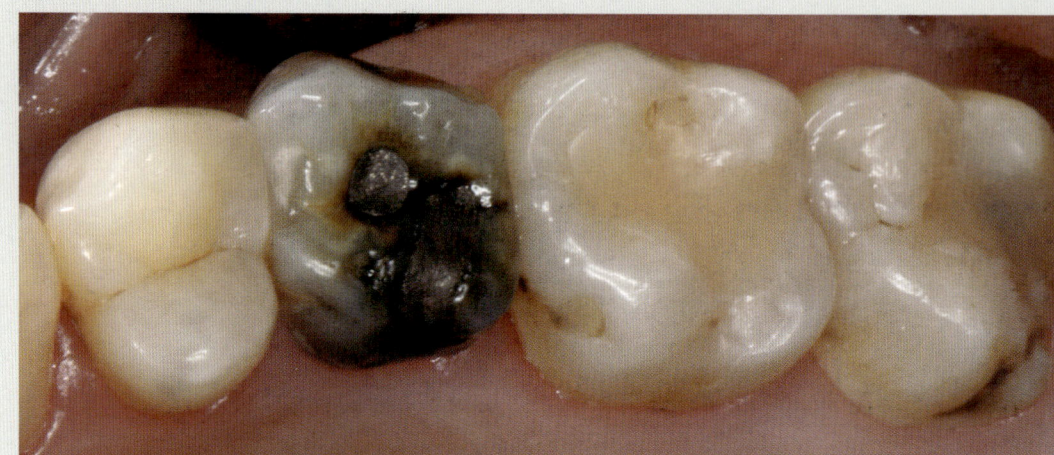

🔍 **4.61** Paciente de 25 años acude a nuestro centro por molestias en la zona de segundo molar deciduo izquierdo. La paciente presentaba agenesia del segundo premolar, por lo que no había diente de reemplazo.

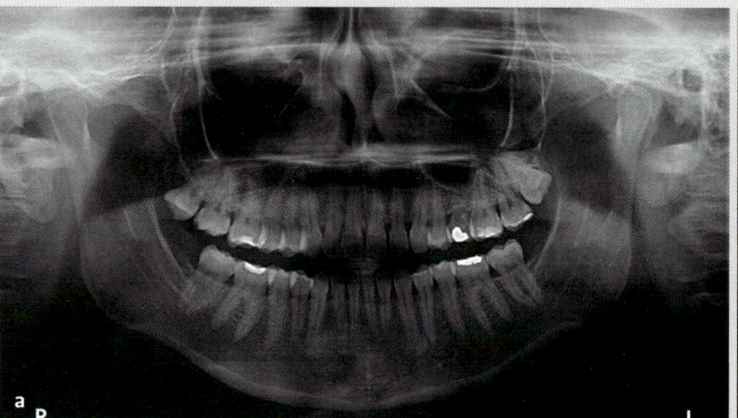

🔍 **4.62** Radiografías 2D previas a la intervención. a) Ortopantomografía para valoración inicial. b) Radiografía periapical en la que se aprecia la falta de altura ósea. En lugar de realizar una elevación del suelo del seno maxilar para colocar un implante, se planificó el mismo procedimiento, pero para trasplantar el diente 2.8.

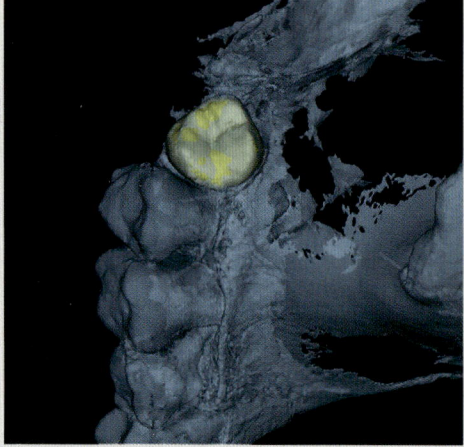
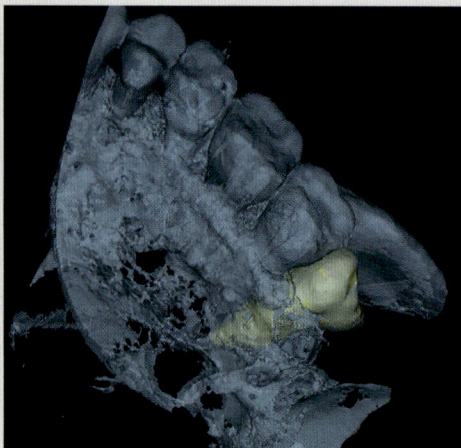
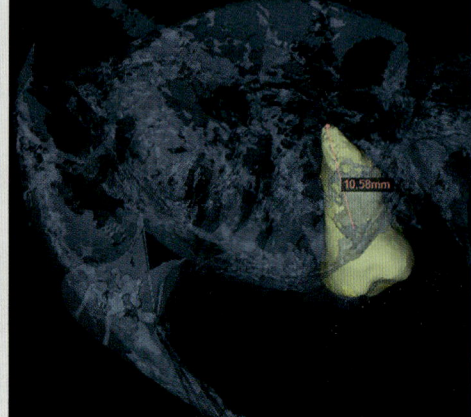

🔍 **4.63** Segmentación del diente donante (2.8).

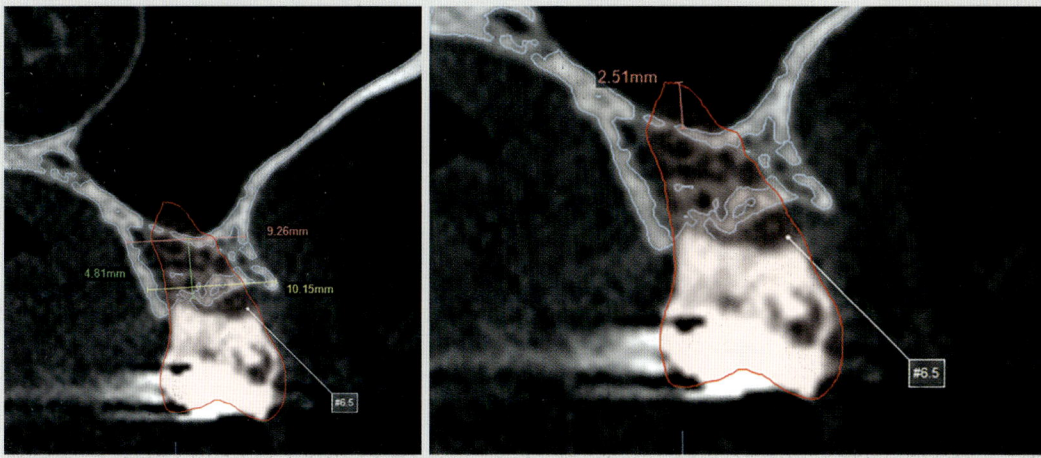

🔍 **4.64** Tras la colocación virtual del diente donante en la zona receptora, se observó la falta de hueso a nivel vertical.

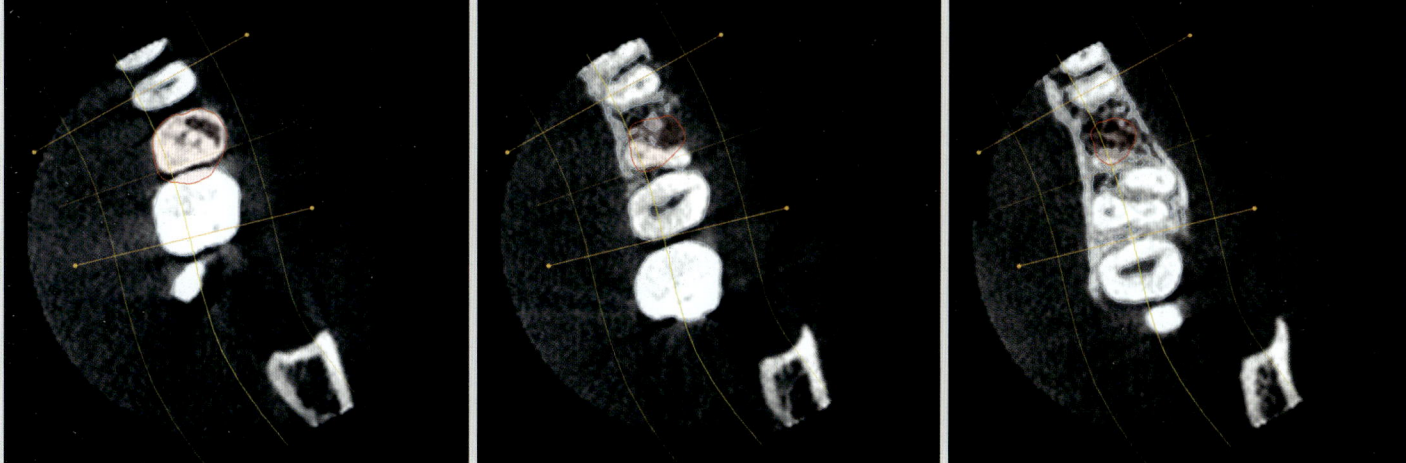

🔍 **4.65** Falta de anchura en zona receptora, lo que obligaría a una ligera ameloplastia del diente donante.

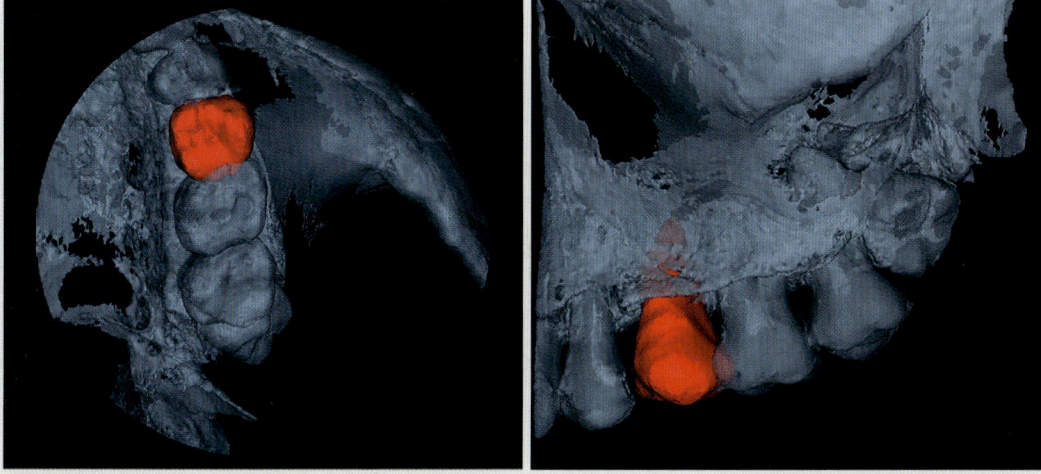

🔍 **4.66** Colocación 3D del diente donante en la zona receptora.

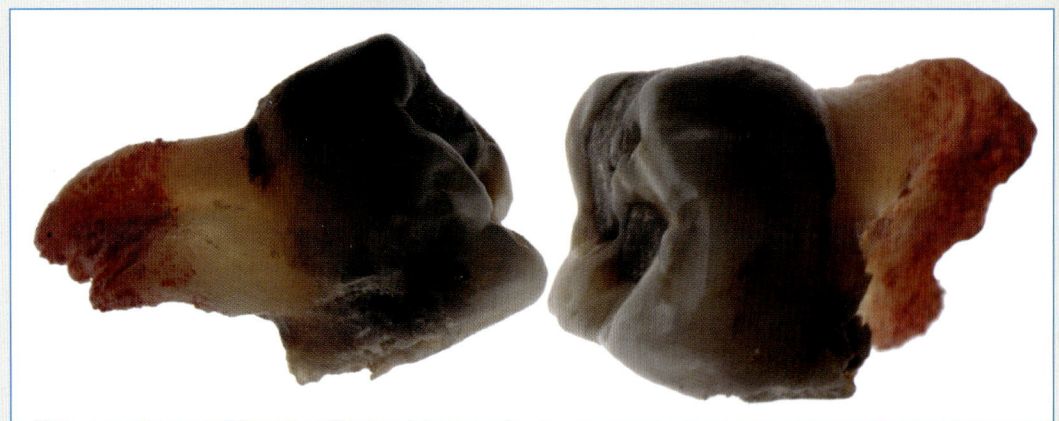

4.67 Extracción del molar temporal (diente 6.5).

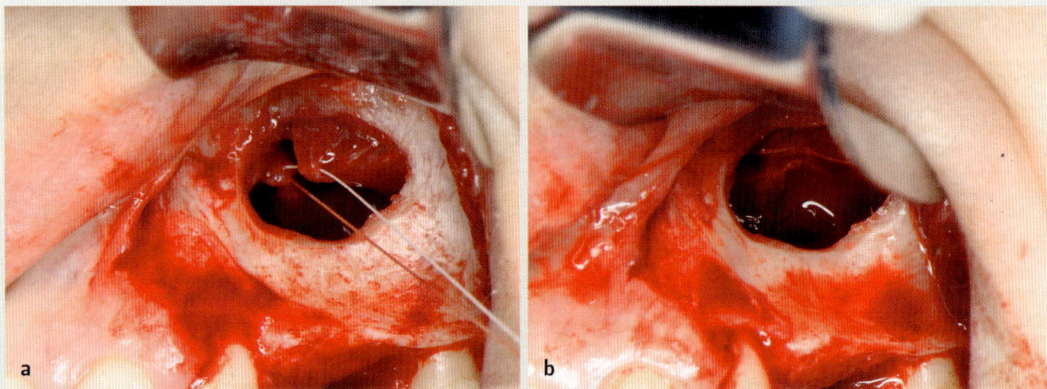

4.68 Elevación lateral del suelo del seno maxilar. a) Perforación de la membrana sinusal durante el procedimiento. b) Membrana sinusal suturada.

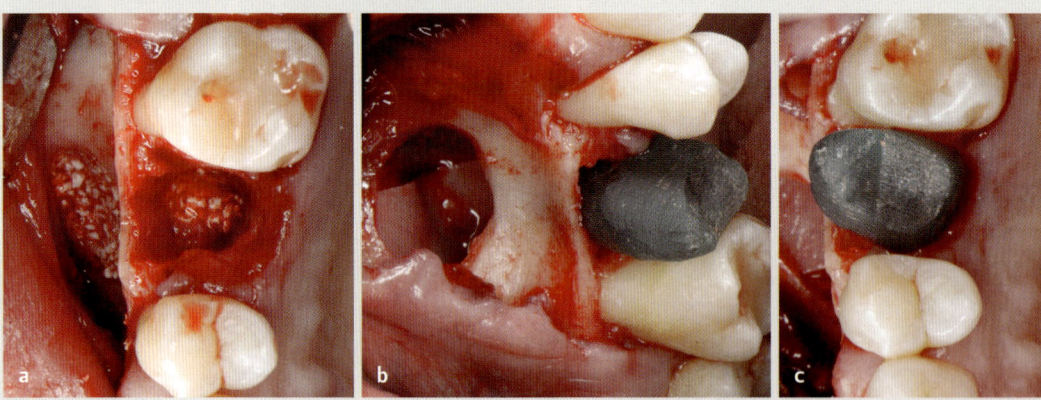

4.69 Prueba de la réplica 3D tras la elevación del suelo del seno maxilar. a) Aspecto de la zona regenerada mediante xenoinjerto. b, c) Réplica 3D en el sitio receptor.

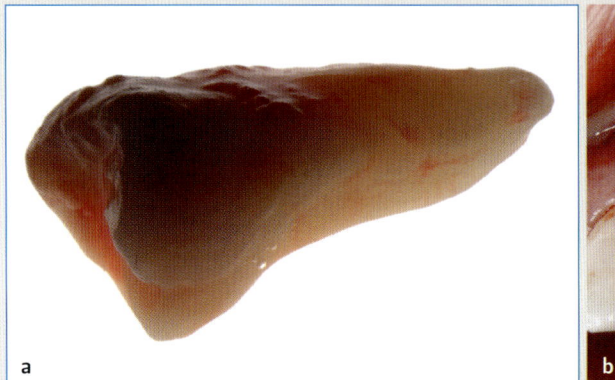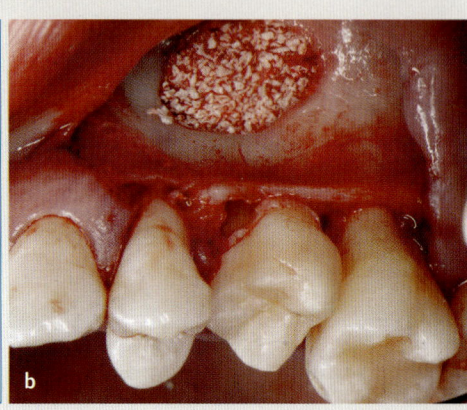

4.70 Autotrasplante de 2.8 a la zona de 6.5. a) Diente 2.8. b) Visión vestibular con el diente donante en lecho receptor.

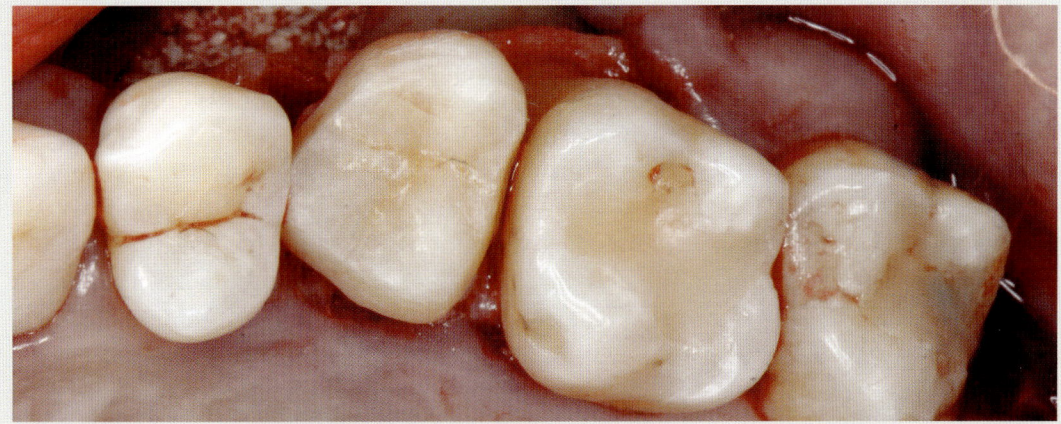

🔍 **4.71** Visión oclusal en la que se aprecia la ligera ameloplastia realizada en el diente donante.

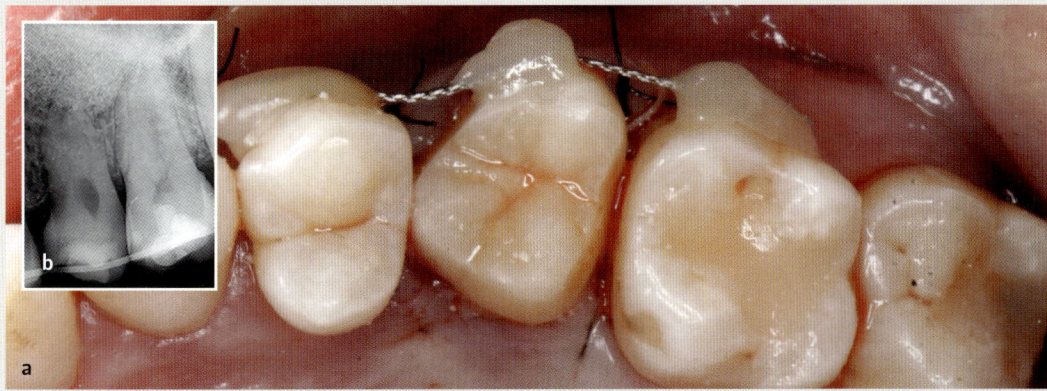

🔍 **4.72** Estabilización del diente donante. a) Uso de alambre y resina fluida para fijación del diente. b) Aspecto radiográfico inmediatamente después del trasplante.

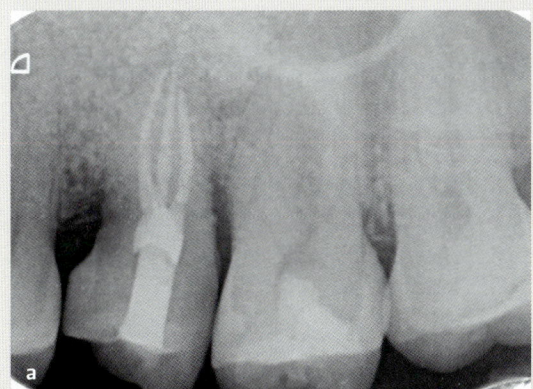
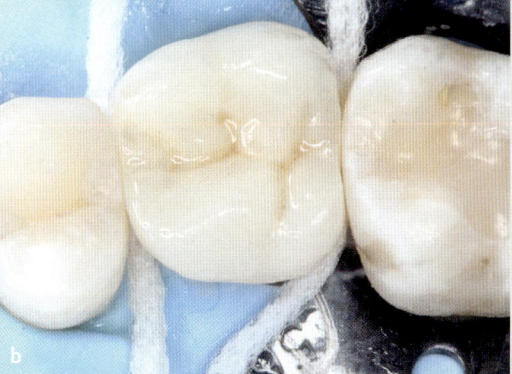

🔍 **4.73** Tratamiento endodóntico y restaurador. a) El tratamiento endodóntico fue realizado a las 4 semanas tras remoción de la ferulización. b) Cementación de la restauración indirecta de disilicato de litio.

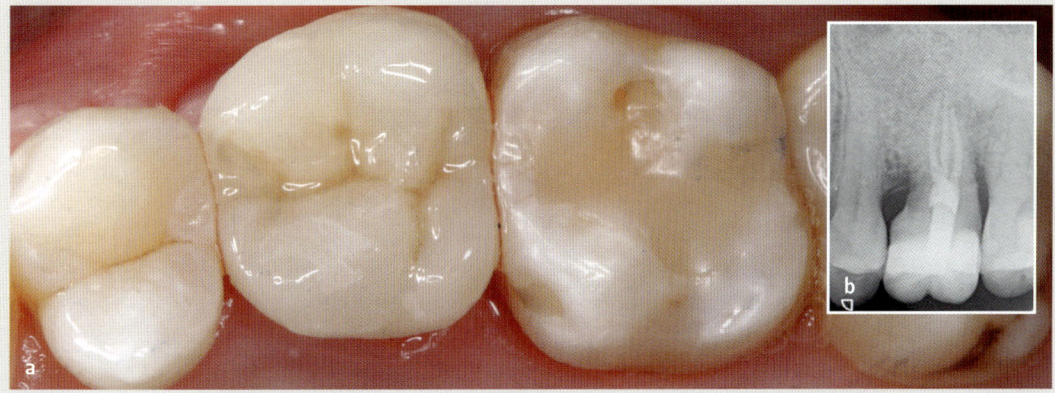

🔍 **4.74** Control clínico y radiográfico. a) Integración de la restauración indirecta en el diente donante. b) Control radiográfico a los 3 años.

La primera reflexión que debemos hacer es pensar con sentido común y poner encima la mesa los conocimientos biológicos de los que disponemos actualmente del LPD y su comportamiento fuera de boca. Los autotrasplantes no reciben suficiente respeto porque carecen de publicidad comercial y, por tanto, ninguna empresa de implantes ni laboratorio dental recomienda su uso. Sin embargo, es innegable que este procedimiento es una alternativa de tratamiento razonable. Pang y cols.[134] presentaron un caso de trasplante de premolar ectópico y totalmente impactado desde su sitio de impactación ectópico a su sitio original, donde no había suficiente volumen óseo vertical debido a la expansión del seno. Los autores relatan cómo se extrajo el diente temporal del sitio receptor y cómo se desprendió y elevó la membrana sinusal a través de la cavidad alveolar. Se realizó un injerto óseo alogénico y el premolar impactado se trasplantó al sitio preparado. Para mejorar la adaptación, el sitio receptor se preparó utilizando una réplica 3D, que permitió la preparación completa del alvéolo antes de la extracción del diente donante. El diente donante se fijó con suturas y se mantuvo durante 17 días para permitir el movimiento fisiológico. El tratamiento endodóntico se inició 24 días después del autotrasplante y se utilizó medicación intraconducto durante 4 meses. No hubo reabsorción radicular del diente trasplantado y el hueso injertado se conservó sin signos de infección.

Park y cols.[135] publicaron un autotrasplante exitoso con elevación simultánea del suelo del seno maxilar y colocación de implantes en zona de premolares. El caso describe un paciente que sufrió pérdida de molares superiores y tenía un seno maxilar neumatizado debajo del área que necesitaba tratamiento restaurador. En lugar de la colocación de un implante en el área de los molares, se realizó un autotrasplante de un tercer molar mandibular con elevación simultánea del suelo del seno con la ayuda de un modelo 3D. A los 4 años, los exámenes clínicos no revelaron movilidad del diente trasplantado y no hubo evidencia radiográfica de reabsorción radicular o anquilosis. De esta forma, podemos afirmar que el autotrasplante con elevación simultánea del suelo del seno maxilar es una posible alternativa de tratamiento a la colocación de implantes en casos específicamente seleccionados. Sin embargo, algunas veces únicamente con una pequeña resección radicular (últimos 2-3 mm) del diente donante será suficiente para evitar la elevación del seno, siempre y cuando la proporción coronorradicular resultante lo permita.

Modalidades de autotrasplante: temprano, diferido y tardío

Tal y como hemos mencionado anteriormente, un sitio receptor adecuado es esencial para el éxito del autotrasplante[136], por lo que es importante considerar posibles variaciones en las condiciones del sitio dependiendo del momento de la pérdida del diente, así como la propia morfología radicular del diente donante a extraer. En los casos de autotrasplante inmediato a un alvéolo fresco después de la extracción de un diente desahuciado, el clínico tiene posibilidades de encontrar haber un hueso receptor adecuado[137,138]. Por otro lado, en pacientes que han perdido uno o más dientes en el pasado o que les faltan dientes congénitamente, el sitio receptor requerirá una intervención quirúrgica adicional para proporcionar un volumen adecuado de tejido (duro y blando)[67]. En estos casos, el sitio receptor puede tener una anchura ósea mínima, lo que dificulta un soporte adecuado para el diente donante. Si los dientes autotrasplantados se insertan en sitios receptores con soporte óseo vestibulolingual insuficiente, las raíces pueden sobresalir a través de una dehiscencia ósea, lo que puede causar la reabsorción de la cresta alveolar[139].

CUADRO 4.2   **MODALIDADES DE AUTOTRASPLANTE**

- Autotrasplante en alvéolo de extracción fresco: diente autotrasplantado colocado inmediatamente en un alvéolo de extracción fresco después de la extracción del diente.
- Autotrasplante en alvéolo de extracción temprana con cicatrización de tejidos blandos: diente autotrasplantado colocado en alvéolo de extracción a las 4–11 semanas.
- Autotrasplante en alvéolo de extracción temprana con consolidación ósea parcial: diente autotrasplantado colocado en alvéolo de extracción a las 12–24 semanas.
- Autotrasplante en alvéolo creado quirúrgicamente: diente autotrasplantado colocado al menos 6 meses después de la extracción del diente.

Autotrasplante en alvéolo de extracción en fresco

Cuando se planifica la extracción de un diente no restaurable sin signos radiológicos de patología periapical, el diente donante puede insertarse inmediatamente en el alvéolo de extracción. Esta colocación inmediata del diente minimiza el tiempo extraoral y evita, en algunos casos, levantar un colgajo perióstico. En alvéolos de extracción reciente, el clínico normalmente obtendrá con cierta facilidad una profundidad ósea adecuada mediante la realización de modificaciones quirúrgicas en el sitio receptor con pieza de mano de baja velocidad, puntas piezoeléctricas o fresas de implantes[140] (**CASO CLÍNICO** 4.8).

Una posible desventaja del autotrasplante inmediato es que el diente donante puede no encajar perfectamente en el alvéolo receptor, lo que produce una discrepancia entre la superficie del diente y la pared alveolar. Un contacto estrecho entre la superficie radicular del diente donante y el hueso adyacente a nivel cervical es esencial para promover la formación ósea, ya que el tejido debajo del área cervical actúa como una herida cerrada y se reducen las posibilidades de infección y complicaciones[65].

CASO CLÍNICO 4.8

Solución a problemas restauradores

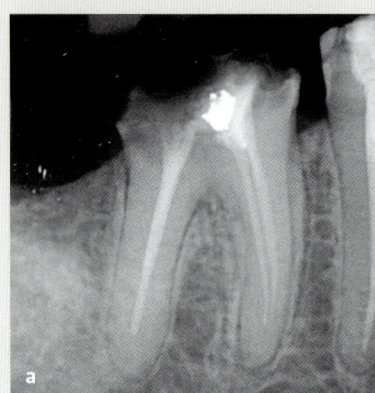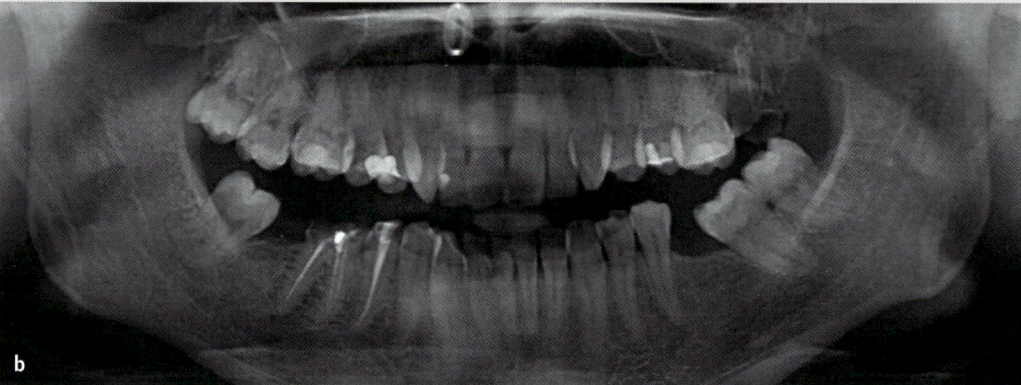

🔍 **4.75** Paciente de 35 años acude para tras descementación de las coronas del primer molar inferior derecho (diente 4.6) y del segundo premolar inferior derecho (diente 4.5). a) Radiografía panorámica inicial. b) Radiografía periapical inicial que confirma la imposibilidad de restaurar el diente 4.6. Plan de tratamiento: Autotrasplante del diente 4.8 en posición de 4.7 y colocación de implante en posición de 4.7. El diente 4.5 se restaurará mediante una corona tras retratamiento no quirúrgico.

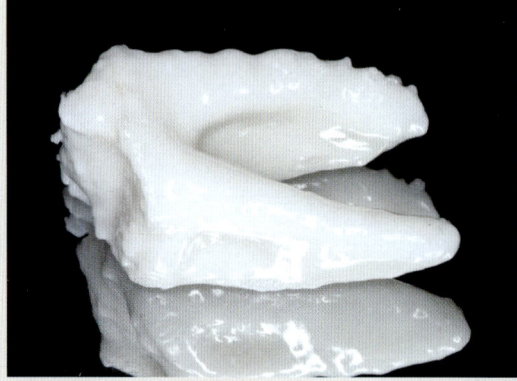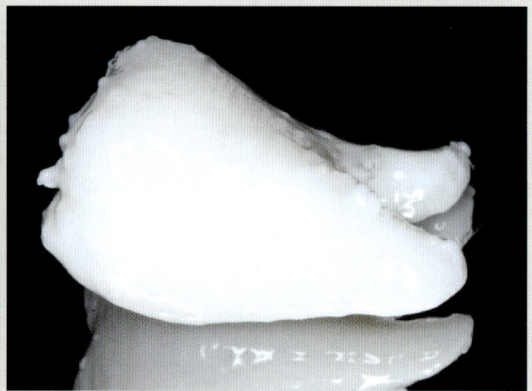

🔍 **4.76** Impresión 3D del diente donante.

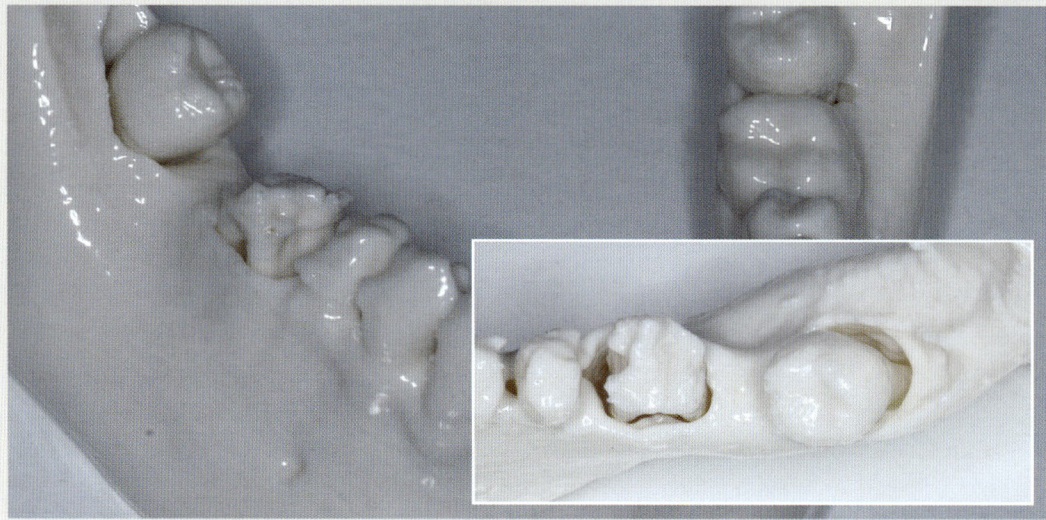

🔍 **4.77** Impresión 3D de toda la arcada inferior y segmentación de los dientes 4.6 y 4.8.

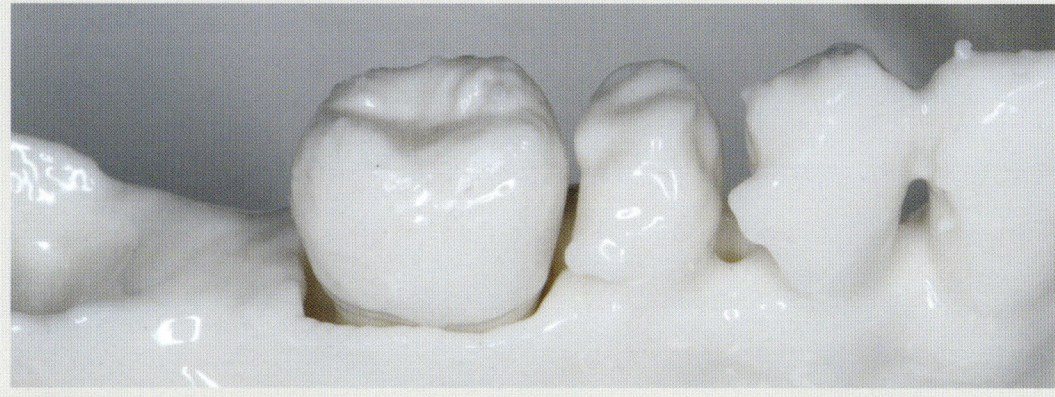

Q **4.78** Colocación del diente 4.8 en posición de 4.6.

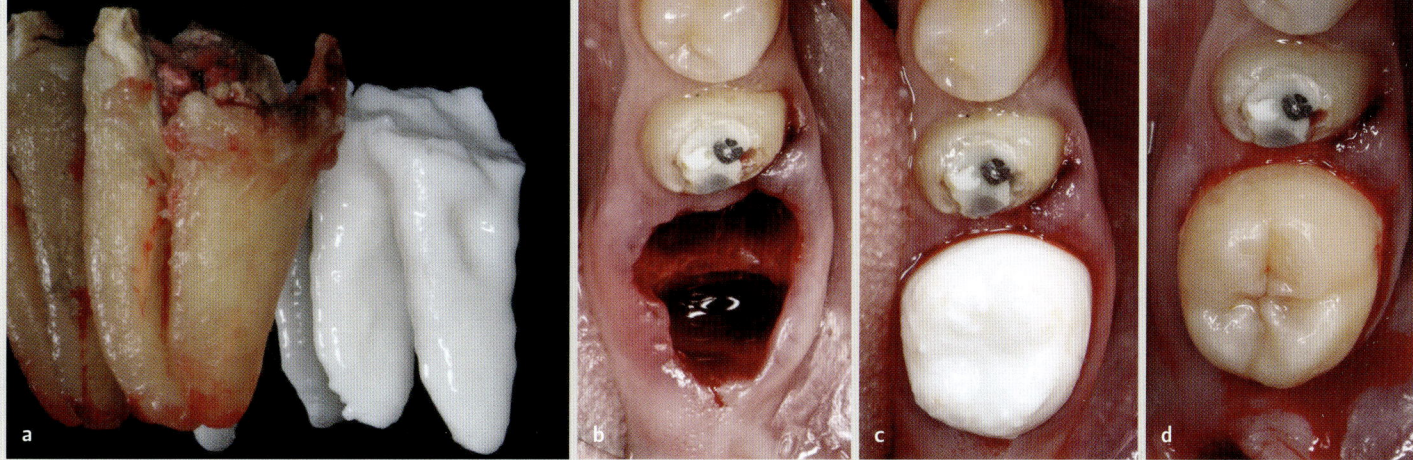

Q **4.79** Procedimiento quirúrgico. a) Extracción del diente no restaurable (4.6) y comparativa con su réplica 3D. b) Alvéolo tras la extracción del diente 4.6. c) Comprobación del lecho receptor usando la réplica 3D del diente donante. d) Diente donante en el sitio receptor.

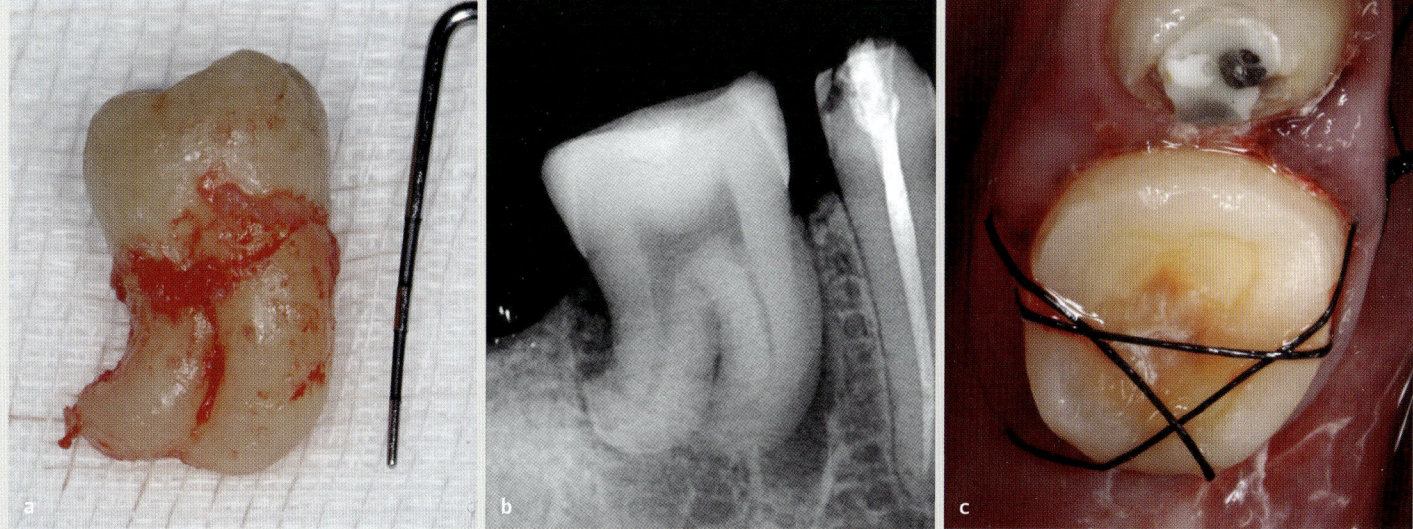

Q **4.80** Diente donante. a) Curvaturas abruptas del diente donante. b) Control radiográfico del diente donante en zona receptora. c) Fijación del diente donante mediante sutura.

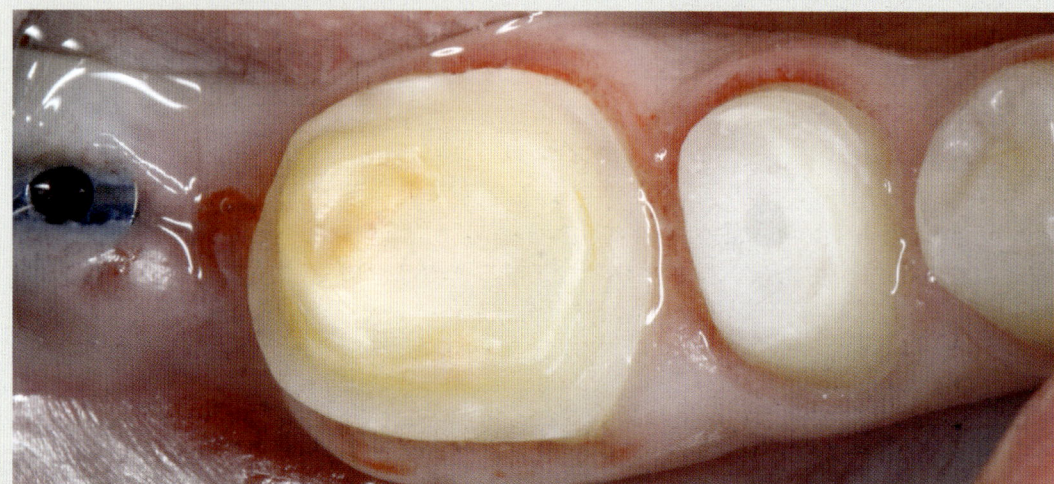

4.81 Preparación de los dientes 4.6 (incrustación) y 4.5 (corona) para restauraciones indirectas.

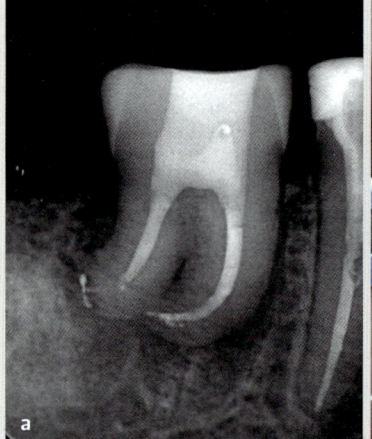
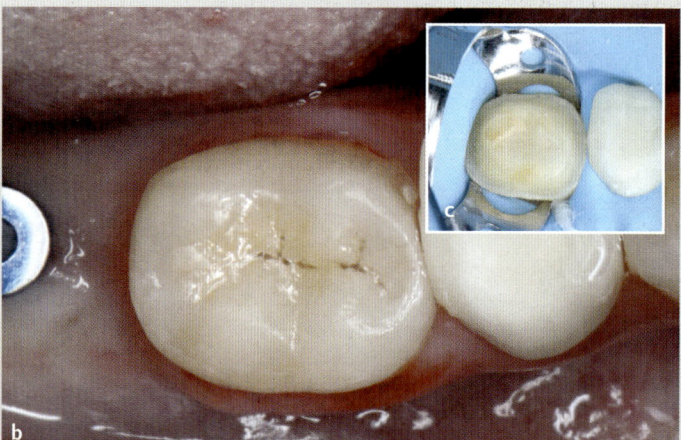

4.82 Cementación de incrustación de disilicato de litio en el diente trasplantado. a) Tratamiento endodóntico realizado a las 2 semanas. b,c) Cementación de la restauración adhesiva indirecta bajo aislamiento absoluto.

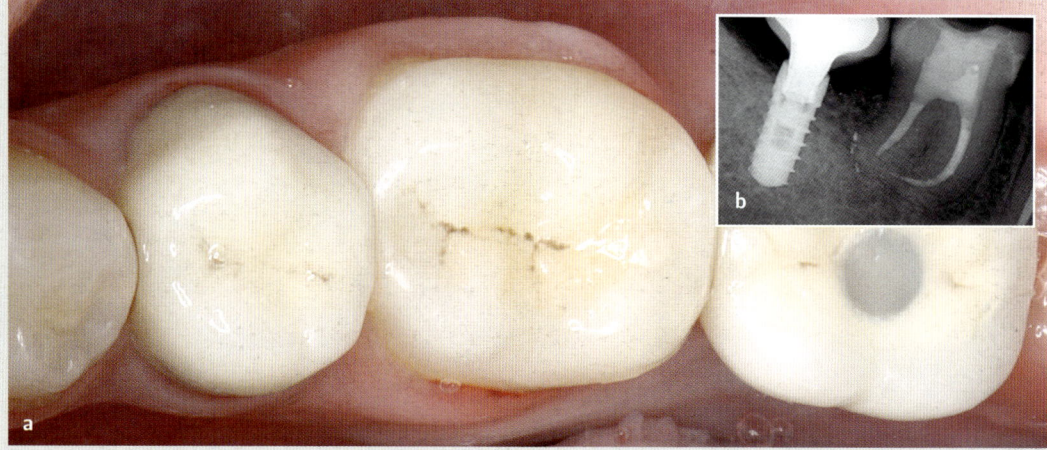

4.83 Control a los 3 años. a) Situación clínica a los 3 años de la cirugía de autotrasplante. b) Convivencia armónica y exitosa de implante y autotrasplante en la misma zona.

Autotrasplante en alvéolo de extracción temprana con cicatrización de tejidos blandos: 4-11 semanas

La colocación temprana del autotrasplante con curación de los tejidos blandos debe realizarse entre 4 y 11 semanas después de la extracción. Durante este periodo, los tejidos blandos cicatrizan espontáneamente, facilitando el desarrollo de 3-5 mm de mucosa queratinizada, mientras que el hueso alveolar que rodeaba el diente (*bundle bone*) se reabsorbe delineando el alvéolo de extracción[141] (**CASO CLÍNICO** 4.9).

Este enfoque se puede utilizar para evitar el injerto de tejido conectivo que explicábamos anteriormente. Entre las 4 y 11 semanas, el sitio receptor tiene menos posibilidades de contaminación bacteriana. Además, se observa nueva formación de hueso en la porción apical del sitio receptor y el colgajo está más vascularizado[142]. Chappuis y cols.[143] utilizaron imágenes de TCHC para examinar los cambios dimensionales que se produjeron 8 semanas después de extracciones en la zona anterior. Curiosamente, el grosor del tejido blando aumentó 7,5 veces, especialmente en los casos de fenotipo más delgado.

CASO CLÍNICO 4.9

Absceso apical crónico en primer molar superior derecho

Caso clínico cortesía de Mile Churlinov

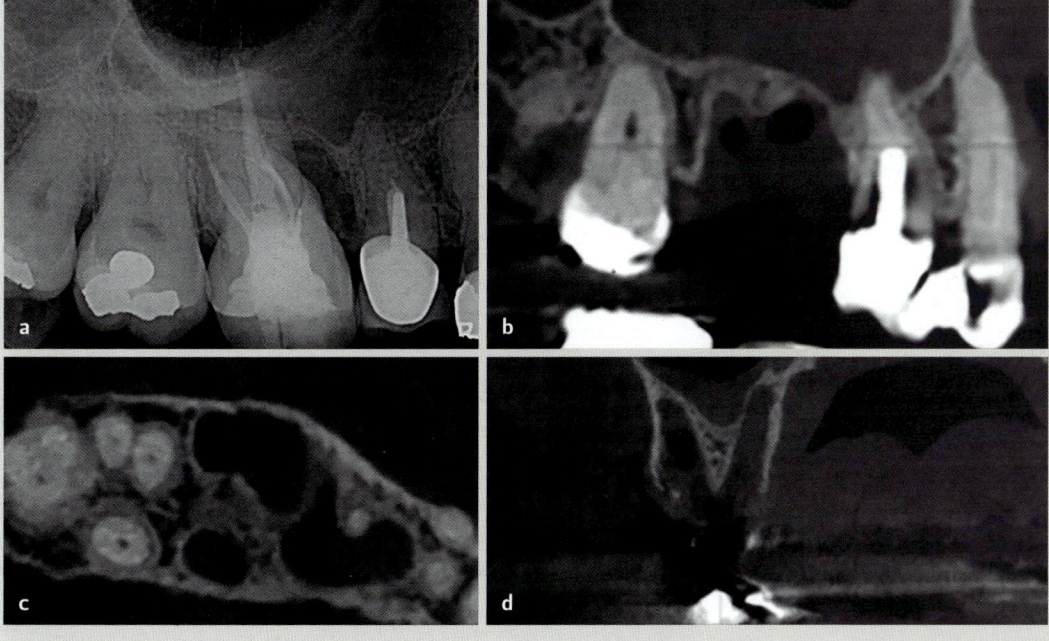

🔍 **4.84** Paciente de 46 años acude a la clínica con absceso apical crónico en primer molar superior derecho (diente 1.6). a) Tras evaluación radiográfica y clínica se diagnosticó una fractura vertical de la raíz mesial del diente 1.6. b-d) A los 2 meses de la extracción se tomó una TCHC de pequeño volumen para planificar el autotrasplante de diente 1.8 a posición de 1.6. El motivo de diferir el autotrasplante fue exclusivamente por preferencia del paciente.

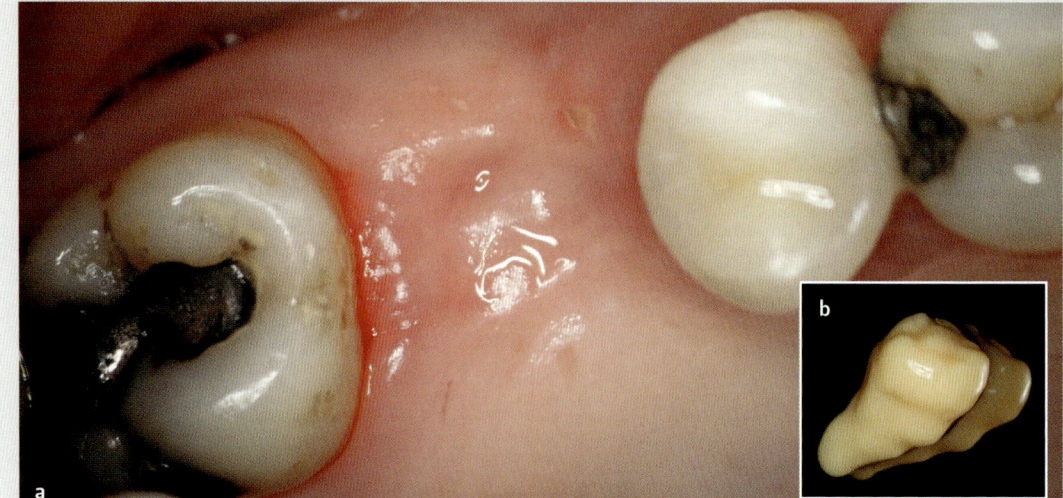

🔍 **4.85** Cicatrización 2 meses después de la extracción del diente 1.6. a) Situación clínica inicial. b) Confección e impresión 3D del diente donante.

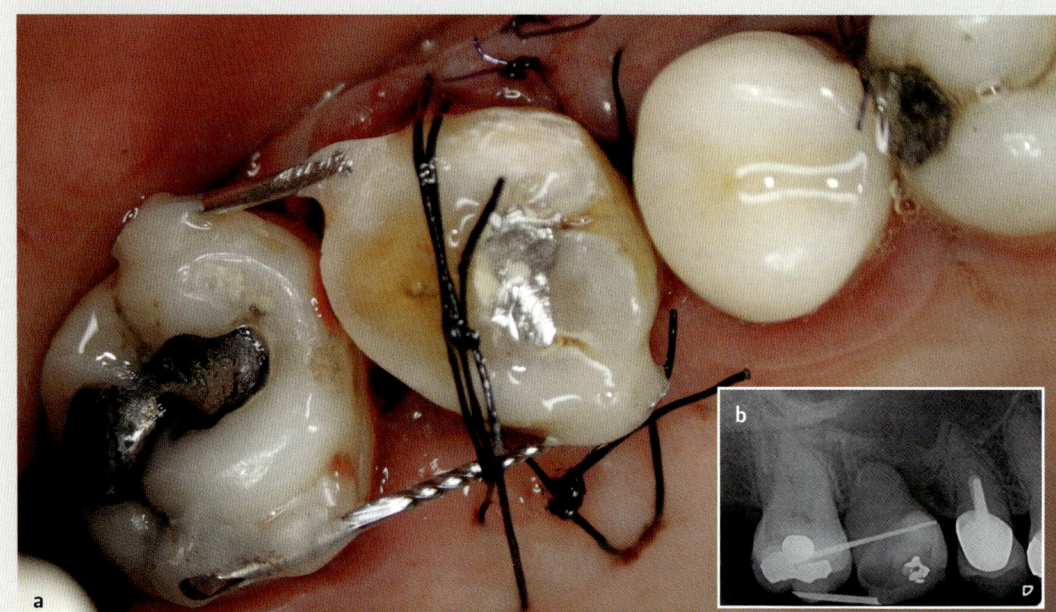

🔍 **4.86** Cirugía del autotrasplante. a) Después de levantar un colgajo a espesor total se modificó mediante inserto piezoeléctrico el alvéolo receptor. Fijación del diente donante mediante doble ferulización semirrígida. b) Control radiográfico de la posición final del diente trasplantado.

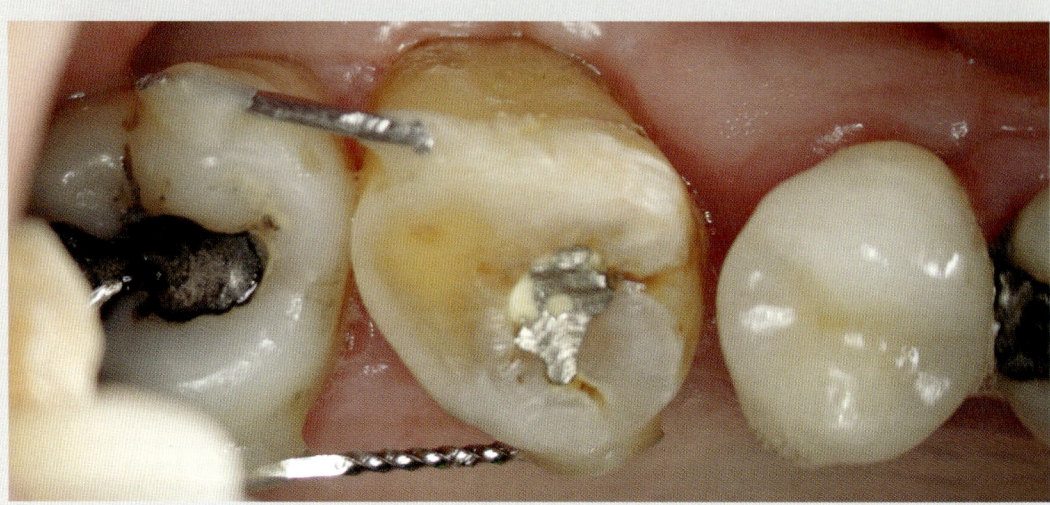

🔍 **4.87** Cuatro semanas después del trasplante.

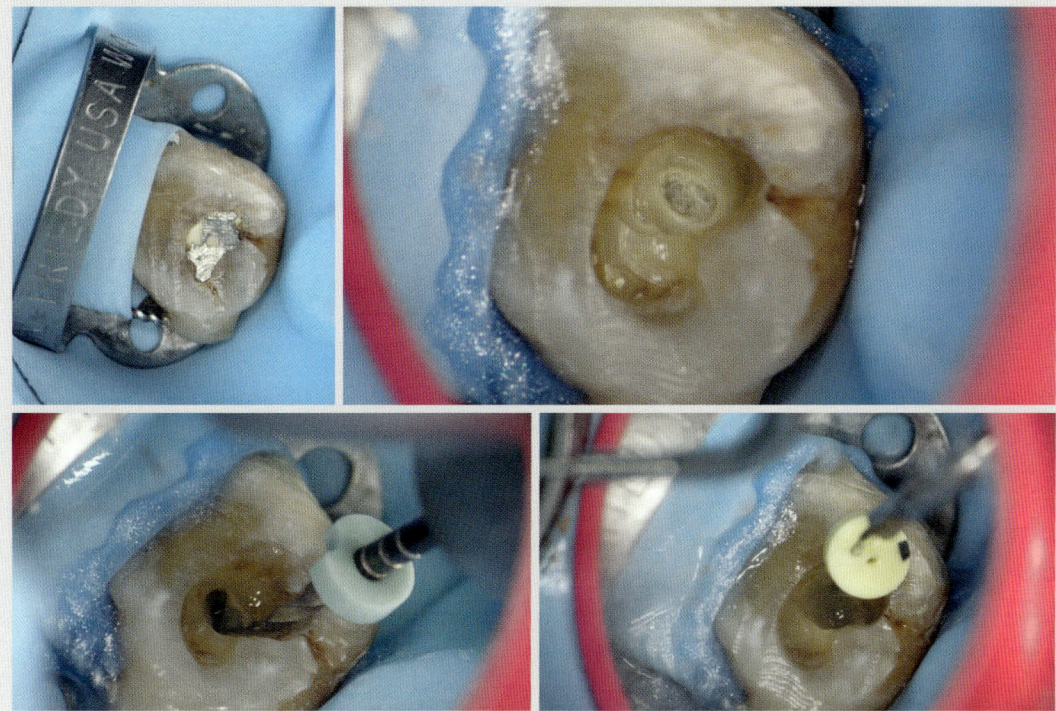

Q **4.88** Paso a paso del trata-miento endodóntico.

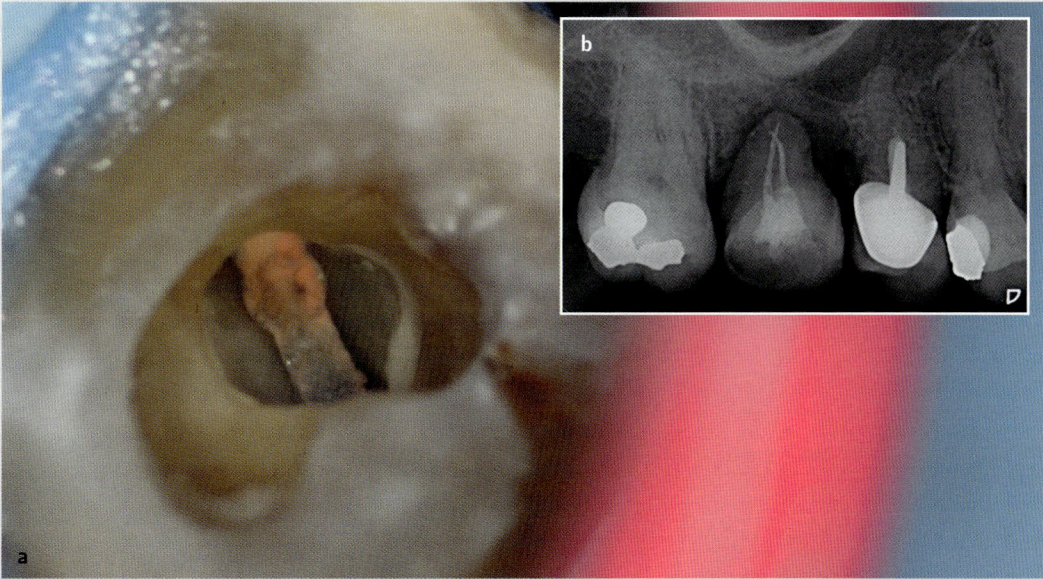

Q **4.89** Finalización del trata-miento endodóntico. a) Sellado mediante técnicas termoplás-ticas del sistema de conductos. b) Aspecto radiográfico tras trata-miento endodóntico.

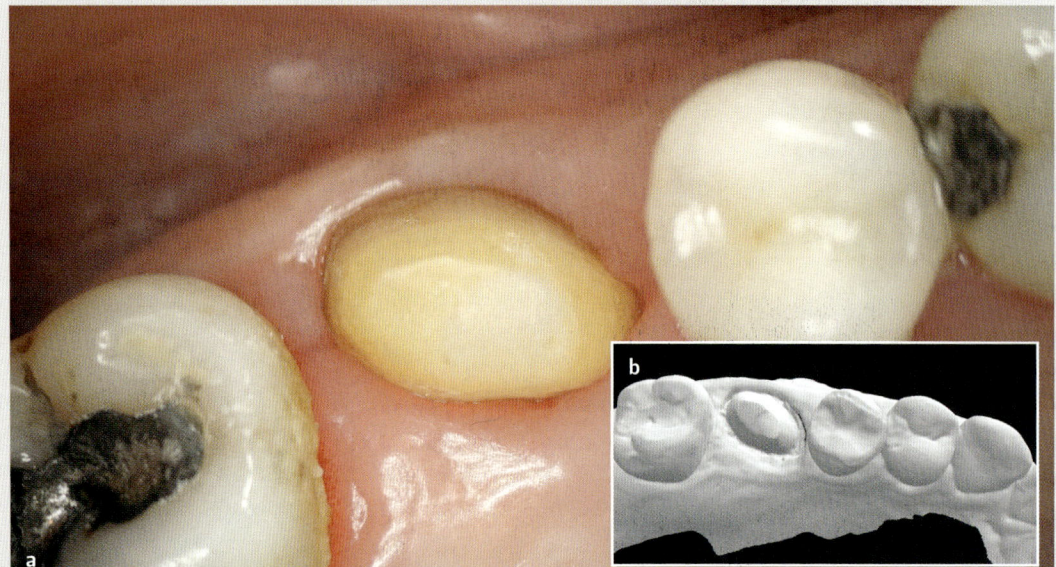

Q 4.90 Preparación del diente trasplantado. a) Preparación vertical. b) Escaneado intraoral tras la preparación del diente donante.

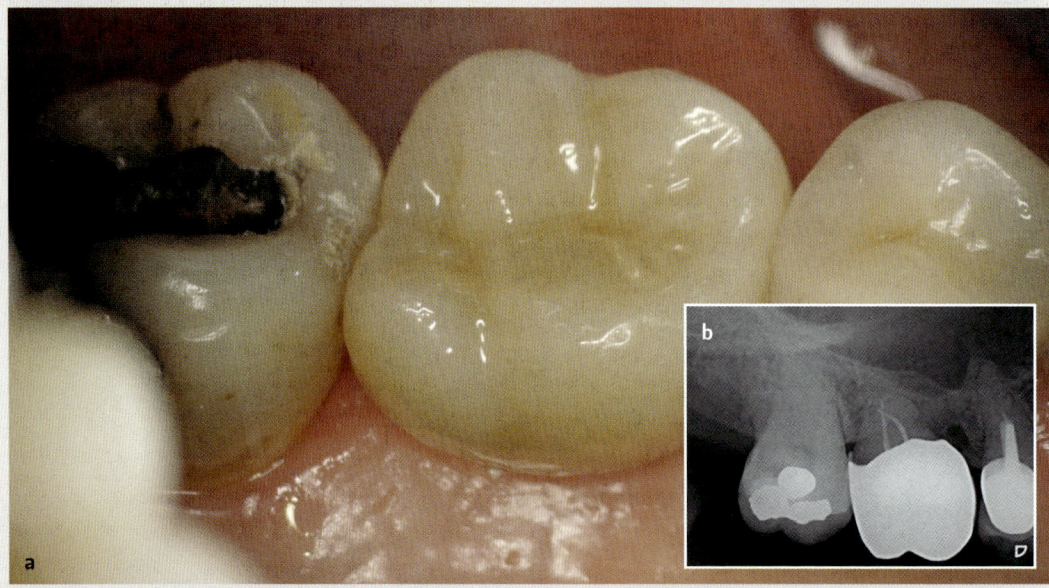

Q 4.91 Evaluación clínica y radiográfica a los 6 meses del trasplante. a) Aspecto clínico del diente restaurado con una corona monolítica de circonio. b) Aspecto radiográfico en el que se observa la continuidad del LPD y la ausencia de reabsorciones.

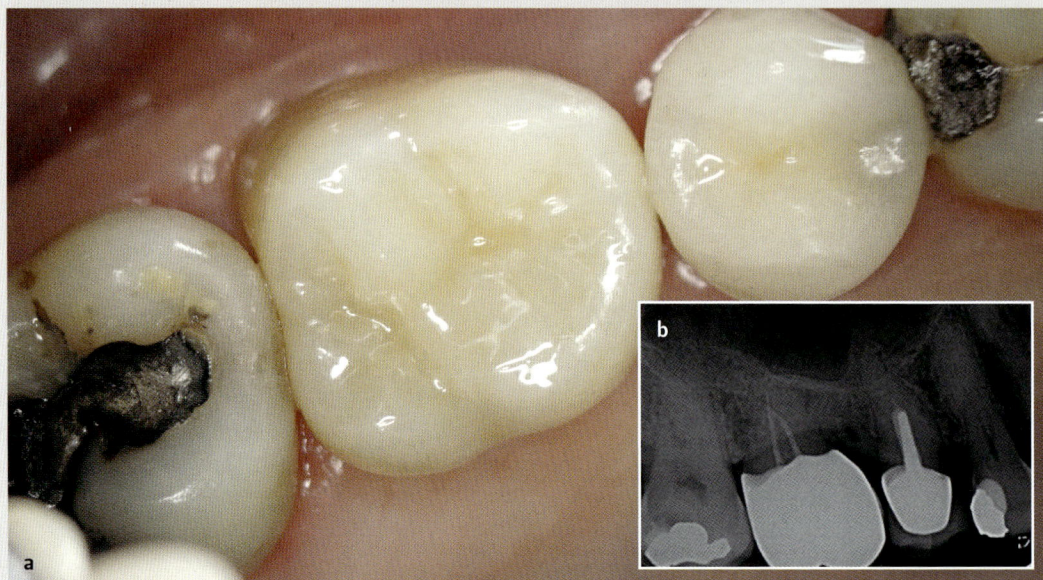

Q 4.92 Control a los 18 meses. a) Situación clínica. b) Situación radiográfica.

Autotrasplante en alvéolo de extracción temprana con cicatrización ósea parcial: 12-24 semanas

Esta técnica de autotrasplante está indicada cuando los signos radiológicos de patología periapical impiden la estabilidad primaria del diente autotrasplantado. Varios estudios han demostrado que, en los casos con una estabilidad primaria aceptable, la tasa de curación completa es significativamente mayor en comparación con los dientes donantes con una estabilidad inicial deficiente[65,144,145]. Este periodo prolongado de curación del alvéolo permite la curación del hueso en el área periapical, lo que hace que este tipo de procedimiento sea ideal para reemplazar dientes multirradiculares, como primeros o segundos molares mandibulares.

Una alternativa para ganar estabilidad primaria, independientemente del tipo de ferulización, es el autotrasplante del diente donante junto con la cortical vestibular adherida[127].

Autotrasplante en alvéolo creado quirúrgicamente: ≥ 6 meses

Existen algunos condicionantes en el sitio receptor o del propio paciente que pueden forzar al clínico a realizar un autotrasplante tardío/diferido (**CASO CLÍNICO** 4.10). El clínico se puede encontrar con pacientes con falta congénita de dientes o pérdida prematura de estos, que obliguen a esperar cierto tiempo para seleccionar el desarrollo radicular adecuado del diente donante (**CASO CLÍNICO** 4.11). En otras ocasiones, lesiones periapicales de gran tamaño asociadas al diente que se va a extraer pueden dificultar la estabilidad primaria del diente donante, por lo que esperar algunos meses después de la extracción puede ser un buen recurso. En otras ocasiones, nos podemos encontrar con que no hay suficiente espacio en el área receptora y se necesita un tratamiento ortodóntico previo para proporcionarlo. Es decir, hay ciertos factores del sitio receptor o del mismo paciente (por ejemplo, embarazo de alto riesgo o en fase avanzada) que pueden hacer diferir la cirugía del autotrasplante.

Aunque este tipo de procedimiento es mucho más desafiante que el autotrasplante convencional, la literatura no muestra diferencias estadísticamente significativas con los resultados obtenidos en autotrasplantes en alvéolos de extracción reciente[67,146,147].

La principal diferencia entre esta técnica y el trasplante a alvéolos frescos reside en la falta de células de LPD en las paredes de los alvéolos preparados quirúrgicamente. El éxito se basa exclusivamente en el LPD del diente donante. En consecuencia, el traumatismo desencadenado por la preparación de un nuevo alvéolo puede retrasar la revascularización y aumentar la posibilidad de daño óseo por incremento de la temperatura. Este retraso en la revascularización puede conducir a una nutrición insuficiente a los tejidos apicales, lo que va a afectar negativamente a la vitalidad de la VEH[148,149]. En casos de dientes donantes inmaduros, el desarrollo de la raíz después del trasplante en alvéolos creados quirúrgicamente se puede ver reducido, ya que depende de la actividad conservada de la VEH. Sin embargo, los índices de supervivencia de esta técnica con dientes donantes tanto de ápice abierto como cerrado parecen aceptables. En la mayoría de los casos, no se observa reabsorción radicular, se preserva el espacio del LPD y la movilidad dental es totalmente fisiológica[145]. Yu y cols.[67] observaron que terceros molares autotrasplantados con raíces completamente formadas en alvéolos creados quirúrgicamente y en alvéolos recién extraídos tuvieron una tasa de supervivencia de 93,1 % y 95,2 % a los 10 años de seguimiento, respectivamente.

CASO CLÍNICO 4.10

Autotrasplante con parte de cortical ósea en alvéolo cicatrizado

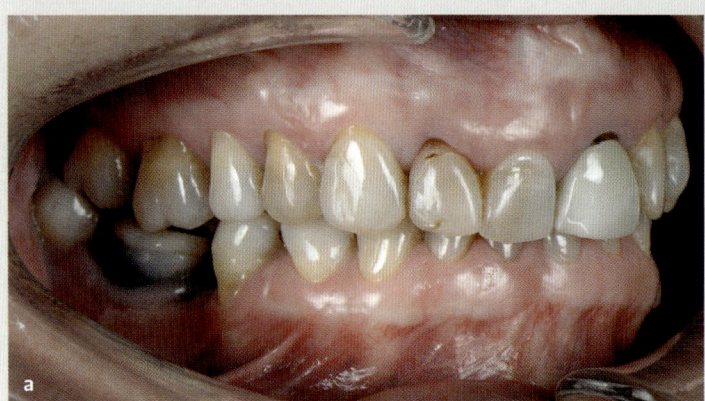
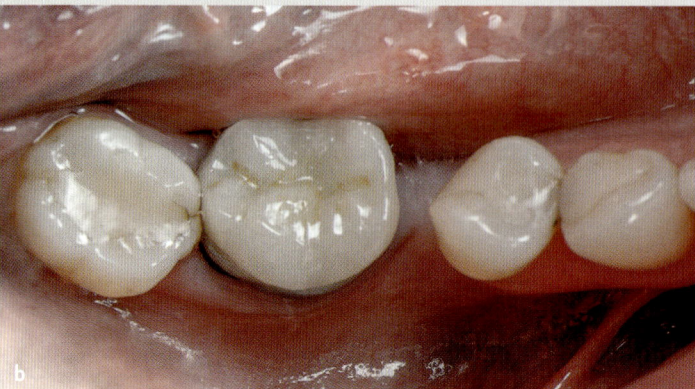

Q 4.93 Paciente de 47 años acude a consulta para la rehabilitación de su boca y la colocación de dientes faltantes, entre ellos, el primer molar inferior derecho. a) Situación inicial por vestibular. b) Situación inicial por oclusal en la que se aprecia la falta de espacio mesiodistal. Plan de tratamiento: se le propone tratamiento ortodóntico para apertura del espacio que se había cerrado en casi su totalidad, pero también para la mejora de su oclusión y sobremordida. Después del tratamiento de ortodoncia se propuso la extracción del tercer molar para autotrasplantarlo en la posición del primer molar faltante. También se comentó a la paciente la posibilidad de extracción del molar junto con un bloque de hueso para mejorar el volumen por vestibular del sitio receptor.

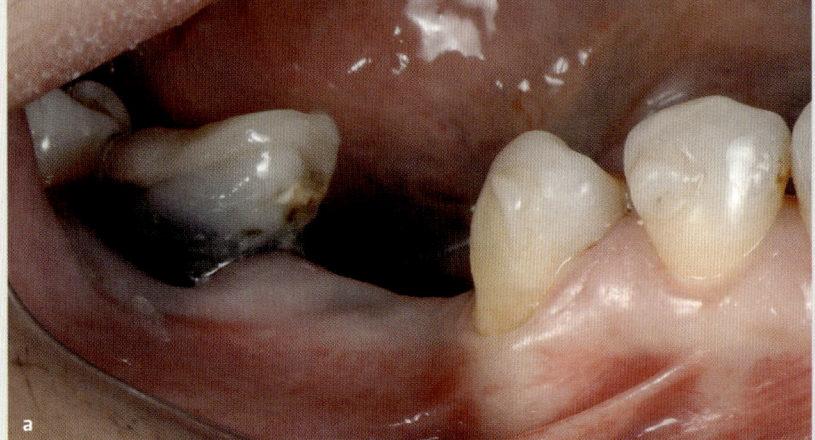
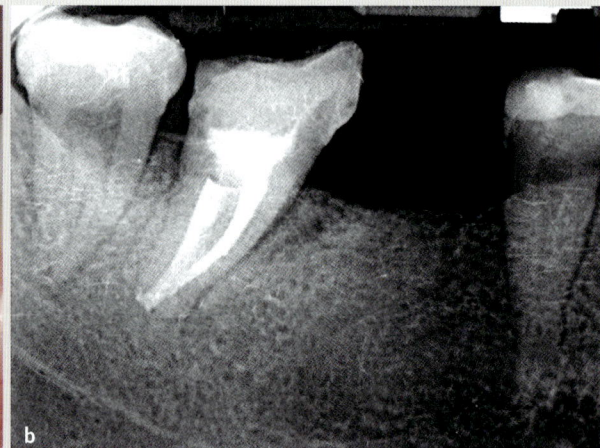

Q 4.94 Situación posterior a la ortodoncia. a) Situación previa a la cirugía por vestibular en la que se aprecia un buen espacio para la colocación del autotrasplante, pero un déficit en volumen vestibular. b) Radiografía periapical tras 1 año de tratamiento ortodóntico. Obsérvese la ganancia de espacio para la colocación del implante a la vez que se han enderezado los dientes 4.7 y 4.8.

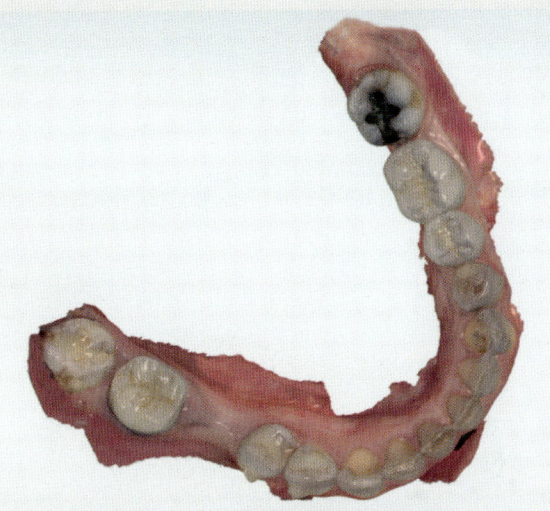

4.95 Escáner intraoral inicial para obtener los archivos STL necesarios para la planificación digital del autotrasplante.

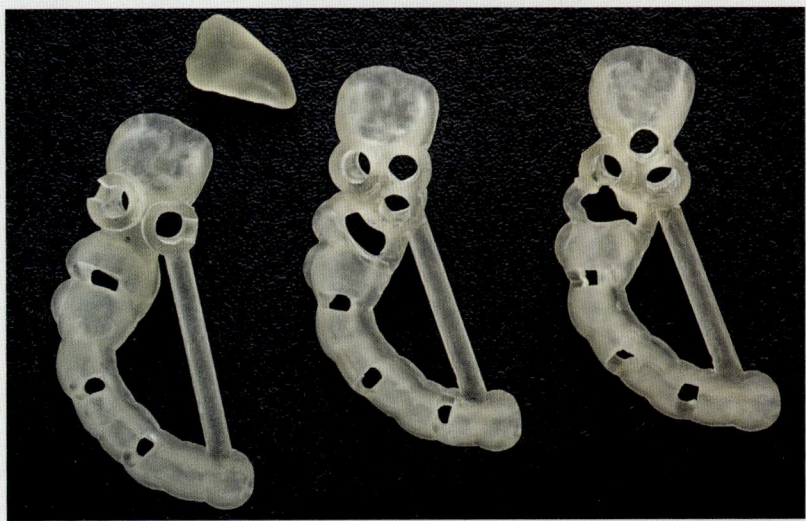

4.96 Férulas quirúrgicas impresas para la osteotomía guiada y réplica del diente donante.

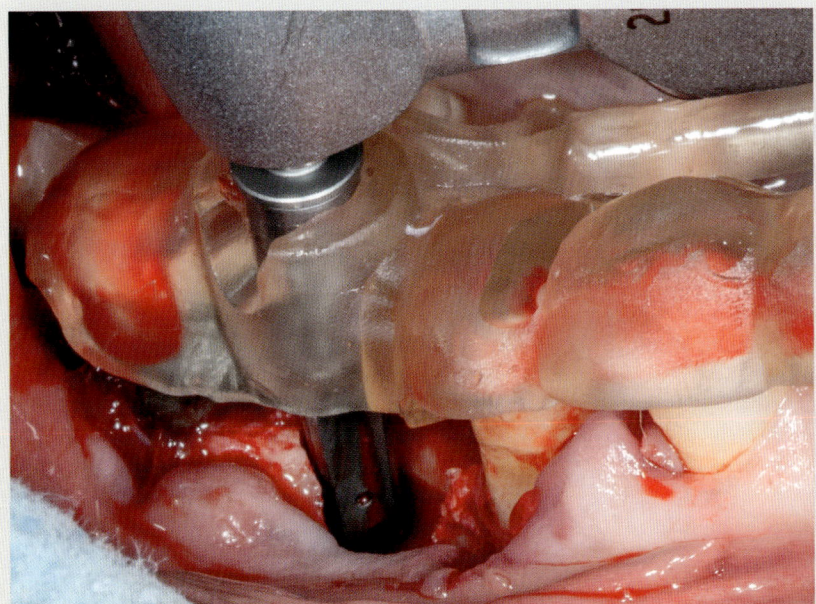

4.97 Fresado del sitio receptor con ayuda de las guías quirúrgicas.

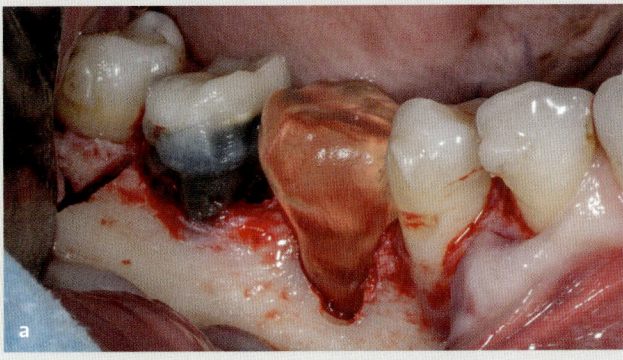

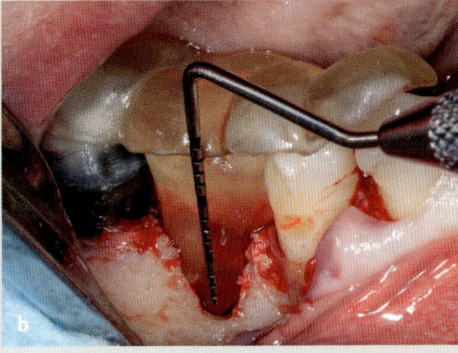

4.98 Prueba de la réplica impresa del diente donante. a) Comprobación del lecho receptor tras la modificación quirúrgica. b) Obsérvese el defecto de la cortical vestibular en la zona receptora.

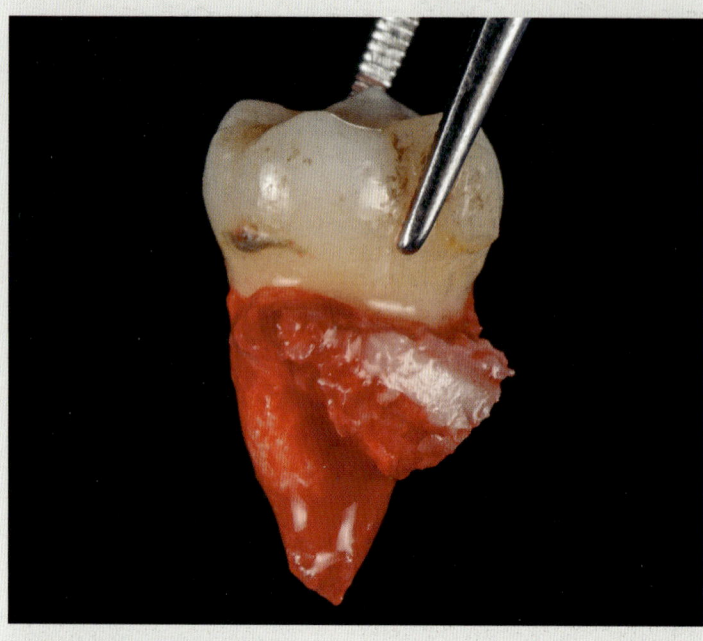

Q 4.99 Diente donante exodonciado junto una porción de la cortical ósea vestibular con ayuda de un equipo piezoeléctrico y cinceles.

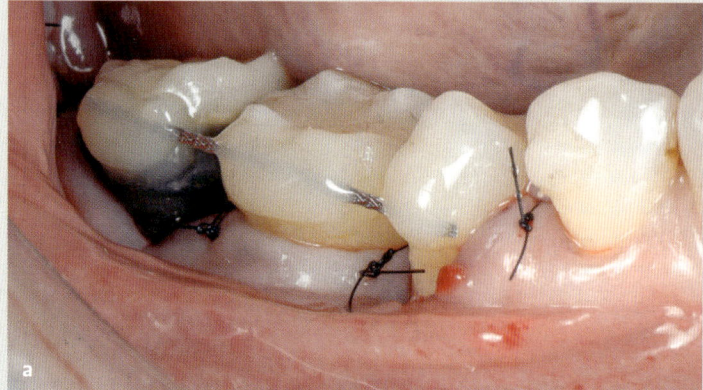

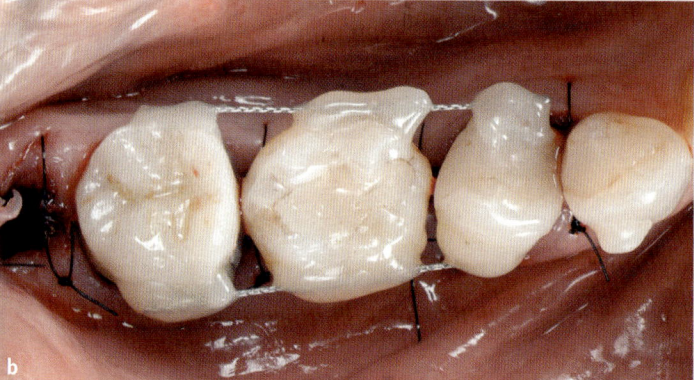

Q 4.100 Situación posquirúrgica del autotrasplante ferulizado y suturado con poliamida (Supramid® 5/0; B. Braun SE, Rubí, Barcelona, España). a) Visión vestibular. b) Visión oclusal en la que se aprecia la ferulización por vestibular y por lingual del diente para asegurar su estabilidad.

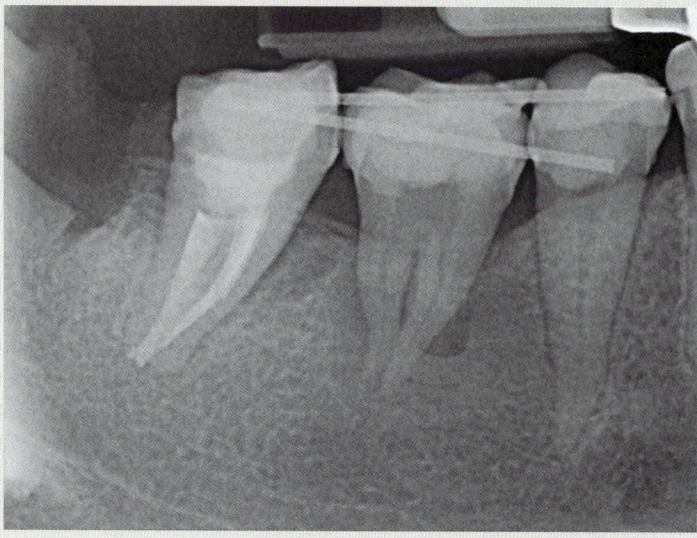

Q 4.101 Radiografía periapical posquirúrgica.

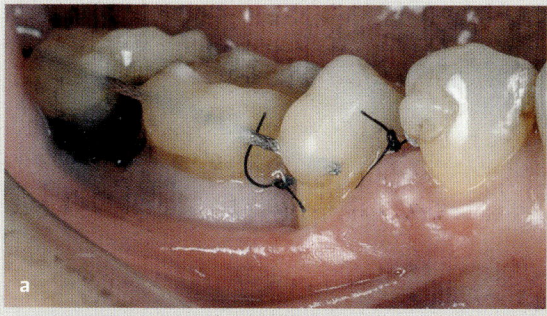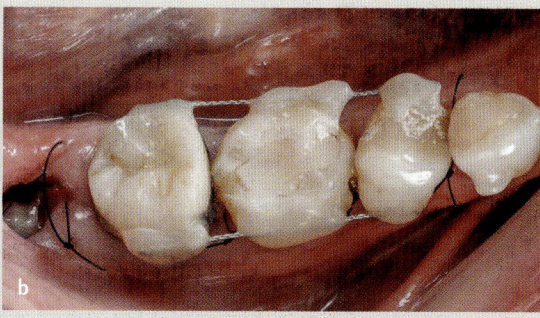

🔍 **4.102** Control a los 10 días de la cirugía. a) Visión vestibular. b) Visión oclusal.

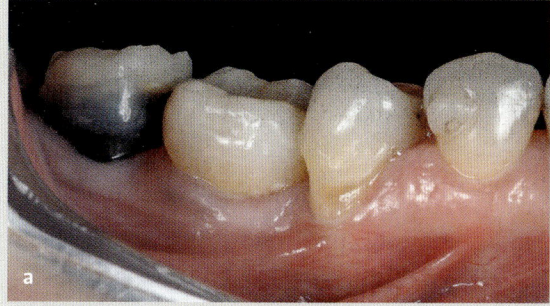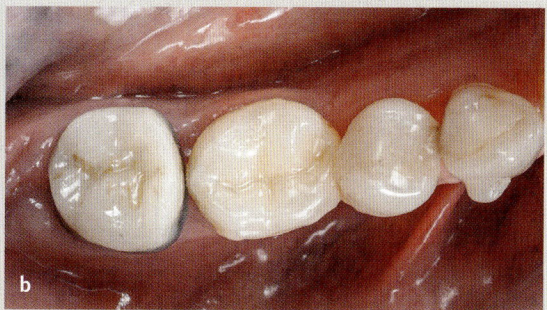

🔍 **4.103** Control a los 2 meses de la cirugía. a) Visión vestibular. b) Visión oclusal.

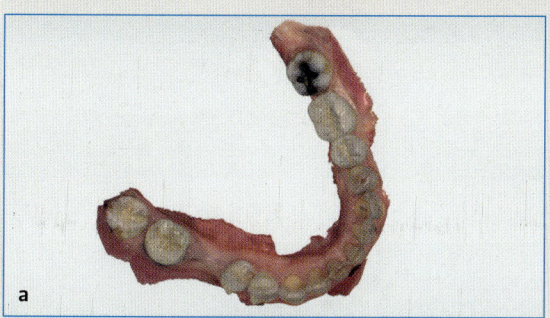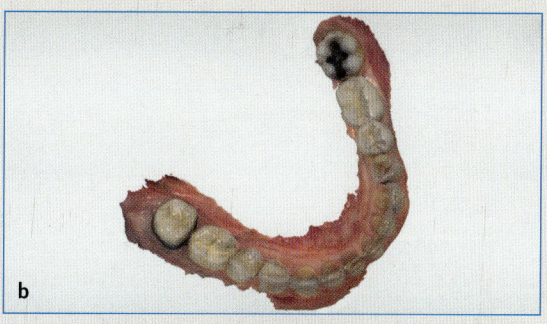

🔍 **4.104** Monitorización mediante registros digitales intraorales. a) Escáner intraoral inicial. b) Escáner intraoral a los 2 meses de la intervención.

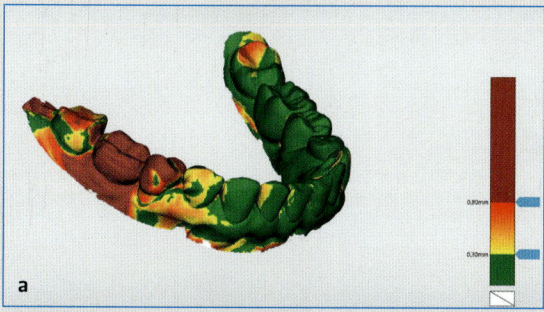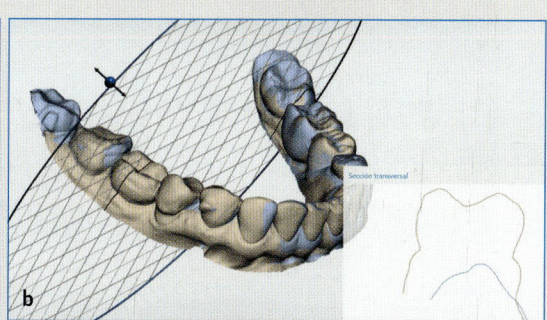

🔍 **4.105** Comparativa del escáner inicial y de control a los dos meses de la cirugía que evidencia la ganancia en volumen por vestibular del diente autotrasplantado. a) Mapa de colores. b) Corte central.

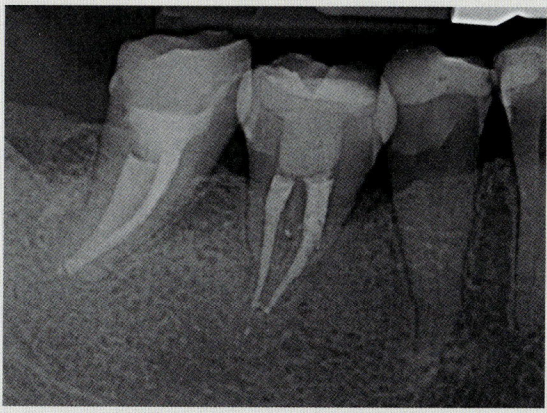

🔍 **4.106** Radiografía de control al año de la intervención quirúrgica. Nótese la perfecta integración del diente donante en este lecho creado quirúrgicamente.

CASO CLÍNICO 4.11

Solución de una prótesis parcial fija dentosoportada del segundo cuadrante

Caso clínico cortesía de Mile Churlinov

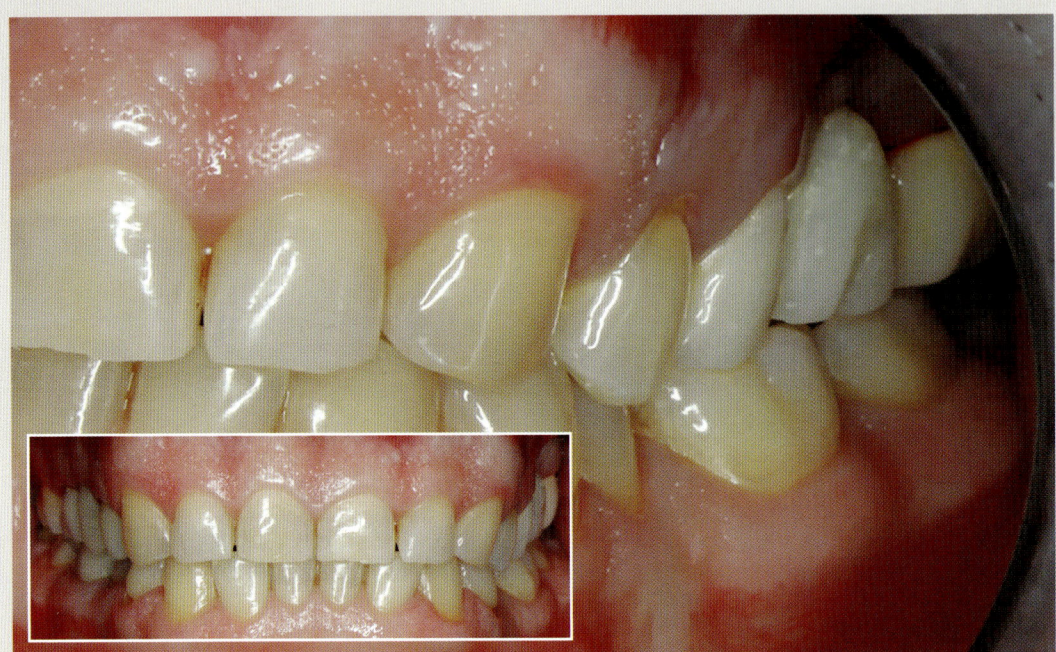

🔍 **4.107** Paciente de 46 años acude para encontrar una solución en la prótesis parcial fija dentosoportada del segundo cuadrante. La prótesis tiene como pilares los dientes 2.5 y 2.7.

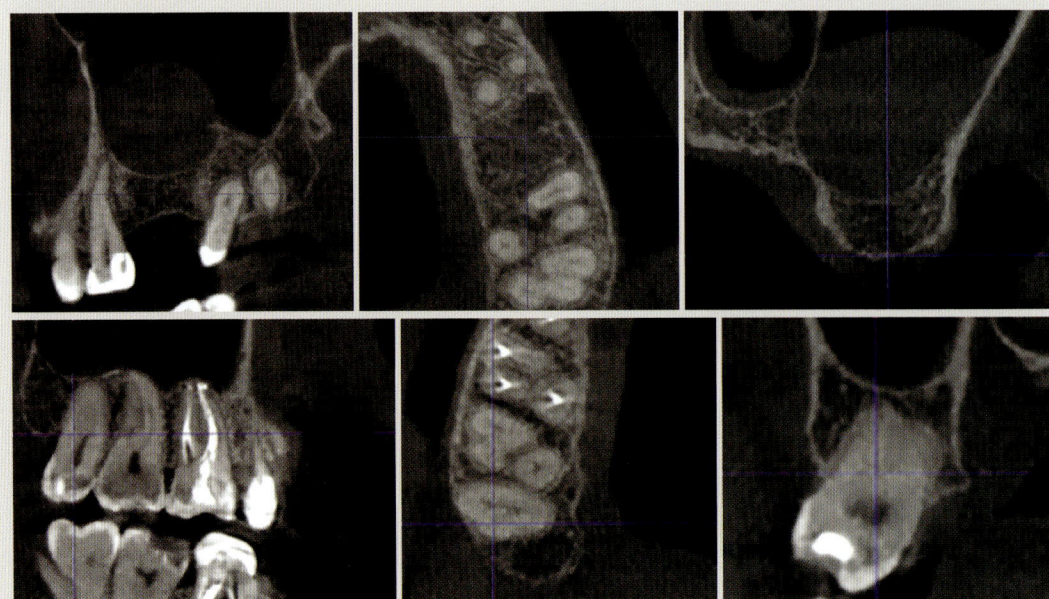

🔍 **4.108** Evaluación radiográfica inicial mediante TCHC para determinar las diferentes posibilidades de tratamiento. Tras las diversas opciones de tratamiento planteadas, el paciente opta por un autotrasplante del diente 1.8 a zona del póntico (2.6).

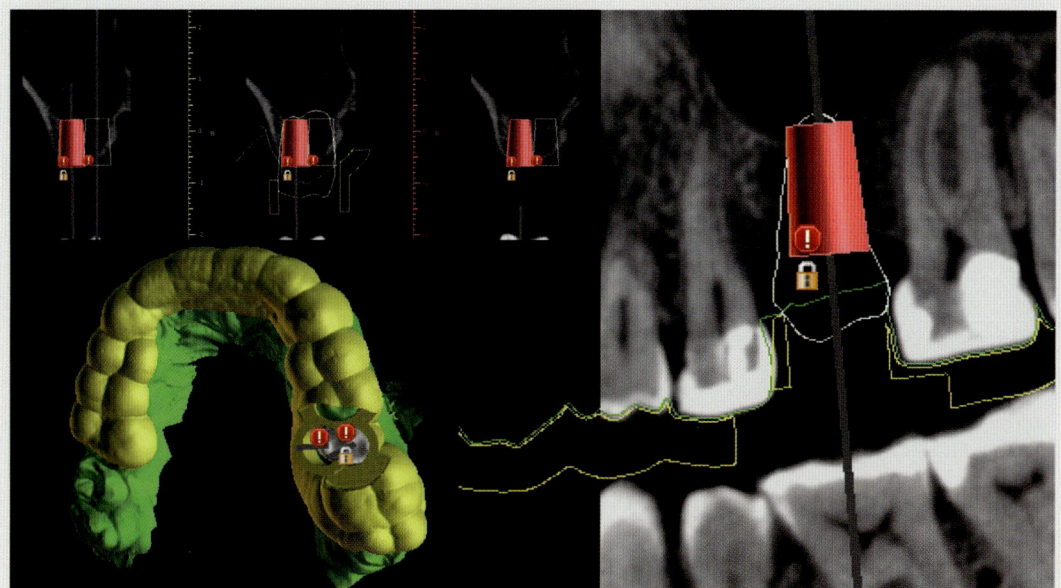

Q **4.109** Planificación digital para crear el alvéolo. Nótese como será necesario la elevación del suelo del seno maxilar (2 mm) para la colocación del diente donante. Diseño de la guía mediante el uso del sistema de fresas Versah de oseodensificación (Versah, Jackson, MI, EE. UU.).

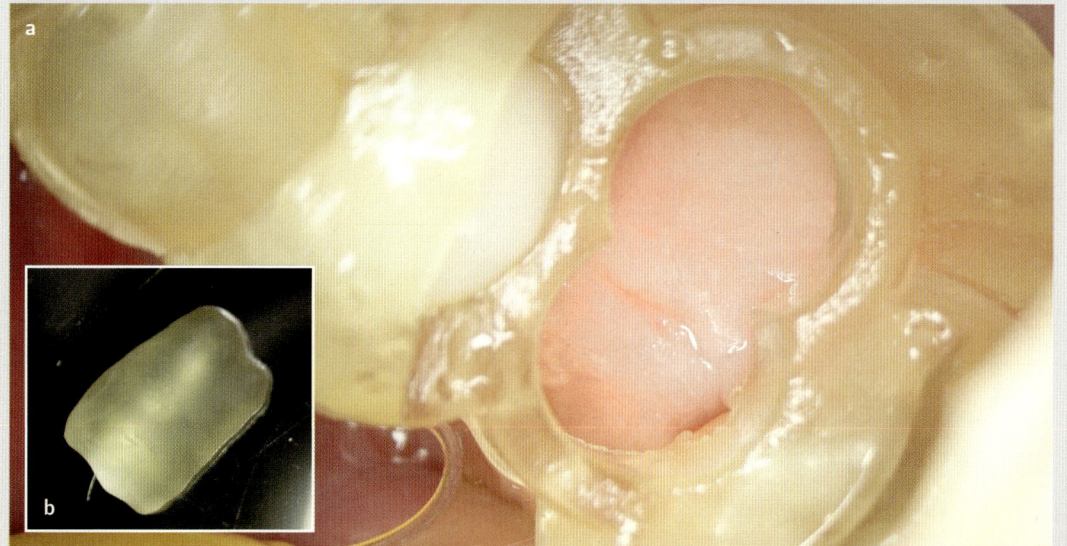

Q **4.110** Comprobaciones previas a la cirugía. a) Férula guiada dentosoportada. b) Réplica 3D impresa del diente donante 1.8.

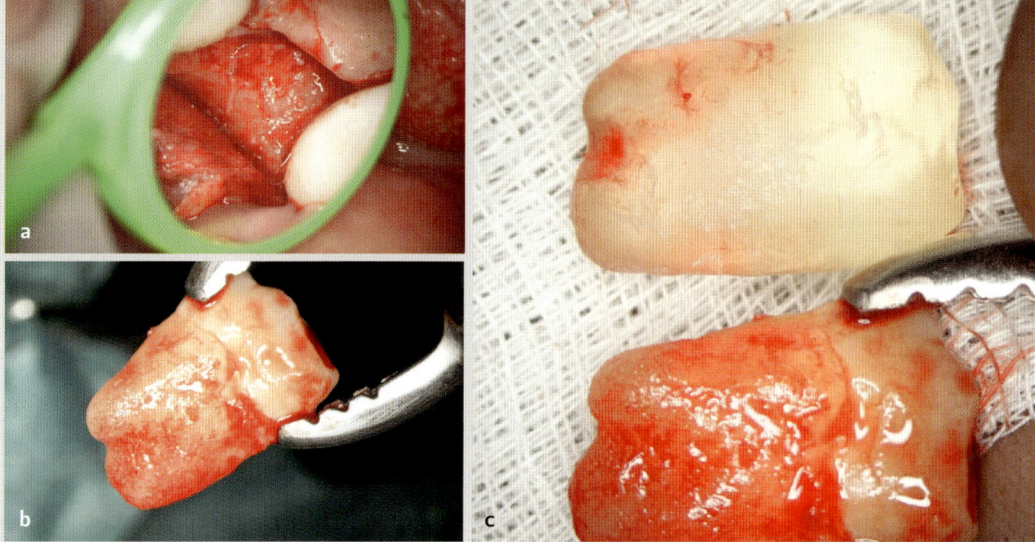

Q **4.111** Procedimiento quirúrgico. a) Elevación del colgajo mucoperióstico. b) Extracción atraumática del diente donante. c) Comparativa de la morfología radicular y coronal de la réplica y del diente donante.

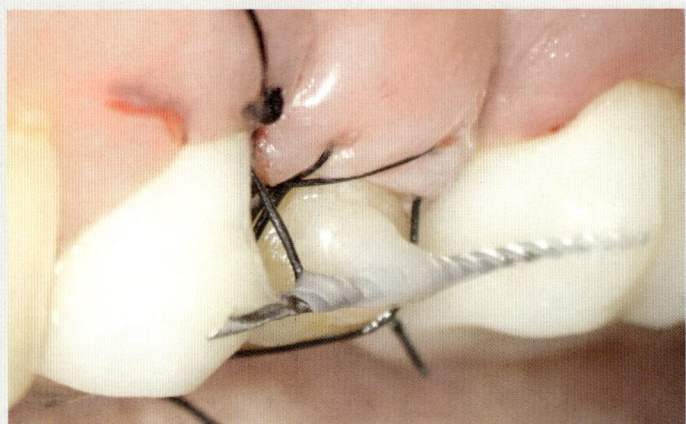

🔍 **4.112** Estabilización del diente donante tras creación quirúrgica del lecho receptor.

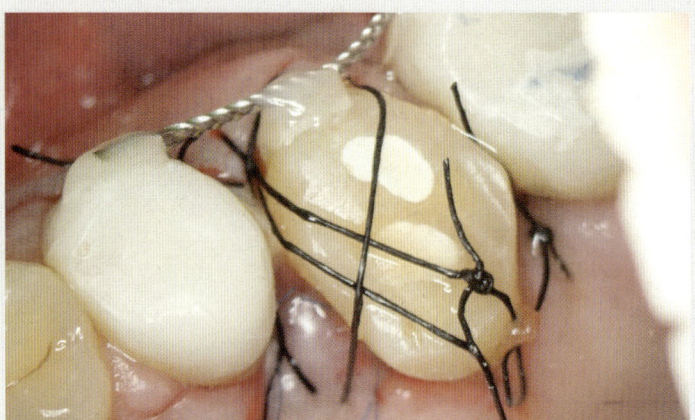

🔍 **4.113** Fijación mediante alambre y composite por vestibular y suturas.

🔍 **4.114** Comparación entre la planificación inicial del tratamiento y el resultado final tras el trasplante. El TCHC se realizó para evaluar la posición del diente donante respecto al seno maxilar y a los dientes adyacente.

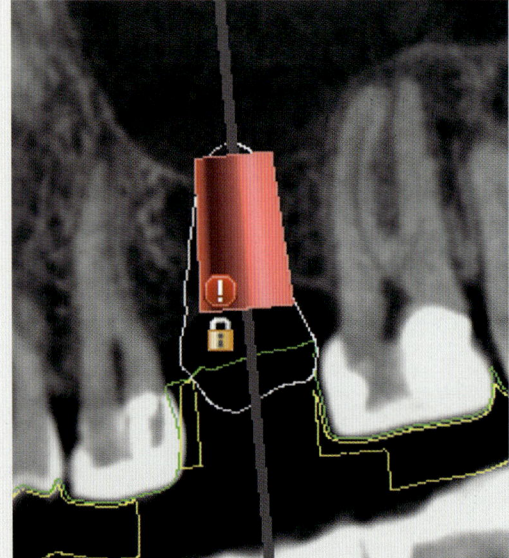

🔍 **4.115** Tratamiento endodóntico a las 2 semanas para evitar una reabsorción inflamatoria externa. a) Aspecto tras la remoción de las suturas a los 5 días. b) Aislamiento absoluto sin remover la ferulización. El *clamp* se situó en el diente 2.7.c) Radiografía periapical tras tratamiento endodóntico.

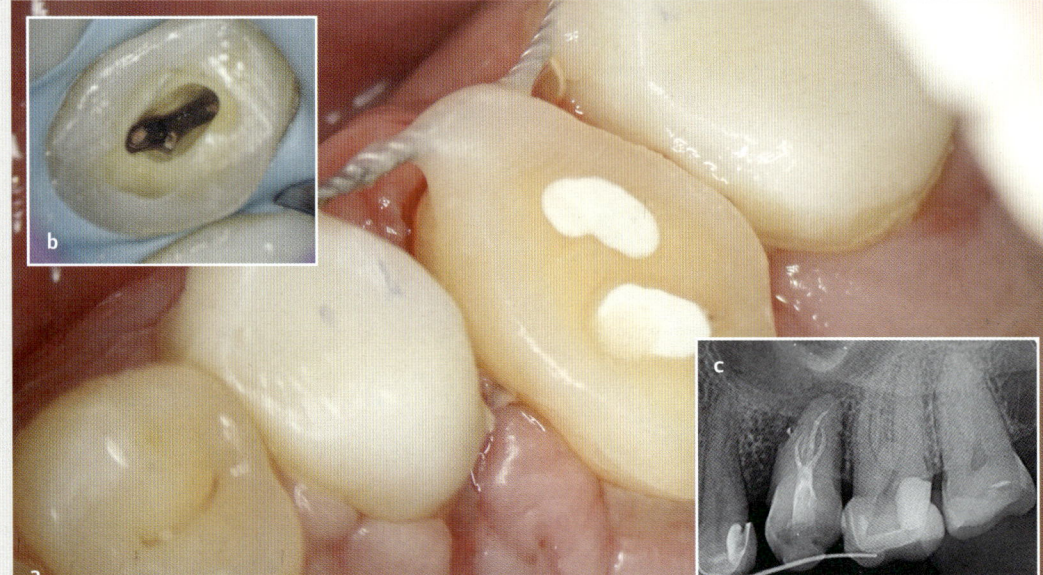

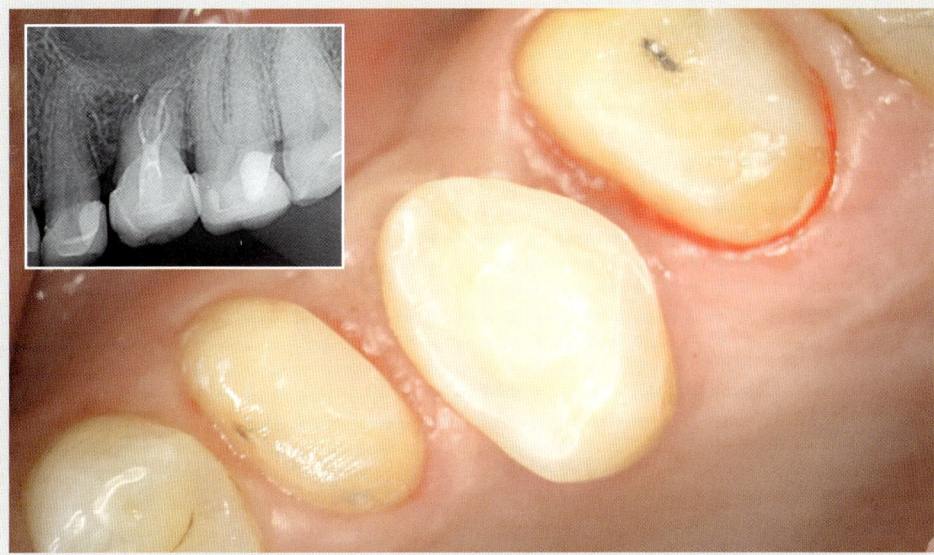

Q 4.116 Control clínico y radiográfico a los 3 meses de la intervención quirúrgica.

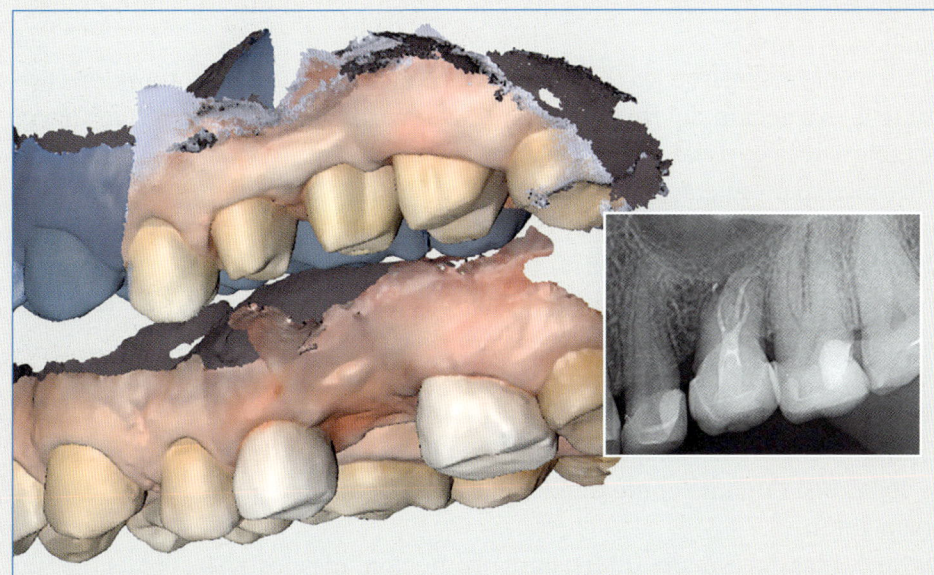

Q 4.117 Preparaciones verticales de los dientes 2.5 y 2.7, así como del diente donante trasplantado.

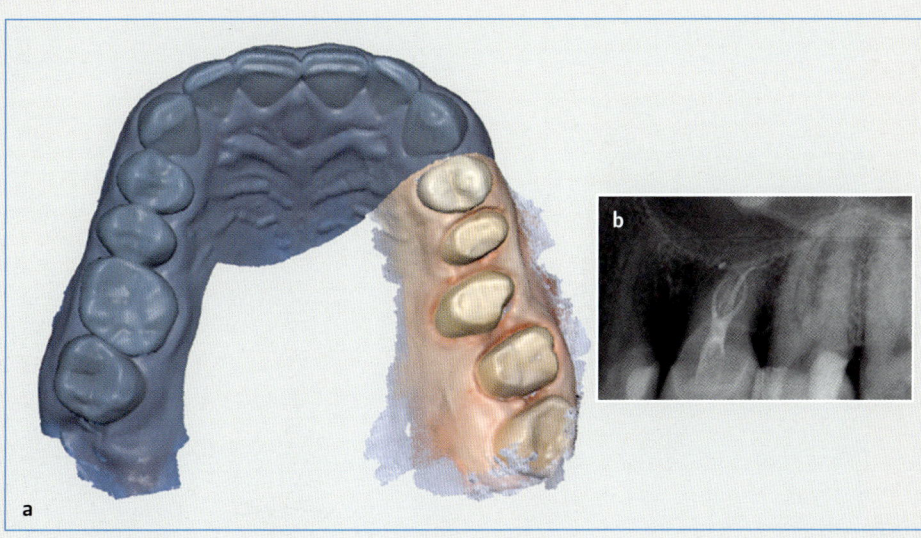

Q 4.118 Control al año del trasplante tras colocación de corona provisiona. a) Escáner intraoral para iniciar tratamiento ortodóntico y colocar más a vestibular el diente trasplantado. b) Aspecto radiográfico al año. Obsérvese el buen estado del LPD a pesar de tratarse de un autotrasplante diferido.

Instrumental quirúrgico

El instrumental necesario para la realización de un autotrasplante dental comprende (📷 4.119–4.127):

- Un juego básico de instrumental quirúrgico que englobe: aspirador quirúrgico, retractores de tejidos Minnessota y Farabeuf, mango de bisturí, periostótomo, microelevadores, curetas, pinzas quirúrgicas, portaagujas y tijeras.
- Fórceps para la extracción del diente deciduo y luxadores radiculares finos para la luxación de la corona del diente donante o de su parte más apical.
- Legras para debridar el quiste radicular.
- Motor de implantes y kit quirúrgico de cirugía guiada para la preparación del sitio receptor. El sistema de cirugía guiada debe ser estar constituido por distintas fresas con un mismo diámetro en su tallo, pues simplifican el procedimiento quirúrgico sin la necesidad del uso de cucharillas intermedias.
- Osteótomos y martillo por si fuera necesario la expansión de las paredes del lecho receptor.
- Fresas de Lindemann y redondas para alargar y ensanchar el sitio receptor en caso necesario.
- Sistemas de cirugía piezoeléctrica (*piezosurgery*) con puntas para osteotomía en caso de necesitar la extracción del diente donante con parte de su cortical ósea. Cincel para la luxación de la cortical ósea.
- Gasas quirúrgicas para sujetar el diente en caso de requerir tratamiento endodóntico inmediato o fractura apical.
- Sutura de nailon, poliamida o politetrafluoroetileno (PTFE).
- Alambre trenzado muerto y composite fluido más lámpara de polimerización para la ferulización semirrígida en caso de optar por dicha opción.
- Un calibrador para comprobar las dimensiones del diente donante y su réplica impresa. De esta forma se evitan posibles errores de posicionamiento.
- Biomaterial, membrana de colágeno y chinchetas en caso de ser necesario la regeneración de la zona donante como puede ser en el caso de los caninos incluidos que se autotrasplantan.
- Proteínas derivadas del esmalte (EMD) para promocionar la cicatrización del LPD en los casos de lecho creado quirúrgicamente.

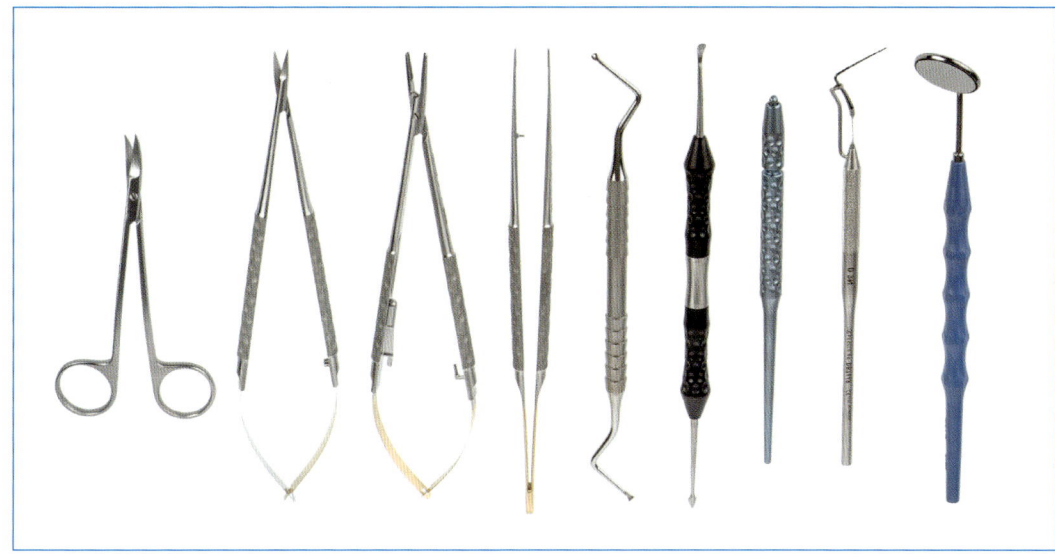

4.119 Juego básico de instrumental quirúrgico que incluye tijera, microtijeras, portaagujas, pinza, legra, periostótomo, mango para microbisturí, sonda periodontal y espejo.

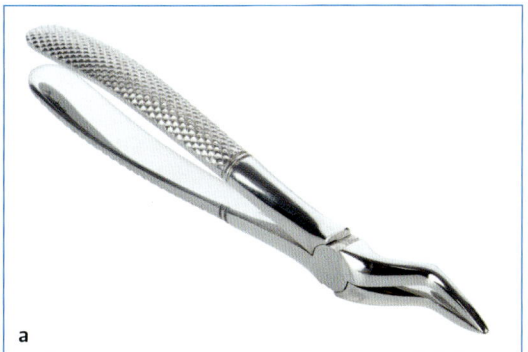

a

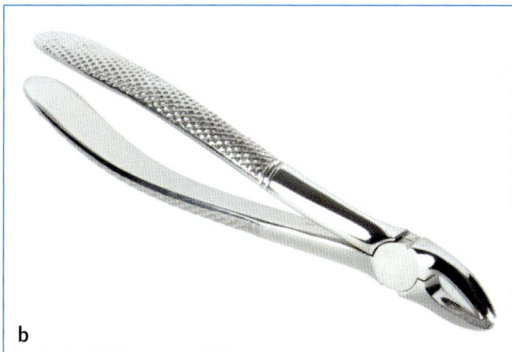

b

4.120 Diferentes fórceps para la extracción del diente. a) Fórceps de puntas finas para dientes estrechos o raíces. b) Fórceps de puntas anchas para premolares o molares. El clínico debe contar con una gran variedad de fórceps que le permitan adaptarse a las diferentes situaciones clínicas.

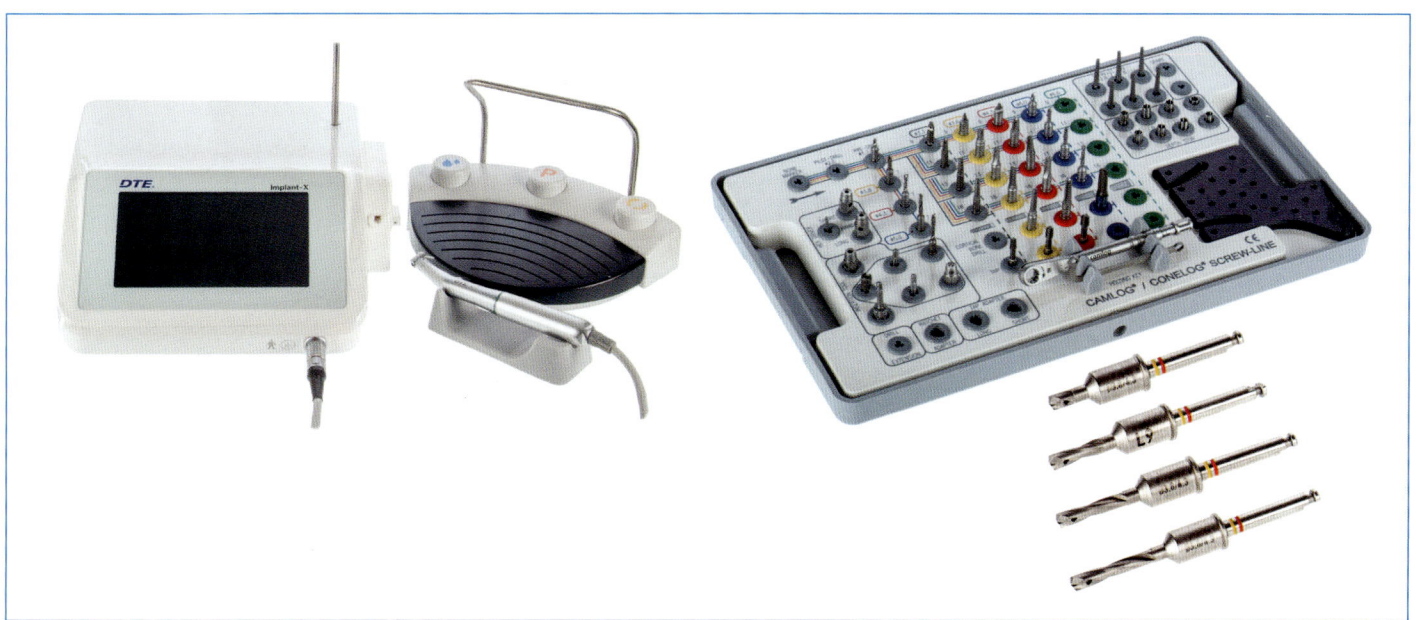

4.121 Motor de implante y fresas sistema Camlog®/Conelog® Screw-Line (CAMLOG® Biotechnologies GmbH, Basel, Suiza). Las fresas de implantes para cirugía guiada poseen el mismo diámetro del tallo lo que facilita el procedimiento al eliminar la necesidad del uso de cucharillas.

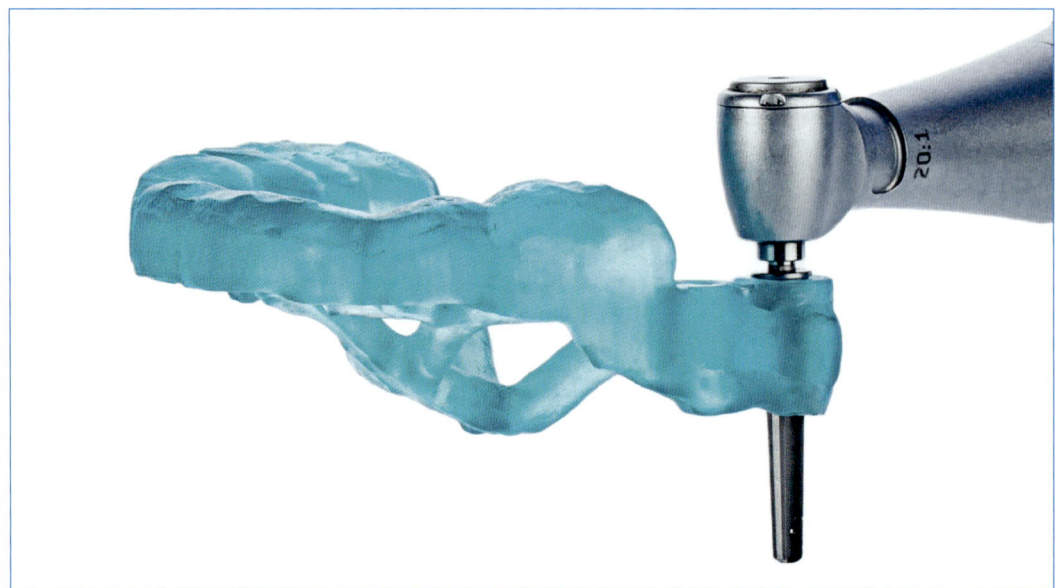

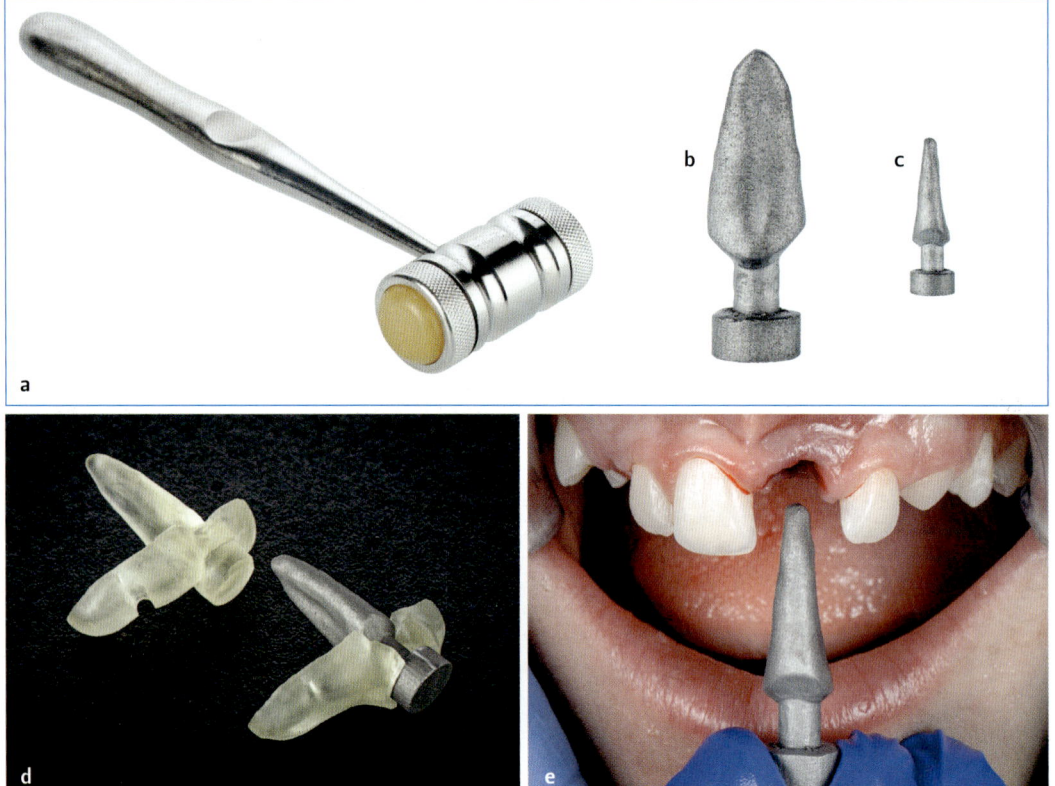

📷 **4.122** La precisión de la guía impresa es tal que la fresa de implantes es capaz de sostener la guía.

📷 **4.123** Instrumental para la individualización del lecho receptor. a) Martillo. b,c) Osteótomos personalizados. d) Férula guiada para el osteótomo. e) Customización del lecho receptor mediante osteótomo.

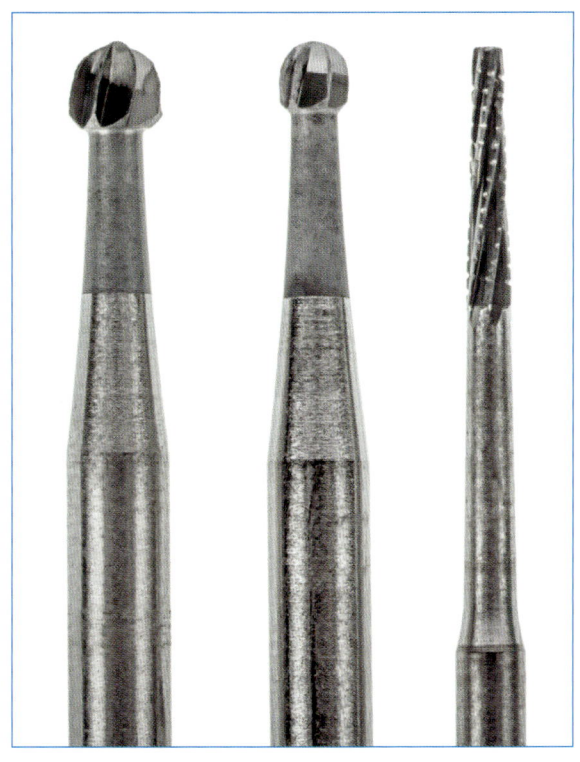

📷 **4.124** Fresas redondas y Lindemann necesarias en ocasiones para la osteotomía u osteoplastia del lecho receptor.

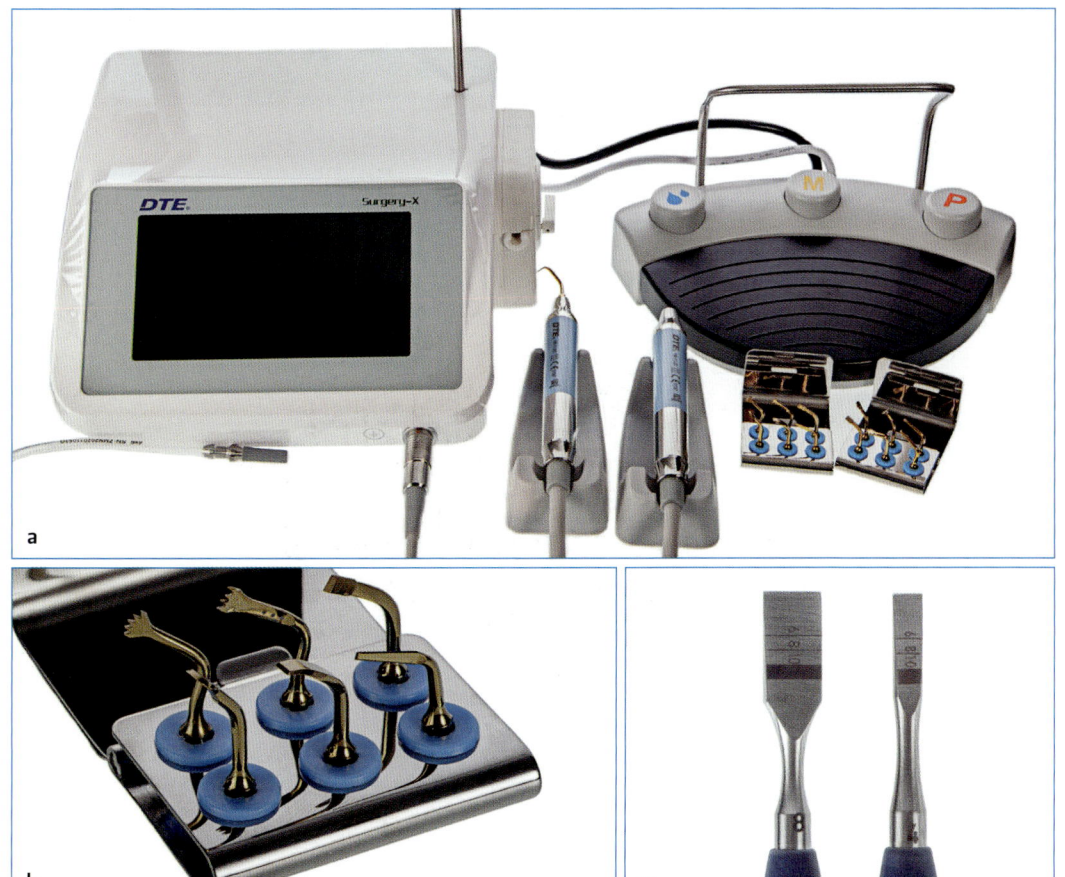

a

b

c

📷 **4.125** Piezosurgery y cinceles para aquellos casos en los que es necesaria la extracción de un bloque óseo junto con el diente donante. a) Equipo de piezocirugía completo. b) Insertos piezoeléctricos. c) Cinceles de diferentes tamaños.

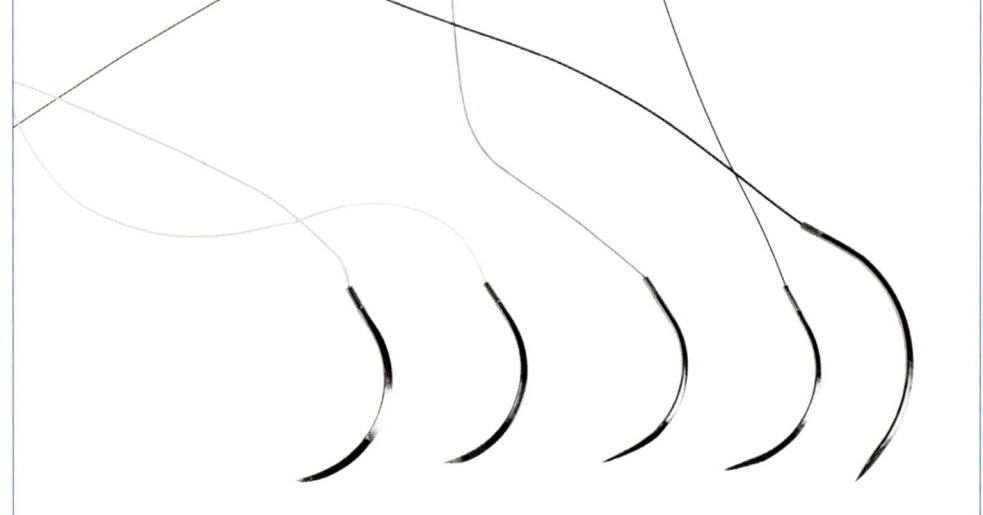

4.126 Diferentes tipos de suturas. Es necesario que el clínico cuente con una suficiente variedad de hilos de sutura, reabsorbibles y no reabsorbibles. También es aconsejable disponer de diferentes diámetros: al menos de 4-0, 5-0 y 6-0 con agujas de distintas longitudes para así dar respuesta a las distintas situaciones clínicas con tamaños y grosores de colgajos muy diferentes en función del área que se vaya a tratar.

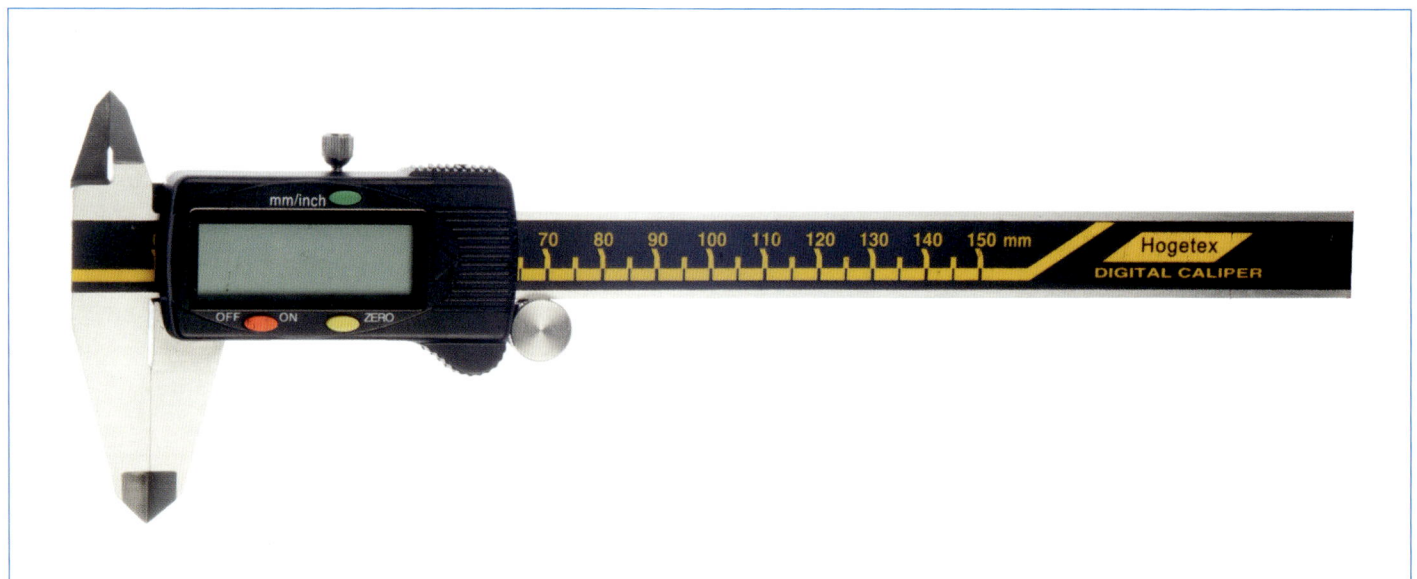

4.127 Calibrador digital para comprobar las dimensiones del diente donante y su réplica impresa.

CONCLUSIONES

1. Los avances en la terapias periodontales y endodónticas han mejorado sustancialmente su predictibilidad en las últimas décadas, permitiendo cambiar el pronóstico de un diente incluso en aquellos casos donde pudiera parecer desahuciado. En este sentido, el clínico debe evaluar cuidadosamente la posibilidad de preservación dental. Los determinantes personales, hábitos y condiciones biológicas del paciente determinarán la decisión de preservar o extraer un diente con pronóstico comprometido.

2. Los implantes dentales no están carentes de complicaciones: prostodónticas, biológicas y estéticas. El implante dental supone el tratamiento ideal para la restitución de dientes perdidos o estratégicamente poco útiles; pero el implante no debe emplearse para sustituir dientes con patologías que se puedan tratar. La preservación de un diente permite mantener todos los tejidos periodontales con todas las ventajas que ello implica.

3. El reimplante intencional y autotrasplante se deben incluir hoy en día entre los procedimientos que el clínico debe dominar y considerar para preservar un diente o sustituir dientes desahuciados. Las nuevas tecnologías y los avances en el conocimiento han mejorado la predictibilidad y eficiencia de estas técnicas.

4. EL autotrasplante ideal sería el de un diente con dos tercios de la raíz formada, pero incluso con el ápice cerrado se pueden lograr tasas de éxito elevada. La técnica de fractura frágil puede constituir una opción terapéutica para intentar preservar la vitalidad en dientes donantes maduros.

5. Los principales factores que mejoran la predictibilidad de la técnica de autotrasplante son: un tiempo extraoral del diente donante menor a 5 min, su ubicación 1–2 mm por encima de la cresta alveolar, una fijación flexible y el tratamiento endodóntico entre 2–4 semanas después de la cirugía.

6. El uso de amelogeninas se podría usar como estímulo para la cicatrización del LPD con el objeto de mejorar el pronóstico en los autotrasplantes, aunque hasta el momento no hay una evidencia científica sólida.

7. En aquellas situaciones clínicas donde el lecho receptor presente defectos óseos o recesiones gingivales considerables, el diente donante se puede trasplantar junto con parte de su cortical ósea o combinar con un injerto de tejido conectivo.

8. En caso se anatomías complejas y poco favorables es posible seccionar las raíces de forma total o parcial para mejorar la adaptación del diente donante al sitio receptor.

9. La combinación de autotrasplante con elevación del seno maxilar es un recurso perfectamente viable.

10. El autotrasplante no se realizará de forma inmediata sino temprana (entre 12–14 semanas después de la extracción del diente del área receptora) cuando existan signos radiológicos de patología periapical que impidan la estabilidad primaria del diente autotrasplantado.

11. El autotrasplante tardío (en sitio receptor totalmente cicatrizado) no muestra diferencias estadísticamente significativas con los resultados obtenidos en autotrasplantes en alvéolos de extracción reciente.

12. Entre el instrumental fundamental para la realización de autotrasplante con flujo digital se recomienda un kit de implantes para cirugía guiada que posea fresas con el mismo diámetro del tallo para evitar el uso da cucharillas y facilitar en sobremanera la ejecución de la técnica.

BIBLIOGRAFÍA

1. Nunn ME, Fan J, Su X, Levine RA, Lee HJ, McGuire MK. Development of prognostic indicators using classification and regression trees for survival. Periodontol 2000. 2012 Feb;58(1):134-42.

2. Lundgren D, Rylander H, Laurell L. To save or to extract, that is the question. Natural teeth or dental implants in periodontitis-susceptible patients: clinical decision-making and treatment strategies exemplified with patient case presentations. Periodontol 2000. 2008;47:27-50.

3. D'Aiuto F, Ready D, Parkar M, Tonetti MS. Relative contribution of patient-, tooth-, and site-associated variability on the clinical outcomes of subgingival debridement. I. Probing depths. J Periodontol. 2005 Mar;76(3):398-405.

4. Goh V, Hackmack PP, Corbet EF, Leung WK. Moderate- to long-term periodontal outcomes of subjects failing to complete a course of periodontal therapy. Aust Dent J. 2017 Jun;62(2):152-160.

5. Graetz C, Sälzer S, Plaumann A, Schlattmann P, Kahl M, Springer C, Dörfer C, Schwendicke F. Tooth loss in generalized aggressive periodontitis: Prognostic factors after 17 years of supportive periodontal treatment. J Clin Periodontol. 2017 Jun;44(6):612-619.

6. Caplan DJ, Li Y, Wang W, Kang S, Marchini L, Cowen HJ, Yan J. Dental Restoration Longevity among Geriatric and Special Needs Patients. JDR Clin Trans Res. 2019 Jan;4(1):41-48.

7. Avila G, Galindo-Moreno P, Soehren S, Misch CE, Morelli T, Wang HL. A novel decision-making process for tooth retention or extraction. J Periodontol. 2009 Mar;80(3):476-91.

8. Halperin-Sternfeld M, Levin L. Do we really know how to evaluate tooth prognosis? A systematic review and suggested approach. Quintessence Int. 2013 May;44(5):447-56.

9. Graetz C, Sälzer S, Plaumann A, Schlattmann P, Kahl M, Springer C, Dörfer C, Schwendicke F. Tooth loss in generalized aggressive periodontitis: Prognostic factors after 17 years of supportive periodontal treatment. J Clin Periodontol. 2017 Jun;44(6):612-619.

10. Samet N, Jotkowitz A. Classification and prognosis evaluation of individual teeth--a comprehensive approach. Quintessence Int. 2009 May;40(5):377-87.

11. Kao RT. Strategic extraction: a paradigm shift that is changing our profession. J Periodontol. 2008;79:971-977.

12. Donos N, Laurell L, Mardas N. Hierarchical decisions on teeth vs. implants in the periodontitis-susceptible patient: the modern dilemma. Periodontol 2000. 2012 Jun;59(1):89-110.

13. Araújo MG, Sukekava F, Wennström JL, Lindhe J. Tissue modeling following implant placement in fresh extraction sockets. Clin Oral Implants Res. 2006 Dec;17(6):615-24.

14. Meyers IA. Herodontics - is there a place for maintaining the apparently hopeless tooth? Aust Dent J. 2019 Jun;64 Suppl 1:S71-S79.

15. French D, Ofec R, Levin L. Long term clinical performance of 10 871 dental implants with up to 22 years of follow-up: a cohort study in 4247 patients. Clin Oral Impl Res. 2021;23:289-297.

16. Curtis DA, Lin GH, Fishman A, et al. Patient-centered risk assessment in implant treatment planning. Int J Oral Maxillo-fac Implants. 2019;34:506-520.

17. Tonetti MS, Greenwell H, Kornman KS. Staging and grading of periodontitis: Framework and proposal of a new classification and case definition. J Periodontol. 2018 Jun;89 Suppl 1:S159-S172.

18. Heitz-Mayfield L, Heitz F, Lang NP. Implant disease risk assess- ment IDRA- a tool for preventing peri-implant disease. Clin Oral Impl Res. 2020;31:397-403.

19. Zitzmann NU, Berglundh T. Definition and prevalence of peri-implant diseases. J Clin Periodontol. 2008;35:286-91.

20. Berglundh T, Armitage G, Araujo MG, Avila-Ortiz G, Blanco J, Camargo PM, et al. Peri-implant diseases and conditions: consensus report of workgroup 4 of the 2017 World Workshop on the Classification of Periodontal and Peri-Implant Diseases and Conditions. J Periodontol. 2018;89(Suppl 1):S313-S318.

21. Schwarz F, Derks J, Monje A, Wang HL. Peri-implantitis. J Periodontol. 2018;89(Suppl 1):S267-S290.

22. Heitz-Mayfield LJ, Salvi GE. Peri-implant mucositis. J Periodontol. 2018;89(Suppl 1):S257-S266.

23. Clark D, Levin L. In the dental implant era, why do we still bother saving teeth? Dent Traumatol. 2019 Dec;35(6):368-375.

24. Holm-Pedersen P, Lang NP, Müller F. What are the longevities of teeth and oral implants? Clin Oral Implants Res. 2007 Jun;18 Suppl 3:15-9.

25. Levin L, Halperin-Sternfeld M. Tooth preservation or implant placement: a systematic review of long-term tooth and implant survival rates. J Am Dent Assoc. 2013;144:1119-33.

26. Setzer FC, Kim S. Comparison of long-term survival of implants and endodontically treated teeth. J Dent Res. 2014;93:19-26.

27. Friedman S. Prognosis of initial endodontic therapy. Endod Top. 2002;2:59-88.

28. Torabinejad M, Anderson P, Bader J, et al. The outcomes of endodontic treatment, single implant, fixed partial denture and no tooth replacement: a systematic review. J Prosthet Dent. 2007;98(4):285-311.

29. Ng YL, Mann V, Gulabivala K. Tooth survival following non-surgical root canal treatment: a systematic review of the literature. Int Endod J. 2010;43(3):171-189.

30. Lazarski MP, Walker WA 3rd, Flores CM, Schindler WG, Hargreaves KM. Epidemiological evaluation of the outcomes of nonsurgical root canal treatment in a large cohort of insured dental patients. J Endod. 2001 Dec;27(12):791-6.

31. Salehrabi R, Rotstein I. Endodontic treatment outcomes in a large patient population in the USA: an epidemiological study. J Endod. 2004; 30(12):846-850.

32. Chen SC, Chueh LH, Hsiao CK, Tsai MY, Ho SC, Chiang CP. An epidemiologic study of tooth retention after nonsurgical endodontic treatment in a large population in Taiwan. J Endod. 2007 Mar;33(3):226-9.

33. Raedel M, Hartmann A, Bohm S, Walter MH. Three-year outcomes of root canal treatment: Mining an

insurance database. J Dent. 2015 Apr;43(4):412-7.

34. Bernstein SD, Horowitz AJ, Man M, Wu H, Foran D, Vena DA, Collie D, Matthews AG, Curro FA, Thompson VP, Craig RG; Practitioners Engaged in Applied Research and Learning (PEARL) Network Group. Outcomes of endodontic therapy in general practice: a study by the Practitioners Engaged in Applied Research and Learning Network. J Am Dent Assoc. 2012 May;143(5):478-87.

35. Pak JG, Fayazi S, White SN. Prevalence of periapical radiolucency and root canal treatment: a systematic review of cross-sectional studies. J Endod. 2012;38(9):1170-1176.

36. Su Y, Wang C, Ye L. Healing rate and post-obturation pain of single- versus multiple-visit endodontic treatment for infected root canals: a systematic review. J Endod. 2011;37(2):125-132.

37. Dugas NN, Lawrence HP, Teplitsky P, Friedman S. Quality of life and satisfaction outcomes of endodontic treatment. J Endod. 2002 Dec;28(12):819-27.

38. Torabinejad M, Salha W, Lozada JL, Hung YL, Garbacea A. Degree of patient pain, complications, and satisfaction after root canal treatment or a single implant: a preliminary prospective investigation. J Endod. 2014 Dec;40(12):1940-5.

39. Doyle SL, Hodges JS, Pesun IJ, Law AS, Bowles WR. Retrospective cross sectional comparison of initial nonsurgical endodontic treatment and single-tooth implants. Compend Contin Educ Dent. 2007 Jun;28(6):296-301.

40. Peters OA. Current challenges and concepts in the preparation of root canal systems: a review. J Endod. 2004;30(8):559-567.

41. Davis SR, Brayton SM, Goldman M. The morphology of the prepared root canal: a study utilizing injectable silicone. Oral Surg Oral Med Oral Pathol. 1972;34(4):642-648.

42. Strindberg LZ. The dependence of the results of pulpal therapy on certain factors. Acta Odontol Scand. 1956;14(suppl 21):1-175.

43. Farzaneh M, Abitbol S, Friedman S. Treatment outcome in endodontics: the Toronto Study: phases I and II, orthograde retreatment. J Endod. 2004;30(9):627-633.

44. Ng YL, Mann V, Gulabivala K. A prospective study of the factors affecting outcomes of non-surgical root canal treatment, part 2: tooth survival. Int Int Endod J. 2011;44(7):610-625.

45. Torabinejad M, Corr R, Handysides R, Shabahang S. Outcomes of nonsurgical retreatment and and endodontic surgery: a systematic review. dod. 2009;35(7):930-937.

46. Bucchi C, Rosen E, Taschieri S. Non-surgical root canal treatment and retreatment versus apical surgery in treating apical periodontitis: A systematic review. Int Endod J. 2022 Jun 28.

47. Rubinstein RA, Kim S. Long-term follow-up of cases considered healed one year after apical microsurgery. J Endod. 2002;28(5):378-383.

48. Setzer FC, Kohli MR, Shah SB, Karabucak B, Kim S. Outcome of endodontic surgery: a meta-analysis of the literature--Part 2: Comparison of endodontic microsurgical techniques with and without the use of higher magnification. J Endod. 2012 Jan;38(1):1-10.

49. Liu TJ, Zhou JN, Guo LH. Impact of different regenerative techniques and materials on the healing outcome of endodontic surgery: a systematic review and meta-analysis. Int Endod J. 2021 Apr;54(4):536-555.

50. Neelakantan P, Vishwanath V, Taschieri S, Corbella S. Present status and future directions: Minimally invasive root canal preparation and periradicular surgery. Int Endod J. 2022 Oct;55 Suppl 4:845-871.

51. Checchi L, Montevecchi M, Gatto MR, Trombelli L. Retrospective study of tooth loss in 92 treated periodontal patients. J Clin Periodontol. 2002;29:651-6.

52. Fardal O, Johannessen AC, Linden GJ. Tooth loss during maintenance following periodontal treatment in a periodontal practice in Norway. J Clin Periodontol. 2004;31:550-5.

53. Rasperini G, Siciliano VI, Cafiero C, Salvi GE, Blasi A, Aglietta M. Crestal bone changes at teeth and implants in periodontally healthy and periodontally compromised patients. A 10-year comparative case-series study. J Periodontol. 2014 Jun;85(6):e152-9.

54. Graetz C, Dörfer CE, Kahl M, Kocher T, Fawzy El-Sayed K, Wiebe JF, Gomer K, Rühling A. Retention of questionable and hopeless teeth in compliant patients treated for aggressive periodontitis. J Clin Periodontol. 2011 Aug;38(8):707-14.

55. Kao RT, Nares S, Reynolds MA. Periodontal regeneration of intrabony defects: a systematic review. J Periodontol. 2015;8692:S77-S104. suppl.

56. Murphy KG, Gunsolley JC. Guided tissue regeneration for the treatment of periodontal intrabony and furcation defects. A systematic review. Ann Periodontol. 2003;8:265-302.

57. Cortellini P, Stalpers G, Mollo A, Tonetti MS. Periodontal regeneration versus extraction and dental implant or prosthetic replacement of teeth severely compromised by attachment loss to the apex: A randomized controlled clinical trial reporting 10-year outcomes, survival analysis and mean cumulative cost of recurrence. J Clin Periodontol. 2020 Jun;47(6):768-776.

58. Sculean A, Donos N, Schwarz F, Becker J, Brecx M, Arweiler NB. Five-year results following treatment of intrabony defects with enamel matrix proteins and guided tissue regeneration. J Clin Periodontol. 2004;31:545-549.

59. Rasperini G, Siciliano VI, Cafiero C, Salvi GE, Blasi A, Aglietta M. Crestal bone changes at teeth and implants in periodontally healthy and periodontally compromised patients. A 10-year comparative case-series study. J Periodontol. 2014 Jun;85(6):e152-9.

60. Mokbel N, Kassir AR, Naaman N, Megarbane JM. Root Resection and Hemisection Revisited. Part I: A Systematic Review. Int J Periodontics Restorative Dent. 2019 Jan/Feb;39(1):e11-e31.

61. Atala-Acevedo C, Abarca J, Martínez-Zapata MJ, Díaz J, Olate S, Zaror C. Success rate of autotransplantation of teeth with an open apex: systematic review and meta-analysis. J Oral Maxillofac Surg. 2017;75:35-50.

62. Rohof EC, Kerdijk W, Jansma J, Livas C, Ren Y. Autotransplantation of teeth with incomplete root formation: a systematic review and meta-analysis. Clin Oral Investig. 2018;22:1613-24.

63. Akhlef Y, Schwartz O, Andreasen JO, Jensen SS. Autotransplantation of teeth to the anterior maxilla: a systematic review of survival and success, aesthetic presentation and patient-reported outcome. Dent Traumatol. 2018;34:20-7.

64. Machado LA, do Nascimento RR, Ferreira DM, Mattos CT, Vilella OV. Long-term prognosis of tooth autotransplantation: a systematic review and meta-analysis. Int J Oral Maxillofac Surg. 2016;45:610-7.

65. Bae JH, Choi YH, Cho BH, Kim YK, Kim SG. Autotransplantation of teeth with complete root formation: a case series. J Endod. 2010;36 (8):1422-1426.

66. Sugai T, Yoshizawa M, Kobayashi T, Ono K, Takagi R, Kitamura N, Okiji T, Saito C. Clinical study on prognostic factors for autotransplantation of teeth with complete root formation. Int J Oral Maxillofac Surg. 2010 Dec;39(12):1193-203.

67. Yu HJ, Jia P, Lv Z, Qiu LX. Autotransplantation of third molars with completely formed roots into surgically created sockets and fresh extraction sockets: a 10-year comparative study. Int J Oral Maxillofac Surg. 2017;46(4):531-538.

68. Chung WC, Tu YK, Lin YH, Lu HK. Outcomes of autotransplanted teeth with complete root formation: a systematic review and meta-analysis. J Clin Periodontol. 2014 Apr;41(4):412-23.

69. Abella Sans F, Garcia-Font M, Nagendrababu V, Dummer PMH, Durán-Sindreu F, Rosales A, Olivieri JG. Accuracy of CAD-CAM Surgically Guided Tooth Autotransplantation Using Guided Templates and Custom-designed Osteotomes in Human Cadaver Mandibles. J Endod. 2023 Aug;49(8):1035-1043.

70. Riad Deglow E, Lazo Torres NZ, Gutiérrez Muñoz D, Bufalá Pérez M, Galparsoro Catalán A, Zubizarreta-Macho Á, Abella Sans F, Hernández Montero S. Influence of Static Navigation Technique on the Accuracy of Autotransplanted Teeth in Surgically Created Sockets. J Clin Med. 2022 Feb 15;11(4):1012.

71. Machtei EE, Horwitz J, Mahler D, Grossmann Y, Levin L. Third attempt to place implants in sites where previous surgeries have failed. J Clin Periodontol. 2011;38:195-8.

72. Grossmann Y, Levin L. Success and survival of single dental implants placed in sites of previously failed implants. J Periodontol. 2007;78:1670-4.

73. Gomez-Sosa JF, Caviedes-Bucheli J, Diaz-Barrera LE, Munoz HR. Gene expression of growth factors with angiogenic potential in human dental Pulp tissue from teeth with complete and incomplete root development. Int Endod J. 2019 Dec;52(12):1716-1722.

74. Laschke MW, Harder Y, Amon M, Martin I, Farhadi J, Ring A, Torio-Padron N, Schramm R, Rücker M, Junker D, Häufel JM, Carvalho C, Heberer M, Germann G, Vollmar B, Menger MD. Angiogenesis in tissue engineering: breathing life into constructed tissue substitutes. Tissue Eng. 2006 Aug;12(8):2093-104.

75. Baru O, Nutu A, Braicu C, Cismaru CA, Berindan-Neagoe I, Buduru S, Badea M. Angiogenesis in Regenerative Dentistry: Are We Far Enough for Therapy? Int J Mol Sci. 2021 Jan 19;22(2):929.

76. Folkman J, Shing Y. Angiogenesis. J Biol Chem. 1992 Jun 5;267(16):10931-4.

77. Aranha AM, Zhang Z, Neiva KG, Costa CA, Hebling J, Nör JE. Hypoxia enhances the angiogenic potential of human dental pulp cells. J Endod. 2010 Oct;36(10):1633-7.

78. Téclès O, Laurent P, Zygouritsas S, Burger AS, Camps J, Dejou J, About I. Activation of human dental pulp progenitor/stem cells in response to odontoblast injury. Arch Oral Biol. 2005 Feb;50(2):103-8.

79. Tran-Hung L, Laurent P, Camps J, About I. Quantification of angiogenic growth factors released by human dental cells after injury. Arch Oral Biol. 2008 Jan;53(1):9-13.

80. Mullane EM, Dong Z, Sedgley CM, Hu JC, Botero TM, Holland GR, Nör JE. Effects of VEGF and FGF2 on the revascularization of severed human dental pulps. J Dent Res. 2008 Dec;87(12):1144-8.

81. Tran-Hung L, Mathieu S, About I. Role of human pulp fibroblasts in angiogenesis. J Dent Res. 2006 Sep;85(9):819-23.

82. Vaseenon S, Chattipakorn N, Chattipakorn SC. The possible role of basic fibroblast growth factor in dental pulp. Arch Oral Biol. 2020 Jan;109:104574.

83. Andreasen FM. Transient apical breakdown and its relation to color and sensibility changes after luxation injuries to teeth. Endod Dent Traumatol. 1986 Feb;2(1):9-19.

84. Andreasen FM, Kahler B. Pulpal response after acute dental injury in the permanent dentition: clinical implications-a review. J Endod. 2015 Mar;41(3):299-308.

85. Andreasen JO, Borum MK, Jacobsen HL, Andreasen FM. Replantation of 400 avulsed permanent incisors. 2. Factors related to pulpal healing. Endod Dent Traumatol. 1995 Apr;11(2):59-68.

86. Andreasen FM, Zhijie Y, Thomsen BL. Relationship between pulp dimensions and development of pulp necrosis after luxation injuries in the permanent dentition. Endod Dent Traumatol. 1986 Jun;2(3):90-8.

87. Plotino G, Abella Sans F, Duggal MS, Grande NM, Krastl G, Nagendrababu V, Gambarini G. Present status and future directions: Surgical extrusion, intentional replantation and tooth autotransplantation. Int Endod J. 2022 May;55 Suppl 3:827-842.

88. Plotino G, Abella Sans F, Duggal MS, Grande NM, Krastl G, Nagendrababu V, Gambarini G. Clinical procedures and outcome of surgical extrusion, intentional replantation and tooth autotransplantation - a narrative review. Int Endod J. 2020 Dec;53(12):1636-1652.

89. Caviedes-Bucheli J, Lopez-Moncayo LF, Muñoz-Alvear HD, Hernandez-Acosta F, Pantoja-Mora M, Rodriguez-Guerrero AS, López-Ordoñez A, Díaz LE, Gomez-Sosa JF, Munoz HR. Expression of early angiogenesis indicators in mature versus immature teeth. BMC Oral Health. 2020 Nov 12;20(1):324.

90. Laureys WG, Cuvelier CA, Dermaut LR, De Pauw GA. The critical apical diameter to obtain regeneration of the pulp tissue after tooth transplantation, replantation, or regenerative endodontic treatment. J Endod. 2013 Jun;39(6):759-63.

91. Kling M, Cvek M, Mejare I. Rate and predictability of pulp revascularization in therapeutically reimplanted permanent incisors. Endod Dent Traumatol. 1986 Jun;2(3):83-9.

92. Paganelli C, Lanfranchi A, Porta F, Valdivia-Gandur I, Arroyo-Bote S, Martínez-Arroyo J, Tallón-Walton V, Manzanares Céspedes MC. Optimization of the procedure for obtaining DPSCs by means of fragile fracture in clean room conditions. In: Natal Jorge RM, Reis Campos JC,

Vaz MAP, Santos SM, Tavares JM, ed. Biodental Engineering III. 1st edition. Boca Raton: CRC Press. 2014; p. 249-252.

93. Gaviño Orduña JF, García García M, Dominguez P, Caviedes Bucheli J, Martin Biedma B, Abella Sans F, Manzanares Céspedes MC. Successful pulp revascularization of an autotransplantated mature premolar with fragile fracture apicoectomy and plasma rich in growth factors: a 3-year follow-up. Int Endod J. 2020 Mar;53(3):421-433.

94. Derringer KA, Jaggers DC, Linden RW. Angiogenesis in human dental pulp following orthodontic tooth movement. J Dent Res. 1996 Oct;75(10):1761-6.

95. Grünheid T, Morbach BA, Zentner A. Pulpal cellular reactions to experimental tooth movement in rats. Oral Surg Oral Med Oral Pathol Oral Radiol Endod. 2007 Sep;104(3):434-41.

96. Caviedes-Bucheli J, Moreno JO, Ardila-Pinto J, Del Toro-Carreño HR, Saltarín-Quintero H, Sierra-Tapias CL, Macias-Gomez F, Ulate E, Lombana-Sanchez N, Munoz HR. The effect of orthodontic forces on calcitonin gene-related peptide expression in human dental pulp. J Endod. 2011 Jul;37(7):934-7.

97. Kim SG, Malek M, Sigurdsson A, Lin LM, Kahler B. Regenerative endodontics: a comprehensive review. Int Endod J. 2018 Dec;51(12):1367-1388.

98. Jang Y, Choi YJ, Lee SJ, Roh BD, Park SH, Kim E. Prognostic Factors for Clinical Outcomes in Autotransplantation of Teeth with Complete Root Formation: Survival Analysis for up to 12 Years. J Endod. 2016 Feb;42(2):198-205.

99. Tsukiboshi M, Yamauchi N, Tsukiboshi Y. Long-term outcomes of autotransplantation of teeth: A case series. Dent Traumatol. 2019 Dec;35(6):358-367.

100. Boschini L, Plotino G, Melillo M, Staffoli S, Grande NM. Endodontic management of an autotransplanted mandibular third molar: A simplified approach. J Am Dent Assoc. 2020 Mar;151(3):197-202.

101. Hammarström L. Enamel matrix, cementum development and regeneration. J Clin Periodontol. 1997 Sep;24(9 Pt 2):658-68.

102. Sculean A, Donos N, Brecx M, Reich E, Karring T. Treatment of intrabony defects with guided tissue regeneration and enamel-matrix-proteins. An experimental study in monkeys. J Clin Periodontol. 2000 Jul;27(7):466-72.

103. Cochran DL, Jones A, Heijl L, Mellonig JT, Schoolfield J, King GN. Periodontal regeneration with a combination of enamel matrix proteins and autogenous bone grafting. J Periodontol. 2003 Sep;74(9):1269-81.

104. Donos N, Lang NP, Karoussis IK, Bosshardt D, Tonetti M, Kostopoulos L. Effect of GBR in combination with deproteinized bovine bone mineral and/or enamel matrix proteins on the healing of critical-size defects. Clin Oral Implants Res. 2004 Feb;15(1):101-11.

105. Gestrelius S, Lyngstadaas SP, Hammarström L. Emdogain--periodontal regeneration based on biomimicry. Clin Oral Investig. 2000 Jun;4(2):120-5.

106. Miron RJ, Sculean A, Cochran DL, Froum S, Zucchelli G, Nemcovsky C, Donos N, Lyngstadaas SP, Deschner J, Dard M, Stavropoulos A, Zhang Y, Trombelli L, Kasaj A, Shirakata Y, Cortellini P, Tonetti M, Rasperini G, Jepsen S, Bosshardt DD. Twenty years of enamel matrix derivative: the past, the present and the future. J Clin Periodontol. 2016 Aug;43(8):668-83.

107. Greenstein G. Emdogain: evidence of efficacy. Compend Contin Educ Dent. 2000 Apr;21(4):299-305, 308, 310 passim; quiz 314.

108. Moorrees CF, Fanning EA, Hunt EE Jr. Age variation of formation stages for ten permanent teeth. J Dent Res. 1963 Nov-Dec;42:1490-502.

109. Kvint S, Lindsten R, Magnusson A, Nilsson P, Bjerklin K. Autotransplantation of teeth in 215 patients. A follow-up study. Angle Orthod. 2010 May;80(3):446-51.

110. Czochrowska EM, Stenvik A, Bjercke B, Zachrisson BU. Outcome of tooth transplantation: survival and success rates 17-41 years posttreatment. Am J Orthod Dentofacial Orthop. 2002 Feb;121(2):110-9; quiz 193.

111. Kim SG, Ryu SI. Enamel matrix derivative for replanted teeth in animal models: a systematic review and meta-analysis. Restor Dent Endod. 2013 Nov;38(4):194-203.

112. Hoshino S. [Application of enamel matrix derivative for tooth transplantation and replantation]. Kokubyo Gakkai Zasshi. 2000 Jun;67(2):133-45.

113. Iqbal MK, Bamaas N. Effect of enamel matrix derivative (EMDOGAIN) upon periodontal healing after replantation of permanent incisors in beagle dogs. Dent Traumatol. 2001 Feb;17(1):36-45.

114. Araújo M, Hayacibara R, Sonohara M, Cardaropoli G, Lindhe J. Effect of enamel matrix proteins (Emdogain') on healing after re-implantation of "periodontally compromised" roots. An experimental study in the dog. J Clin Periodontol. 2003 Oct;30(10):855-61.

115. Lam K, Sae-Lim V. The effect of Emdogain gel on periodontal healing in replanted monkeys' teeth. Oral Surg Oral Med Oral Pathol Oral Radiol Endod. 2004 Jan;97(1):100-7.

116. Molina GO, Brentegani LG. Use of enamel matrix protein derivative before dental reimplantation: a histometric analysis. Implant Dent. 2005 Sep;14(3):267-73.

117. Guzmán-Martínez N, Silva-Herzog FD, Méndez GV, Martín-Pérez S, Cerda-Cristerna BI, Cohenca N. The effect of Emdogain and 24 % EDTA root conditioning on periodontal healing of replanted dog's teeth. Dent Traumatol. 2009 Feb;25(1):43-50.

118. Barbizam JV, Massarwa R, da Silva LA, da Silva RA, Nelson-Filho P, Consolaro A, Cohenca N. Histopathological evaluation of the effects of variable extraoral dry times and enamel matrix proteins (enamel matrix derivatives) application on replanted dogs' teeth. Dent Traumatol. 2015 Feb;31(1):29-34.

119. Mohamed RN, Basha S, Al-Thomali Y, Tawfik Enan E. Enamel matrix derivative (Emdogain) in treatment of replanted teeth - a systematic review. Acta Odontol Scand. 2019 Apr;77(3):168-172.

120. Schjøtt M, Andreasen JO. Emdogain does not prevent progressive root resorption after replantation of avulsed teeth: a clinical study. Dent Traumatol. 2005 Feb;21(1):46-50.

121. Ninomiya M, Kamata N, Fujimoto R, Ishimoto T, Suryono, Kido J, Nagayama M, Nagata T. Application of enamel matrix derivative in

autotransplantation of an impacted maxillary premolar: a case report. J Periodontol. 2002 Mar;73(3):346-51.

122. Hamamoto Y, Takahashi K, Sakurai H, Akiba K, Izumi N, Kanoh H, Yoshizawa M, Saito C. The use of enamel matrix derivative (Emdogain) for improvement of probing attachment level of the autotransplanted teeth. Dent Traumatol. 2005 Dec;21(6):336-40.

123. Kimura H, Hamada Y, Eida T, Kumano T, Okamura K, Yokota M. Long-Term Outcome of Autotransplantation of a Complete Root Formed a Mandibular Third Molar. Case Rep Dent. 2021 Nov 27;2021:5512804.

124. Abella Sans F, Ribas March F, Zubizarreta-Macho A, et al. Guided autotransplant of a first premolar to replace a maxillary ankylosed incisor using a custom-designed osteotome. J Am Dent Assoc 2022;153:265-72.

125. Gómez Meda R, Abella Sans F, Esquivel J, Zufía J. Impacted maxillary canine with curved apex: three-dimensional guided protocol for autotransplantation. J Endod. 2022;48:379-87.

126. Aoyama S, Yoshizawa M, Niimi K, Sugai T, Kitamura N, Saito C. Prognostic factors for autotransplantation of teeth with complete root formation. Oral Surg Oral Med Oral Pathol Oral Radiol. 2012 Nov;114(5 Suppl):S216-28.

127. Zufía J, Abella F, Trebol I, Gómez-Meda R. Autotransplantation of mandibular third molar with buccal cortical plate to replace vertically fractured mandibular second molar: a novel technique. J Endod. 2017;43:1574-8.

128. Andreasen JO. Interrelation between alveolar bone and periodontal ligament repair after replantation of mature permanent incisors in monkeys. J Periodontal Res. 1981;16:228-35.

129. Gómez Meda R, Abella Sans F, Esquivel J, Zufía J. Autotransplantation of Maxillary Third Molar with Its Attached Buccal Cortical Plate Combined with a Connective Tissue Graft. J Endod. 2023 Mar;49(3):313-320.

130. Esposito M, Grusovin MG, Rees J, Karasoulos D, Felice P, Alissa R, Worthington H, Coulthard P. Effectiveness of sinus lift procedures for dental implant rehabilitation: a Cochrane systematic review. Eur J Oral Implantol. 2010 Spring;3(1):7-26.

131. Pjetursson BE, Tan WC, Zwahlen M, Lang NP. A systematic review of the success of sinus floor elevation and survival of implants inserted in combination with sinus floor elevation. J Clin Periodontol. 2008;35(8 suppl):216-40.

132. Chao YL, Chen HH, Mei CC, Tu YK, Lu HK. Meta-regression analysis of the initial bone height for predicting implant survival rates of two sinus elevation procedures. J Clin Periodontol. 2010;37:456-65.

133. Boyne PJ, James RA. Grafting of the maxillary sinus floor with autogenous marrow and bone. J Oral Surg 1980;38:613-6.

134. Pang NS, Choi YK, Kim KD, Park W. Autotransplantation of an ectopic impacted premolar with sinus lift and allogenic bone graft. Int Endod J. 2011 Oct;44(10):967-75.

135. Park YS, Baek SH, Lee WC, Kum KY, Shon WJ. Autotransplantation with simultaneous sinus floor elevation. J Endod. 2012 Jan;38(1):121-4.

136. Shahbazian M, Jacobs R, Wyatt J, Denys D, Lambrichts I, Vinckier F, Willems G. Validation of the cone beam computed tomography-based stereolithographic surgical guide aiding autotransplantation of teeth: clinical case-control study. Oral Surg Oral Med Oral Pathol Oral Radiol. 2013 May;115(5):667-75.

137. Pogrel MA. Evaluation of over 400 autogenous tooth transplants. J Oral Maxillofac Surg. 1987 Mar;45(3):205-11.

138. Lundberg T, Isaksson S. A clinical follow-up study of 278 autotransplanted teeth. Br J Oral Maxillofac Surg. 1996 Apr;34(2):181-5.

139. Cross D, El-Angbawi A, McLaughlin P, Keightley A, Brocklebank L, Whitters J, McKerlie R, Cross L, Welbury R. Developments in autotransplantation of teeth. Surgeon. 2013 Feb;11(1):49-55.

140. Abella F, de Ribot J, Doria G, Duran-Sindreu F, Roig M. Applications of piezoelectric surgery in endodontic surgery: a literature review. J Endod. 2014 Mar;40(3):325-32.

141. Buser D, Chappuis V, Belser UC, Chen S. Implant placement post extraction in esthetic single tooth sites: when immediate, when early, when late? Periodontol 2000. 2017 Feb;73(1):84-102.

142. Sanz I, Garcia-Gargallo M, Herrera D, Martin C, Figuero E, Sanz M. Surgical protocols for early implant placement in post-extraction sockets: a systematic review. Clin Oral Implants Res. 2012 Feb;23 Suppl 5:67-79.

143. Chappuis V, Bornstein mm, Buser D, Belser U. Influence of implant neck design on facial bone crest dimensions in the esthetic zone analyzed by cone beam CT: a comparative study with a 5-to-9-year follow-up. Clin Oral Implants Res. 2016 Sep;27(9):1055-64.

144. Kim E, Jung JY, Cha IH, Kum KY, Lee SJ. Evaluation of the prognosis and causes of failure in 182 cases of autogenous tooth transplantation. Oral Surg Oral Med Oral Pathol Oral Radiol Endod. 2005 Jul;100(1):112-9.

145. Almpani K, Papageorgiou SN, Papadopoulos MA. Autotransplantation of teeth in humans: a systematic review and meta-analysis. Clin Oral Investig. 2015 Jul;19(6):1157-79.

146. Bauss O, Engelke W, Fenske C, Schilke R, Schwestka-Polly R. Autotransplantation of immature third molars into edentulous and atrophied jaw sections. Int J Oral Maxillofac Surg. 2004 Sep;33(6):558-63.

147. Bauss O, Zonios I, Rahman A. Root development of immature third molars transplanted to surgically created sockets. J Oral Maxillofac Surg. 2008;66(6):1200-1211.

148. Andreasen JO, Kristerson L, Andreasen FM. Damage of the Hertwig's epithelial root sheath: effect upon root growth after autotransplantation of teeth in monkeys. Endod Dent Traumatol. 1988;4(4):145-151. 20.

149. Kristerson L, Andreasen JO. Autotransplantation and replantation of tooth germs in monkeys. Effect of damage to the dental follicle and position of transplant in the alveolus. Int J Oral Surg. 1984;13(4): 324-333.

capítulo / cinco

CANINOS IMPACTADOS: TRACCIÓN ORTODÓNTICA FRENTE A AUTOTRASPLANTE

**Oriol Quevedo Pou, Ariadna Pàmies Parejo,
Francesc Abella Sans, Ramón Gómez Meda**

La impactación de caninos es la patología en la cual uno o varios caninos permanecen cubiertos por tejido óseo o por mucosa sin erupcionar en la cavidad bucal en el tiempo y posición adecuados.

El tratamiento habitual es la exposición quirúrgica seguida de una tracción ortodóntica, pero en situaciones en las que el clínico pueda prever complicaciones en la tracción, la extracción suele ser el tratamiento de elección. El autotrasplante de caninos impactados puede ser una alternativa perfectamente viable en estos casos.

Prevalencia

Antes de empezar hablar de prevalencia es necesario concretar la región demográfica que se va a estudiar, ya que se han observado diferencias significativas entre las distintas etnias o razas.

En cualquier caso, en la mayoría de las poblaciones, la prevalencia de impactación de caninos es baja. El canino maxilar es el segundo diente más comúnmente impactado en la población después del tercer molar superior, con una prevalencia que oscila entre el 0,92 % y el 2,8 % de la población[1-6]. La afectación es mayor en mujeres que en hombres (ocurre 2 o 3 veces más en el sexo femenino). De los caninos incluidos, aproximadamente el 10 % son mandibulares y el 90 % son maxilares (📷 5.1), y de estos últimos, se encuentran con mayor frecuencia en posición palatina (85 %) que en posición vestibular (15 %)[3-5,7-12].

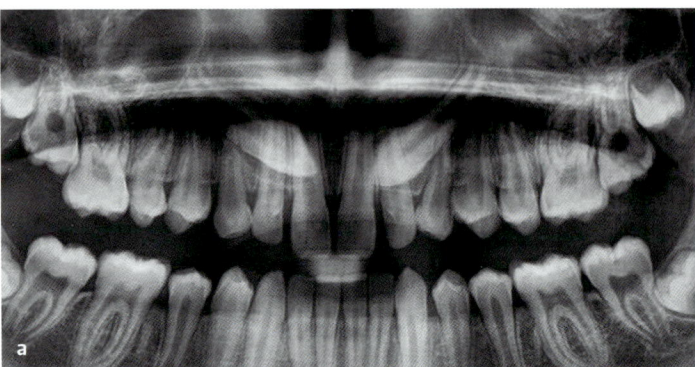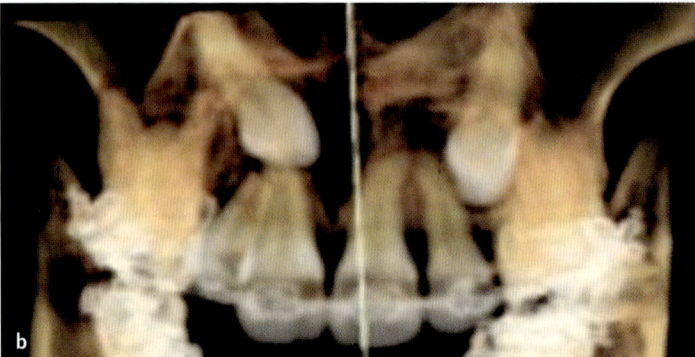

📷 **5.1** Estudio de caninos maxilares impactados. a) Estudio bidimensional (2D) mediante ortopantomografía. b) Estudio tridimensional (3D) mediante reconstrucción a través de una tomografía computarizada de haz cónico (TCHC).

En la arcada inferior, la mayoría de los estudios sobre impactación de caninos mandibulares son reportes de casos que involucran a un solo paciente o un número limitado de pacientes[13,14]. Por esta razón es difícil encontrar datos fiables sobre un rango de incidencia. Una de las últimas revisiones sistemáticas al respecto obtuvo como resultado una incidencia de entre 0,92 % y 1,35 %[15].

> **Aclaración:** Por estos motivos y para facilitar la lectura, los autores del presente capítulo, al referirse a caninos impactados (si no hay aclaración específica), se estarán refiriendo a caninos maxilares.

Etiología de la impactación de caninos permanentes

Caninos maxilares

Los caninos superiores son los dientes que tienen un recorrido más largo desde el lugar donde se da su formación (prácticamente bajo el suelo de la órbita) hasta llegar al plano oclusal. También son los que tienen un periodo más largo de desarrollo. La calcificación del canino superior empieza a los 4 meses de vida y la formación del esmalte termina sobre los 6-7 años. Erupcionan en la cavidad oral sobre los 11-12 años y terminan su formación radicular sobre los 13-15 años[3,16].

Las principales causas de impactación de caninos maxilares descritas por varios autores como Ericson y Kurol[6], Becker y Chaushu[5], y Bishara[3] entre otros, son:

- **Obstrucción local de tejido duro**. Presencia de dientes supernumerarios, odontomas, o cualquier otro obstáculo físico. La "no-reabsorción" radicular del canino temporal también se ha descrito como una causa de obstrucción local[5,8-10].
- **Patología local**. La presencia de granulomas o problemas apicales en caninos o incisivos laterales deciduos debido a caries, traumas o desgaste excesivo pueden provocar una desviación de la erupción del canino permanente[3,5,8].

- **Desviación o alteración del desarrollo normal de los incisivos laterales**. Estos son los dientes cuyas raíces (forma, longitud, inclinación y posición) sirven de guía para la vía de erupción correcta de los caninos ("Teoría de la Guía" para guiar el canino con patrón de erupción mesial hacia una dirección distal e incisal más favorable). Cualquier alteración en su desarrollo radicular puede alterar la vía normal de erupción del canino[5,9,17].

- **Factores hereditarios o genéticos**. La teoría genética sugirió que los factores genéticos son el origen primario de los caninos maxilares desplazados hacia el paladar, lo que resulta en la ocurrencia familiar y bilateral, así como en la preferencia de sexo[17,18].

- **Apiñamiento dental.** Hay estudios que concluyen que el apiñamiento no afecta en la impactación de caninos, sin embargo, otros sí. En las arcadas dentarias con evidente falta de espacio a menudo observamos dientes desplazados de su lugar de desarrollo inicial. Sabiendo que los dientes vecinos al canino maxilar (incisivo lateral y primer premolar), erupcionan ambos antes que el canino, no resultaría erróneo pensar que, en una arcada con falta de espacio, estos ocuparían el sitio del canino al erupcionar y la erupción de este se vería afectada[9,19].

- **Combinación de varias de las anteriores**[17].

Caninos mandibulares

Si hoy en día aún existe controversia acerca de las causas de impactación de los caninos maxilares, en la arcada mandibular la falta de consenso o conocimiento es aún mayor. Las más sugeridas son: factores hereditarios, el desplazamiento anormal de la lámina dental durante el desarrollo del embrión, problemas endocrinos, la inclinación vestibular de los incisivos mandibulares, fractura traumática cerca de la zona de erupción del canino mandibular y otros factores locales como odontomas, quistes y anomalías de forma de los dientes adyacentes (estas últimas son las causas más frecuentes[15]) (📷 5.2, 5.3).

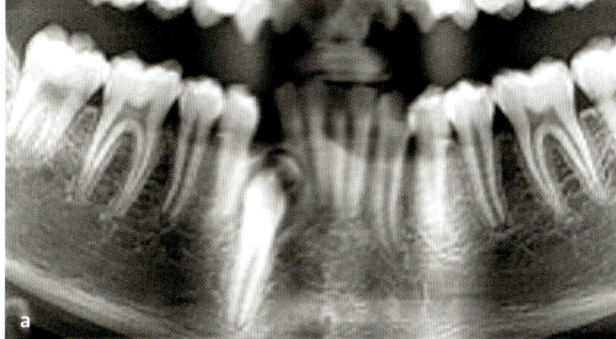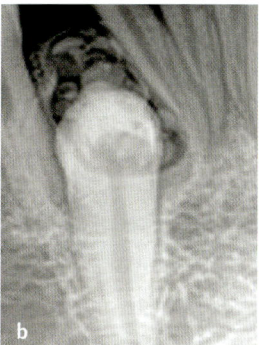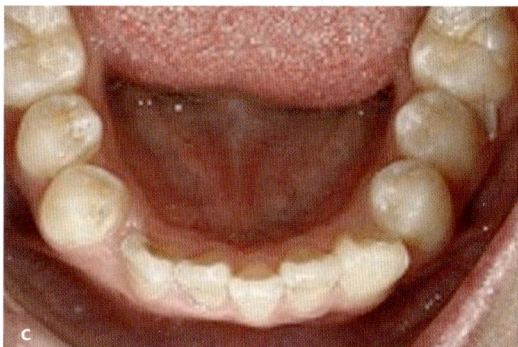

📷 **5.2** Impactación de canino mandibular. a) Ortopantomografía en la que se aprecia un canino mandibular incluido con aparente obstáculo sobre su corona. b) Radiografía periapical que confirma el hallazgo de un odontoma compuesto causante de la impactación del canino. c) Situación dental con falta de espacio generada por el acortamiento de la longitud de la arcada.

◎ 5.3 Tratamiento de ortodoncia para recuperar el espacio perdido para el canino. a) Situación inicial. b) Exéresis del odontoma respetando la integridad radicular del incisivo y premolar contiguos. c) Tracción ortodóncica. d) Canino completa-mente ubicado en el arco dentario. e) Trabajo específico sobre el canino para adecuar el torque radicular mediante un resorte auxiliar.

Diagnóstico (métodos, *timing*, diagnóstico precoz)

La presencia de un canino impactado raramente causa dolor, inflamación o molestia, por esta razón, el diagnóstico inicial suele ser un hallazgo fortuito en un examen o evaluación dental clínica rutinaria[5,12]. Después del hallazgo o sospecha clínica, reforzado por signos clínicos como la erupción tardía del canino permanente, la retención excesiva del canino temporal, la ausencia del "bulto canino" por vestibular, la presencia de protuberancia palpable en la mucosa palatina y la inclinación a distal de la corona del incisivo lateral, deberá continuarse con la evaluación radiográfica[3,5,20].

En este sentido, cabe destacar que Ericson y Kurol[6,10] expusieron que la ausencia del bulto canino cuando el niño tiene alrededor de 11 años no es siempre una indicación de canino impactado, pues hasta un 29 % de los caninos no se palpan sobre los 10 años. Sin embargo, se recomienda la palpación de la superficie vestibular sobre lo que sería la zona apical distal de la raíz del incisivo lateral para ayudar a determinar la posición del canino maxilar antes de su emergencia[12].

Si el "bulto canino" vestibular está ausente en un paciente de 9 o 10 años, se debe sospechar un trastorno de la erupción del canino permanente y obtener una imagen radiológica para confirmar el diagnóstico y evaluar el riesgo de posible impactación[3].

La erupción de los caninos superiores suele darse en la mayoría de los casos sobre los 11 años. Si a esta edad no se observa su erupción (sobre todo si el contralateral sí lo ha hecho) debemos sospechar de una posible impactación.

Las pruebas radiográficas para valorar una impactación de caninos pueden ser técnicas intraorales (radiografías oclusales y periapicales) o extraorales (radiografías panorámicas, frontales, laterales y tomografía computarizada de haz cónico —TCHC—) (◎ 5.4).

Uno de los métodos tradicionales y sencillos de localización de dientes impactados, específicamente en caninos maxilares, ha sido la llamada técnica de paralaje (*parallax method*) de imagen 2D con radiografías periapicales. Esta técnica consiste en tomar dos radiografías periapicales en diferentes angulaciones mesiodistales y usar la regla

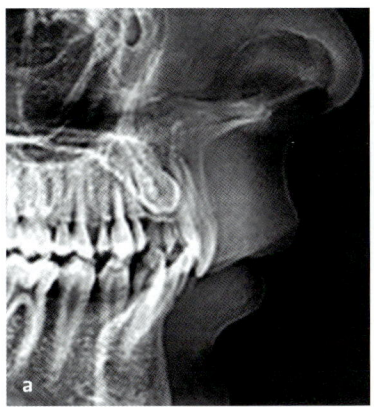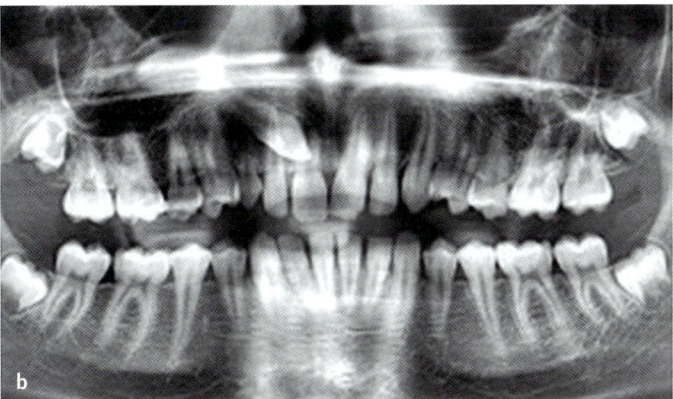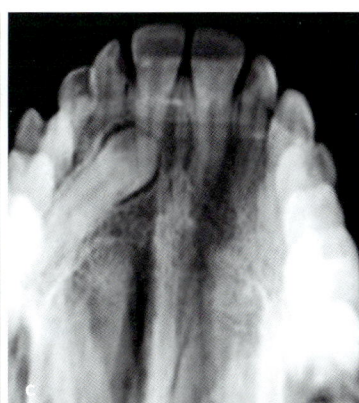

📷 **5.4** Ejemplos de métodos radiográficos para valorar un canino impactado. a) Canino impactado visible en una telerradiografía lateral de cráneo en la que se puede valorar perfectamente su posición palatina y su ubicación a nivel vertical. b) Ortopantomografía del mismo paciente, con la que podemos hacernos una idea de la posición del canino en relación con la línea media. c) Radiografía oclusal del mismo paciente.

"igual-lingual/opuesto-vestibular", (en inglés, SLOB, *same lingual-oposite bucal*) para determinar la posición vestibulolingual del canino. La interpretación radiográfica de la regla SLOB es que si al obtener la segunda radiografía el clínico ha movido el tubo de rayos X en dirección distal, y en la radiografía el canino también se mueve distalmente, significa que está ubicado en palatino (lingual). Si por el contrario, el canino impactado está por vestibular, la corona del diente en la segunda radiografía se moverá hacia mesial (movimiento opuesto al del tubo de rayos X)[12].

Respecto a las telerradiografías laterales y frontales, cuando los niños tienen 8 o 9 años, se pueden localizar fácilmente los caninos superiores. También tenemos las radiografías panorámicas, que son una herramienta de uso fácil y rutinario para la identificación de un posible canino impactado[12,19] (📷 5.5).

Por último, nos encontramos con la TCHC, que es la técnica más precisa para identificar y ubicar con exactitud la posición del canino impactado y determinar el mejor abordaje quirúrgico posible (📷 5.6).

La TCHC nos permite evaluar la cantidad de hueso alrededor y ver si hay daño en las raíces de los dientes adyacentes. Parece evidente que el estudio y planificación de un caso de canino impactado en la actualidad debe realizarse siempre basándonos en una imagen de TCHC[1,8,10,21,22] (📷 5.7).

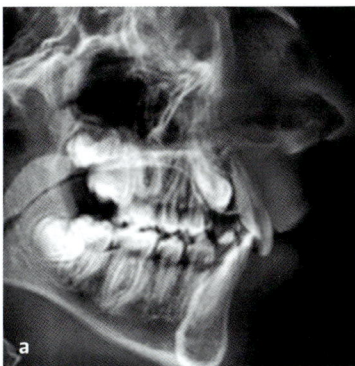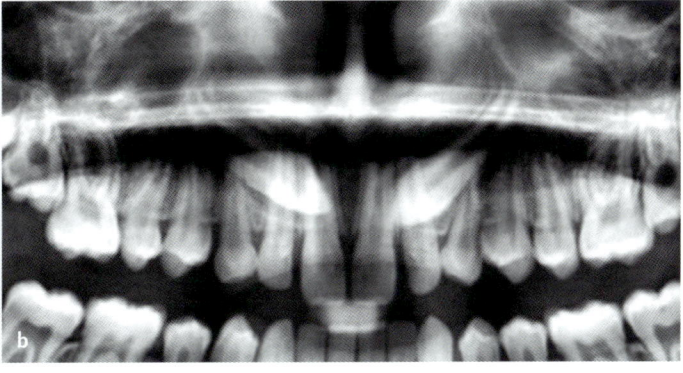

📷 **5.5** Impactación bilateral de caninos. a) Telerradiografía lateral de cráneo. Podemos ver que, por lo menos, un canino está por palatino, pero la superposición de estructuras 2D nos impide una valoración correcta. b) Ortopantomografía del mismo paciente. Se observa la impactación bilateral.

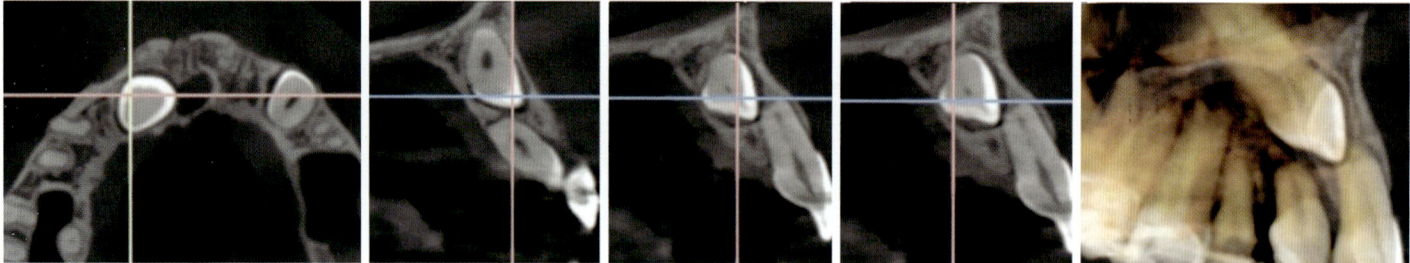

📷 **5.6** Serie de cortes e imágenes de la TCHC del mismo paciente en los que se observa la impactación del canino superior derecho (diente 1.3) y su afectación sobre la raíz del incisivo central.

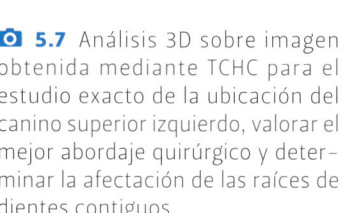

📷 **5.7** Análisis 3D sobre imagen obtenida mediante TCHC para el estudio exacto de la ubicación del canino superior izquierdo, valorar el mejor abordaje quirúrgico y determinar la afectación de las raíces de dientes contiguos.

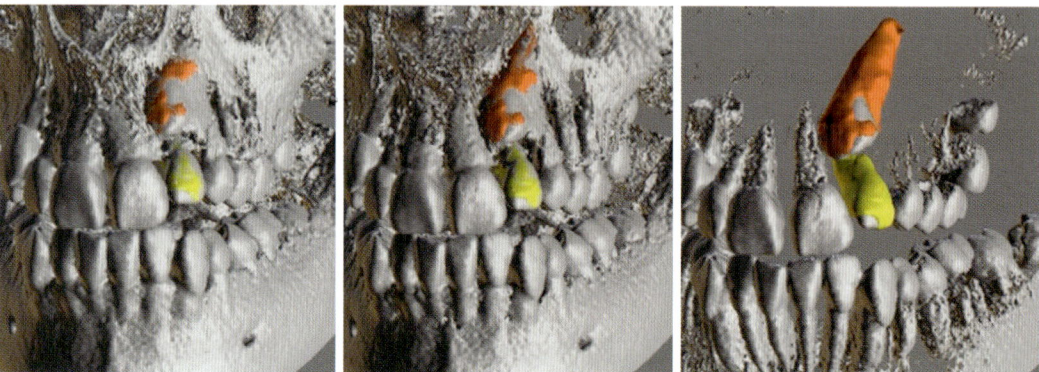

Complicaciones o secuelas

Los principales problemas o secuelas que conlleva un canino impactado son las siguientes.

Pérdida de función canina y de longitud de arcada

La presencia de los caninos definitivos para una correcta oclusión funcional es fundamental. Son los dientes con la raíz más larga y ancha. Ubicados en una zona del arco dentario estratégica, dividen la zona de la dentición anterior de la posterior y son el fulcro o rompefuerzas encargados de proteger a todo el sistema en los distintos movimientos de masticación. La guía canina tiene como principal objetivo la disoclusión posterior en los movimientos laterales, previniendo contactos dentales patológicos en molares y premolares. Estos contactos pueden ser dañinos tanto para la propia dentición (fracturas o desgaste prematuro) como para el complejo óseo-articular-muscular de la articulación temporomandibular (ATM)[3,12,16].

Si un canino ha quedado impactado y no ha erupcionado en su posición, pueden darse dos situaciones distintas. La más frecuente sería que el canino deciduo permaneciera en su sitio. La otra, que el canino deciduo hubiese sido reabsorbido y exfoliado por el incisivo lateral o el premolar. Tanto en una situación como en la otra, la función canina se vería alterada o perdida.

El canino temporal no suele tener cúspide al haber estado ejerciendo esa misma función protectora durante la dentición temporal y mixta, por lo que, si en la dentición definitiva permanece en boca, no va a existir guía canina, tanto por la pérdida de su cúspide desgastada como por el reducido tamaño de la corona del canino deciduo en comparación con el permanente (📷 5.8).

En el caso de la exfoliación del canino temporal, se dará una migración mesial de los sectores posteriores con la consecuente pérdida de espacio por acortamiento de la longitud de arcada. Puede ocurrir que el primer premolar ejerza una "guía canina" aceptable; sin embargo, el premolar no es un diente anatómicamente preparado para ello. Además, ante este escenario también ocurre la erupción mesial del segundo premolar y de los molares, lo que puede causar un desajuste en la correcta oclusión y la aparición de interferencias oclusales[3,12].

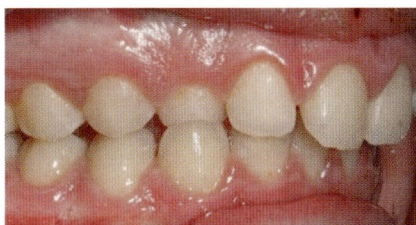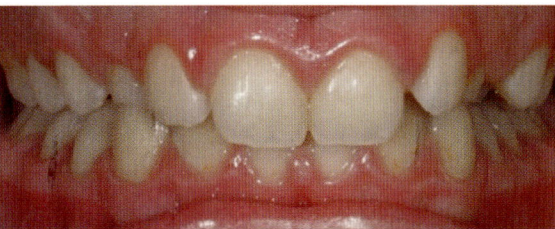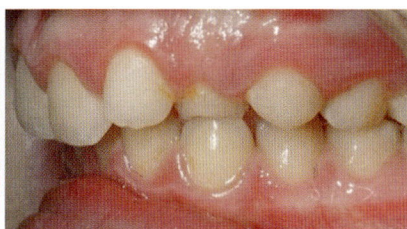

📷 **5.8** Paciente de 14 años con impactación de 1.3 y 2.3 con presencia de 5.3 y 6.3. Nótese el tamaño reducido de los caninos temporales y el gran desgaste sufrido.

Quiste dentígero

La aparición de un quiste dentígero alrededor de la corona de un canino impactado (cavidad patológica recubierta en su interior por epitelio y en su cara exterior por tejido conectivo que puede contener desde líquidos, gases o elementos sólidos) es algo que tener en cuenta, sobre todo en aquellos casos en los que se decida mantener el canino impactado en su sitio sin realizar ni la extracción, ni la tracción ortodóncica. En el caso que se desarrolle un quiste dentígero y no se controle su evolución, este puede dañar gravemente las raíces de los dientes contiguos o crear defectos óseos[3,16].

Defecto estético

Cuando no erupciona un canino impactado pueden darse dos situaciones con el canino temporal: que permanezca en su sitio o que se exfolie. En cualquiera de los dos casos, si la situación que nos encontramos es bilateral (pérdida de ambos temporales o presencia de ambos), el problema estético será menor debido a que se conservará una simetría bilateral (📷 5.9).

Además, hay que tener en cuenta que la corona del canino deciduo es aproximadamente un 50 % menor que la del canino permanente (📷 5.10). Es por ello por lo que el clínico deberá tener en cuenta que cuando se produzca una impactación unilateral de un canino superior con la presencia de un canino deciduo en un lado y del permanente en el otro, el defecto estético que se va a producir será evidente y muy significativo. El resultado será una gran asimetría, tanto de los márgenes gingivales como de los bordes incisales y cúspides caninas.

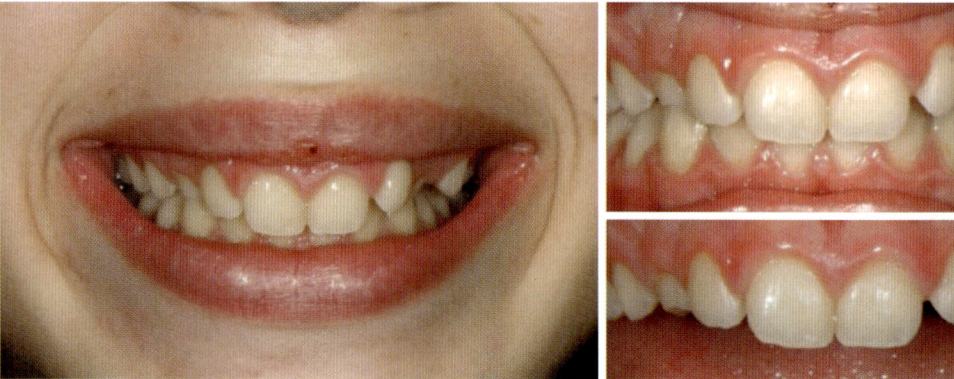

📷 **5.9** Simetría conservada o perdida. a,b) Paciente de 13 años con impactación de 1.3 y 2.3 y pérdida de 5.3 y 6.3. Se conserva la simetría, aunque la presencia de diastemas causa un defecto estético en la sonrisa. c) Paciente de 15 años con impactación de 2.3 y pérdida del 6.3 que causa desviación de la línea media superior, *canting* dental y sensación de "tramo edéntulo". d) Misma paciente tras la reubicación del canino impactado mediante tratamiento ortodóntico.

📷 **5.10** Paciente de 14 años con impactación de 1.3 y 2.3 y presencia de 5.3 y 6.3. Se puede ver la gran asimetría de márgenes y el reducido tamaño de los caninos temporales.

Reabsorción radicular

La impactación de un canino implica que se ha desviado de su vía normal de erupción. En ese trayecto de erupción errónea, la corona de los caninos impactados (o su saco folicular) puede dirigirse hacia las raíces de los incisivos centrales o laterales, o incluso hacia el primer premolar[23].

Que se produzca un contacto entre la corona del canino impactado y la raíz o raíces de uno o varios incisivos es un hecho bastante frecuente que debe evaluarse mediante TCHC de gran precisión para determinar si existe reabsorción radicular[3,12,16] (📷 5.11).

El porcentaje de reabsorciones radiculares en incisivos laterales ha variado en los últimos años debido a las imágenes en 3D. Las evaluaciones realizadas en el pasado mediante radiografías 2D reportaban tasas de reabsorción radicular en incisivos del 12 %, mientras que estudios más recientes que utilizaban técnicas 3D revelan tasas de hasta el 38 % de reabsorción en incisivos laterales[5,23]. Ericson y Kurol observaron mediante TCHC que el grado reabsorción radicular de incisivos era de hasta un 50 % en casos de caninos maxilares impactados[5,7,23].

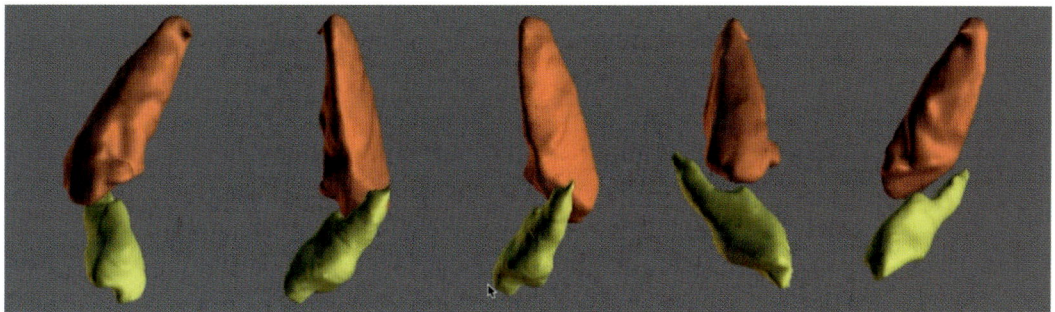

⌾ 5.11 Aislamiento 3D de una imagen obtenida mediante TCHC para evaluar con precisión la afectación radicular del incisivo lateral sufrida por el canino impactado situado justo encima de su raíz. Obsérvese una significativa reabsorción radicular en el tercio medio-apical de la zona vestibular.

No está claro si una reabsorción de este tipo puede comprometer o no la viabilidad de un incisivo a largo plazo. Sin embargo, diferentes publicaciones han demostrado que, una vez concluido el tratamiento de ortodoncia, toda reabsorción existente provocada por el canino impactado se detiene y no afecta a la vitalidad del incisivo[21] (**CASO CLÍNICO** 5.1). La presencia o no de reabsorción radicular en algún incisivo, así como su intensidad, serán factores determinantes en la elección del tratamiento.

CASO CLÍNICO 5.1

Caninos superior e inferior izquierdos incluidos

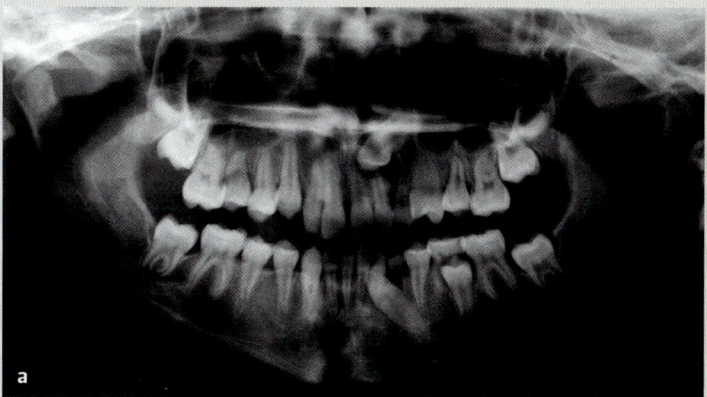
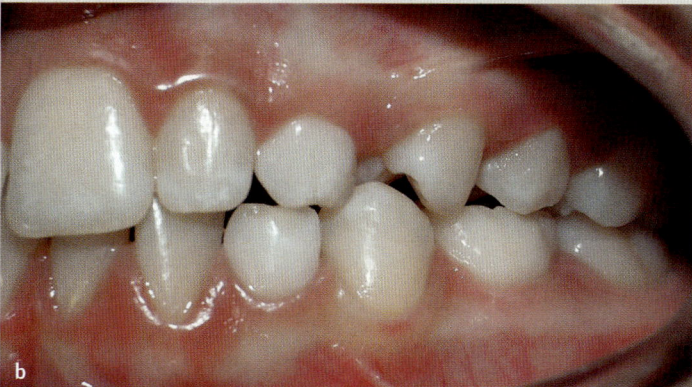

⌕ 5.12 Paciente de 13 años que acude a consulta para un tratamiento ortodrómico y en la que se diagnostica la presencia de dos caninos incluidos, superior e inferior izquierdos. a) Radiografía panorámica inicial en la que se observa una impactación de los caninos que superan completamente los incisivos laterales y, además, ha provocado la reabsorción parcial de la raíz del incisivo lateral superior izquierdo. b) Fotografía en detalle que muestra los caninos deciduos todavía en boca.

🔍 **5.13** Malposición del canino superior izquierdo (diente 2.3) que ha provocado la reabsorción radicular del incisivo lateral superior izquierdo (diente 2.2). a) Exposición quirúrgica de la corona del canino. b) Colocación de un botón y ligadura metálica para la tracción del canino hacia distal. En un primer paso se evita la tracción hacia oclusal para no agravar la reabsorción de la raíz del lateral.

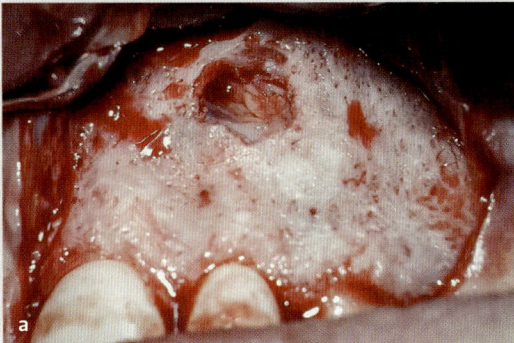
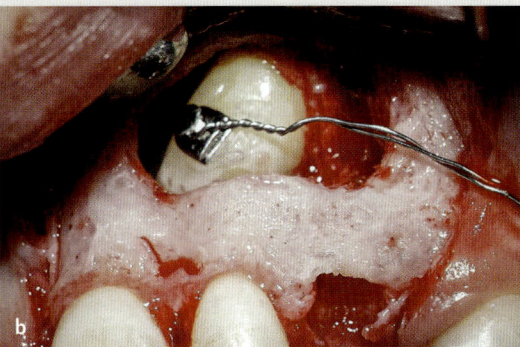

🔍 **5.14** Control a los 6 años de la intervención quirúrgica. Se aprecia el buen asentamiento de la oclusión y de la guía canina.

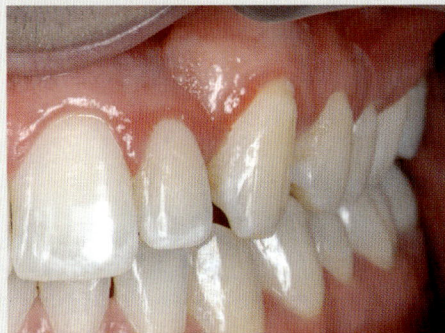
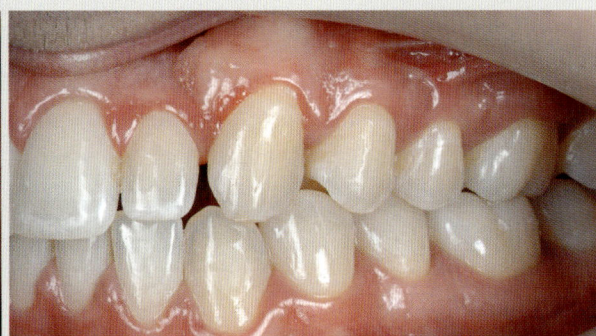

🔍 **5.15** Evaluación clínica y radiográfica los 10 años de la intervención quirúrgica. a) A pesar de la gran reabsorción radicular del incisivo lateral, no se aprecia movilidad alguna de dicho diente ni ha sido necesaria su ferulización. b) Obsérvese en la radiografía la ausencia de ferulización, pues no se detectó mayor grado de movilidad que en los dientes adyacentes a pesar de la reabsorción radicular.

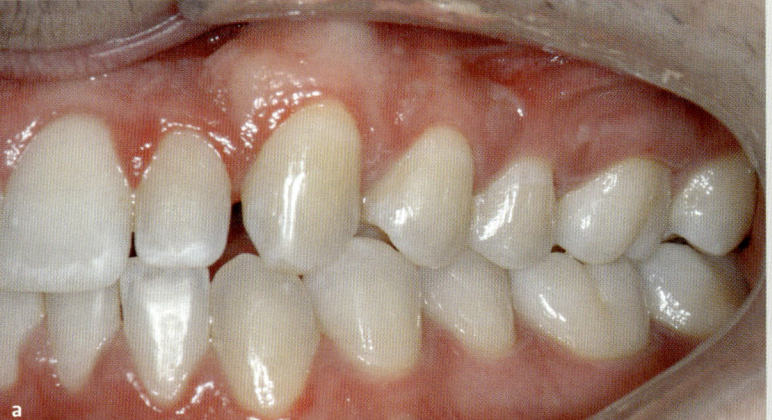
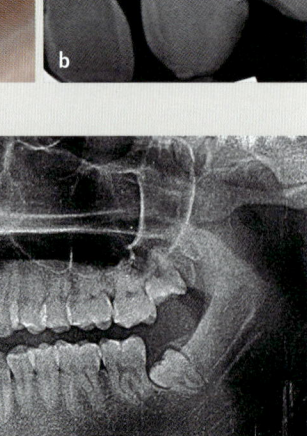

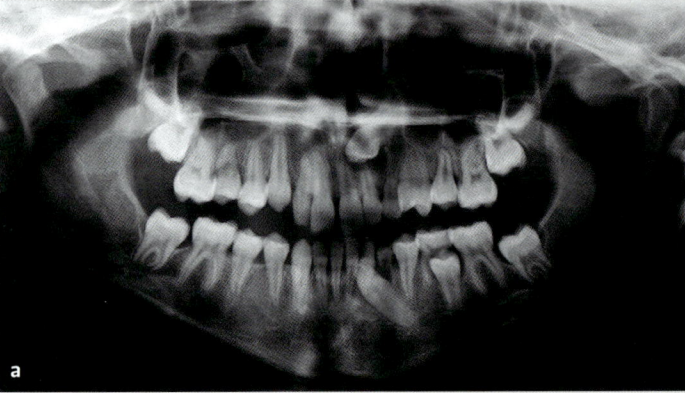
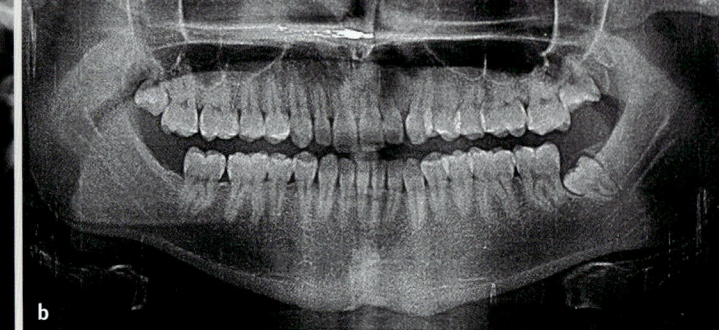

🔍 **5.16** Comparativa entre radiografías. a) Radiografía panorámica inicial. b) Radiografía realizada 6 años después de la intervención.

¿Cómo prevenir una posible impactación de un canino maxilar?

La detección temprana de caninos en una posición ectópica con gran potencial de impactación es fundamental para su prevención. La monitorización radiográfica en estos casos va a ser necesaria para poder ejecutar los procedimientos oportunos para evitar la impactación[6,9-12,19].

Lo primero de todo será detectar que existe una desviación de la vía normal de erupción. Para ello, es conveniente una supervisión clínica para valorar la palpación de la prominencia canina y efectuar un control radiográfico mediante una ortopantomografía a la edad de 9-10 años. Se deben observar los factores clave de una posible impactación como, por ejemplo, la cercanía del canino a la línea media, la angulación del canino respecto a la línea media, la superposición de la corona del canino sobre la raíz del incisivo lateral, la presencia de un incisivo lateral con una raíz más corta de lo normal o un incisivo lateral con una corona inclinada ligeramente hacia distal[8,10].

Power y Short evaluaron las posibilidades de impactación en función de la angulación del canino en una ortopantomografía. Los autores llegaron a la conclusión de que las posibilidades de impactación eran mayores si la angulación del eje del canino con la línea media era de más de 31 grados[9]. Por su parte, Warford y Gandhi sugirieron que el pronóstico del canino ubicado distal a la línea media del incisivo lateral era más favorable que los caninos ubicados a mesial de la línea media de la raíz del incisivo lateral[24].

Extracción de dientes deciduos

Uno de los principales tratamientos preventivos recomendados para evitar la impactación palatina de un canino es la extracción temprana (entre los 10-13 años) del canino temporal para forzar una mejora en la vía de erupción distal del permanente ectópico y lograr una erupción espontánea[9,10].

Con este procedimiento, si la punta de la corona se encuentra distal a la línea media del incisivo lateral se podrá normalizar la posición de los caninos a los 6 meses de la exodoncia hasta en un 91 % de los casos, mientras que esta normalización solo sucederá en el 64 % de los casos si la punta de la corona está mesial a la línea media del incisivo lateral[10] (📷 5.17). Sin embargo, esta regla puede resultar algo estéril si no se ha valorado correctamente el potencial de impactación mediante control radiográfico (📷 5.18). Para mejorar la guía de erupción del canino impactado también se ha propuesto la doble extracción de canino temporal y la del primer molar temporal.

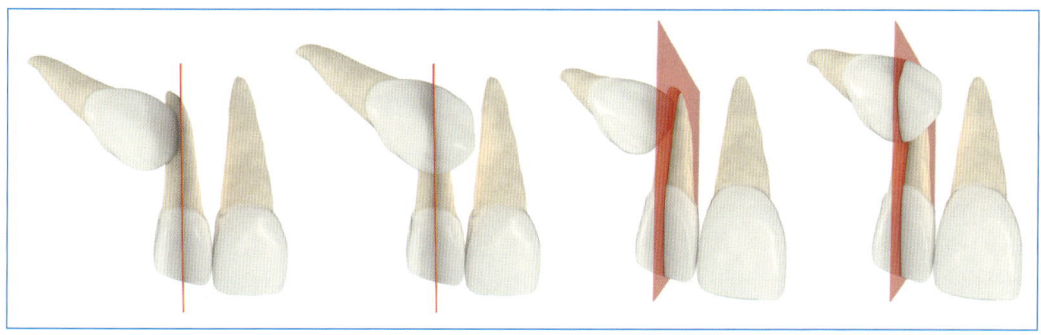

📷 **5.17** Esquema propuesto por Ericson y Kurol[10] sobre la probabilidad de mejora espontánea de un canino permanente al realizar la extracción del canino temporal.

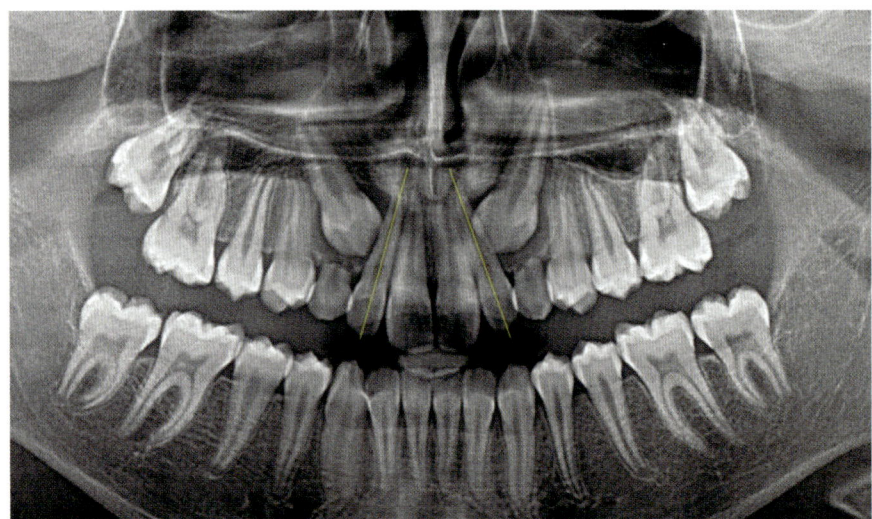

5.18 Ortopantomografía en la que se puede observar que ambos caninos empiezan a desplazarse de su vía ideal de erupción. El 1.3 sigue en contacto con la pared distal de la raíz del incisivo lateral, sin superposición. En este caso incluso sin extracción del 5.3, la correcta erupción es muy probable, aunque sería prudente realizarla. En el caso del 2.3 ya se observa una superposición de la corona sobre la raíz del incisivo lateral, aunque sin sobrepasar la línea media de este. La extracción del 6.3 sería aconsejable.

Hace más de 30 años, autores como Ericson y Kurol[10] o Lindauer[19] nos dieron las claves y métodos para la detección e identificación prematura de caninos impactados. El clínico encargado de juzgar y diagnosticar este tipo de casos debería estar familiarizado con dichos métodos, los cuales no son motivo del presente capítulo.

Extracción de dientes permanentes

Si desde el punto de vista oclusal-ortodóncico, el caso requiere un tratamiento ortodóntico con extracciones dentales, la extracción más habitual es la de los primeros premolares, los cuales dejarán un espacio para una vía de erupción y una reorientación espontánea (o asistida) del canino ectópico pasados unos 6-12 meses. La extracción de incisivos laterales microdónticos, conoides o con anatomías desfavorables también se pueden considerar en estos casos.

Tratamiento interceptivo de ortodoncia

Un tratamiento de primera fase ortodóntica que implique una expansión maxilar (disyuntor óseo) o una distalización molar (tracción extraoral o similar) va a favorecer hasta un 65-80 % la redirección del canino impactado. Por este motivo, en casos con un potencial de impactación evidente puede realizarse un tratamiento de expansión maxilar, incluso a pesar de que no exista un déficit transversal evidente[2,25].

¿Cómo valorar si un canino impactado puede ser traccionado con éxito o si debe ser exodonciado (o autotrasplantado)?

Las opciones de tratamiento más comunes para un canino maxilar impactado son la fenestración y alineación con ortodoncia, la exodoncia o el autotrasplante. El clínico deberá tener en cuenta varios factores para decidir el mejor tratamiento posible[3,9,10,16,26]:

- Edad.
- Salud dental.
- Motivación del paciente.
- Higiene oral.
- Espacio disponible en la arcada para recolocar el canino.
- Anatomía del primer premolar (para un posible reemplazo del canino).
- Volumen de hueso en la zona para una eventual colocación de implante.
- Anquilosis.
- Grosor de encía adherida.
- Impedimento médico para realizar una cirugía.
- Presencia y grado de reabsorción radicular de incisivos adyacentes.
- **Posición del canino impactado.**

Una vez evaluados los factores mencionados, si no hay ningún impedimento explícito para efectuar la tracción ortodóncica, la posición del canino va a ser el factor más determinante y el que nos va a dar una idea de lo favorable o no que pueda ser un tratamiento de exposición quirúrgica y tracción ortodóntica. En otras palabras, saber si va a ser fácil o difícil, predecible o no y, por lo tanto, y en función de dicha información, poder decidir si efectuar el tratamiento de tracción con ortodoncia o si decantarnos por la extracción o el autotrasplante.

En cuanto a la posición del canino maxilar impactado, debemos fijarnos principalmente en estos cinco puntos descritos, entre otros, por Ericson y Kurol[10], Stivaros[25]o Leonardi[26]:

1 **Angulación del canino respecto la línea media**. Cuanto más vertical esté y menos horizontalizado (menor angulación respecto a la línea media), la tracción será más favorable.

2 **Posición anteroposterior del ápice del canino.** El ápice de la raíz del canino puede situarse en la región del primer premolar, del segundo premolar, o de la propia ubicación normal del canino. Cuanto más retrasada esté la posición de la raíz, también lo estará la de la corona. Por tanto, cuanto más anterior se encuentre la raíz del canino, más desfavorable será su tracción.

3 **Altura de la corona del canino respecto al plano oclusal**. Podemos encontrar la corona por debajo de la línea amelocementaria de los incisivos, por encima de ella, por encima de más de la mitad de la raíz, o incluso por encima de la raíz. Cuanto más alta esté localizada, peor pronóstico tendrá la tracción ortodóncica.

4 **Superposición de la corona del canino con la raíz del incisivo lateral adyacente**. Podemos encontrar la corona del canino impactado sin superposición con la raíz del incisivo lateral, con superposición de menos de la mitad de la raíz del lateral, con superposición de más de la mitad de la raíz del lateral sin llegar a ser completa o con una superposición completa que traspase el límite mesial de la raíz del incisivo. Estas dos últimas son las que presentan peor pronóstico a la hora de realizar la tracción ortodóncica.

5 **Posición labiopalatina de la corona y la raíz del canino**. Este es un punto crítico y tremendamente decisivo. La posición labial de la corona del canino impactado añade una gran dificultad al caso debido a la complejidad del manejo, tanto ortodóntico como de los tejidos blandos en la zona crítica entre la mucosa y la encía adherida[1,25].

Por lo tanto, la exodoncia del canino y su posible autotrasplante estará indicada en pacientes con mala salud general, poca o ninguna motivación para recibir un tratamiento ortodóntico, así como en situaciones en los que la evaluación clínica y radiográfica anteriormente descrita nos sitúe ante un pronóstico incierto del tratamiento de alineación ortodóntica o nos sugiera un tratamiento de gran complejidad[16].

Si se diagnostica como un caso que requiere de un tratamiento ortodóntico con extracciones dentales (apiñamiento moderado o grave, clase II dental o esquelética con un resalte aumentado, incisivos superiores protruidos o proinclinados, mordida abierta con protrusión dental, etc.) podrá optarse por sustituir la extracción de premolares directamente por la del canino impactado[26].

Tratamiento del canino maxilar impactado

Antes de nada, debemos saber que para evaluar el destino de un canino impactado se ha de realizar un exhaustivo estudio ortodóntico. En este sentido, es clave la valoración desde un punto de vista de la oclusión, pues la presencia o no de una maloclusión, así como de su clasificación, va a determinar nuestro plan de actuación[3].

Canino impactado por palatino

1. EXPOSICIÓN QUIRÚRGICA Y TRACCIÓN ORTODÓNTICA

En este caso lo primero será plantearse si se procede mediante un abordaje abierto o cerrado (📷 5.19). Esto dependerá de la ubicación exacta de la corona en los tres planos del espacio y de la proximidad de la corona a las raíces de los incisivos [3,4,12,16]. Es conveniente exponer desde la misma cúspide hasta el cíngulo, siempre teniendo en cuenta no exponer más allá del límite de la línea amelocementaria del canino, ya que, si esto sucede, puede existir mayor riesgo de que aparezcan defectos o problemas periodontales en el momento de la tracción, así como aumentar el riesgo de posible reabsorción radicular y anquilosis del canino [3,27].

La mecanoterapia clásica de ortodoncia consiste en alinear y nivelar lo más rápido posible la arcada para llegar a un alambre pesado que nos permita aumentar el espacio donde irá el canino (lo normal es que el espacio existente sea inferior al del canino permanente) y, seguidamente, iniciar la tracción directa con un sistema elastomérico, o usar algún tipo de resorte o alambre auxiliar si se requiere iniciar una tracción en sentido vertical (📷 5.20).

La mecánica clásica implica llevar *brackets* desde el primer día de tratamiento, comprometer la estabilidad de la forma de arcada al traccionar desde el canino hasta la propia arcada y alargar los tiempos de tratamiento. Hoy en día, tal y como propone De la Iglesia y cols.[28], el uso del anclaje esquelético es de gran ayuda en la tracción de caninos incluidos, de forma que la tracción puede comenzarse desde el primer día, sin necesidad de colocar aparatología hasta tener el canino ya situado en una posición más favorable y sin haber tenido que traccionar desde los demás dientes o arco dentario en las fases iniciales (📷 5.21 y CASO CLÍNICO 5.2).

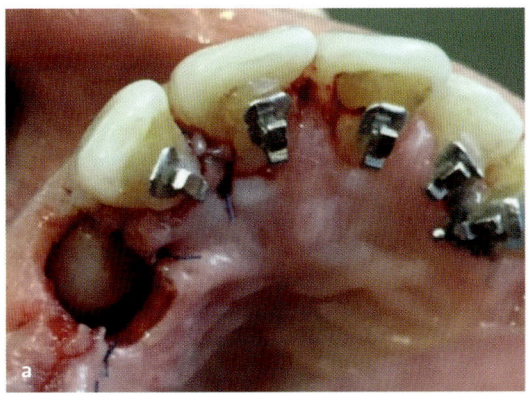
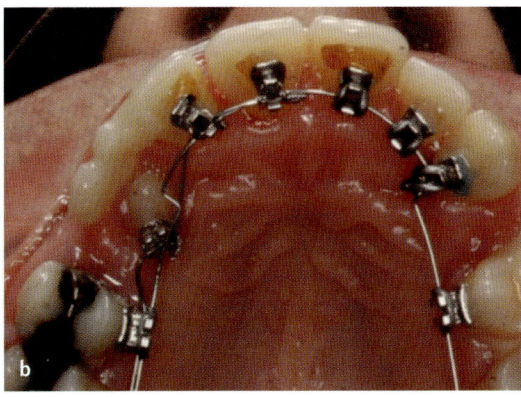

📷 **5.19** a) Exposición de canino incluido en zona de cresta alveolar. b) Tracción clásica del canino mediante ortodoncia lingual con arco de base y arco seccional suplementario.

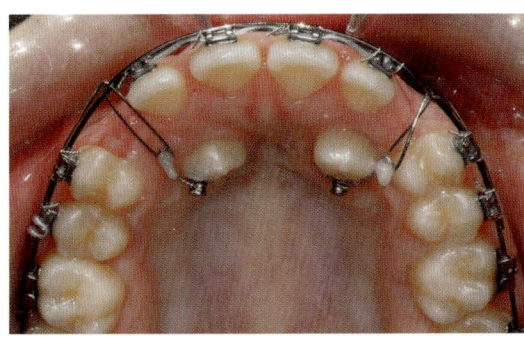

📷 **5.20** Tracción de caninos con mecánica convencional. Colocación de aparatología para realizar la apertura del espacio para los caninos, extracción de los caninos temporales, colocación del arco de base de 19×25 SS y del arco auxiliar con resortes para la extrusión y vestibularización.

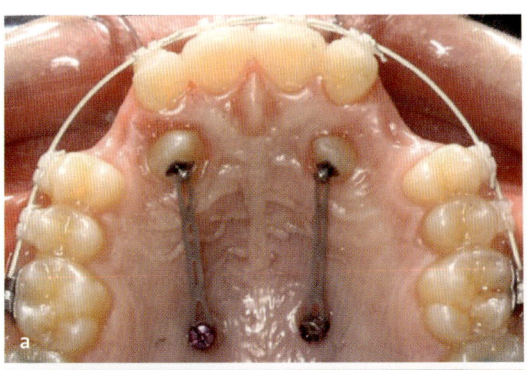
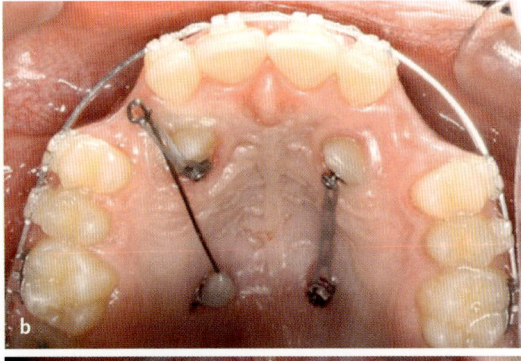
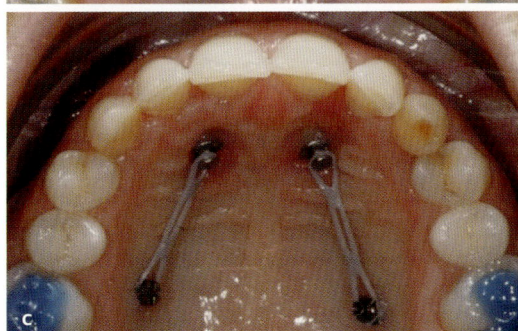
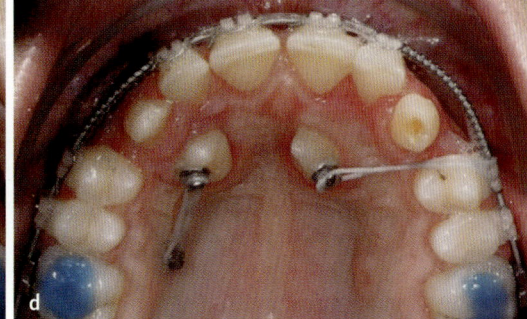

📷 **5.21** Tracción de los caninos. a) Tracción de los caninos impactados en palatino mediante microtornillos para alejarlos de las raíces de los incisivos. b) Tracción del 1.3 hacia vestibular desde un arco auxiliar apoyado en el microtornillo. c) Tracción de los caninos impactados en palatino (muy cercanos a las raíces de los incisivos) desde un anclaje esquelético (microtornillos de 2 mm de diámetro y 12 mm de longitud) sin necesidad de colocar aparatología. d) En el lado 1.3 se sigue traccionando desde el microtornillo y en el 2.3 se opta por traccionar ya con elastómero hacia el arco dental.

CASO CLÍNICO 5.2

Malposición de incisivos laterales

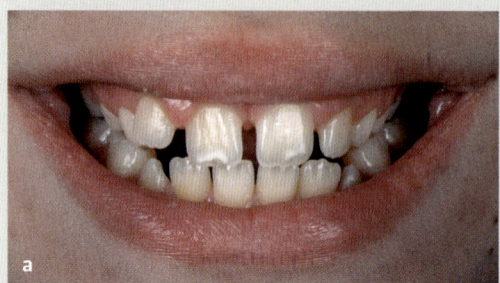

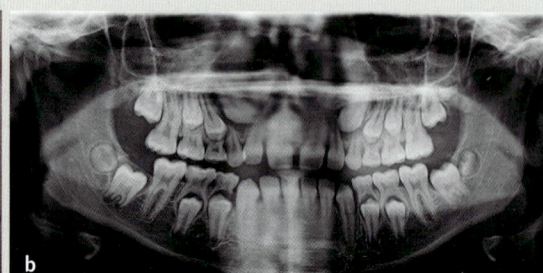

🔍 **5.22** Situación inicial de una paciente de 12 años que acude a la clínica por malposición de los incisivos laterales. a) Análisis clínico inicial. Se aprecia una compresión maxilar además de la mencionada malposición hacia distal de los incisivos laterales. b) Radiografía panorámica inicial en la que se pueden ver los caninos definitivos muy impactados contra las raíces de los incisivos laterales. c) Imagen frontal en detalle. Plan de tratamiento: expansión de la arcada superior con disyuntor y mantenimiento de la paciente en observación esperando la erupción espontánea de los caninos impactados.

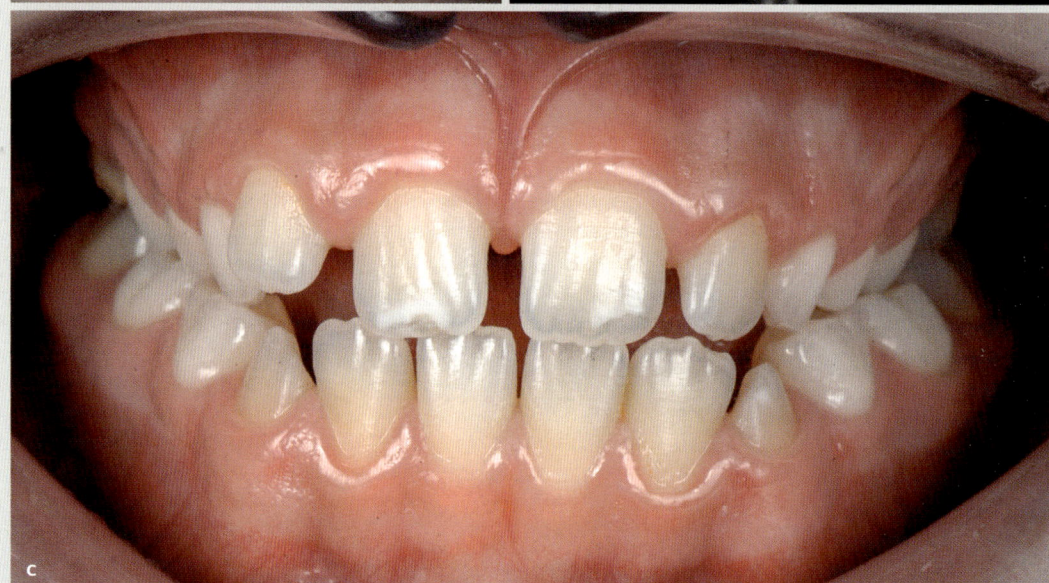

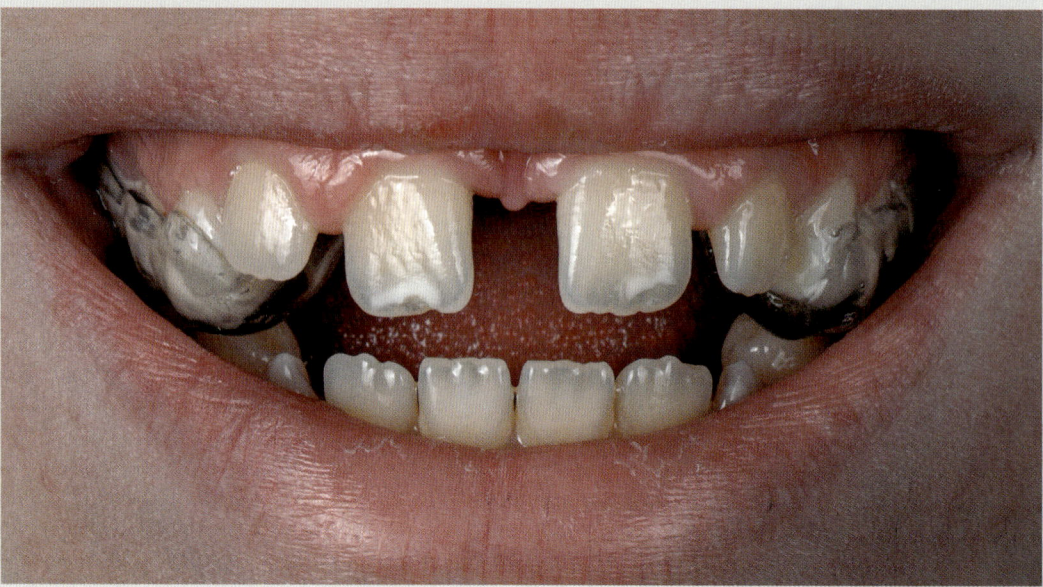

🔍 **5.23** Situación clínica tras 1 mes de colocar el disyuntor.

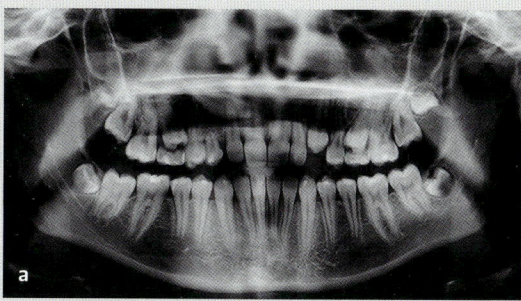
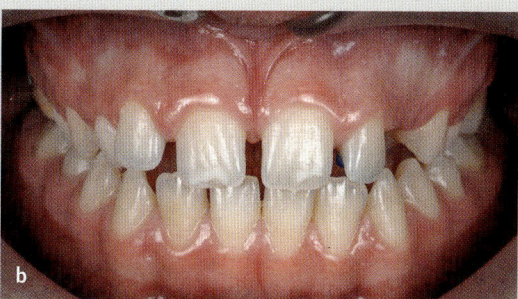

🔍 **5.24** Control a los 2 años previo al tratamiento de ortodoncia con Invisalign® (Align Technology, San Jose, California, EE. UU.), pues es necesaria la extrusión del canino superior derecho. a) Radiografía panorámica en la que se aprecia la erupción espontánea del diente 2.3 y la impactación del 1.3 b) Fotografía frontal previa al tratamiento con alineadores.

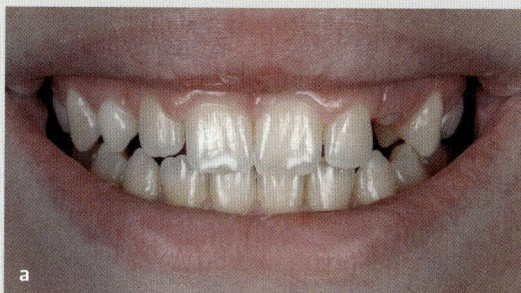
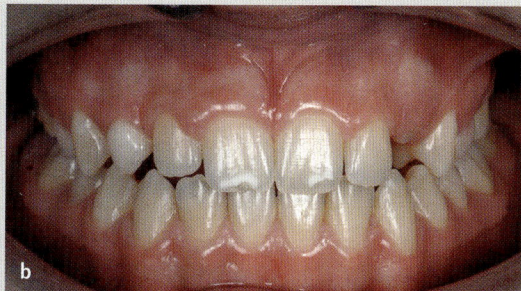

🔍 **5.25** Control a los 6 meses desde el inicio del tratamiento con Invisalign®. Nótese el cierre de espacios entre los incisivos que se ha aprovechado para aumentar el espacio por distal de los incisivos laterales. a) Fotografía de sonrisa. b) Fotografía intraoral en la que se observa la mejora en la oclusión y la erupción espontánea de la cúspide del canino izquierdo gracias a la apertura de su espacio.

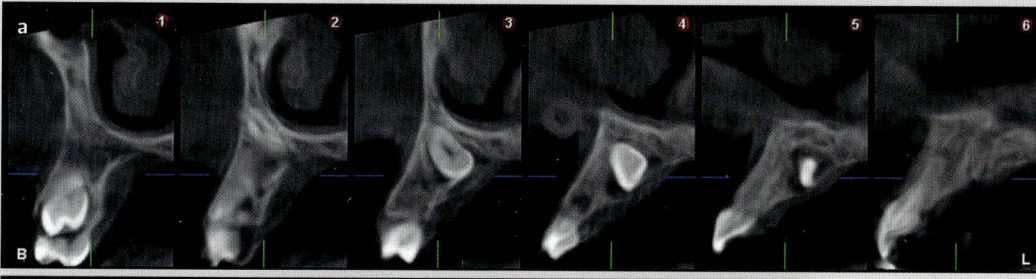

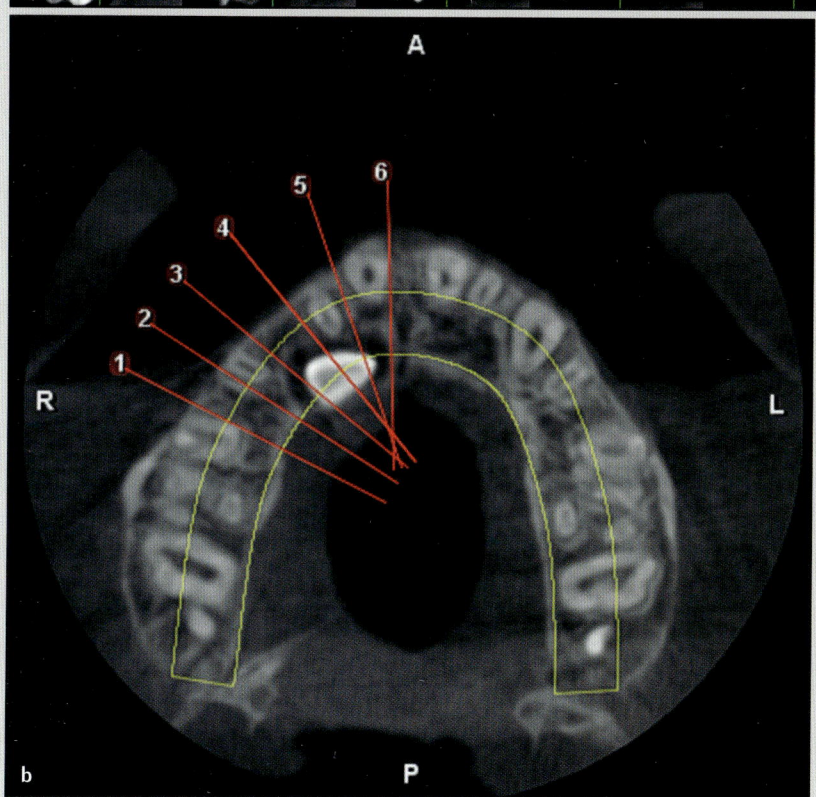

🔍 **5.26** TCHC del maxilar superior para valorar la posición del canino incluido (diente 1.3). a) Corte sagital. b) Corte axial.

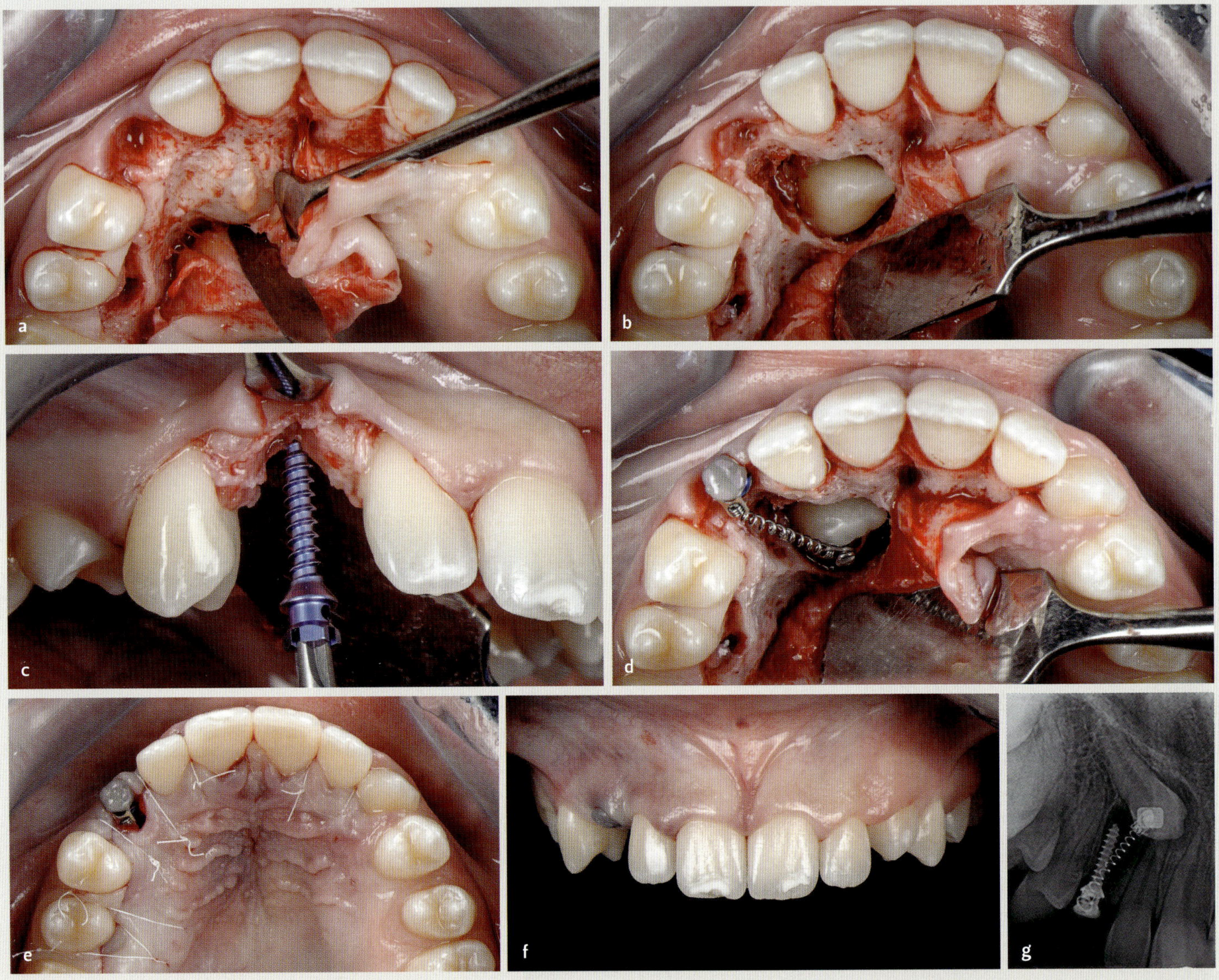

🔍 **5.27** Procedimiento quirúrgico para la tracción del canino incluido. a) Cirugía de tracción del canino incluido trascurridos unos meses desde el comienzo del tratamiento con Invisalign. b) Osteotomía para la exposición de la corona y creación de un canal óseo vestibular para facilitar el movimiento ortodóntico. c) Tornillo de tracción de 9 mm posicionado a la altura del alvéolo del diente 1.3 para facilitar la tracción del canino. d) Se usó un botón adherido a la corona del canino y un muelle de nitinol para la activación constante de la tracción. e) Vista oclusal tras la sutura del colgajo. f) Visión frontal posoperatoria. g) Comprobación radiográfica tras la cirugía.

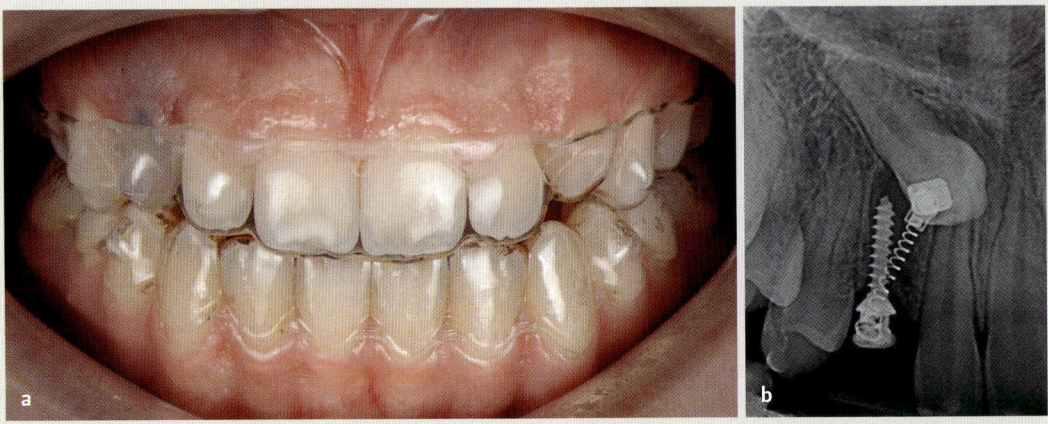

🔍 **5.28** Situación al mes de la intervención. a) Fotografía frontal. b) Radiografía.

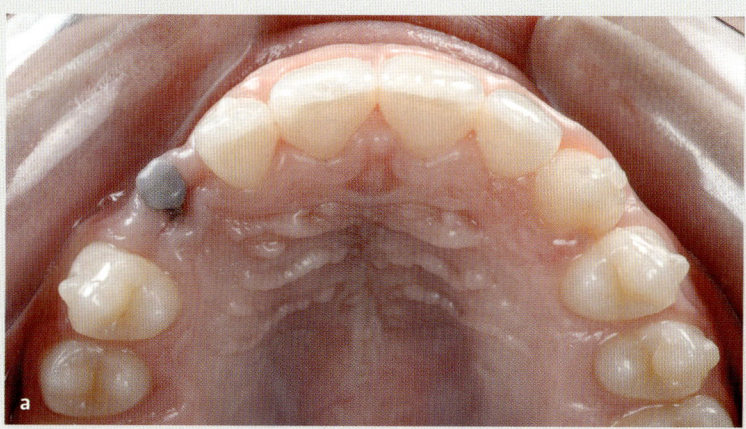

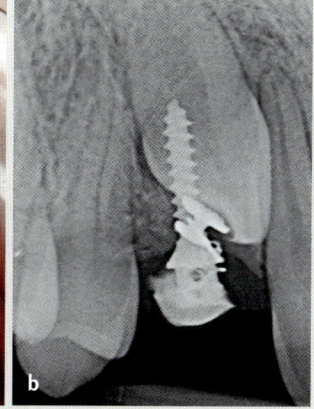

Q 5.29 Control al año de la intervención quirúrgica. a) Se observa cicatrización adecuada de los tejidos y tracción del canino 2.3 con ayuda de botones y las planchas de Invisalign®. b) Radiografía periapical que muestra una mejora sustancial en la posición del 1.3.

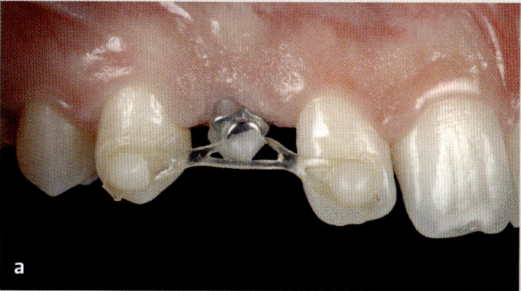

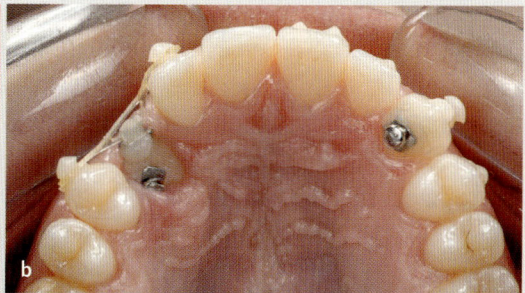

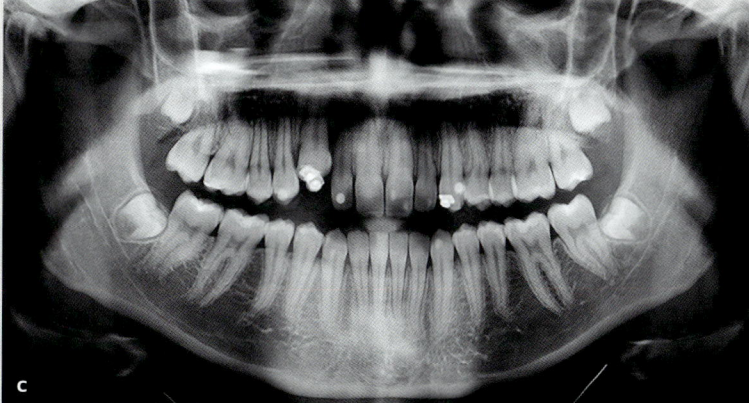

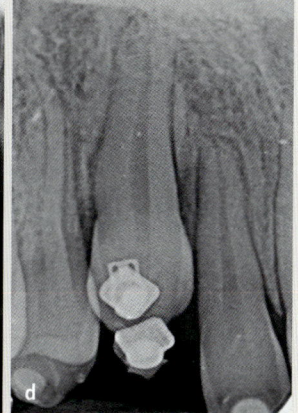

Q 5.30 Control clínico y radiográfico al año de la intervención. a) Para continuar corrigiendo la posición del canino derecho se sustituyó el tornillo de tracción ortodóntico por dos botones en los dientes adyacentes y una elástica sobre un botón pegado en vestibular del 1.3. b) Vista oclusal al año de la intervención. c) Radiografía panorámica de control. d) Radiografía periapical de control tras la retirada del tornillo de tracción.

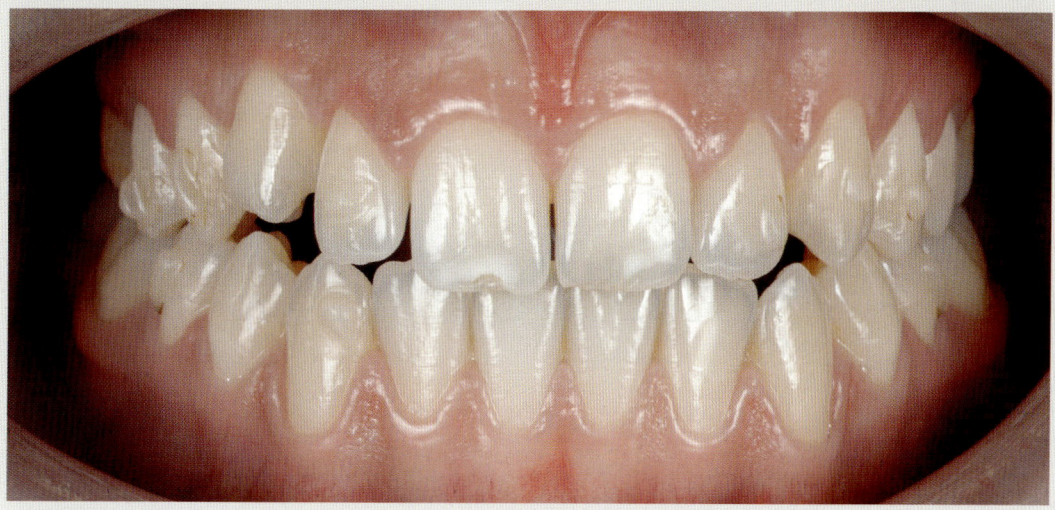

Q 5.31 Control a los 18 meses de la intervención. La paciente continúa con el tratamiento alineadores transparentes hasta la fecha.

2. EXPOSICIÓN QUIRÚRGICA Y ERUPCIÓN ESPONTÁNEA

En este caso se debe hacer una exposición excisional para retirar el hueso, el saco folicular y la mucosa, dejando expuesta toda la cara palatina. Se coloca un tapón de cemento quirúrgico unos 10 días sujetado mediante 1 o 2 puntos de sutura y tras este periodo se deja la ventana totalmente abierta y se espera a la erupción espontánea. Pasados 15-20 días de la retirada del tapón se debe evaluar si existe recubrimiento de tejido blando, y si es así, actuar para eliminarlo y exponer de nuevo el canino. Este procedimiento no exime de una futura ortodoncia para ubicar el canino en su correcta posición, pero sí que puede reducir el tiempo total con aparatología[3,10,29].

3. EXODONCIA (CON O SIN AUTOTRASPLANTE)

Si un canino incluido está anquilosado, será motivo de extracción sin posibilidad de autotrasplante[3]. Si en el estudio de TCHC se observa una reabsorción radicular externa o interna del canino, generalmente también deberemos optar por la exodoncia (CASO CLÍNICO 5.3). Cuando los factores clínicos, radiográficos y la evaluación de la posición del canino son desfavorables y con mal pronóstico de tratamiento, la extracción (y posible autotrasplante) deberá tenerse en cuenta[3,4].

CASO CLÍNICO 5.3

Fracaso de reposición coronal de canino anquilosado

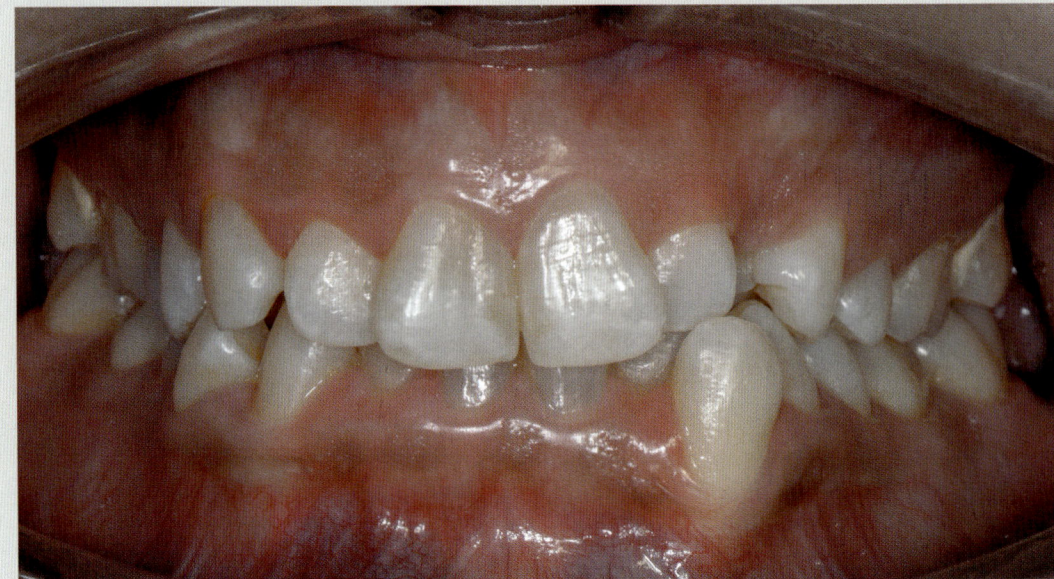

Q 5.32 Situación inicial de una paciente de 29 años que acude a la clínica con maloclusión, apiñamiento, sobremordida y ausencia del canino superior izquierdo que permanece incluido. Tras el análisis clínico y radiográfico se decide explicar el plan de tratamiento: alineamiento y nivelación, apertura de espacio para el canino 2.3 y tracción del mismo debido a su posición favorable y que la paciente era joven. Se le explicaron a la paciente los riesgos y aceptó intentar la extrusión forzada del diente 2.3 a pesar del posible riesgo de anquilosis debido a que la posición del canino era favorable y parecía probable su recuperación.

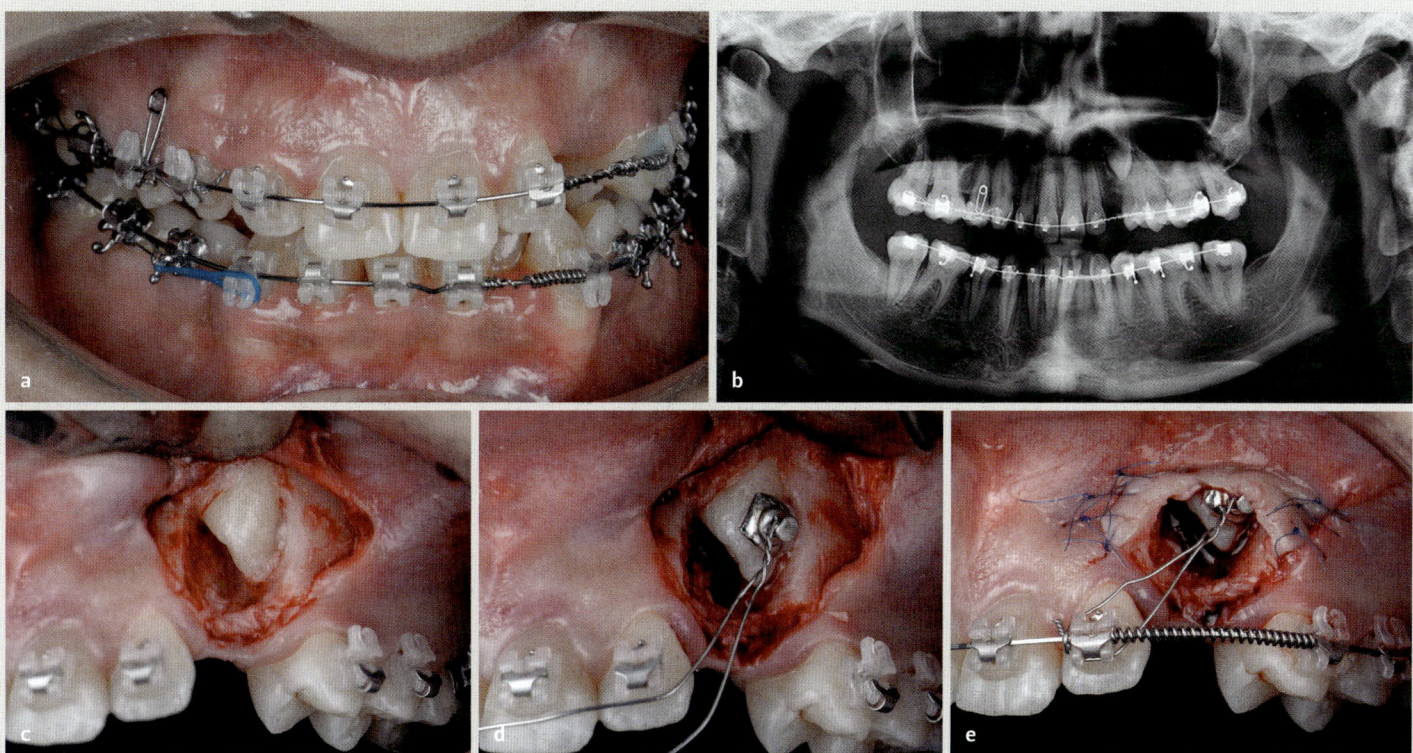

Q 5.33 Cirugía de tracción del diente 2.3. a) Situación prequirúrgica después de abrir el espacio entre 2.2 y 2.4. b) Radiografía panorámica que muestra el canino incluido en una posición vertical y el espacio ya abierto para su extrusión. c,d) Osteotomía alrededor de la corona y colocación de un botón y un alambre de 0,12 para la posterior tracción. e) El colgajo vestibular se suturó a nivel apical con su banda de encía queratinizada para evitar futuras intervenciones y, al mismo tiempo, no comprometer la cantidad de encía queratinizada alrededor del 2.3.

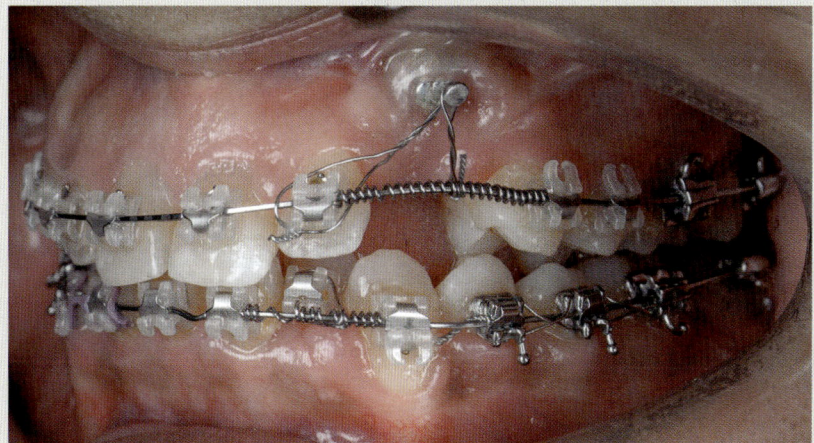

Q 5.34 Control a los 4 meses de la intervención. Se observa que, al aplicar las fuer-zas ortodónticas, en lugar de extruirse el canino, se está produciendo una intrusión del resto de los dientes por anquilosis del canino.

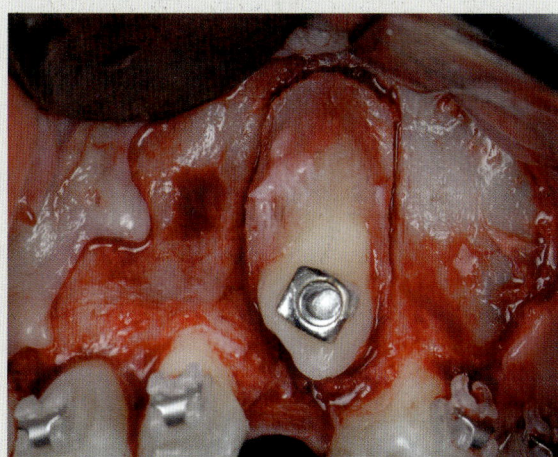

Q 5.35 Cirugía de exposición del 2.3 a los 7 meses de la primera intervención para intentar la extrusión del canino anquilosado junto con la cortical ósea vestibular.

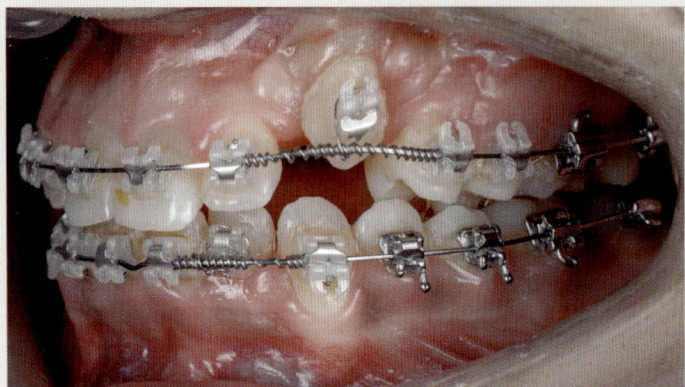

🔍 **5.36** Situación clínica 2 meses después de la segunda intervención. Se ha conseguido extruir el canino finalmente.

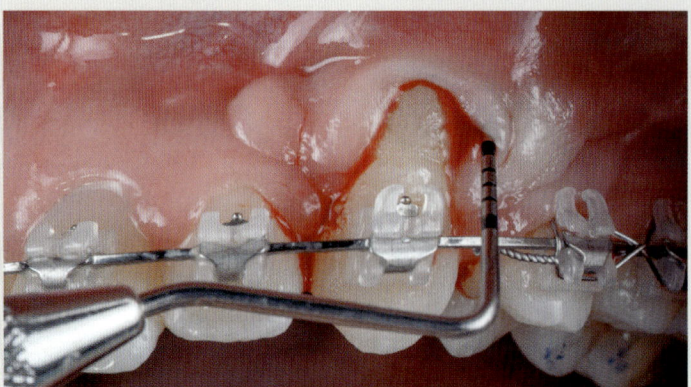

🔍 **5.37** Pero a los 9 meses de la segunda intervención, se diagnostica un defecto periodontal por distal del canino superior izquierdo reposicionado.

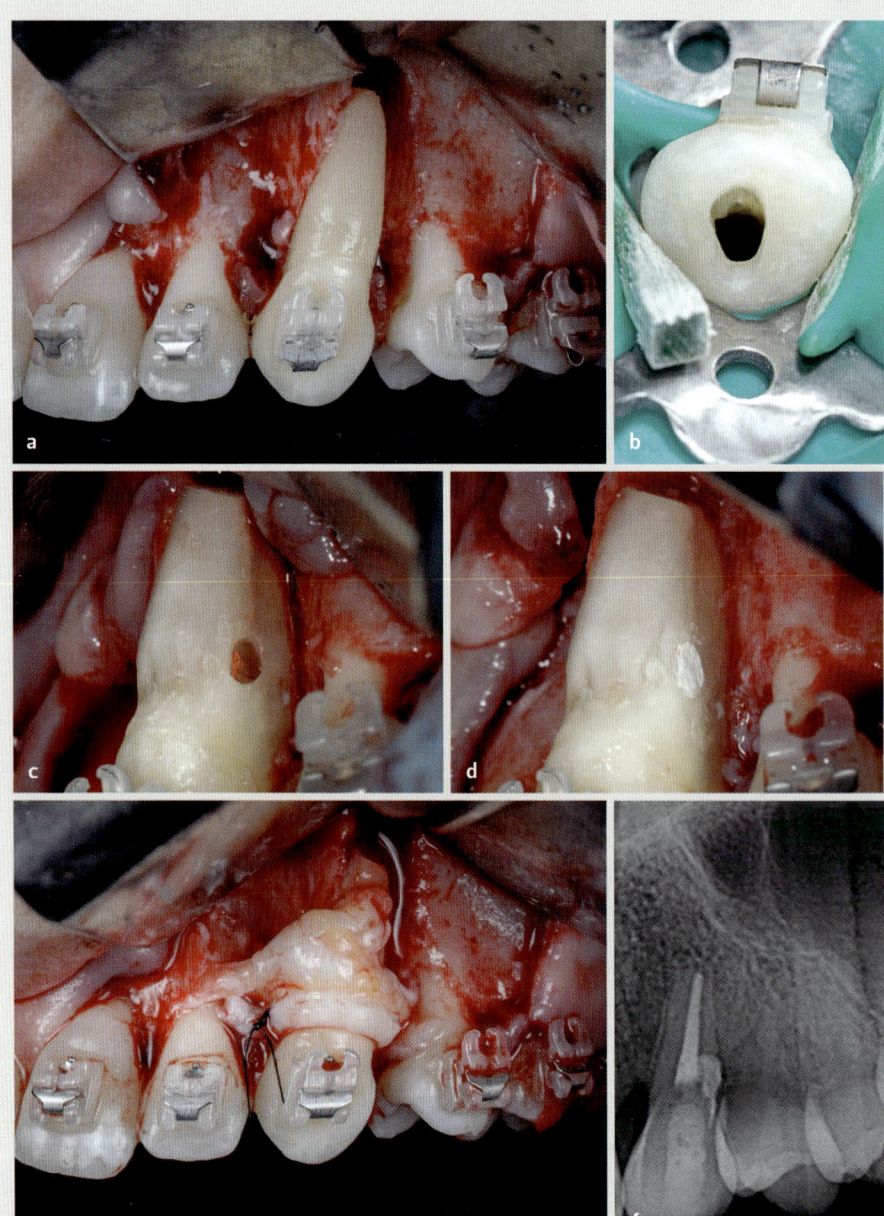

🔍 **5.38** Cirugía de sellado de reabsorción interna comunicante. a) Al levantar un colgajo se observa una reabsorción total de la cortical ósea vestibular y una reabsorción radicular en distal del canino. b) Se realiza el tratamiento endodóntico del diente 2.3. c) Se limpia la cavidad de la reabsorción. d) A continuación, se sella con MTA y se realiza la resección del ápice tras la endodoncia. e) Finalmente, se usa un injerto de tejido conectivo a nivel coronal para el tratamiento de la recesión gingival y el sellado del área de la reabsorción radicular. f) Control radiográfico final.

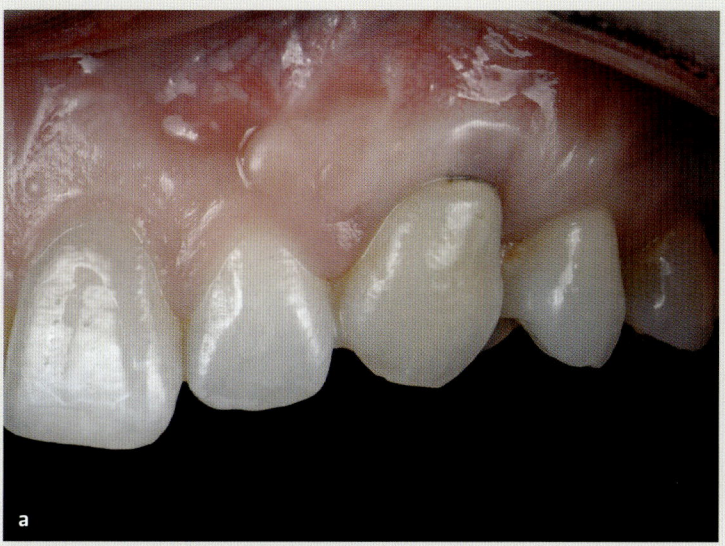
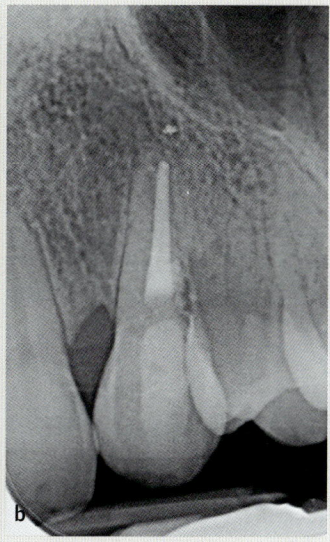
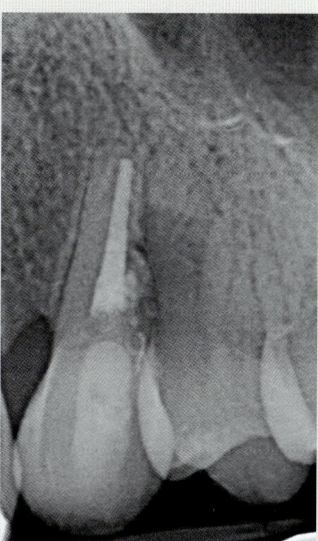

🔍 **5.39** Tres años después de la última intervención. a) Clínicamente, no se observa sintomatología ni inflamación de los tejidos. b) Radiografía periapical de control en la que tampoco se observan signos patológicos.

🔍 **5.40** Cinco años después de la última intervención, la paciente se presenta con sintomatología y se toma la decisión de extraer el canino y sustituirlo por un implante. Obsérvese que en la radiografía se aprecia una mayor área radiolúcida alrededor de la obturación de MTA.

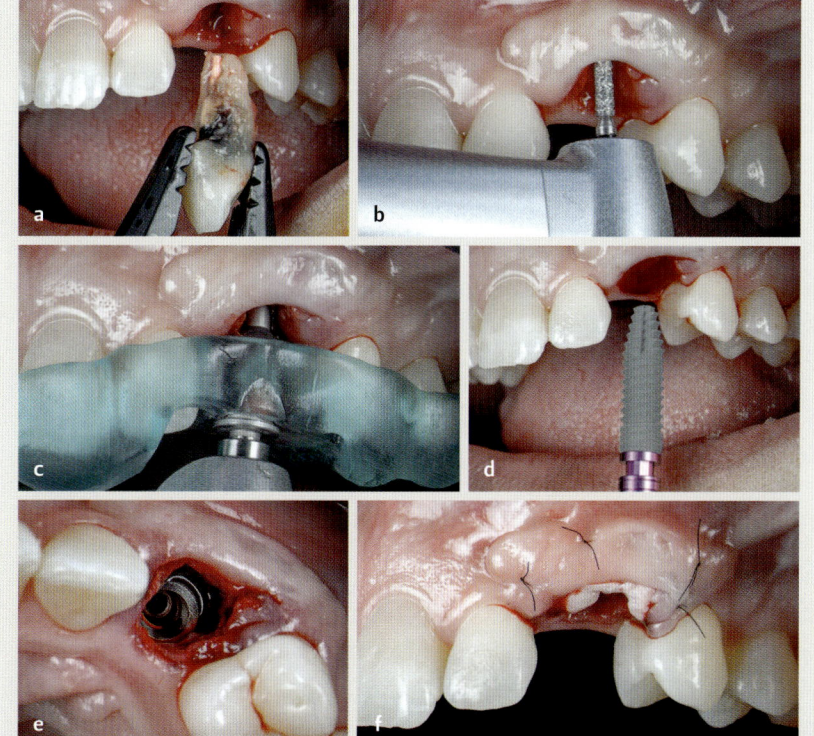
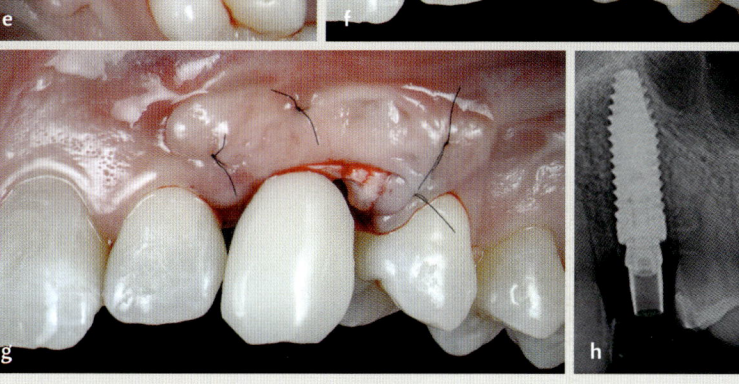

🔍 **5.41** A los 8 meses del último control se realiza una nueva intervención para extraer el diente 2.3 y proceder a limpiar la infección que presenta la paciente. a) Extracción del canino. Se observa una mayor reabsorción y destrucción radicular. b) Eliminación del epitelio del surco gingival con una fresa diamantada de grano grueso, con objeto de favorecer la revascularización del injerto de conectivo que se colocará a nivel del margen gingival. c,d) Colocación guiada de un implante Camlog de Ø 4,3 mm y 16 mm de largo (CAMLOG® Biotechnologies GmbH, Basel, Suiza). e) Visión oclusal del implante colocado. f) Se realiza un injerto de hueso y tejido blando obtenido de la tuberosidad del primer cuadrante para la reconstrucción simultánea del defecto óseo vestibular al implante y engrosamiento del margen gingival. g) Colocación de una corona provisional fresada en PMMA multicapa monolítico (Ceramill® A-Temp; Amann Girrbach AG, Koblach, Austria). h) Control radiográfico del implante y la corona provisional cementada sobre un pilar tipo Ti-base.

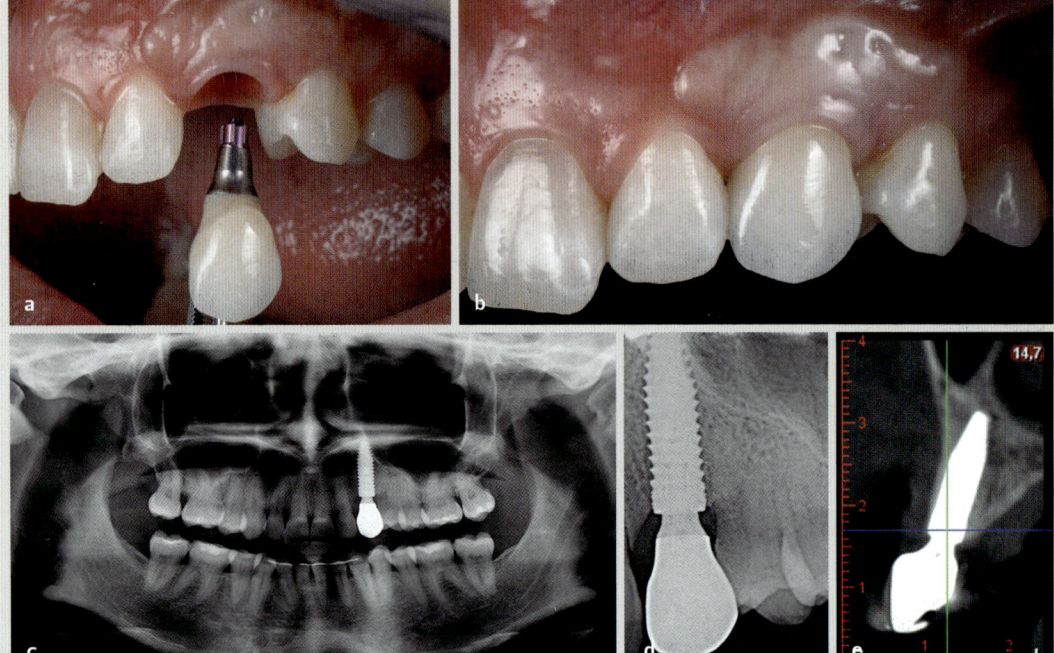

🔍 **5.42** Colocación de la corona definitiva en circonio monolítico a los 7 meses de la intervención. a) Momento de colocación de la corona definitiva. b) Aspecto clínico tras 6 meses. c,d) Comprobación radiográfica: panorámica (c) y periapical (d). e) TCHC que muestra el volumen del reborde tras la reconstrucción de los tejidos duros y blandos.

4. MANTENER EL CANINO IMPACTADO EN SU SITIO

El mantenimiento del canino impactado en su sitio es una opción cuando el paciente no quiere someterse a un tratamiento ortodóntico para reubicar al canino y, al mismo tiempo, no existe riesgo de reabsorción radicular ni interfiere en algún tipo de rehabilitación protésica que se pueda realizar.

Canino impactado por vestibular o labial

1. EXPOSICIÓN QUIRÚRGICA Y TRACCIÓN ORTODÓNCICA

Solo en aquellas situaciones en las que el minucioso estudio del caso y de la posición del canino nos garanticen una erupción en una región con suficiente banda de encía adherida, o aquellos en que se pueda efectuar desde el primer momento un colgajo de reposición apical (📷 5.43, **CASO CLÍNICO** 5.4). La erupción en zona de mucosa va a causar inflamación del tejido, recesión mucogingival y pérdida ósea[3,4,16,27].

Se debe tener en cuenta que, incluso en los casos donde se decida hacer el abordaje quirúrgico para tracción ortodóntica, la pericia del ortodoncista para guiar al canino a una erupción fuera de la zona de la mucosa y con suficiente encía queratinizada va a ser fundamental para no ocasionar problemas o defectos gingivales[1,27].

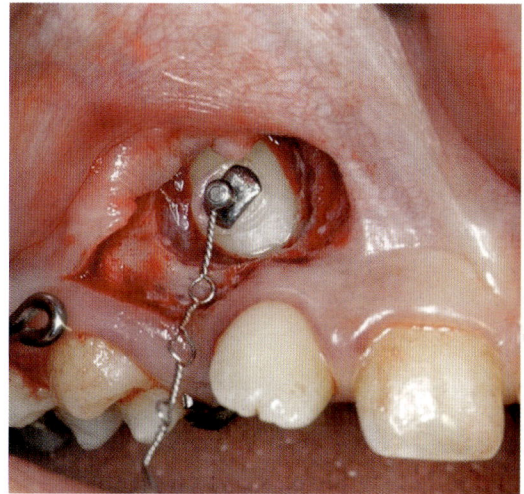 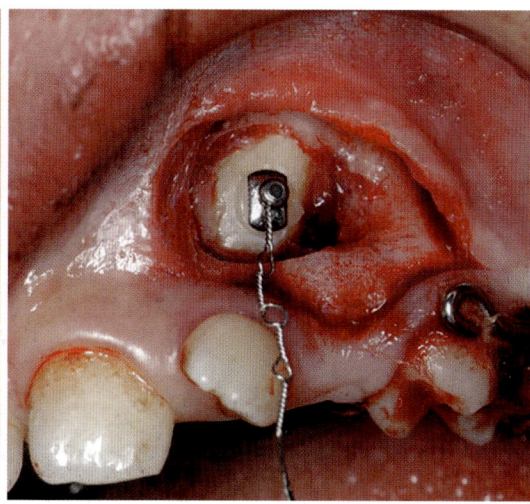

5.43 Exposición de 1.3 y 2.3 por vestibular para ubicar elementos de tracción. Una vez cementados se cierra el colgajo. En este caso se realizó tracción cerrada debido a la altura de los caninos por encima de la línea mucogingival.

CASO CLÍNICO 5.4

Recuperación de cuatro caninos impactados

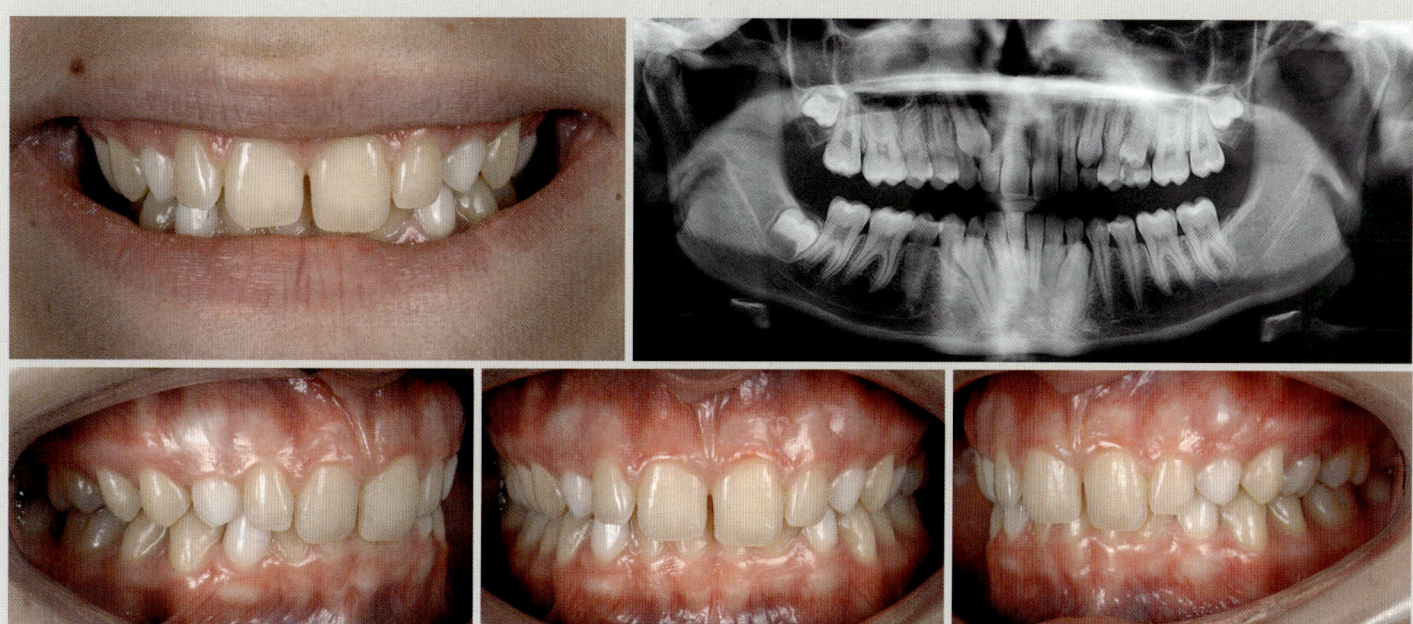

5.44 Paciente de 16 años de edad que presenta los cuatro caninos impactados.

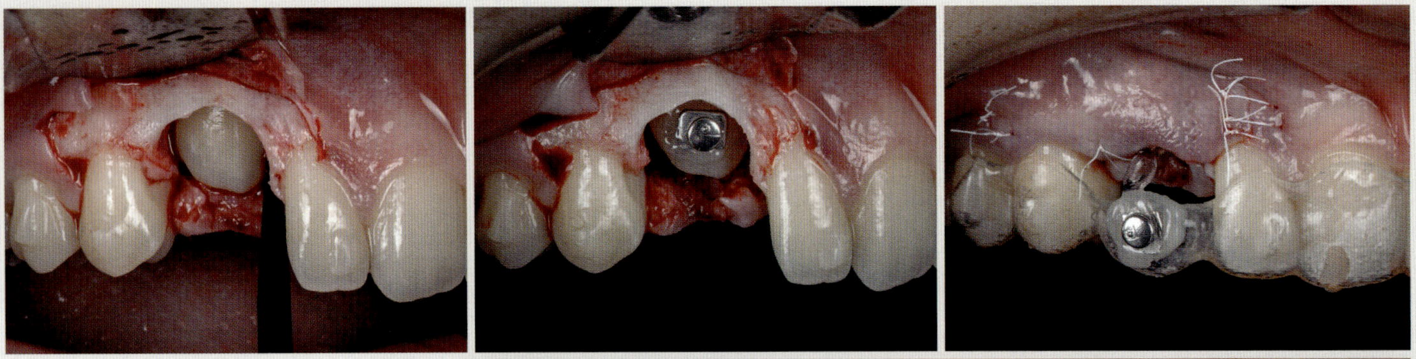

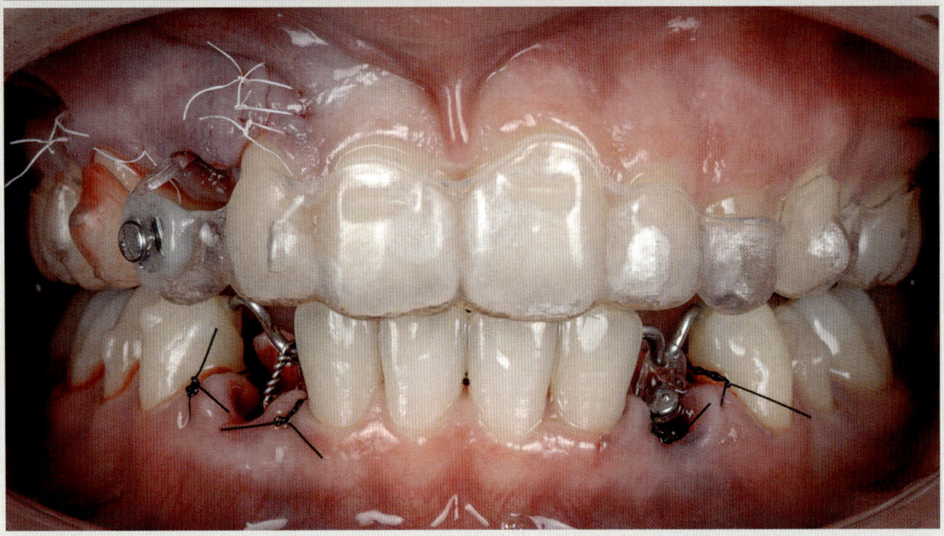

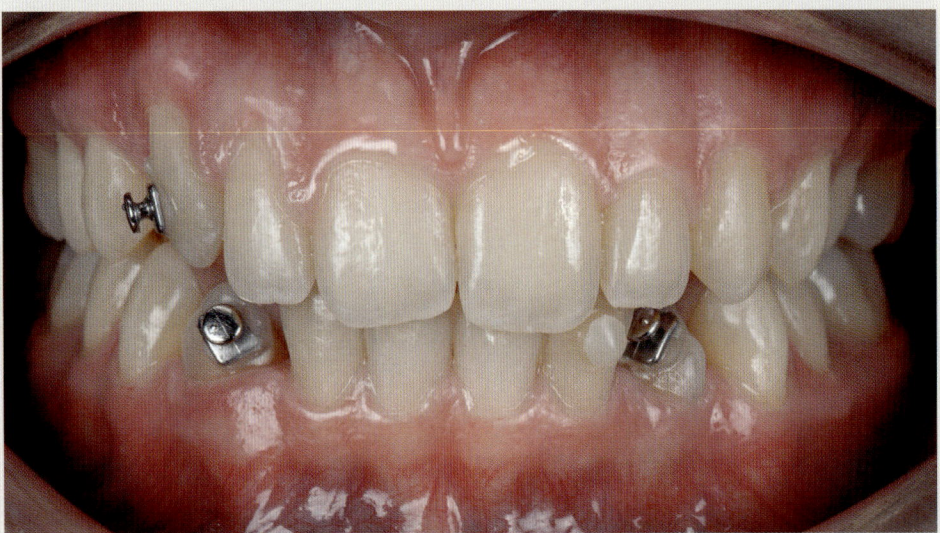

🔍 **5.45** Cirugía de tracción de caninos incluidos. Se coloca una barra lingual con alambre de 0,32 para traccionar los caninos inferiores y una cadeneta a un botón en la plancha. La sutura utilizada fue Supramid 5/0 en 3.3 y 4.3, y PTFE 6/0 en el 1.3.

🔍 **5.46** Foto de control a los 9 meses de la intervención.

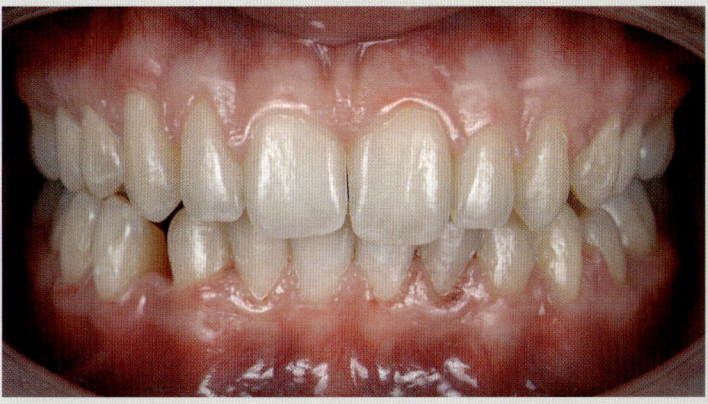

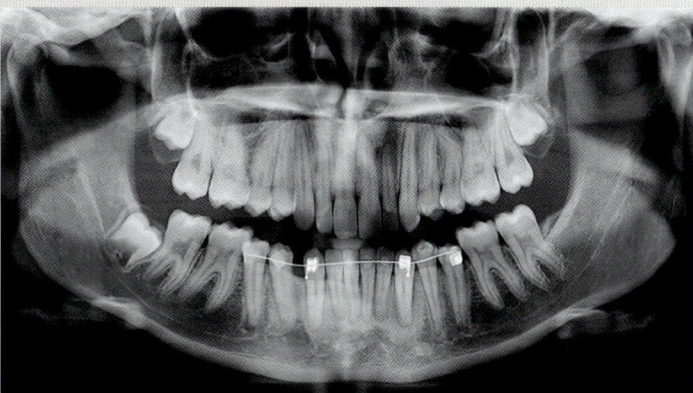

🔍 **5.47** Control a los 15 meses de la intervención.

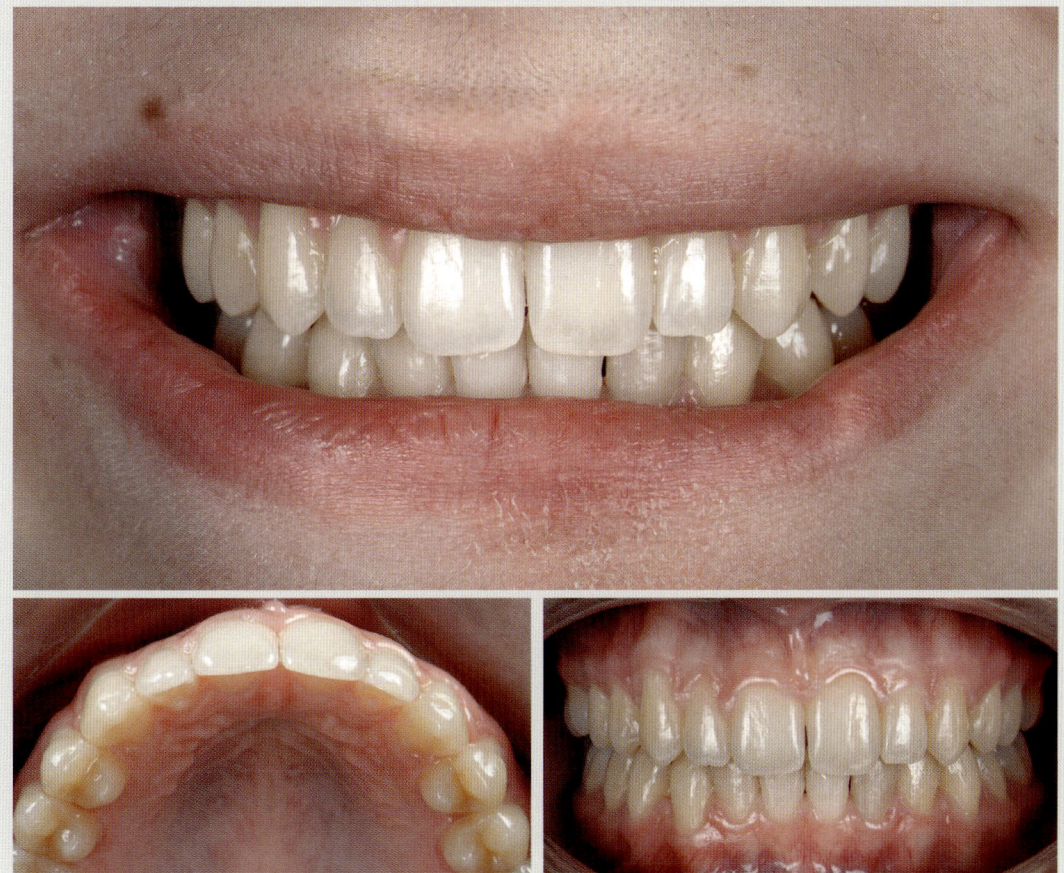

🔍 **5.48** Control al año de la intervención tras finalizar tratamiento de ortodoncia con Invisalign.

2. EXTRACCIÓN DENTAL O AUTOTRASPLANTE

La extracción dental o el autotrasplante estará indicado en todos aquellos casos en los que lo anteriormente mencionado no se pueda garantizar.

Autotrasplante de caninos impactados

La falta de un diagnóstico rápido y adecuado, o de una intervención interdisciplinaria oportuna, pueden conducir al fracaso en la tracción ortodóncica de los caninos maxilares impactados[30]. Muchos pacientes adultos son demasiado mayores para recibir un tratamiento de ortodoncia eficaz antes de que se exfolie el canino deciduo superior retenido o, simplemente, no desean someterse a un tratamiento ortodóntico largo. Además, el tratamiento de ortodoncia puede ser arriesgado o inviable, especialmente cuando los caninos impactados están colocados de manera oblicua u horizontal[31]. En tales casos, si hay, o se puede generar, suficiente espacio para el diente impactado, el autotrasplante puede ser una muy buena opción de tratamiento[32].

Desde que en 1954 Hale describiera por primera vez con precisión, paso a paso, un autotrasplante dental, los principios fundamentales de la técnica han seguido siendo válidos[33]. Los autotrasplantes han progresado debido, en parte, a los avances en la tecnología digital, como la TCHC y los sistemas de diseño y fabricación asistidos por computadora (CAD/CAM)[34]. Al obtener archivos de imágenes digitales y comunicaciones en medicina (DICOM) a partir de una exploración TCHC y utilizar un *software* de diseño 3D, el clínico puede seleccionar el diente donante más adecuado según sus dimensiones, visualizar la posición 3D más favorable y calcular o, incluso, modificar digitalmente las dimensiones del sitio receptor[35]. Además, como hemos visto en capítulos anteriores, se pueden crear modelos prototipo tanto del diente donante (réplicas 3D) como de la zona receptora para facilitar todo el procedimiento quirúrgico[36,37]. Estos avances han sido corroborados por las elevadas tasas de éxito descritas durante la última década[38-40].

El autotrasplante de un canino maxilar implica extraerlo de forma atraumática de su sitio impactado o ectópico, generar o modificar el alvéolo receptor, y reimplantarlo en una posición 3D correcta dentro del nuevo alvéolo. Los factores que pueden influir en el pronóstico de los dientes autotrasplantados incluyen la edad y el sexo del paciente, el desarrollo radicular y la anatomía del diente donante, el soporte óseo alveolar, la técnica quirúrgica atraumática, la adaptación al sitio receptor, el método de estabilización y los cuidados posoperatorios[39-41]. Sin embargo, el factor más crucial para el éxito a largo plazo es el mantenimiento saludable y viable de las células del ligamento periodontal (LPD) en la superficie de la raíz[42]. La curación exitosa del LPD es probable que ocurra cuando el diente donante se extraiga con una lesión mecánica insignificante para LPD y se mantenga en condiciones extraorales ideales hasta el final del procedimiento[43].

No obstante, el escenario y el manejo de un canino impactado es totalmente diferente al de un autotrasplante común. **La principal diferencia con los casos de autotrasplantes expuestos en capítulos anteriores es que, generalmente, el clínico no podrá modificar el alvéolo receptor sin antes extraer el diente donante (canino impactado) en cuestión**. El canino impactado se encontrará en la mayoría de las situaciones en el mismo camino donde el clínico deberá realizar la modificación del alvéolo. Esto implica automáticamente que durante unos minutos el canino impactado se encontrará fuera de boca, por lo que la rapidez con la que el clínico actúe para modificar el alvéolo es de vital importancia. En este sentido, la fabricación de guías impresas 3D para realizar una osteotomía guiada de este alvéolo es de gran ayuda y casi imprescindible[44].

Pronóstico

La literatura acerca del autotrasplante de caninos impactados es escasa y de poco valor científico. De hecho, en el año 2018, una revisión sistemática acerca del autotrasplante de caninos maxilares concluyó, precisamente, que existía una evidente escasez de estudios bien diseñados sobre el tema[45]. En un ensayo clínico prospectivo de boca dividida, Grisar y cols.[46] examinaron la previsibilidad del trasplante de canino maxilar en comparación con la erupción canina biológica. La muestra estuvo compuesta por 17 caninos maxilares trasplantados consecutivamente en 17 pacientes (con una edad media en el momento de la cirugía de 18 años y un rango de 11-29 años). El tiempo mínimo de seguimiento fue de 12 meses postrasplante. Los autores registraron los parámetros clínicos y radiográficos de los caninos trasplantados y contralaterales, y definieron el trasplante exitoso como la ausencia de patología durante los controles clínicos y radiográficos. La tasa de supervivencia general fue del 100 % y la tasa de éxito alcanzó el 68 % 1 año después de la operación. Los principales factores predictores de éxito fueron el tiempo extraoral durante el trasplante, la cantidad de daño a la superficie de la raíz, la calidad de los tejidos circundantes y la higiene bucal posoperatoria inmediata. Las mediciones estandarizadas demostraron resultados clínicamente satisfactorios del autotrasplante de canino superior en comparación con los resultados del canino contralateral durante 1 a 3 años de seguimiento. No obstante, los posibles factores predictores de éxito identificados en este estudio deben aún confirmarse con estudios de seguimiento a largo plazo.

Por su lado, Sagne y Thilander[47] evaluaron 56 caninos maxilares autotrasplantado durante 10 años, con un periodo medio de seguimiento de 4,7 años. Al final del estudio, únicamente se perdieron dos dientes: uno por infección marginal y otro por reabsorción radicular. En estudios similares realizados por Azaz y cols.[48] y Ahlberg y cols.[49] se perdieron cuatro caninos de 37 y 33 cirugías realizadas, respectivamente. En todos los casos el motivo del fracaso fue una reabsorción radicular progresiva (de reemplazo) y/o una pobre regeneración ósea del área. Las tasas de supervivencia fueron del 89,19 % y 87,88 %, respectivamente; menos del 90 % probablemente debido a factores del paciente y a técnicas quirúrgicas convencionales que no utilizaron las ventajas que ofrece el flujo digital. Sin embargo, por lo general, el clínico puede esperar que las tasas de éxito sean mayores del 90 % si los pacientes son menores de 40 años[50]. El estudio de Arikan y cols.[51] confirmó esta sospecha logrando una tasa de supervivencia del 93,5 % para los sujetos que presentaban una edad media de 34,74 años.

Con relación a los fracasos por reabsorción por sustitución, nos deberíamos cuestionar si esta reabsorción radicular progresiva observada después de los trasplantes constituye realmente un fracaso. Es decir, aunque finalmente el diente se pierda, la estructura radicular va a ser reemplazada por hueso durante el proceso de reabsorción radicular[52,53]. Al final de este proceso, la anchura vestibulopalatina del hueso generalmente es suficiente para colocar un implante sin regeneración ósea; hecho que curiosamente no es posible antes del trasplante. Por lo tanto, el fracaso del trasplante puede resultar, paradójicamente, en un aumento exitoso de la cresta alveolar.

La curación favorable del LPD depende de la cantidad de células viables que se conserven en la superficie radicular[54,55]; sin embargo, como hemos visto anteriormente, la curación del LPD de un autotrasplante a un alvéolo preparado quirúrgicamente es diferente a la observada con el reimplante y el autotrasplante a un alvéolo previamente existente[56]. La diferencia en la curación está relacionada con la ausencia de fibras de LPD en las paredes del alvéolo preparado quirúrgicamente. A pesar de ello, son diversos los estudios que han demostrado que clínicamente también se produce una curación satisfactoria en el autotrasplante de dientes a alvéolos preparados quirúrgicamente[47-49,51,57]. Aunque la unión del LPD a las paredes de los alvéolos receptores desempeña un papel importante en la curación, el pronóstico depende de la presencia de LPD vital en la superficie de la raíz, no en el lecho receptor[50,58]. Los estudios de reimplantación demuestran que los déficits de LPD en la superficie radicular pueden llegar a ser reparados con un nueva inserción[59,60]. La cantidad de déficit de LPD en la superficie radicular y la distancia desde la pared del alvéolo del sitio receptor hasta la raíz afectan la probabilidad de reparación mediante esta nueva inserción. Cuanto mayor sea la distancia entre el hueso y la raíz, mayor será el tiempo necesario para que el hueso llegue a la raíz, lo que permitirá tiempo suficiente para un área más amplia de reparación del LPD con una nueva inserción. Según Andreasen y Kristerson[61], la pérdida de LPD en superficies radiculares de hasta 2 mm se puede reparar con una nueva inserción. El clínico no podrá estar 100 % seguro de que todo el LPD (esté vital o no) esté dañado después de la extracción del diente donante; por lo tanto, a menos que se produzca la curación mediante una nueva inserción, algunos dientes trasplantados podrán sufrir una reabsorción radicular. Debido a que no hay posibilidad de evaluar clínicamente el tipo de inserción, la curación de los caninos trasplantados podría lograrse mediante una nueva inserción.

Técnica quirúrgica

El tratamiento óptimo para los caninos en posición ectópica es la exposición quirúrgica y la realineación ortodóncica. Sin embargo, hay casos tan complejos de posición ectópica de caninos maxilares y mandibulares en los que el autotrasplante es el único método aceptable (📷 5.49). Antes de realizar un procedimiento de autotrasplante, es necesario realizar un cuidadoso análisis radiográfico 3D para saber exactamente dónde está ubicado el diente y, más específicamente, su relación con los dientes adyacentes. Esto dictará básicamente si el clínico debe realizar un abordaje quirúrgico por vestibular o lingual. Además, se debe evaluar la dimensión espacial, en particular la dimensión mesiodistal del lecho receptor o donde esté ubicado el canino deciduo. Actualmente, este paso es tremendamente fácil de diseñar y visualizar digitalmente con una precisión milimétrica. Sin embargo, años atrás el clínico debía hacer cálculos aproximados en 2D o tener la suerte de que uno de los caninos ya hubiera erupcionado. Las dimensiones mesiodistales de la corona del canino erupcionado siempre son una buena referencia para evaluar si la región potencial para el trasplante tiene el tamaño adecuado debido a la marcada simetría entre dientes homólogos.

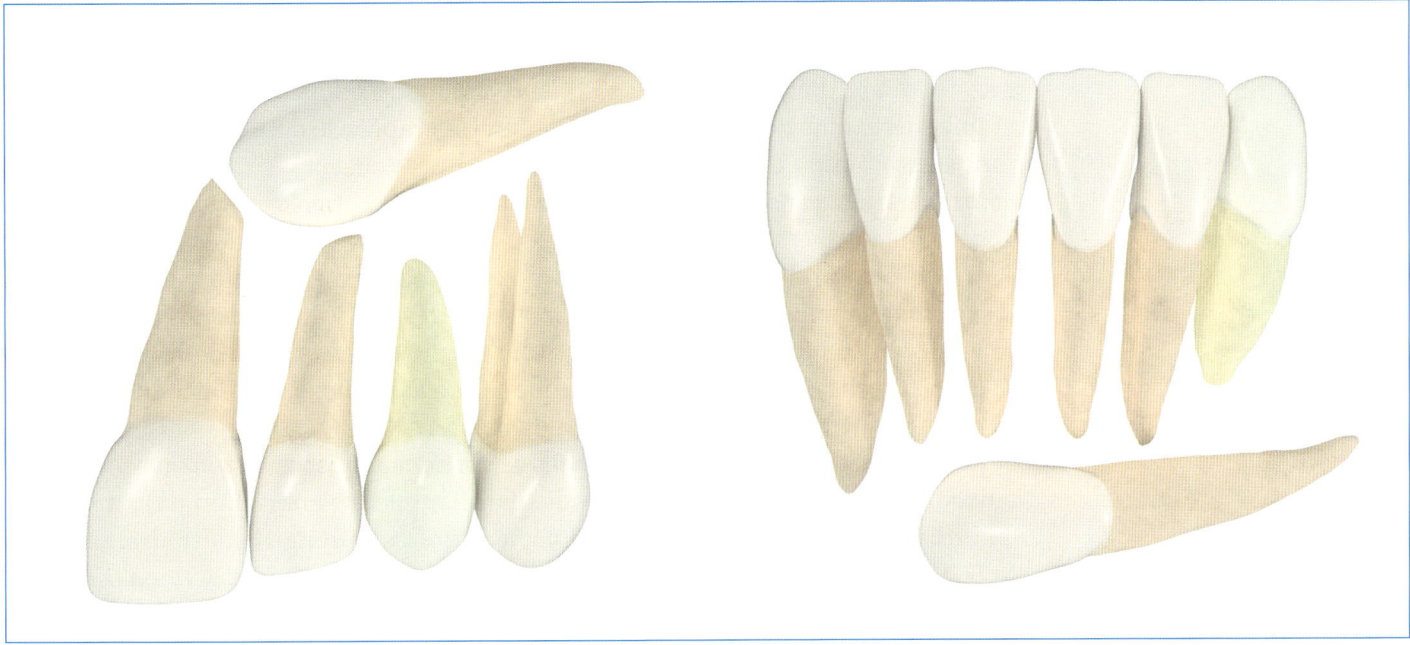

📷 **5.49** Posición ectópica del canino maxilar y mandibular con un desplazamiento muy marcado, que indicaría el autotrasplante del diente.

La mayoría de los caninos en posición ectópica se encuentran en el maxilar superior en una posición ectópica palatina en la que la corona se dirige contra la línea media. En estos casos, el procedimiento quirúrgico es el siguiente:

1 **Se hablará con el paciente** sobre la posibilidad de un autotrasplante de su canino definitivo a la posición del canino deciduo y se explicarán sus ventajas y riesgos. A continuación, **se comprobará de forma virtual** y con la ayuda de *softwares* de planificación que exista suficiente espacio en arcada para el futuro autotrasplante implantológica. Con este objetivo, el diente donante se aislará digitalmente y se colocará virtualmente en su nueva posición. Con ayuda de la TCHC también se evalúa la anatomía radicular y la presencia de curvaturas apicales que podría dificultar la extracción. En caso de la presencia de ápices curvos se puede diseñar una guía quirúrgica que permita una apicectomía guiada y segura con ayuda de una trefina, reduciendo la posibilidad de daño a estructuras anatómicas vecinas. Para la modificación quirúrgica del lecho receptor se deben preparar una o varias guías quirúrgicas. Para ello, se superponen las fresas de un sistema de cirugía guiada implantológica al contorno radicular del canino donante considerando que el sitio receptor debe ser ligeramente mayor que el diámetro del diente. El diente donante aislado también se imprimirá para, en el momento de la cirugía, realizar las pruebas de posicionamiento con la réplica digital en lugar del diente donante. De esta forma, se reducen al mínimo las posibilidades de dañar el LPD.

2 **Se elevará un colgajo palatino** de una región canina a la otra, o al menos un gran colgajo trapezoidal que involucre el área del canino que se va a tratar. No suele ser necesario realizar incisiones de descarga por palatino. En función de la posición del canino, si hace falta un acceso mixto para localizar el ápice, se debe valorar levantar también un colgajo vestibular del área a tratar. En dicho caso, el colgajo se diseñará con forma trapezoidal o, como mínimo, una incisión liberadora que es preferible en distal del segundo premolar para reducir la morbilidad y la posibilidad de cicatrices en el área estética.

3   **Se expondrá la corona y un tercio de la raíz** con fresas o cinceles, y con un elevador recto se **extraerá el diente** en dirección palatina. Es muy importante que la superficie de la raíz no se dañe durante este procedimiento. Cuando exista la posibilidad de localizar el ápice del canino desde vestibular es preferible empujarlo desde apical, pues de esta forma se minimiza cualquier trauma al LPD.

4   **Se extraerá el canino deciduo para preparar un nuevo alvéolo** utilizando fresas con abundante refrigeración. Si hay atrofia del hueso labial, el área del alvéolo se puede expandir colocando un instrumento tipo osteotomo en el alvéolo y fracturando la placa ósea vestibular, si fuera necesario. Los cortes verticales internos con una fresa fina pueden facilitar este procedimiento. El lecho receptor para el canino debe ser ligeramente más grande que el diente que se va a autotrasplantar (idealmente, 1 mm más ancho) para facilitar la recuperación del LPD.

5   **Se podrá realizar el tratamiento endodóntico del canino autotrasplantado *in situ***, con mucho cuidado de no dañar la superficie radicular. Por ello, se cubrirá en todo momento con una gasa húmeda con suero fisiológico frío, para evitar la deshidratación del LPD. Realizar la endodoncia *in situ* presenta la ventaja de poder seccionar el ápice radicular eliminando posible canalículos laterales o deltas apicales. El tratamiento endodóntico también se puede posponer y realizarse en las dos semanas después de la cirugía, lo que acorta la cirugía, así como el tiempo extraoral del diente donante. Antes de colocarlo en el lecho receptor se cubrirá la raíz con proteínas derivadas del esmalte, tipo Emdogain (Emdogain®; Straumann®; Peter Merian-Weg 12; 4002 Basel, Suiza) para tratar de facilitar la reparación del LPD.

6   **El área palatina debe regenerarse** con ayuda de un biomaterial y estabilizarse con una membrana de colágeno, especialmente en aquellos casos en los que tras la reposición del canino en su nuevo lecho se aprecie la presencia de una dehiscencia ósea por palatino.

7   **El diente autotrasplantado se estabilizará con una férula semirrígida durante aproximadamente 4 semanas.** También se podrá emplear una fina férula como levante de mordida de tal forma que el paciente pueda masticar sin riesgo de dañar la ferulización.

8   **El paciente usará la férula todo el día durante por lo menos los 2–3 primeros meses.** Comerá con ella para evitar que se produzca un trauma oclusal sobre el canino y se la quitará al terminar para su higiene bucodental. Se introducirá la férula en clorhexidina después de su limpieza y mientras el paciente cepilla sus dientes. Los controles posoperatorios serán a las 2 semanas para retirada de los puntos, al mes para retirada de la ferulización, 2 meses para el control de los posibles síntomas, y 3 meses para la retirada de la férula oclusal (CASO CLÍNICO 5.5).

CASO CLÍNICO 5.5

Flujo digital para autotrasplante de canino impactado con quiste dentígero*

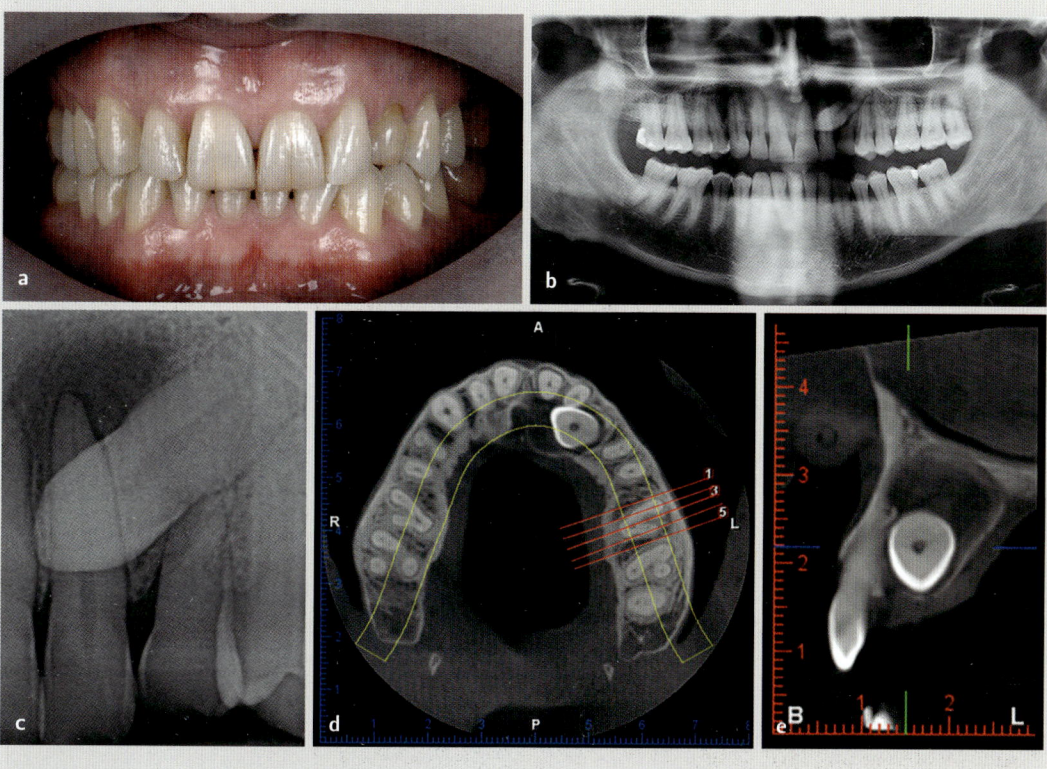

Q 5.50 Paciente de 41 años de edad acude a consulta con dolor a nivel del canino deciduo superior izquierdo, además de con un edema en la zona palatina izquierda. a) Fotografía intraoral en oclusión. b) Radiografía panorámica que muestra el 2.3 incluido que sobrepasa la raíz del incisivo lateral. c) Radiografía periapical. d,e) TCHC del canino 2.3 que muestra un gran quiste dentígero. Plan de tratamiento: debido a la presencia de un espacio aparentemente adecuado, se le planteó al paciente la posibilidad de estudiar el caso para trasplantar el canino definitivo a su posición correcta el mismo día de la extracción, pues el gran quiste que presentaba el canino facilitaba (en principio) su extracción.

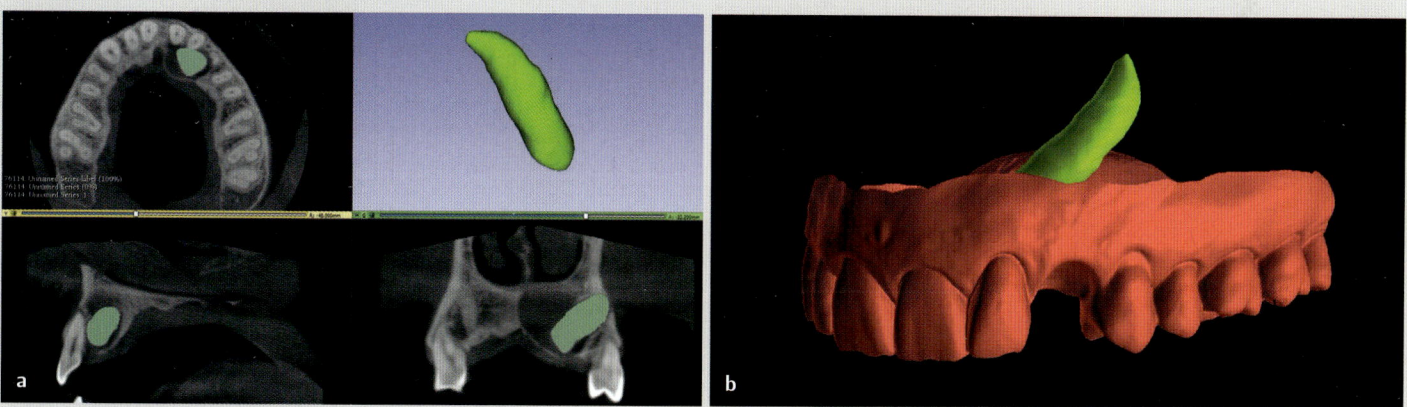

Q 5.51 Segmentación del canino incluido 2.3 con ayuda del *software* de planificación Blue Sky Bio (BlueSky Bio, LLC; Livertyville, Illinois, EE. UU.). a) Distintas proyecciones de la TCHC que muestran la posición del canino con un ápice curvo lo que dificulta su extracción. b) El aislamiento digital del canino se ha superpuesto al escáner intraoral para apreciar tridimensionalmente su tamaño y posición exactos.

*Artículo publicado en Journal of Endodontics, 48(3); Gómez Meda R, Abella Sans F, Esquivel J, Zufía J; "Impacted Maxillary Canine with Curved Apex: Three-Dimensional Guided Protocol for Autotransplantation"; pp. 379-387; Copyright Elsevier (2022).

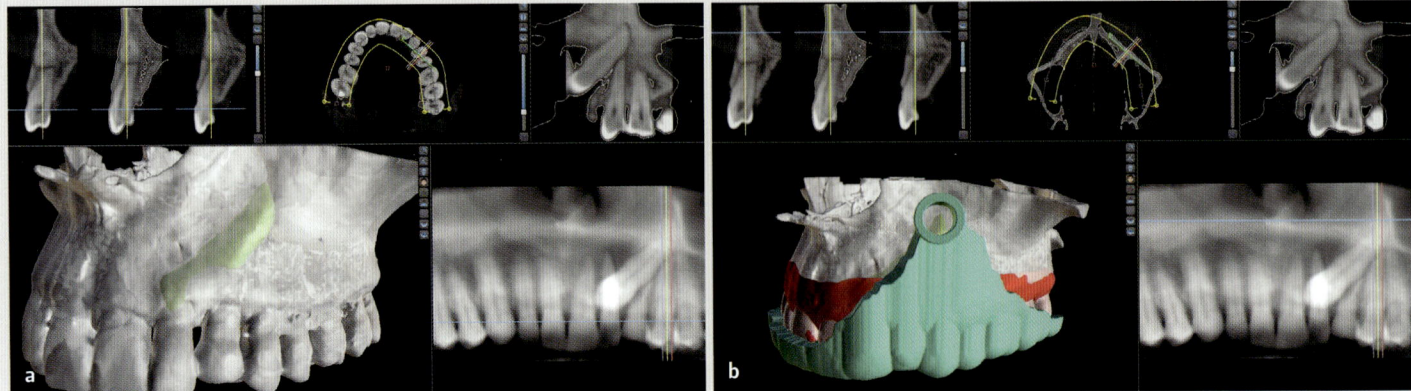

🔍 **5.52** Diseño de una guía quirúrgica para el acceso al ápice curvo del canino con el objetivo de evitar la entrada accidental el seno maxilar. a) Superposición del canino virtualmente aislado al archivo DICOM de la TCHC. b) La guía quirúrgica permite la resección radicular guiada con gran exactitud por medio de una trefina.

🔍 **5.53** a) Superposición al contorno del canino donante de la fresa de implantes (kit de cirugía guiada CAMLOG® Biotechnologies GmbH, Basel, Suiza). b–c) Para poder guiar las fresas de implantes desde múltiples ángulos se diseñaron varias guías quirúrgicas. De este modo, no se colocaron más de dos ventanas de acceso en cada guía.

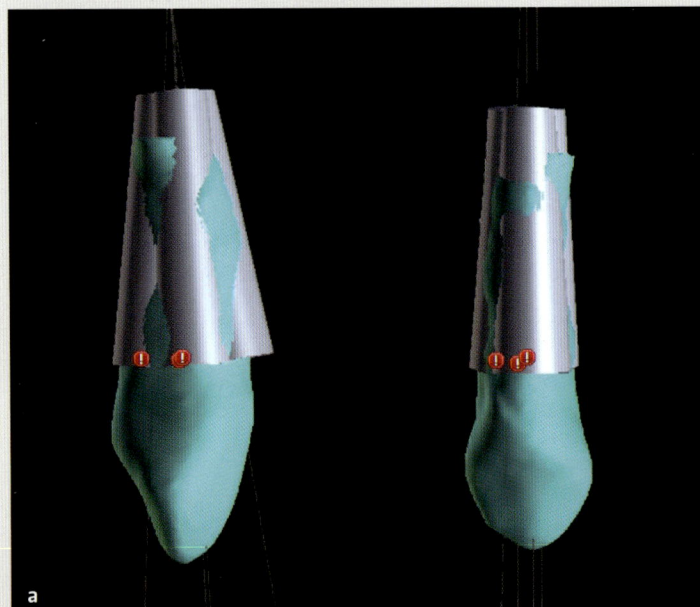

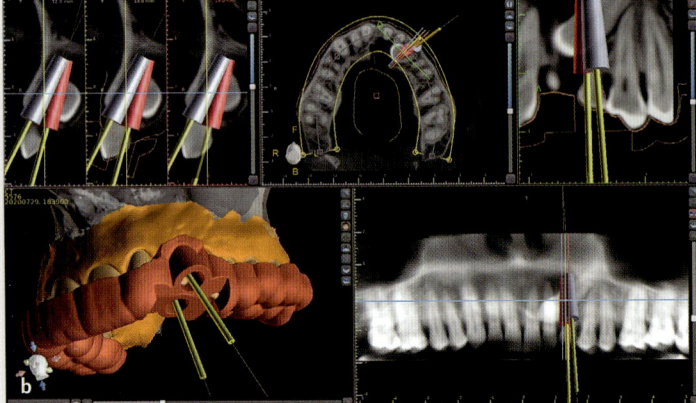

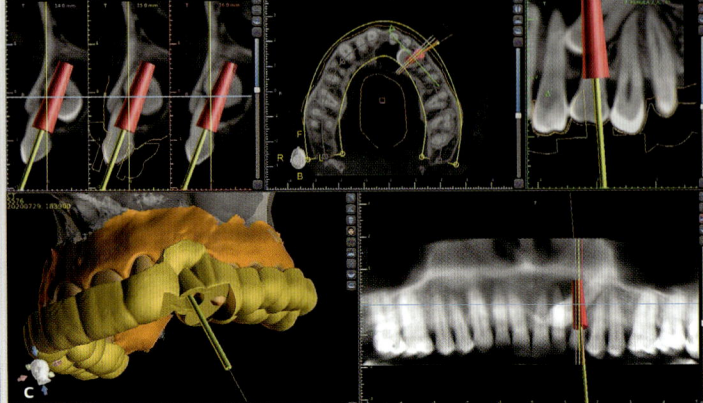

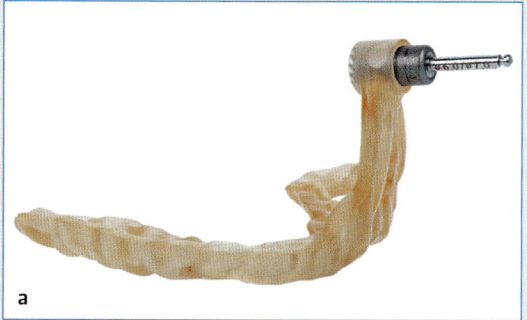

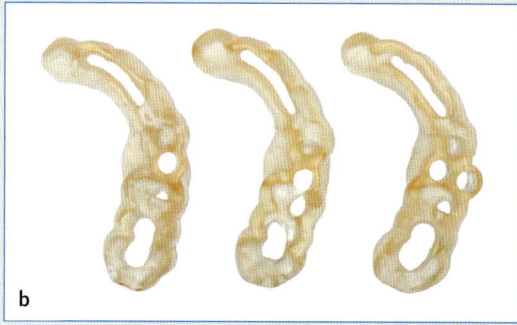

🔍 **5.54** Imagen de las guías quirúrgicas impresas. a) Guía para la apicectomía guiada mediante uso de trefina. b) Guía para la preparación quirúrgica guiada del lecho receptor.

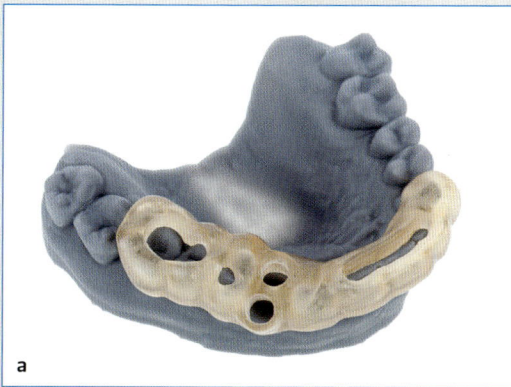

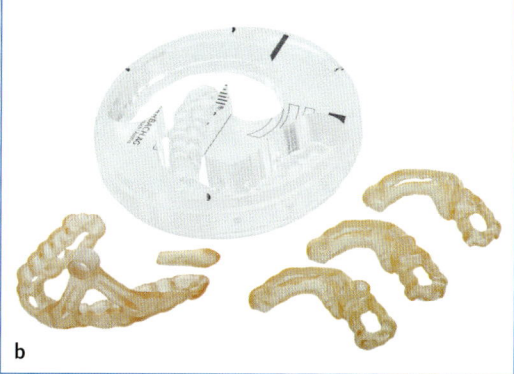

🔍 **5.55** Para comprobar el asentamiento correcto de las guías quirúrgicas se imprimió el modelo 3D de la boca del paciente tras extraer virtualmente el canino deciduo. a) Modelo 3D con guía quirúrgica. b) Además de las guías, se imprimió también una réplica del diente donante y se fresó una férula de descarga para que el paciente pudiera masticar sin comprometer la estabilidad del canino.

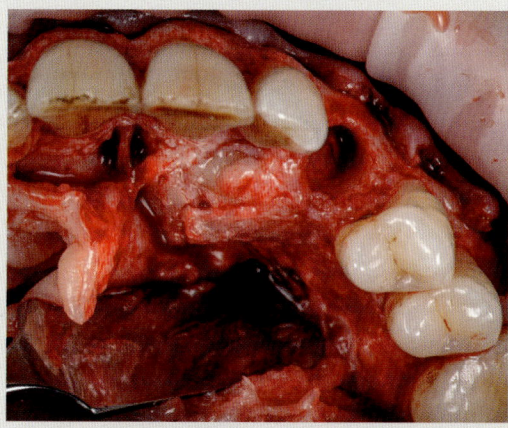

🔍 **5.56** Acceso palatino y vestibular al área quirúrgica levantando dos colgajos trapezoidales con una única descarga vestibular en distal del segundo premolar.

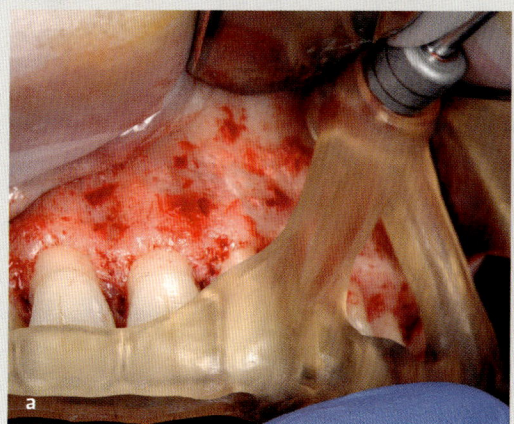

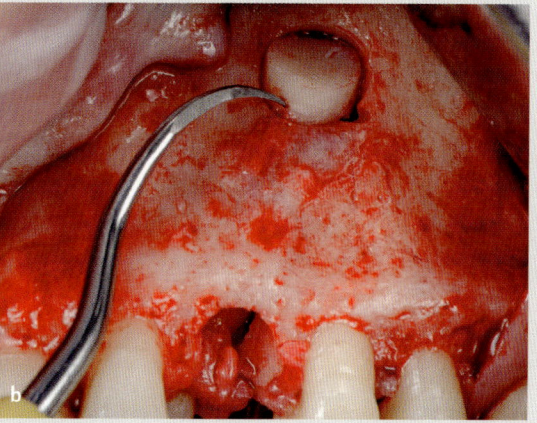

🔍 **5.57** Acceso rápido al ápice del canino donante con ayuda de la guía quirúrgica impresa. a) Momento en el que se coloca la guía junto con la trefina para la resección de la cortical ósea y el acceso al ápice del canino. b) Extracción rápida de un bloque de cortical ósea con la trefina. El minibloque de cortical ósea se puede recolocar en su posición inicial al terminar la cirugía.

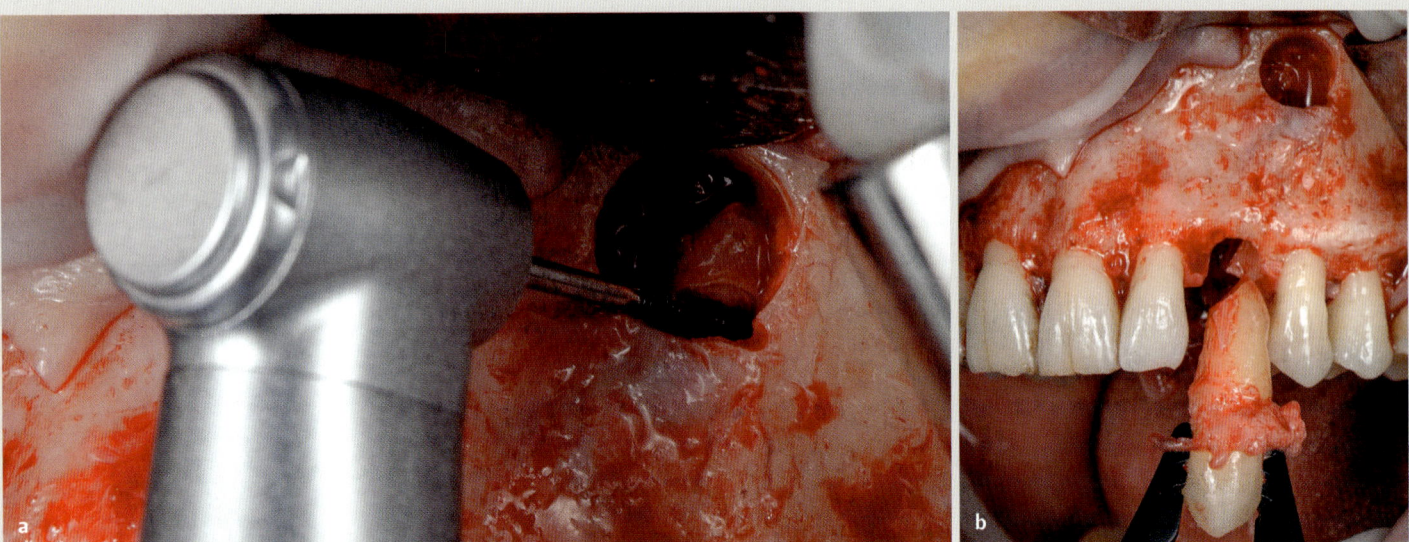

Q 5.58 Apicectomía y extracción del canino empujándolo desde apical para evitar dañar el LPD. a) Resección radicular mediante una fresa de odontosección. b) Extracción atraumática del canino impactado con todo su LPD intacto.

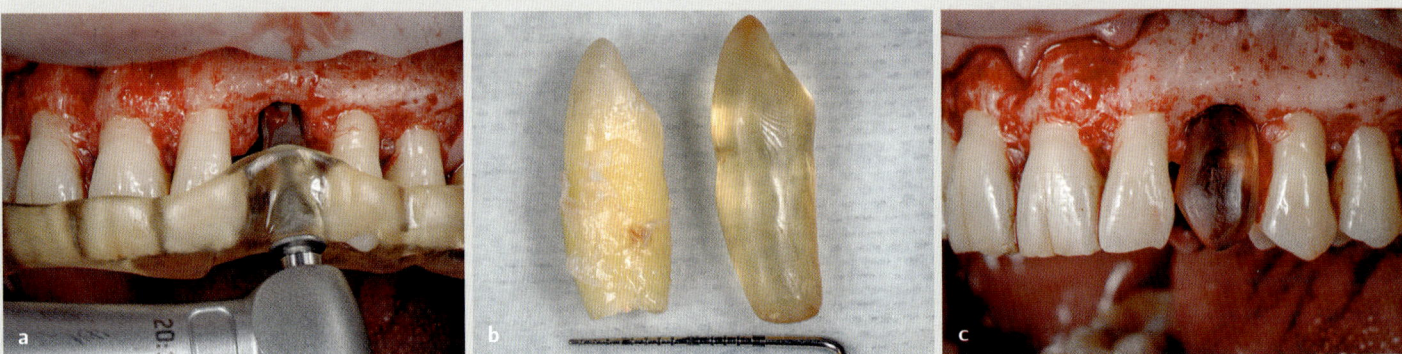

Q 5.59 Preparación del lecho receptor con las fresas de implantes y las guías impresas. a) La adaptación íntima de la fresa a la ventana de la guía evita vibraciones y posibles errores durante la osteotomía. b) Comparativa del diente donante y su réplica impresa tras la resección radicular realizada. c) Prueba de la réplica del diente donante en el nuevo lecho creado para evitar trauma al LPD del canino donante.

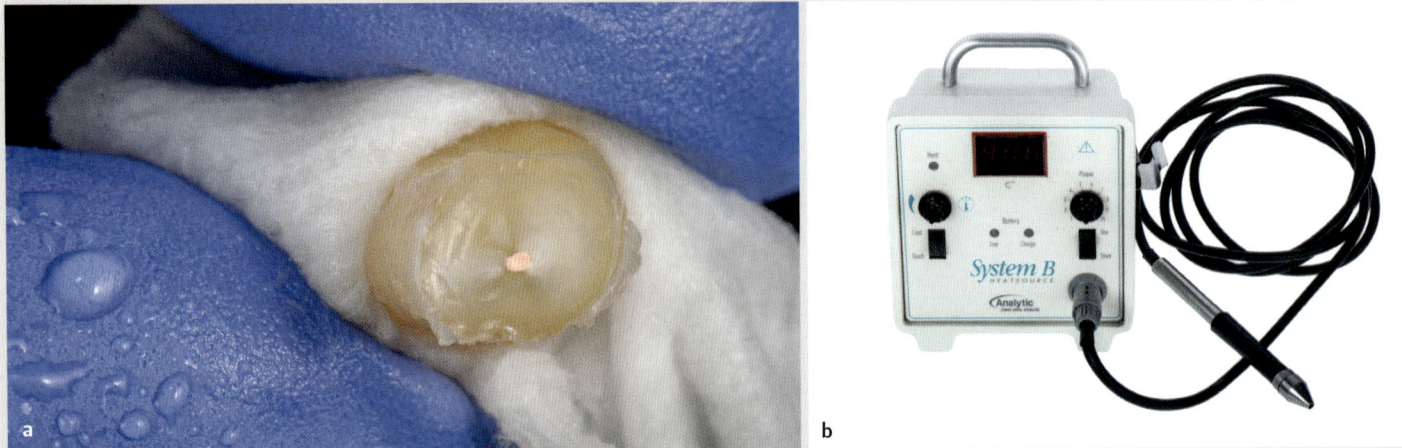

Q 5.60 Tratamiento endodóntico con instrumentos ProTaper Universal (PT; Dentsply Maillefer, Ballaigues, Suiza) y posterior relleno de los conductos con gutapercha condensada utilizando System B (SybronEndo, Orange, California, EE. UU.) y Obtura III (Dentsply Tulsa Dental; Tulsa, Oklahoma, EE. UU.). a) Fotografía del ápice tras la endodoncia. b) Sistema System B (SybronEndo, Orange, California, EE. UU.) empleado para el calentamiento de la gutapercha.

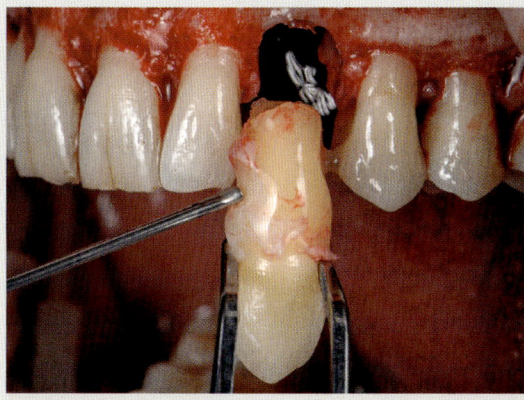
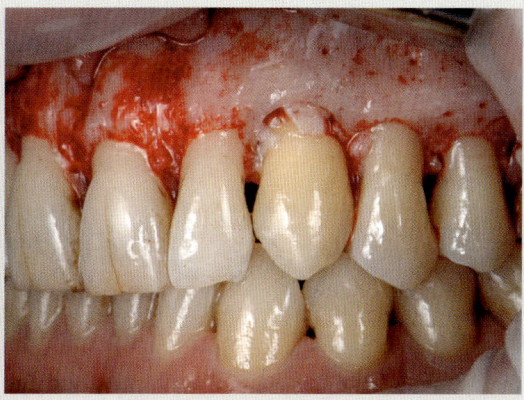

Q 5.61 Se recubrió la raíz con amelogeninas, proteínas derivadas del esmalte, antes de la colocación del canino donante (Emdogain®; Straumann®, Basel, Suiza).

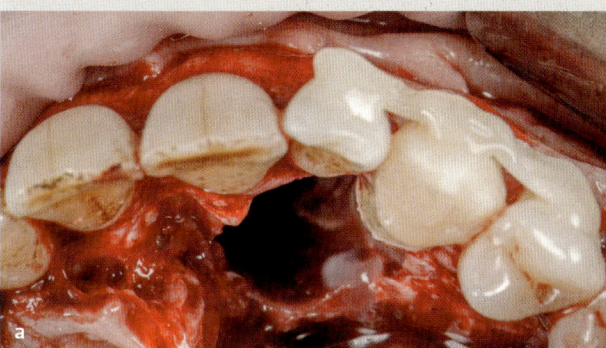
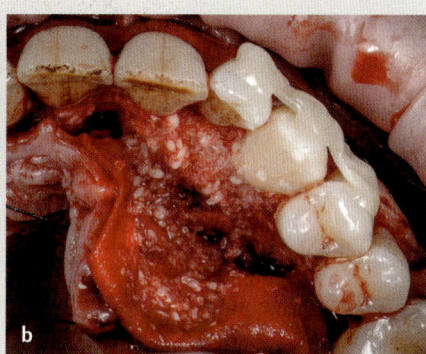

Q 5.62 Regeneración ósea guiada. a) Aspecto del defecto óseo palatino tras la ferulización del canino por vestibular con fibra de vidrio y composite (Tender Fiber Quattro, MICERIUM, Avegno, Italia) y composite fluido Tetric Flow (Ivoclar Vivadent AG, Schaan Fürstentum, Liechtenstein). b) Mezcla de biomaterial (MinerOss; BioHorizons, Alabama, EE. UU.) y una membrana reabsorbible (Mem–Lock 15 × 20 mm; BioHorizons, 2300 Riverchase Center, Birmingham, Alabama, EE. UU.) para la regeneración del defecto óseo palatino.

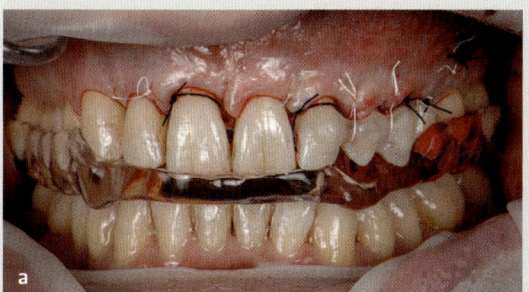
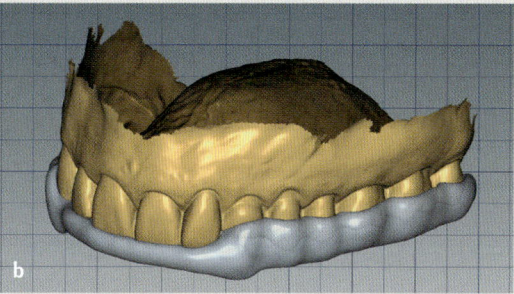

Q 5.63 Férula de descarga. a) Fotografía tras la intervención quirúrgica y colocación de la férula de descarga. b) Diseño digital previo al fresado de la férula de descarga.

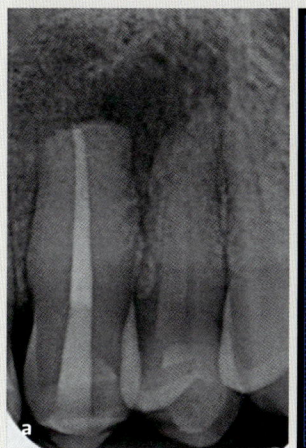
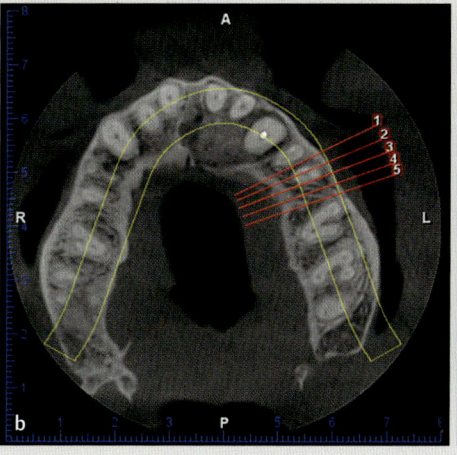
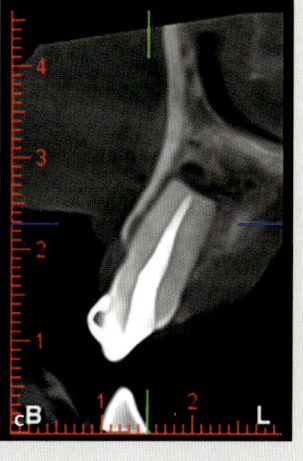

Q 5.64 Radiografía y TCHC. a) Radiografía periapical. b,c) Cortes oclusal y lateral de la TCHC en los que se observa la presencia de cortical ósea y el injerto de hueso por palatino.

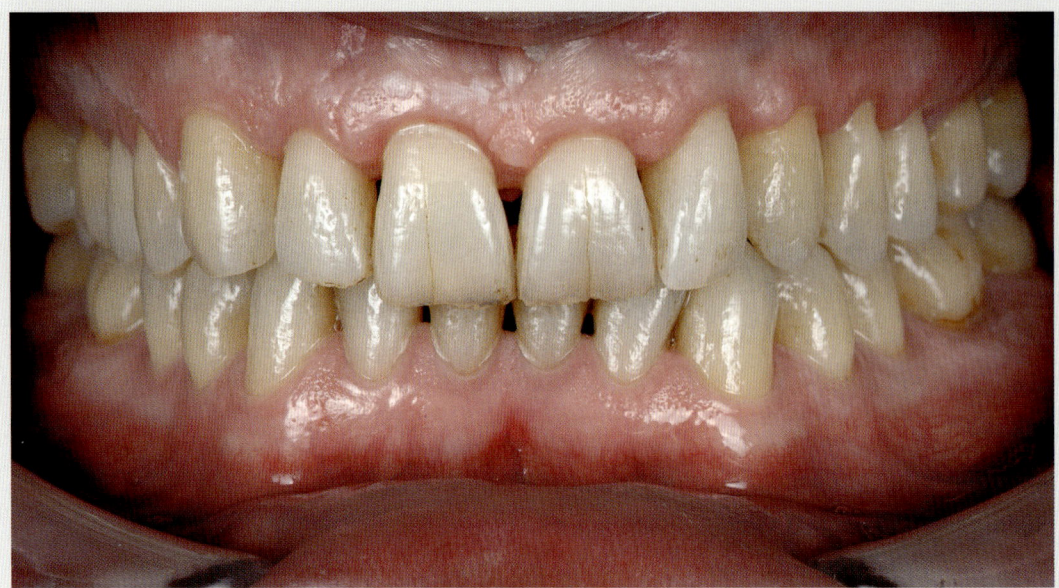

🔍 5.65 Control tras 3 meses de cicatrización.

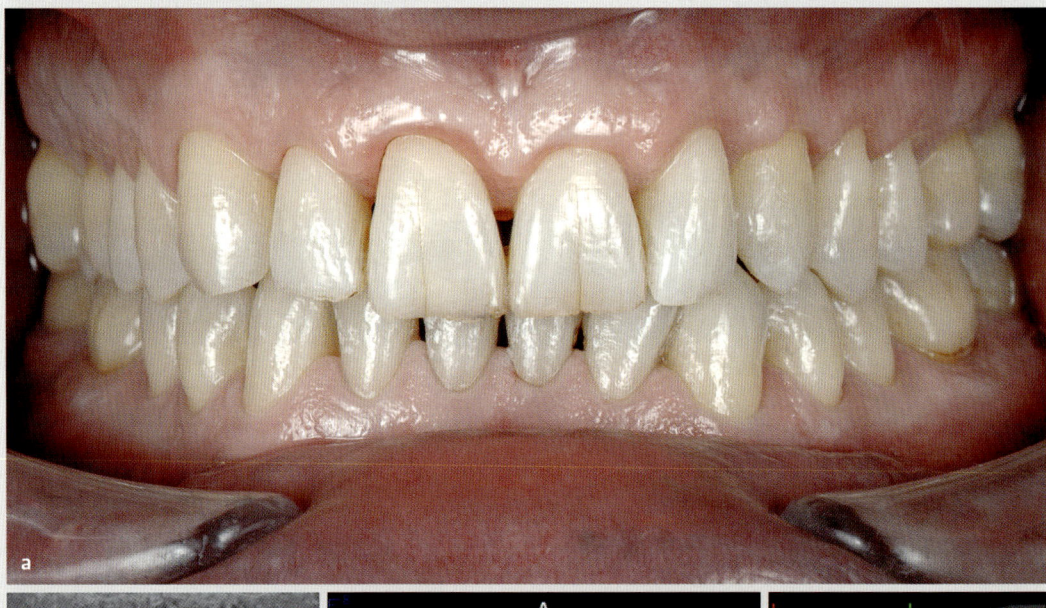

🔍 5.66 Evaluación clínica y radiográfica a los 2 años de la intervención. a) Fotografía intraoral frontal. b) Radiografía intraoral que muestra la cicatrización ósea e incluso el contorno del LPD. c,d) La TCHC muestra la cicatrización del quiste y presencia de hueso alrededor de la raíz.

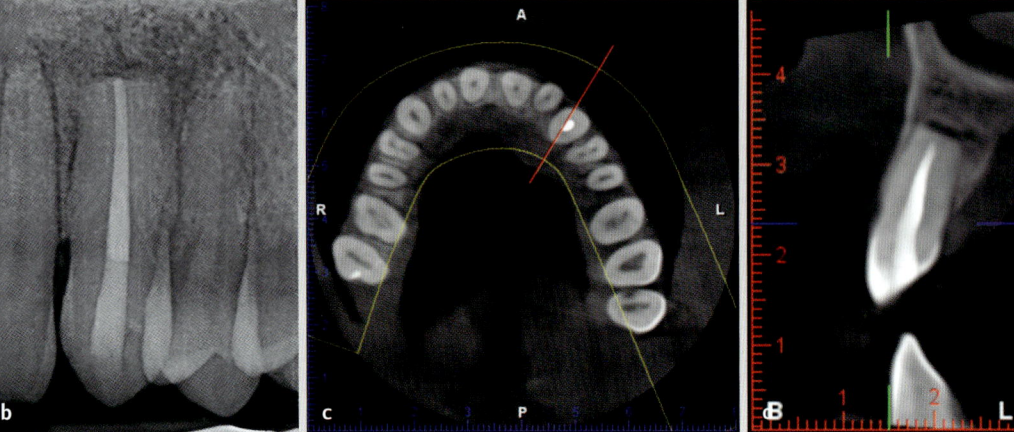

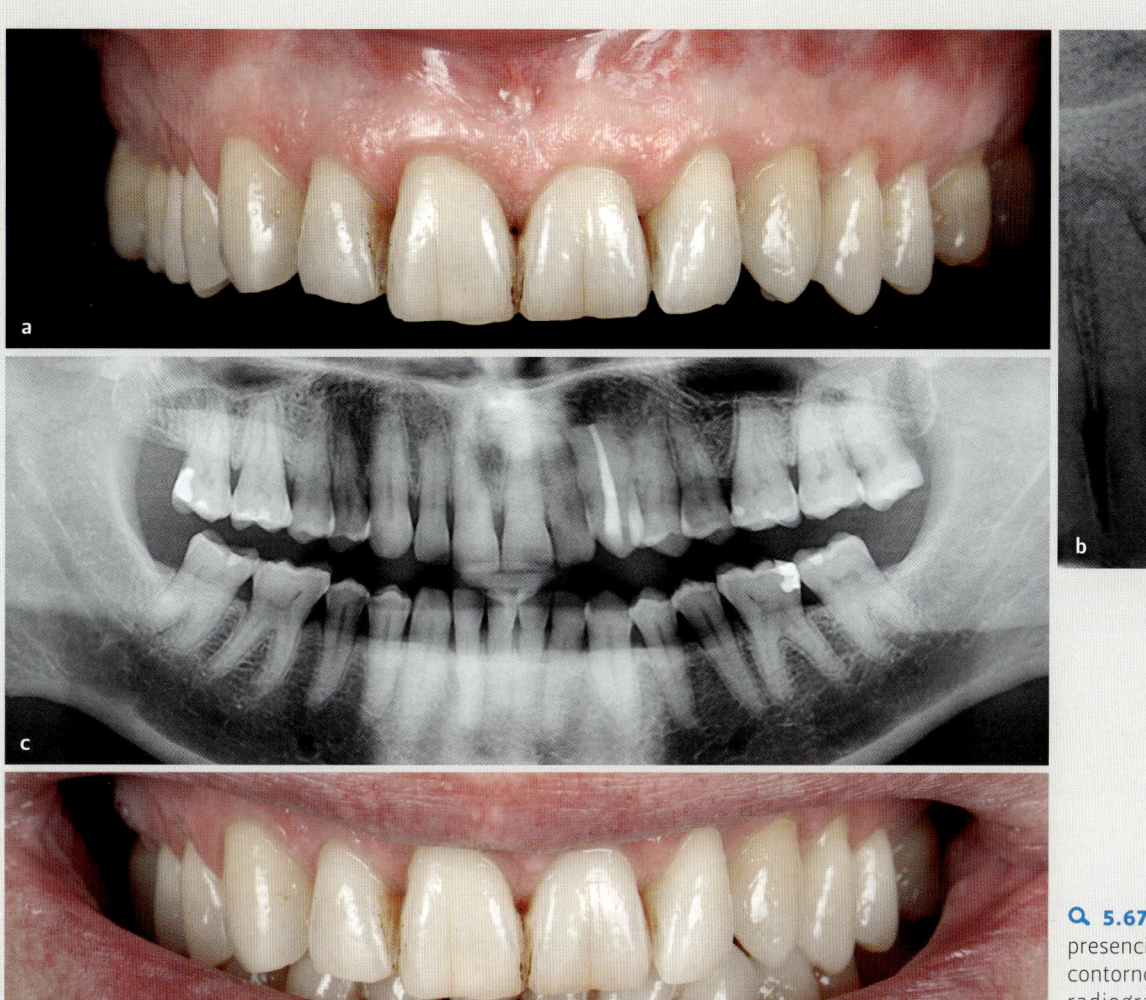

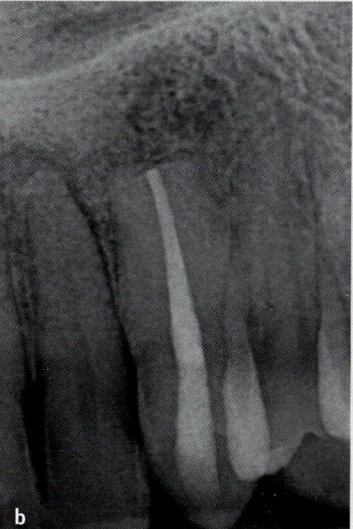

Q 5.67 Control a los 4 años sin presencia de síntomas. a) El color y contorno gingival son óptimos. b) La radiografía intraoral no muestra signo alguno de reabsorción radicular. c) Ortopantomografía de control. d) Sonrisa.

CONCLUSIONES

1. Aproximadamente el 1 % de los pacientes pueden presentar uno o más caninos incluidos debido a obstrucciones en su vía de erupción, procesos patológicos circundantes, malposiciones del incisivo lateral, apiñamiento, condiciones genéticas o una combinación de las anteriores.

2. La impactación del canino se acompaña habitualmente de complicaciones estéticas (niveles gingivales no armónicos y asimetría de línea media) y funcionales (falta de guía canina y anchura del arco), de quistes dentígeros y de reabsorción radicular del incisivo lateral u otros dientes.

3. Alrededor de los 11 años de edad del paciente, el clínico debería observar el canino ya en boca. En caso contrario se pueden realizar un par de radiografías periapicales para comprobar su posicionamiento. Si el canino se encuentra palatinizado, la imagen del canino se desplazará en el mismo sentido que el tubo de rayos X con la segunda radiografía (técnica SLOB). Si ya se sospecha de un canino impactado, la TCHC constituye actualmente el método diagnóstico más preciso.

4. Para evaluar el riesgo de impactación del canino se evaluarán cinco determinantes:

   a. Angulación del canino respecto la línea media. Cuanto más vertical esté y menos horizontalizado (menor angulación respecto a la línea media), la tracción será más favorable.

   b. Posición anteroposterior del ápice del canino. El ápice de la raíz del canino puede situarse en la región del primer premolar, del segundo premolar o de la propia ubicación normal del canino. Cuanto más retrasada esté la posición de la raíz, también lo estará la de la corona. Por tanto, cuanto más anterior se encuentre la raíz del canino, más desfavorable será su tracción.

   c. Altura de la corona del canino respecto al plano oclusal. Podemos encontrar la corona por debajo de la línea amelocementaria de los incisivos, por encima de ella, por encima de más de la mitad de la raíz, o incluso por encima de la raíz. Cuanto más alta esté localizada, peor pronóstico tendrá la tracción ortodóncica.

   d. Superposición de la corona del canino con la raíz del incisivo lateral adyacente. Podemos encontrar la corona del canino impactado sin superposición con la raíz del incisivo lateral, con superposición de menos de la mitad de la raíz del lateral, con superposición de más de la mitad de la raíz del lateral sin llegar a ser completa o con una superposición completa traspasando el límite mesial de la raíz del incisivo. Esta dos últimas son las que presenta peor pronóstico a la hora de realizar la tracción ortodóncica.

   e. Posición labiopalatina de la corona y la raíz del canino. Este es un punto crítico y tremendamente decisivo. La posición labial de la corona del canino impactado añade una gran dificultad al caso debido a la complejidad del manejo, tanto ortodóntico como de los tejidos blandos en la zona crítica entre la mucosa y la encía adherida.

6. La reabsorción radicular del incisivo lateral generalmente no compromete la vitalidad del incisivo y se frena tras retirar o cambiar el trayecto de del canino impactado.

7. La extracción temprana (entre los 10-13 años) del canino deciduo puede favorecer la erupción del canino incluido en los 6 meses siguientes. Este pronóstico dependerá de su posición: un 91 % si la punta de la corona se encuentra distal a la línea media del incisivo lateral, o en el 64 % de los casos si la punta de la corona está mesial a la línea media del incisivo lateral.

8. El aumento del tamaño de la arcada con expansión maxilar (disyuntor óseo) o distalización molar (tracción extraoral o similar) va a favorecer hasta un 65-80 % la redirección del canino impactado.

9. La opción de tratamiento ortodoncia (extracción, autotrasplante o simplemente su mantenimiento) dependerá de múltiples factores que el clínico debe evaluar cuidadosamente: edad, salud general y dental, deseos del paciente, espacio disponible, anatomía y reabsorción de dientes adyacentes, volumen óseo y gingival, anquilosis, etc.

10. La exodoncia del canino y/o posible autotrasplante está indicada en pacientes con mala salud general, poca o ninguna motivación para recibir un tratamiento ortodóntico o en situaciones en las que las evaluaciones clínica y radiográfica anteriormente descritas nos sitúen ante un pronóstico incierto del tratamiento ortodóntico.

11. La exposición quirúrgica y la tracción ortodóntica con microtornillos pueden reducir el tiempo de tratamiento ortodóncico considerablemente debido a que se puede comenzar la tracción al tiempo que la alineación dental. Otra forma de reducir el tiempo con aparatología ortodóntica consiste en la exposición quirúrgica y esperar a una erupción espontánea.

12. La predictibilidad del autotrasplante del canino incluido se sitúa cerca del 90 % a los 5 años. En pacientes de menos 40 años este porcentaje es todavía mayor.

13. En la actualidad, gracias a la implementación de técnicas digitales como las férulas quirúrgicas para la osteotomía guiada, el tiempo quirúrgico de la técnica se ha reducido de forma significativa. Además, el hecho de poder realizar las pruebas clínicas mediate una réplica impresa del diente donante minimiza la posibilidad de complicaciones al mejorar la preservación del LPD.

BIBLIOGRAFÍA

1. Bierklin K, Bondemark L. Management of Ectopic Maxillary Canines. Angle Orthod. 2008;78(5).

2. Baccetti T, Mucedero M, Leonardi M, Cozza P. Interceptive treatment of palatal impaction of maxillary canines with rapid maxillary expansion: A randomized clinical trial. Am J Orthod Dentofac Orthop. 2009;136(5):657-61.

3. Bishara SE. Impacted maxillary canines: A review. Am J Orthod Dentofac Orthop. 1992;101(2):159-71.

4. Cooke J, Wang H. Canine Impactions: Incidence and Management. Int J Periodontics Restorative Dent. 2006;26(5):483-91.

5. Becker A, Chaushu S. Etiology of maxillary canine impaction: A review. Am J Orthod Dentofac Orthop. 2015;148(4):557-67.

6. Ericson S, Kurol J. Longitudinal study and analysis of clinical supervision of maxillary canine eruption. Co mmunity Dent Oral Epidemiol. 1986;14:172-6.

7. Kurol J, Ericson S. Radiographic examination of ectopically erupting maxillary canines. Am J Orthod Dentofac Orthop. 1987;91(6):483-92.

8. Bierklin K, Ericson S. How a Computerized Tomography Examination Changed the Treatment Plans of 80 Children with Retained and Ectopically Positioned Maxillary Canines. Angle Orthod. 2006;76(1):43-51.

9. Power S, Short M. An Investigation into the Response of Palatally Displaced Canines to the Removal of Deciduous Canines and an Assessment of Factors Contributing to Favourable Eruption. Br J Orthod. 1993;20(3):215-23.

10. Ericson S, Kurol J. Early treatment of palatally erupting maxillary canines by extraction of the primary canines. Eur J Orthod. 1988;10:283-95.

11. Fournier A, Turcotte J-Y, Bernard C. Orthodontic considerations in the treatment of maxillary impacted canines. Am J Orthod. 1982;81(3):236-9.

12. Bedoya MM, Park JH. A review of the diagnosis and management of impacted maxillary canines. JADA. 2009;140:1485-93.

13. Camilleri S, Scerri E. Transmigration of Mandibular Canines — A Review of the Literature and a Report of Five Cases. Angle Orthod. 2021;73(6):753-62.

14. Cavuoti S, Matarese G, Isola G, Abdolreza J, Femiano F, Perillo L. Combined orthodontic-surgical management of a transmigrated mandibular canine: A case report. Angle Orthod. 2016;86(4):681-91.

15. Dalessandri D, Parrini S, Rubiano R, Gallone D, Migliorati M. Impacted and transmigrant mandibular canines incidence, aetiology, and treatment: a systematic review. Eur J Orthod. 2016;1-9.

16. Charles A, Duraiswamy S, Krishnaraj R, Jacob S. Surgical and orthodontic management of impacted maxillary canines. J Res Dent Sci. 2012;3(3):198-203.

17. Sajnani AK. Permanent maxillary canines - review of eruption pattern and local etiological factors leading to impaction. J Investig Clin Dent. 2013;6(1):1-7.

18. Peck S, Peck L, Kataja M. Site-specificity of tooth maxillary agenesis in subjects with canine malpositions. Angle Orthod. 1996;66(6):473-6.

19. Lindauer S, Rubenstein R, Hang W, Andersen C, Isaacson R. Canine Impaction Identified early with panomaric radiographs. JADA. 1992;123:91-7.

20. Moskowitz EM, Garcia RC. The management of palatally displaced maxillary canines: Considerations and challenges. Semin Orthod. 2014;20(1):46-58.

21. Becker A, Chaushu S. Long-term follow-up of severely resorbed maxillary incisors after resolution of an etiologically associated impacted canine. Am J Orthod Dentofac Orthop. 2005;127(6):650-4; quiz 754.

22. Arboleda-Ariza N, Schilling J, Arriola-Guillén L. Maxillary transverse dimensions in subjects with and without impacted canines: a comparative cone-beam computed tomography study. Am J Orthod Dentofac Orthop. 2018;154(4):495-503.

23. Ericson S, Kurol J. Resorption of Incisors After Ectopic Eruption of Maxillary Canines: A CT Study. Angle Orthod. 2000;70(6):415-23.

24. Warford J, Grandhi R, Tira D. Prediction of maxillary canine impaction using sectors and angular measurement. Am J Orthod Dentofac Orthop. 2003;124(6):651-5.

25. Leonardi M, Armi P, Franchi L, Baccetti T. Two Interceptive Approaches to Palatally Displaced Canines: A Prospective Longitudinal Study. Angle Orthod. 2004;74(5):19-24.

26. Stivaros N, Mandall N, Orth M. Radiographic Factors Affecting the Management of Impacted Upper Permanent Canines. J Orthod. 2000;27(2):169-73.

27. Kohavi D, Zilberman Y, Becker A. Periodontal status following the alignment of buccally ectopic maxillary canine teeth. Am J Orthod. 1984;85(1):78-82.

28. De la Iglesia Beyme F, Gutiérrez Rodríguez O, De la Iglesia Beyme G, Molina Coral A, Puigdollers Perez A. Tracción de caninos impactados mediante el uso de anclaje esquelético. Ortod Española. 2017;55(3):41-7.

29. Ferguson J, Parvizi F. Eruption of Palatal Canines Following Surgical Exposure: a Review of Outcomes in a Series of Consecutively Treated Cases. Br J Orthod. 1997;24(1992):203-7.

30. Xu L, Gu H, Zou G, Yuan H, Zhou J. Autotransplantation of a completely developed impacted maxillary canine: A 7-year follow-up case report. J Am Dent Assoc. 2021 Sep;152(9):763-769.

31. Patel S, Fanshawe T, Bister D, Cobourne MT. Survival and success of maxillary canine autotransplantation: a retrospective investigation. Eur J Orthod 2011;33:298-304.

32. Zufía J, Abella F, Gomez-Meda R, et al. Autotransplantation of impacted maxillary canines into surgically modified sockets and orthodontic treatment: a 4-year follow-up case report. Int J Esthet Dent 2020;15:196-210.

33. Hale ML. Autogenous transplants. Oral Surg Oral Med Oral Pathol 1956;9:76-83.

34. Abella Sans F, Ribas F, Doria G, et al. Guided tooth autotransplantation in edentulous areas post-orthodontic treatment. J Esthet Restor Dent 2021;33:685-91.

35. Strbac GD, Schnappauf A, Bertl MH, et al. Guided osteotomy and guided autotransplantation for treatment of severely impacted teeth: a

proof-of-concept report. J Endod 2020;46:1791-8.

36. Verweij JP, Jongkees FA, Anssari Moin D, et al. Autotransplantation of teeth using computer- aided rapid prototyping of a three-dimensional replica of the donor tooth: a systematic literature review. Int J Oral Maxillofac Surg 2017;46:1466-74.

37. Oh S, Kim S, Lo HS, et al. Virtual simulation of autotransplantation using 3-dimensional printing prototyping model and computer-assisted design program. J Endod 2018;44:1883-8.

38. Kafourou V, Tong HJ, Day P, et al. Outcomes and prognostic factors that influence the success of tooth autotransplantation in children and adolescents. Dent Traumatol 2017;33:393-9.

39. Rohof ECM, Kerdijk W, Jansma J, et al. Autotransplantation of teeth with incomplete root formation: a systematic review and meta-analysis. Clin Oral Investig 2018;22:1613-24.

40. Raabe C, Bornstein MM, Duco mmun J, et al. A retrospective analysis of autotransplanted teeth including an evaluation of a novel surgical technique. Clin Oral Investig 2021;25:3513-25.

41. Machado LA, do Nascimento RR, Ferreira DM, et al. Long-term prognosis of tooth autotransplantation: a systematic review and meta-analysis. Int J Oral Maxillofac Surg 2016;45:610-7.

42. Sugai T, Yohizawa M, Kobayashi T, et al. Clinical study on prognostic factors for autotransplantation of teeth with complete root formation. Int J Oral Maxillofac Surg 2010;39:1193-203.

43. Anssari Moin D, Derksen W, Verweij JP, et al. A novel approach for computer-assisted template- guided autotransplantation of teeth with custom 3D designed/printed surgical tooling: an ex vivo proof of concept. J Oral Maxillofac Surg 2016;74:895-902.

44. Gómez Meda R, Abella Sans F, Esquivel J, Zufía J. Impacted Maxillary Canine with Curved Apex: Three-Dimensional Guided Protocol for Autotransplantation. J Endod. 2022 Mar;48(3):379-387.

45. Grisar K, Chaabouni D, Romero LPG, et al. Autogenous transalveolar transplantation of maxillary canines: a systematic review and meta-analysis. Eur J Orthod 2018;40:608-16.

46. Grisar K, Smeets M, Ezeldeen M, Shaheen E, De Kock L, Politis C, Jacobs R. Survival and success of autotransplanted impacted maxillary canines during short-term follow-up: A prospective case-control study. Orthod Craniofac Res. 2021 May;24(2):222-232.

47. Sagne S, Thilander B. Transalveolar transplantation of maxillary canines. A critical evaluation of a clinical procedure. Acta Odontol Scand. 1997 Jan;55(1):1-8.

48. Azaz B, Zilberman Y, Hackak T. Clinical and roentgenographic evaluation of thirty-seven autotransplanted impacted maxillary canines. Oral Surg Oral Med Oral Pathol. 1978 Jan;45(1):8-16.

49. Ahlberg K, Bystedt H, Eliasson S, Odenrick L. Long-term evaluation of autotransplanted maxillary canines with completed root formation. Acta Odontol Scand. 1983;41(1):23-31.

50. Tsukiboshi M. Autotransplantation of Teeth. Chicago: Quintessence Publishing; 2001:151-167.

51. Arikan F, Nizam N, Sonmez S. 5-year longitudinal study of survival rate and periodontal parameter changes at sites of maxillary canine autotransplantation. J Periodontol. 2008 Apr;79(4):595-602

52. Ha mmarström L, Blomlöf L, Lindskog S. Dynamics of dentoalveolar ankylosis and associated root resorption. Endod Dent Traumatol. 1989 Aug;5(4):163-75.

53. Schätzle M, Tanner SD, Bosshardt DD. Progressive, generalized, apical idiopathic root resorption and hypercementosis. J Periodontol. 2005 Nov;76(11):2002-11.

54. Atrizadeh F, Kennedy J, Zander H. Ankylosis of teeth following thermal injury. J Periodontal Res. 1971;6(3):159-67.

55. Soder PO, Otteskog P, Andreasen JO, Modeer T. Effect of drying on the viability of the periodontal membrane. Scand J Dent Res 1977;85:164-168.

56. Andreasen GF. A review of the approaches to treatment of impacted maxillary cuspids. Oral Surg Oral Med Oral Pathol. 1971 Apr;31(4):479-84.

57. Gómez Meda R, Abella Sans F, Esquivel J, Zufía J. Impacted Maxillary Canine with Curved Apex: Three-Dimensional Guided Protocol for Autotransplantation. J Endod. 2022 Mar;48(3):379-387.

58. Andreasen JO. Periodontal healing after replantation and autotransplantation of incisors in monkeys. Int J Oral Surg. 1981 Feb;10(1):54-61.

59. Nasjleti CE, Caffesse RG, Castelli WA, Hoke JA. Healing after tooth reimplantation in monkeys. A radioautographic study. Oral Surg Oral Med Oral Pathol. 1975 Mar;39(3):361-75.

60. Andreasen JO. A time-related study of periodontal healing and root resorption activity after replantation of mature permanent incisors in monkeys. Swed Dent J 1980;4:101-110.

61. Andreasen JO, Kristerson L. The effect of limited drying or removal of the periodontal ligament. Periodontal healing after replantation of mature permanent incisors in monkeys. Acta Odontol Scand. 1981;39(1):1-13.

capítulo / seis

EXTRUSIÓN QUIRÚRGICA Y REIMPLANTE INTENCIONAL

Francesc Abella Sans, Ramón Gómez Meda, Jaume Casaponsa Parerols

La extrusión quirúrgica y el reimplante intencional son procedimientos que siguen un proceso de cicatrización similar al del autotrasplante. Es por ello por lo que muchos clínicos incluyen ambas técnicas dentro del término autotrasplante. El autotrasplante se puede clasificar en estos tres grupos: *(1)* extrusión quirúrgica, *(2)* reimplante intencional y *(3)* autotrasplante convencional. Estos procedimientos comparten en esencia el mismo enfoque de tratamiento, que incluye la extracción atraumática de un diente, la inspección visual del diente (y su raíz) y su posterior reimplantación. A continuación, vamos a describir pormenorizadamente las principales indicaciones, métodos quirúrgicos y opciones restauradoras de estas dos técnicas.

Principios básicos e indicaciones

Extrusión quirúrgica

La extrusión quirúrgica, conocida también como trasplante intraalveolar, se define como el procedimiento en el que la estructura dental remanente se reposiciona en una posición más coronal o supragingival en el mismo alvéolo en el que se encontraba originalmente el diente[1,2]. Este procedimiento quirúrgico es una alternativa perfectamente viable a la extracción de dientes que presentan fracturas coronorradiculares, fracturas a nivel cervical, caries subgingivales o, incluso, algunas reabsorciones[2,3]. Se basa en el concepto de reubicar el área afectada de un diente en una posición supragingival, dejando expuesta la estructura dental sana para mejorar la restaurabilidad del diente y proporcionar espacio para el restablecimiento del ancho biológico[4] (📷 6.1-6.4).

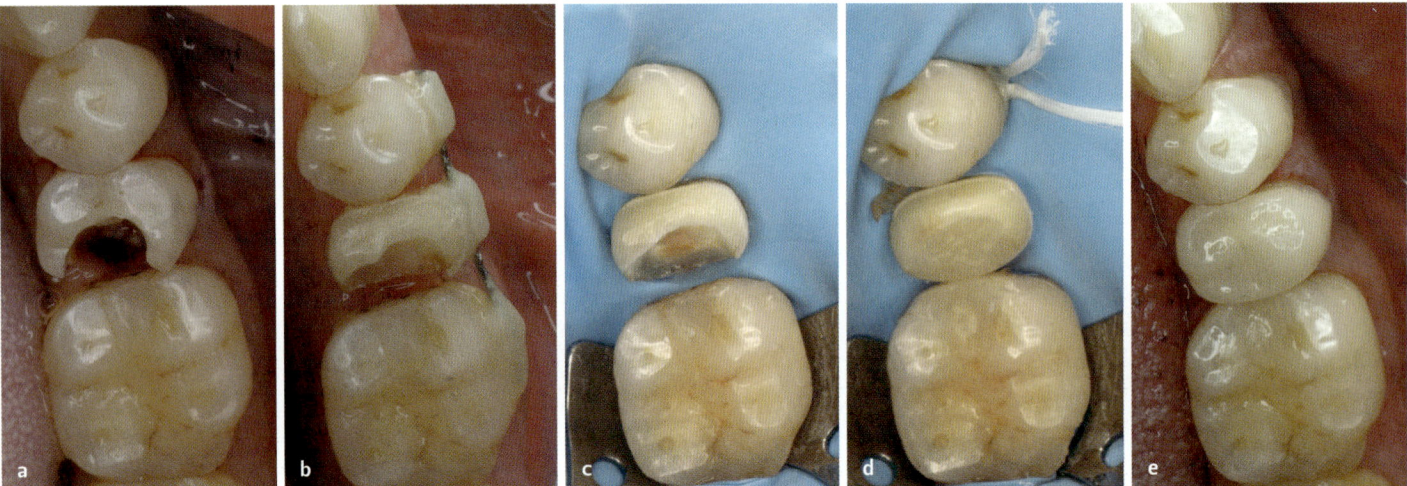

📷 **6.1** Extrusión quirúrgica de segundo premolar inferior derecho (diente 4.5). a) Situación inicial en la que se aprecia una caries secundaria profunda en el diente 4.5. b) El diente no presentaba sintomatología, por lo que se procedió directamente a la extrusión quirúrgica. c,d) Elevación del margen distal mediante composite tras la remoción de la ferulización semirrígida. e) Aspecto final tras la cementación de la restauración indirecta adhesiva.

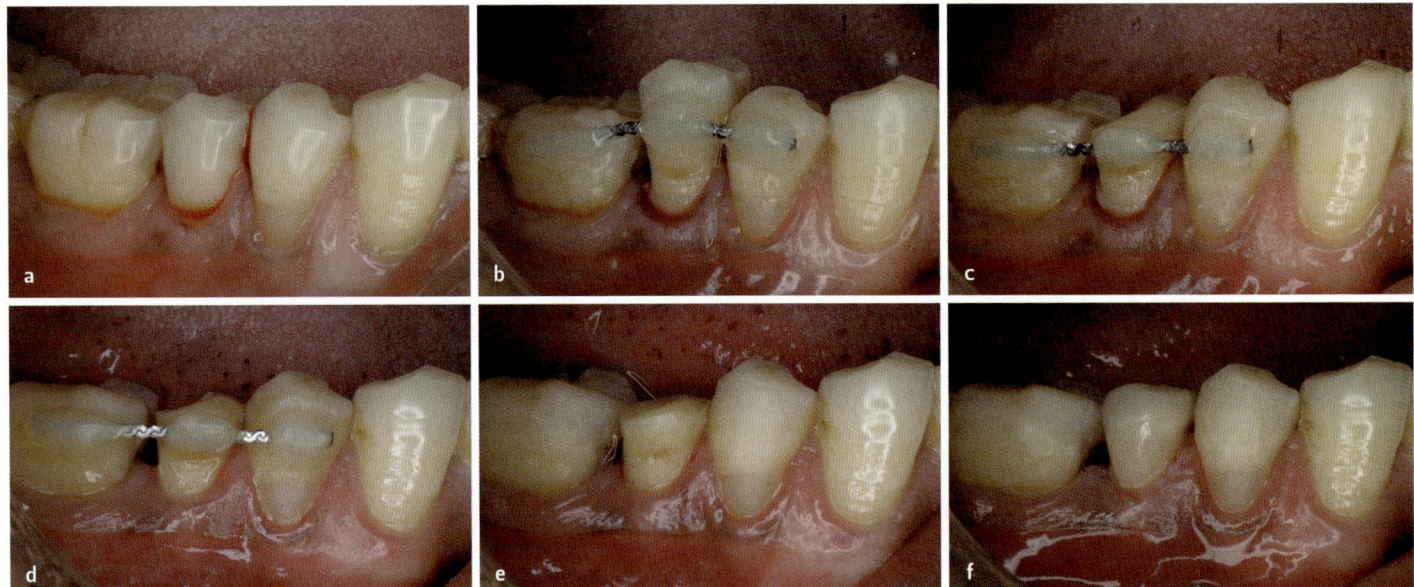

📷 **6.2** Visión vestibular del paso a paso del procedimiento. a) Situación inicial. b) Extrusión quirúrgica y ferulización mediante alambre y composite en los dientes adyacentes. c,d) Reducción de la estructura coronal extruida para evitar cualquier contacto con los dientes antagonistas. e) Remoción de la ferulización semirrígida a las 4 semanas. f) Aspecto final a las 8 semanas tras la cementación adhesiva de la restauración con recubrimiento cuspídeo total.

En 1962, Cohen introdujo el término "ancho biológico", que describe la unión biológica de los tejidos blandos a la raíz del diente y comprende el epitelio de unión y la unión del tejido conectivo, que es equivalente a la distancia entre la base del surco gingival y la cresta alveolar[5]. Este término fue acuñado a raíz del trabajo de Gargiulo y cols. en 1961, en el que el ancho se denominaba unión dentogingival[6]. La unión dentogingival se puede dividir en dos componentes: la unión del tejido conectivo y la unión epitelial (📷 6.5).

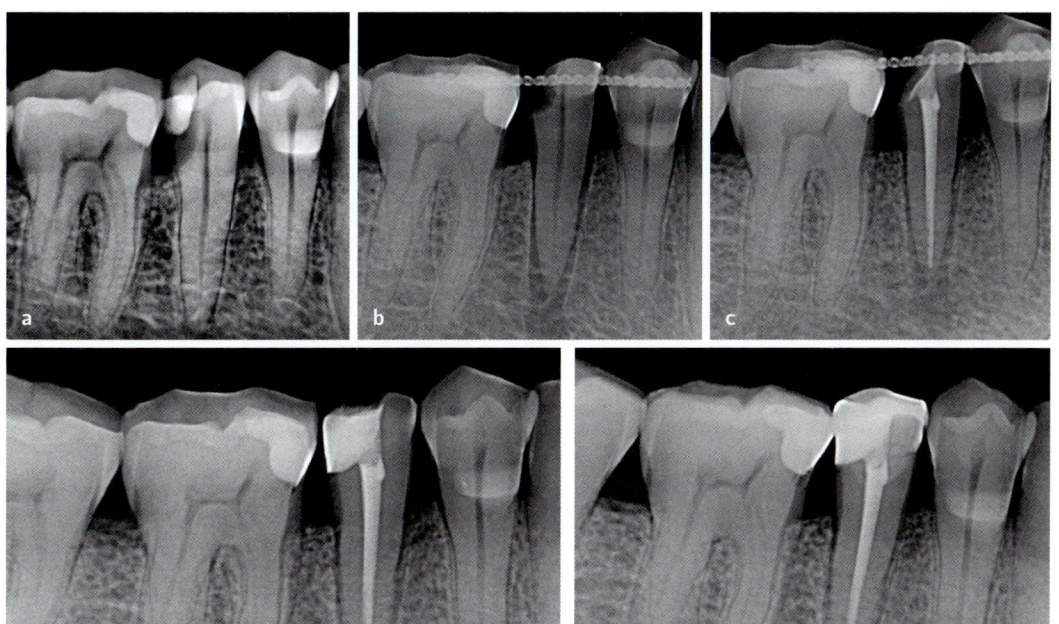

6.3 Secuencia radiográfica. a) Caries secundaria a nivel de cresta ósea que impedía una restauración con garantías a largo plazo. b) Extrusión quirúrgica. Obsérvese la cantidad de estructura extruida por encima de cresta alveolar. c) Tratamiento endodóntico a las 3 semanas antes de remover la ferulización. d) Restauración del muñón. e) Cementación de la restauración adhesiva indirecta.

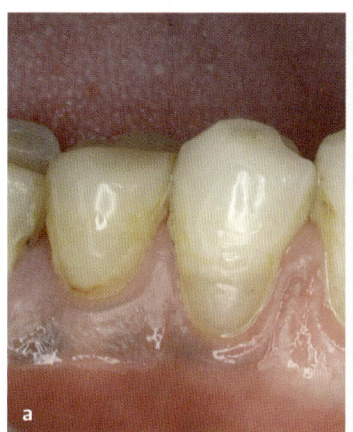
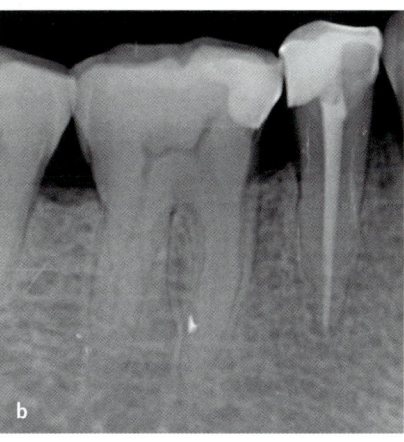
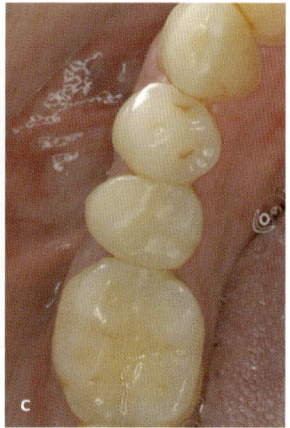

6.4 Control a los 5 años. a) Cara vestibular del procedimiento a los 5 años. b) Radiográficamente el diente no presenta patología periapical y se evidencia un ligamento periodontal sano. c) Cara vestibular de la restauración.

Gargiulo y cols.[6] investigaron las dimensiones y relaciones del complejo dentogingival en cadáveres humanos, analizando un total de 287 dientes. Este trabajo pionero demostró una relación proporcional entre la cresta alveolar, la inserción del tejido conectivo, la inserción epitelial y la profundidad del surco. Las dimensiones medias de este estudio fueron 0,69 mm de profundidad del surco, 0,97 mm de inserción epitelial y 1,07 mm de inserción de tejido conectivo. Según este trabajo, se informa que el ancho biológico promedio era de 2,04 mm; la suma de la unión epitelial y la unión del tejido conectivo (6.5). Sin embargo, estos datos son únicamente un promedio, ya que las dimensiones del ancho biológico son únicas y específicas para cada individuo y varían de un diente a otro e, incluso, dentro del perímetro del mismo diente. De hecho, en 1994, Vacek y cols.[7] comprobaron que estas dimensiones oscilaban entre 0,75 mm y 4 mm.

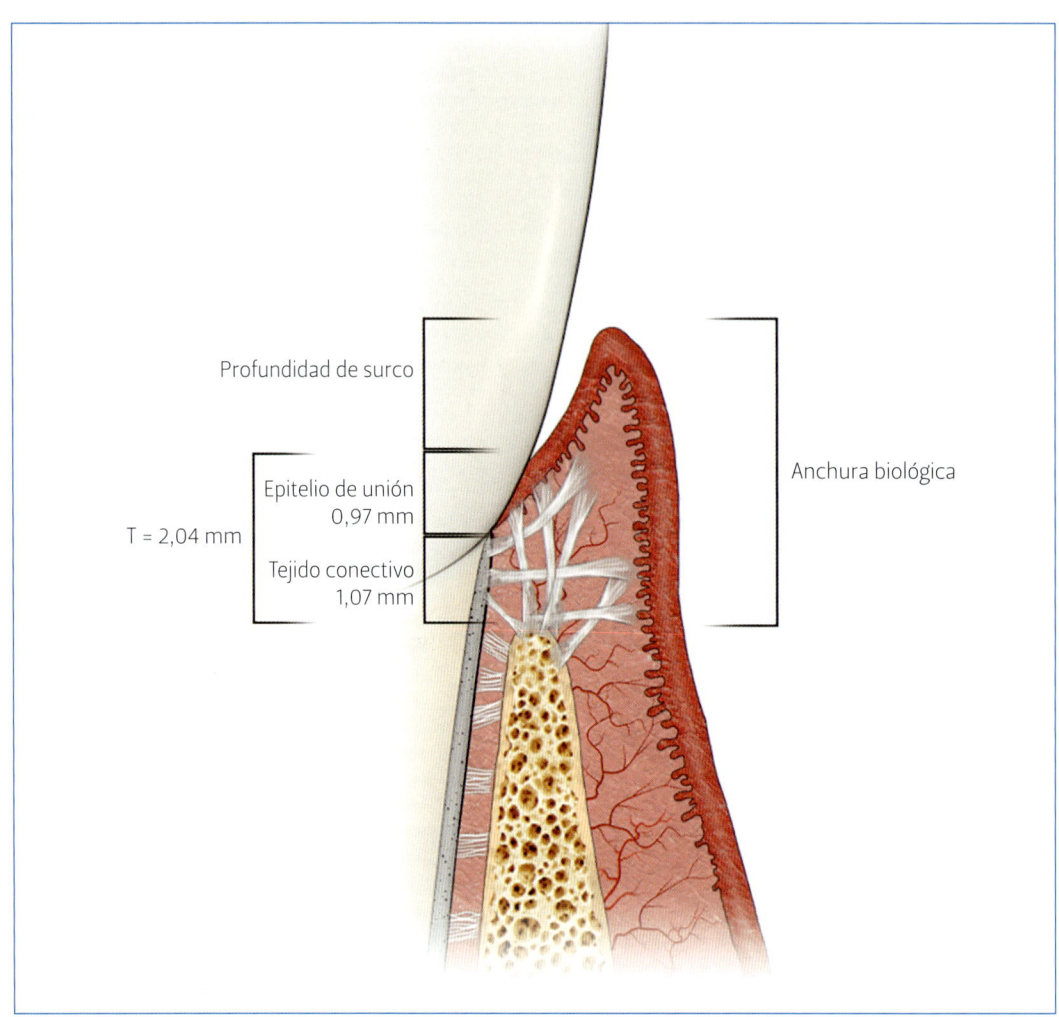

Profundidad de surco

T = 2,04 mm

Epitelio de unión
0,97 mm

Tejido conectivo
1,07 mm

Anchura biológica

6.5 Diagrama que ilustra las dimensiones del complejo dento-gingival, basado en la investigación de Gargiulo y cols.[6]

Si bien es útil tener estos valores como referencia, como siempre ocurre en odontología, es importante considerar la variación genética y anatómica, así como valorar en la medida de lo posible cada caso de forma individual. Por ejemplo, en casos de erupción pasiva alterada (EPA), en los que la altura clínica de la corona está reducida, el diagnóstico depende del examen clínico y radiográfico para determinar la relación del margen gingival, la unión cemento-esmalte y la cresta ósea (📷 6.6-6.9). La altura clínica de la corona se compara con la radiografía y se puede realizar una gingivectomía con o sin resección ósea según sea necesario para restablecer las dimensiones apropiadas del espacio biológico en relación con los márgenes del hueso alveolar.

La **erupción pasiva alterada** es una alteración del desarrollo con relaciones dentoalveolares anormales. Clínicamente, esta afección se caracteriza por el margen gingival (y, a veces, el hueso) ubicado a un nivel más coronal, lo que conduce a pseudobolsas y preocupaciones estéticas. La corrección de esta afección se puede lograr con cirugía periodontal.

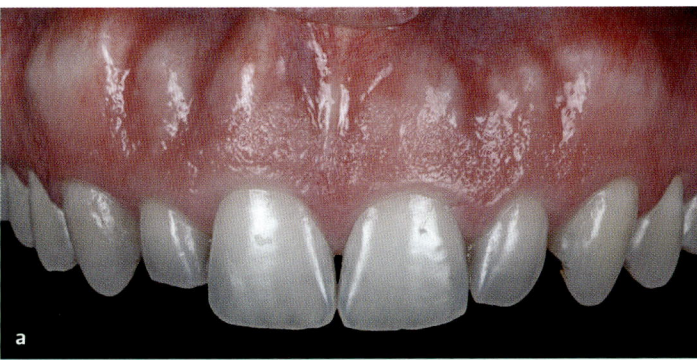
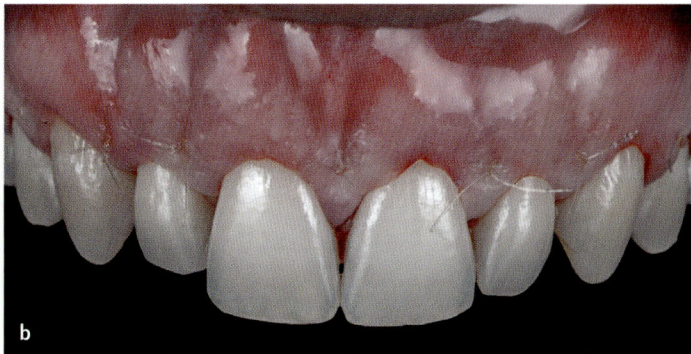

📷 **6.6** Paciente de 25 años acude a la cínica para mejorar la estética de su sonrisa. Tras la evaluación clínica y radiográfica se diagnostica una EPA tipo 1B. a) Situación clínica inicial donde se observan coronas clínicas algo cortas. b) Situación inmediatamente después de la cirugía de alargamiento quirúrgico de la corona.

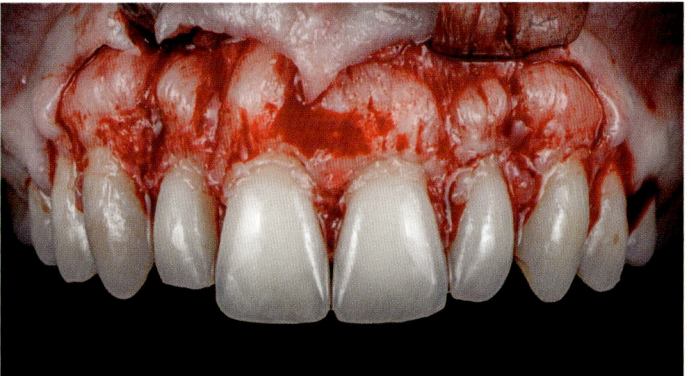

📷 **6.7** La cortical ósea era muy gruesa, presentaba exostosis y se encontraba muy próxima a la línea amelocementaria (LAC).

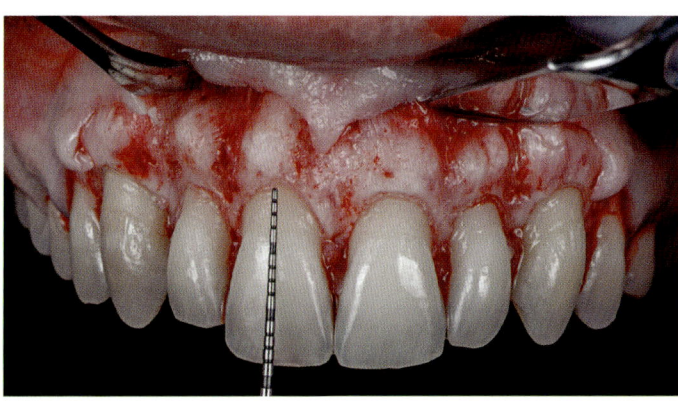

📷 **6.8** Resultado tras la osteoctomía y osteoplastia. Se respetó el ancho biológico (o tejido supracrestal adherido) entre la cresta ósea y la LAC.

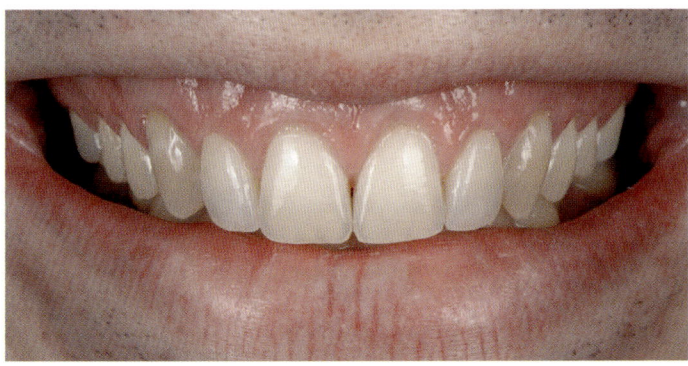

📷 **6.9** Aspecto final de la sonrisa del paciente donde se observa una mejor armonía en la longitud de las coronas clínicas.

La anchura o ancho biológico es un término clínico comúnmente utilizado para describir las dimensiones variables apicocoronales de los tejidos supracrestales adheridos.

Aclaración: Sin embargo, a partir de ahora y siguiendo las directrices que se establecieron en 2017 en el Taller Mundial sobre la *Clasificación de Enfermedades y Condiciones Periodontales y Periimplantarias*, copatrocinado por la Academia Estadounidense de Periodoncia y la Federación Europea de Periodoncia, utilizaremos y remplazaremos el término ancho biológico por tejido supracrestal adherido (STA, *supracrestal tissue attachment*).

El STA es una forma de barrera de tejido humano que sirve para proteger contra infecciones y otros cuerpos extraños, actuando dinámicamente para mantener una distancia constante[8]. Si se infringe un daño externo que altera distancia, se produce una reacción celular para restablecer la distancia deseada entre el margen de la restauración y la cresta ósea. La información científica disponible de estudios en humanos respalda que la infracción dentro de la unión del tejido conectivo supracrestal está asociada con inflamación y pérdida del tejido de soporte periodontal[9]. Los estudios en animales corroboran esta afirmación y proporcionan pruebas histológicas de que la infracción dentro de la unión del tejido conectivo supracrestal se asocia con inflamación y pérdida posterior de los tejidos de soporte periodontal, acompañada de un desplazamiento apical del epitelio de unión y de la inserción del tejido conectivo supracrestal[9]. No obstante, también es interesante mencionar que la colocación de una capa de composite, incluso en cavidades muy profundas mediante la elevación del margen gingival, puede proporcionar una base adecuada para restauraciones indirectas de composite o cerámica[10] (**CASO CLÍNICO** 6.1). Los adhesivos y composites permiten enfoques más conservadores para tratar los dientes gravemente comprometidos al reducir la invasividad que forma parte de las restauraciones protésicas tradicionales. Estos enfoques reducen, en gran medida, el número de tratamientos endodónticos y periodontales.

CASO CLÍNICO 6.1

Restauración indirecta de primer molar superior con pulpitis aguda

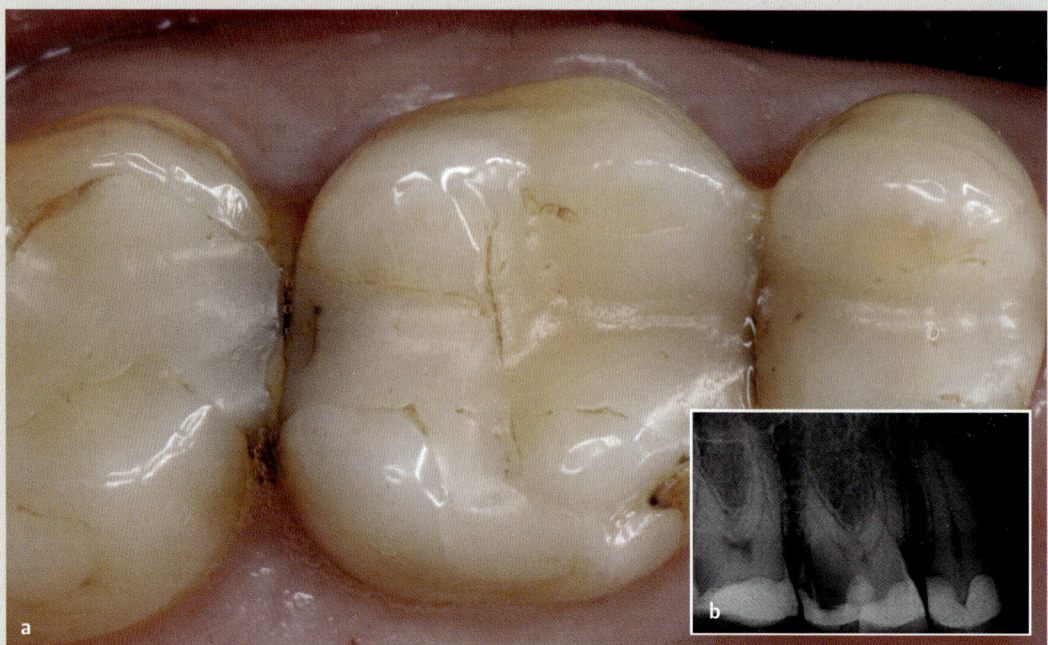

Q 6.10 Paciente que acude de urgencias por dolor espontáneo y agudo en primer cuadrante. a) Situación clínica inicial en la que se observa el primer molar superior derecho (1.6) con una gran restauración de composite. b) Caries secundaria por distal del diente 1.6 cerca de cresta alveolar.

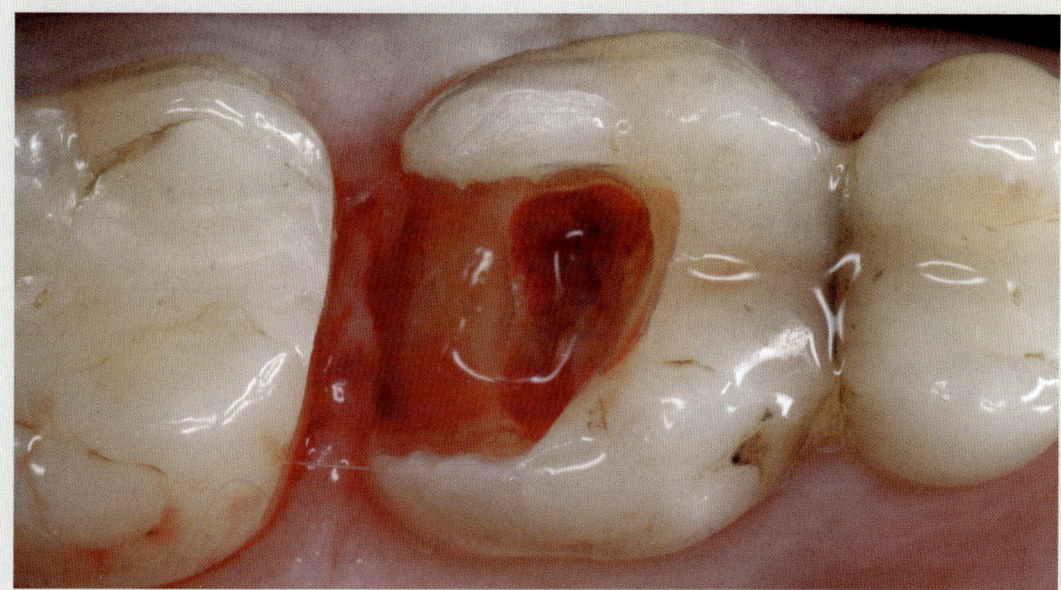

Q **6.11** Situación tras la remoción de la restauración y de la caries secundaria.

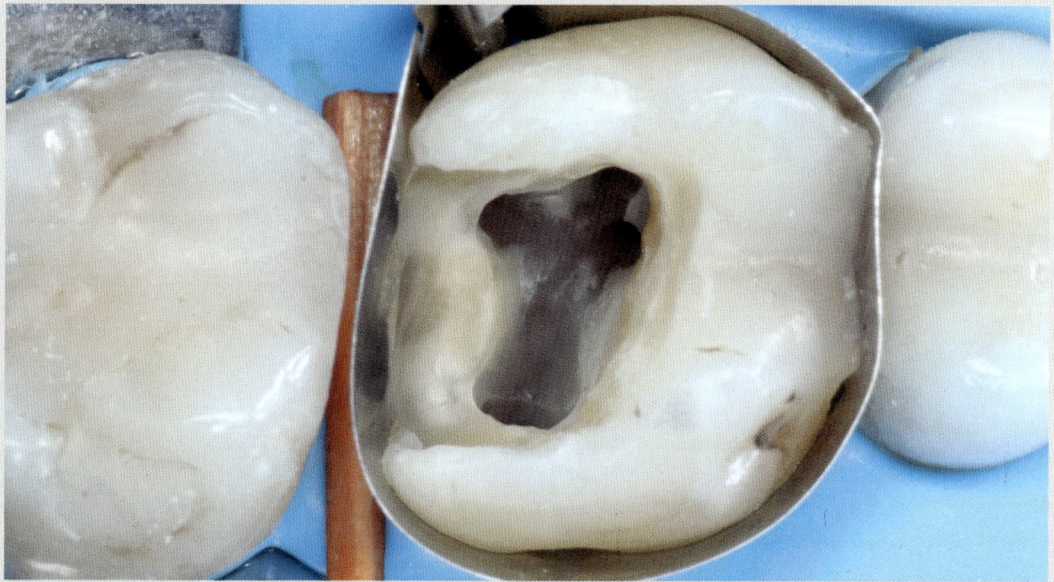

Q **6.12** Aislamiento absoluto y apertura cameral para proceder a la elevación del margen y al tratamiento endodóntico.

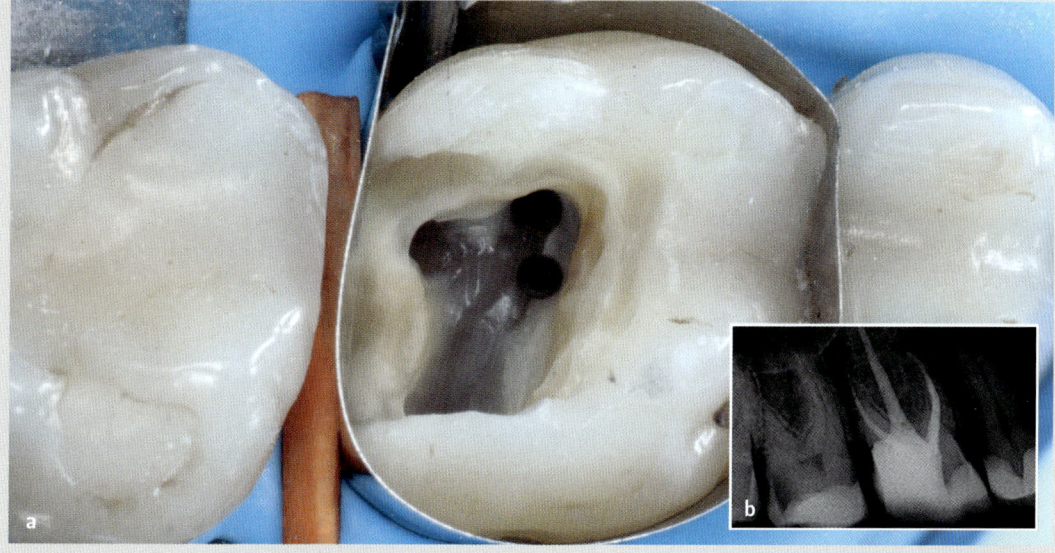

Q **6.13** Tratamiento endodóntico. a) Localización de 4 conductos radiculares. b) Aspecto radiográfico tras el tratamiento endodóntico y la restauración del muñón. Nótese la buena adaptación del margen en la zona distal del diente.

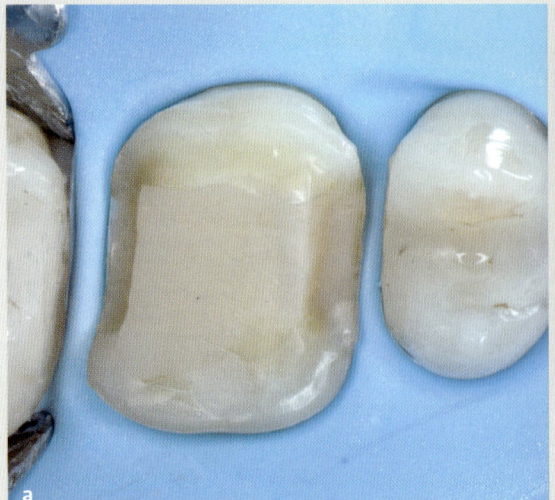
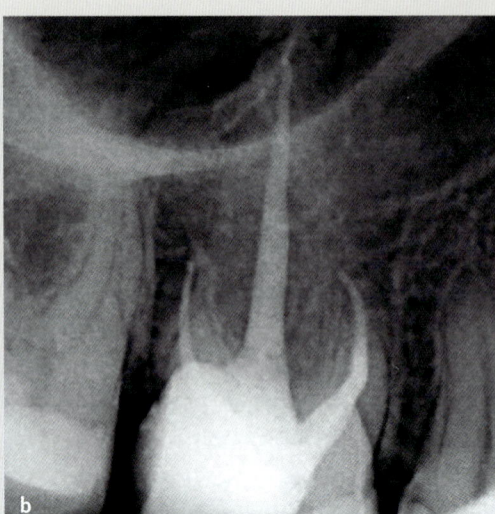

Q 6.14 Preparación del diente. a) Tallado del diente 1.6 para proceder a realizar una restauración indirecta adhesiva. b) Radiografía periapical tras la preparación del diente.

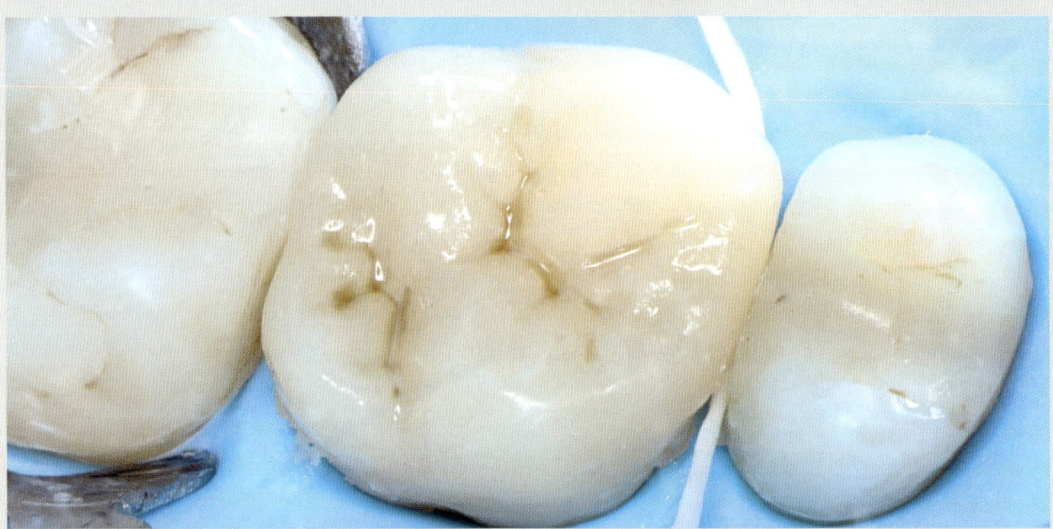

Q 6.15 Cementación de la restauración adhesiva indirecta (con disilicato de litio) bajo aislamiento absoluto.

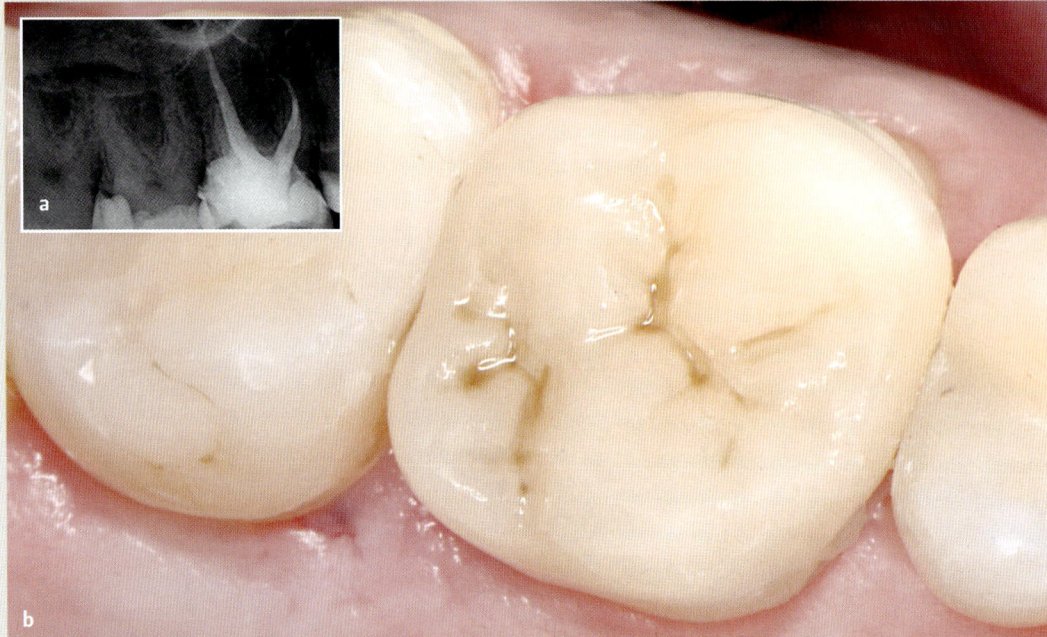

Q 6.16 Resultado final. a) Radiografía periapical de comprobación tras el cementado de la restauración. b) Aspecto clínico de la restauración final.

Sin embargo, la mayoría de los clínicos coinciden en que debe haber una distancia mínima entre el margen de la restauración y el nivel óseo (cresta alveolar), específicamente a nivel del epitelio de unión[11,12]. La distancia mínima recomendada para evitar comprimir la inserción coronal del tejido conectivo es de al menos 3 mm[13-17]. Para obtener un efecto *ferrule*, o abrazadera, suficiente al restaurar dientes gravemente comprometidos, es crucial respetar el STA y preservar al máximo tanto la estructura coronal y radicular como el tejido cervical[12,18]. En ausencia de estructura coronal al hueso alveolar, la extrusión quirúrgica es un procedimiento perfectamente viable para proporcionar un *ferrule* adecuado en un único paso. Sin embargo, existen otras técnicas que el clínico debe valorar y sopesar, como el alargamiento quirúrgico de la corona, la extrusión ortodóntica forzada o, más recientemente, la extrusión magnética[4,19].

Alargamiento quirúrgico, extrusión ortodóntica forzada y extrusión magnética

La elección de una técnica u otra depende de varios factores relacionados con el paciente: estética, relación corona-raíz, proximidad de la raíz con otras estructuras, morfología radicular, ubicación de la furca en caso de tratarse de un diente multirradicular, posición individual de los dientes y posición estratégica de los dientes[20,21]. Las condiciones de ciertas situaciones clínicas no son propicias para determinados procedimientos quirúrgicos o restauradores. Aunque en algunas ocasiones el **alargamiento quirúrgico de la corona** es un procedimiento totalmente viable e indicado (**CASOS CLÍNICOS** 6.2-6.5), en otras el hecho de realizar una osteoctomía alrededor del diente puede producir un aumento en la profundidad de las bolsas, un aumento de la movilidad del diente, una exposición de furca, una incorrecta relación corona-raíz o, incluso, una pérdida irreversible de los tejidos periodontales de soporte de los dientes o, también, de los implantes vecinos[22]. Además, hay que tener en cuenta que, si el alargamiento de la corona se realiza en el sector anterior, se pueden producir otro tipo de complicaciones tales como la pérdida de papilas, la obtención de unos márgenes gingivales desiguales o una proporción corona-raíz que comprometa el caso, tanto desde un punto de vista estético como funcional[23].

CASO CLÍNICO 6.2

Invasión de la anchura biológica y solución perio-prostodóntica

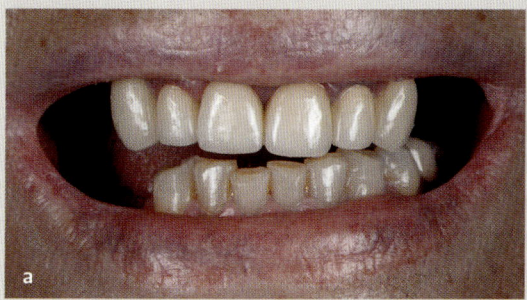 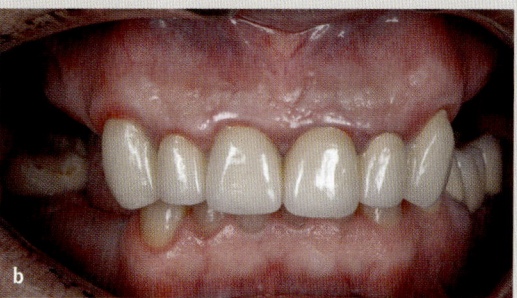

🔍 **6.17** Mujer de 71 años que acude a la consulta refiriendo molestias en la encía debido a una prótesis dentosoportada recientemente colocada. a) Foto de sonrisa en la que se observa un exceso corona clínica para la edad de la paciente y sus proporciones faciales. b) Inflamación gingival por invasión de la STA con sobremordida excesiva.

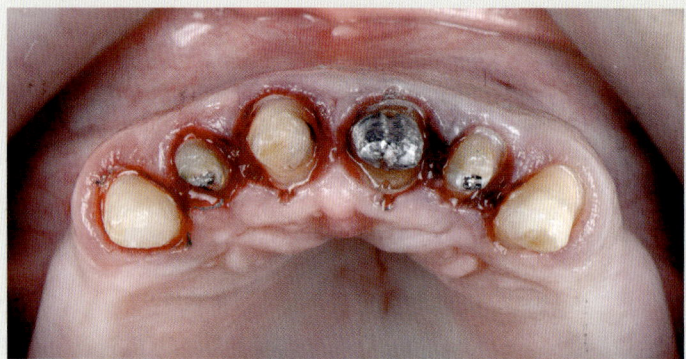

🔍 **6.18** Tras retirar las coronas, se observó una preparación defectuosa que no seguía el contorno de la LAC e invadía la STA; principalmente en las zonas interproximales.

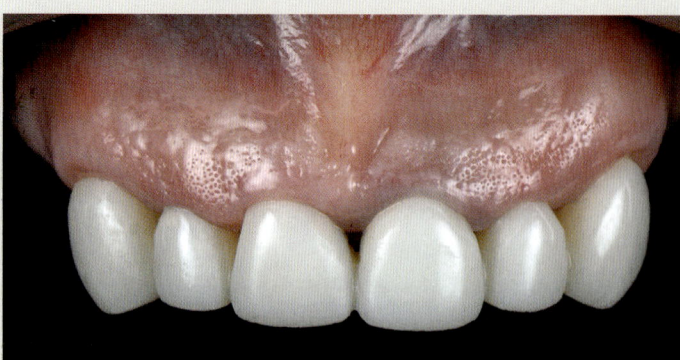

🔍 **6.19** Se fabricaron unas coronas provisionales inmediatas con menor longitud respecto a las originales.

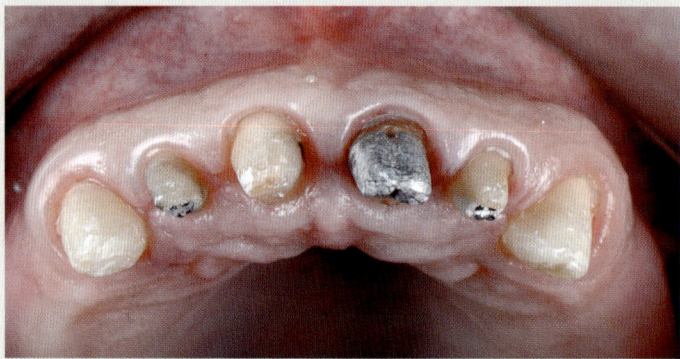

🔍 **6.20** Los tejidos bandos mejoraron significativamente en tan solo 4 semanas y la paciente refirió desaparición de las molestias.

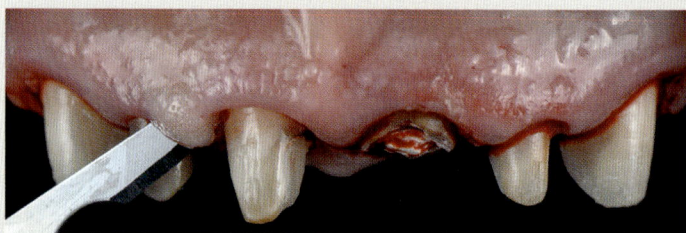

🔍 **6.21** Cirugía de alargamiento quirúrgico de la corona para la reposición apical de los tejidos, corregir las preparaciones y, al mismo tiempo, reducir la sobremordida.

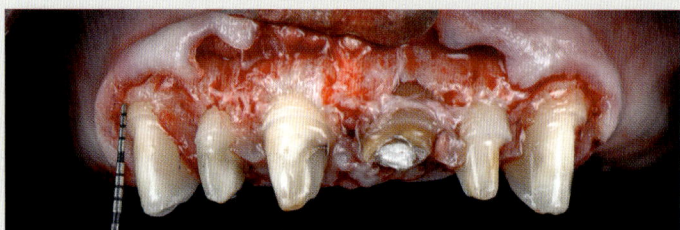

🔍 **6.22** Colgajo a espesor total. Obsérvese cómo la distancia de la preparación en *chamfer* a la cresta ósea era insuficiente, principalmente a nivel interproximal. A través de la cirugía de alargamiento quirúrgico se pudo conservar de forma el diente 2.1, que presentaba un *ferrule* insuficiente y así poder garantizar un tratamiento más predecible.

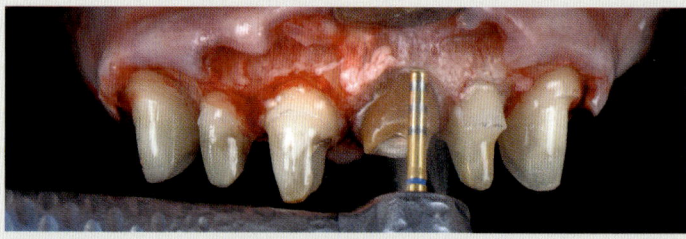

🔍 **6.23** Fresa milimetrada y diamantada solo en la punta para la osteotomía de la nueva posición de la cresta ósea.

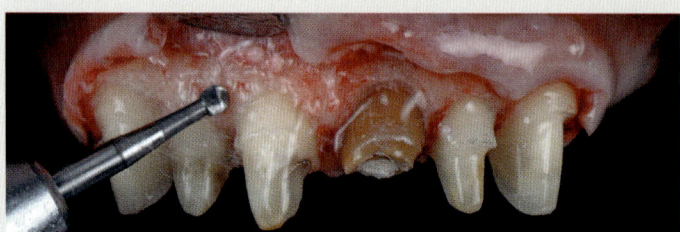

🔍 **6.24** Osteoplastia interproximal mediante fresa redonda de tungsteno.

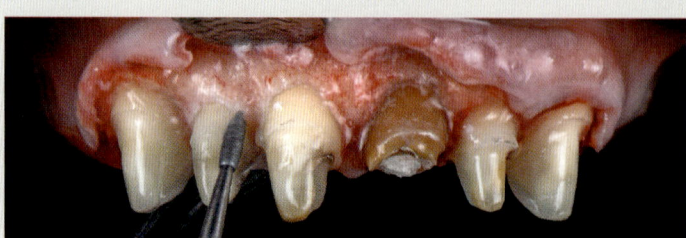

🔍 **6.25** Pulido y alisado radicular.

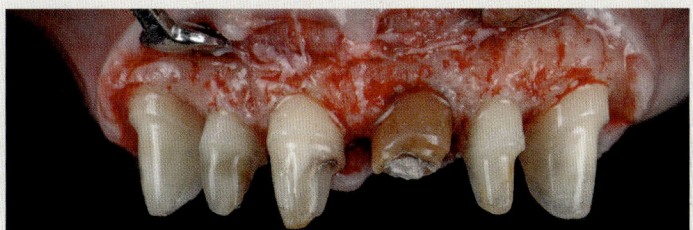

6.26 Situación tras la osteotomía y osteoplastia, con la cresta ósea suficientemente alejada del margen de las preparaciones.

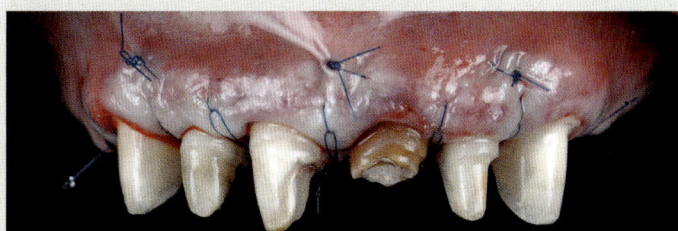

6.27 Sutura monofilamento con reposición apical del colgajo.

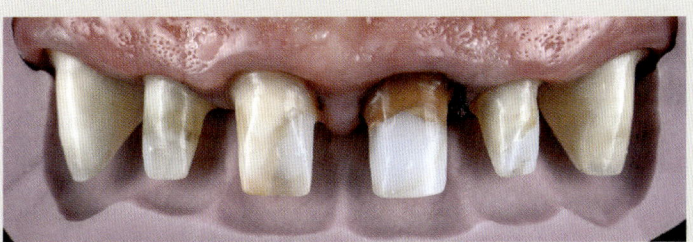

6.28 Retallado de los pilares.

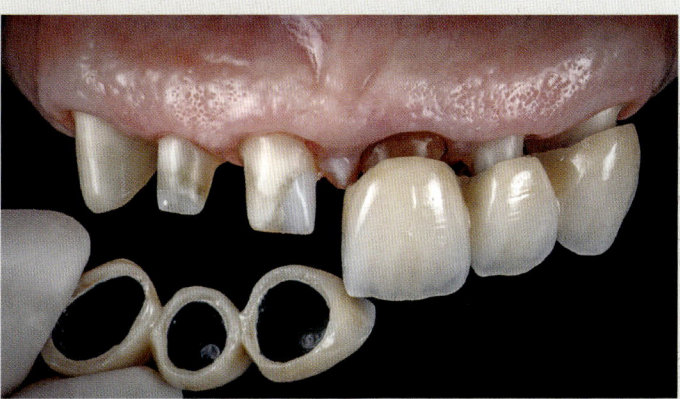

6.29 Asentamiento de la nueva prótesis que se ferulizó en dos tramos debido a la ausencia de una prótesis fija en sectores posteriores.

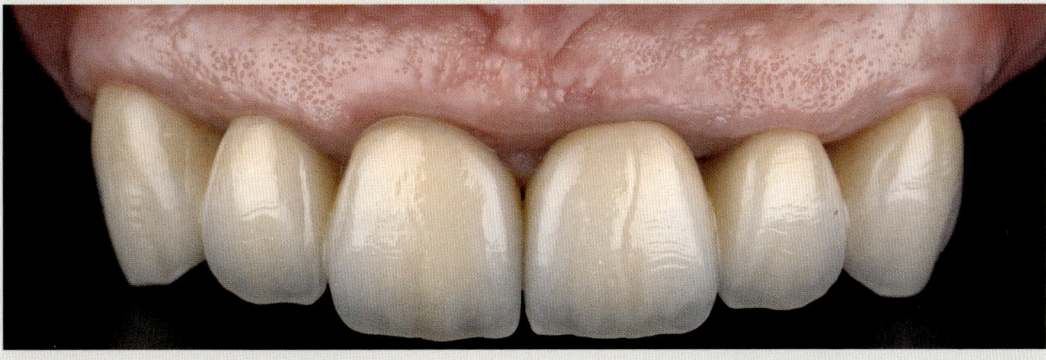

6.30 Resultado final. Nótese la correcta integración de la prótesis con los tejidos periodontales gracias al respeto de la STA.

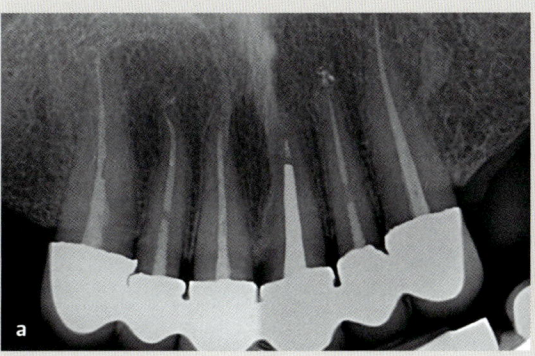

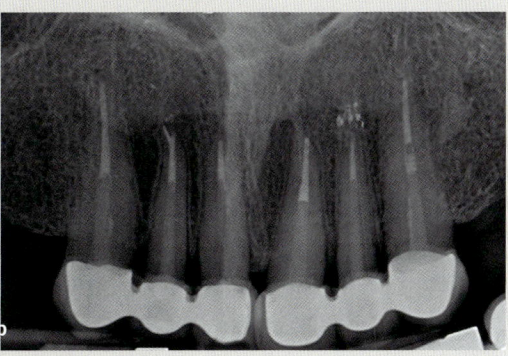

6.31 Comparativa de las radiografías. a) Situación inicial. b) Situación final.

CASO CLÍNICO 6.3

Alargamiento quirúrgico de la corona

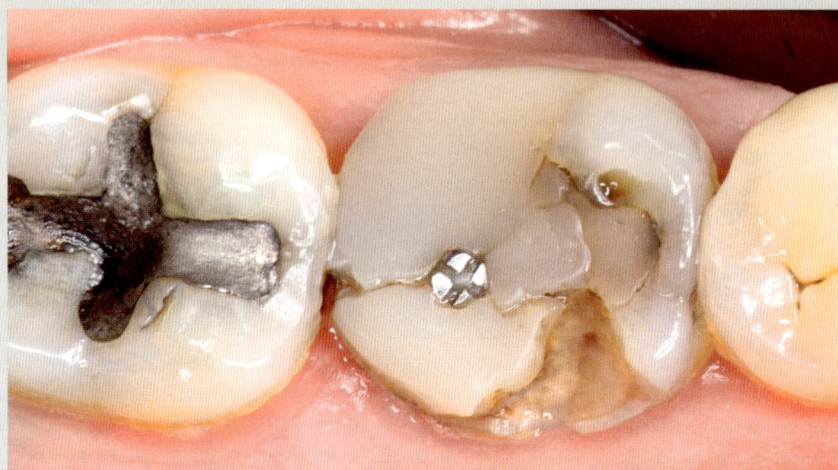

Q 6.32 Paciente de 55 años acude para valorar la posibilidad de evitar la extracción de este primer molar inferior izquierdo (diente 3.6).

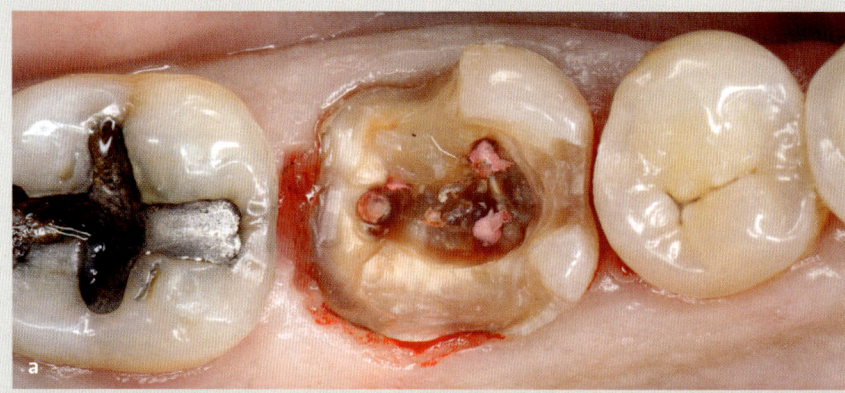

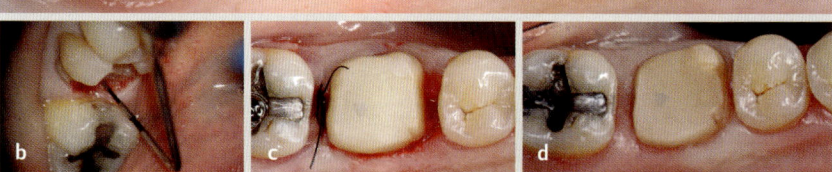

Q 6.33 Alargamiento quirúrgico de la corona. a) Remoción de la restauración previa y de la caries secundaria. b) El sondaje a la cresta alveolar en la zona distal era únicamente de 1,5 mm. c) Alargamiento quirúrgico por distal y restauración del muñón en la misma visita bajo microscopía. d) Cicatrización de los tejidos blandos a las 6 semanas.

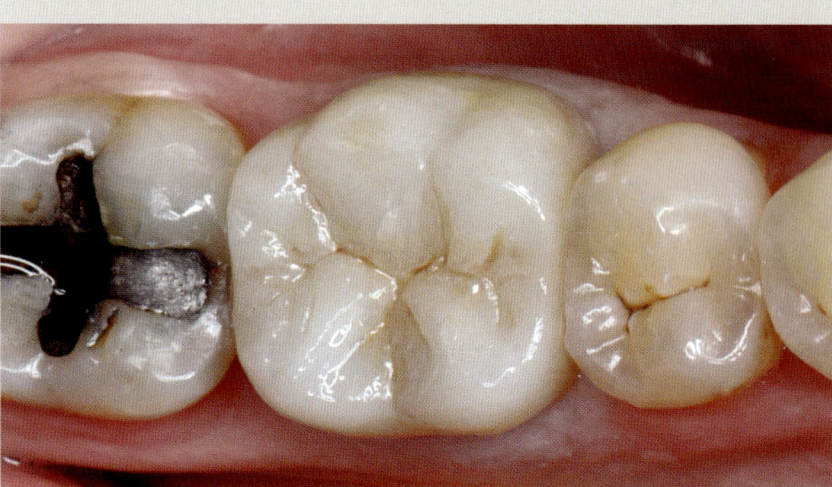

Q 6.34 Aspecto al año del diente 3.6 que fue restaurado mediante una corona monolítica de circonio.

CASO CLÍNICO 6.4

Alargamiento proximal de la corona y rehabilitación con restauraciones indirectas

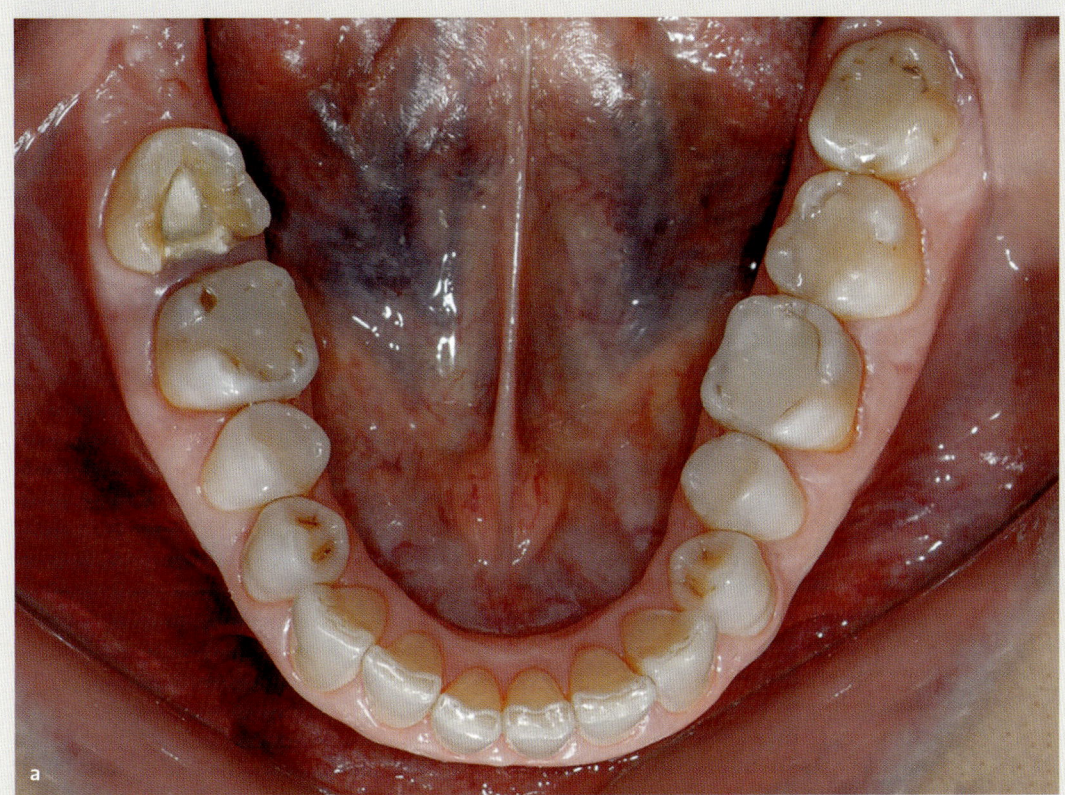

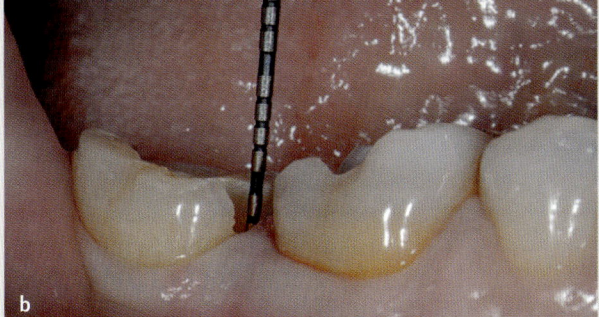

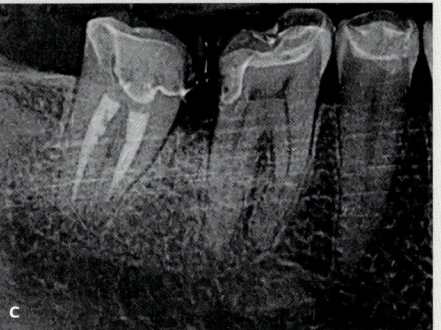

Q 6.35 Mujer de 40 años acudió a la clínica para una rehabilitación total de la boca después de que uno de sus molares se fracturara. a–c) Plan de tratamiento: retratamiento endodóntico del diente 4.7, cirugía de alargamiento quirúrgico de la corona, reemplazo de restauraciones antiguas por incrustaciones y tratamiento ortodóntico.

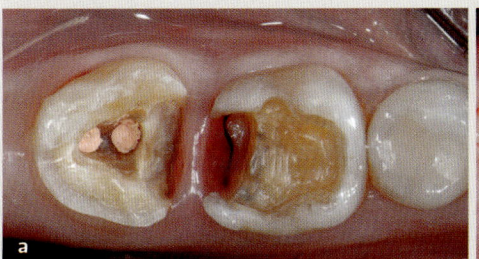

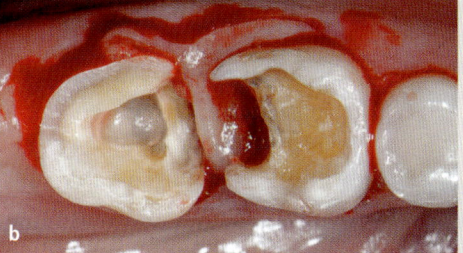

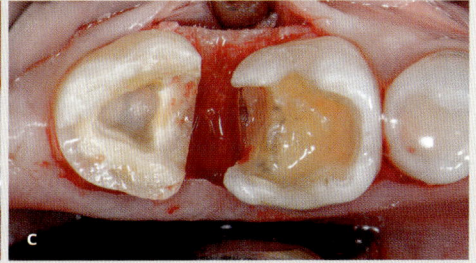

Q 6.36 Paso a paso del alargamiento quirúrgico de la corona. a) Situación inicial tras la remoción de las restauraciones en dientes 4.6 y 4.7. b) Incisiones intrasulculares mesial al 4.7 y distal al 4.6 con extensión paramarginal. c) Gingivectomía y acceso a cresta alveolar.

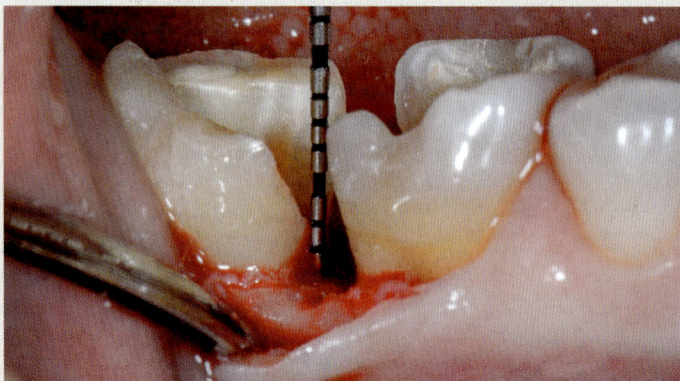

Q 6.37 Osteotomía mesial para dejar al menos 2 mm para la inserción conectiva y epitelial.

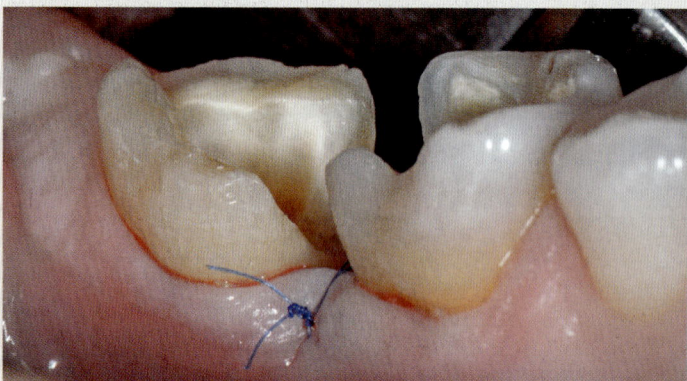

Q 6.38 Sutura monofilamento simple, que afronta los bordes de ambos colgajos.

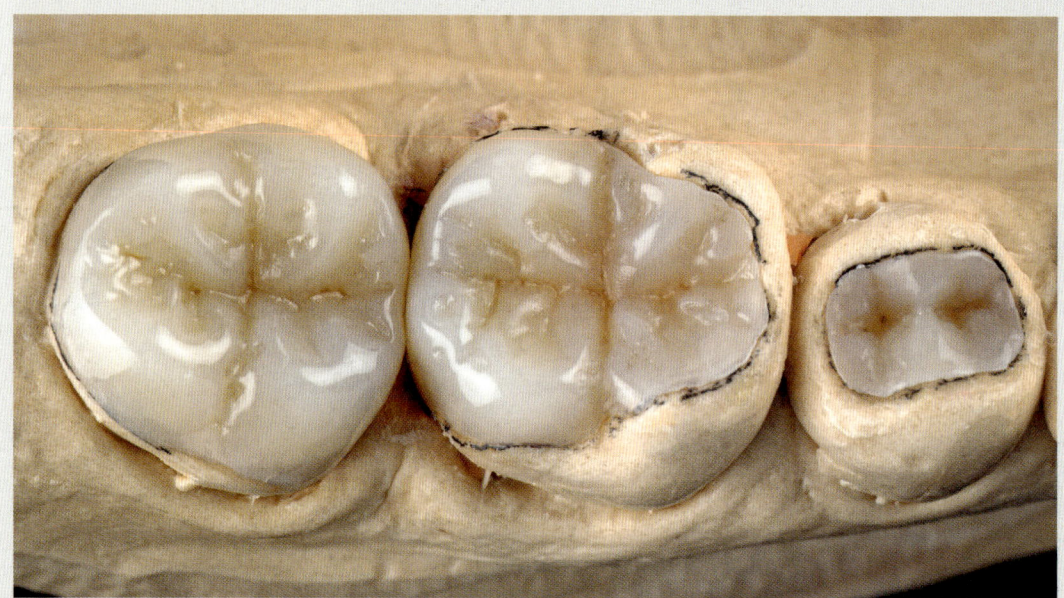

Q 6.39 Restauraciones parciales indirectas para reemplazar los composites previos en los dientes 4.5, 4.6 y 4.7.

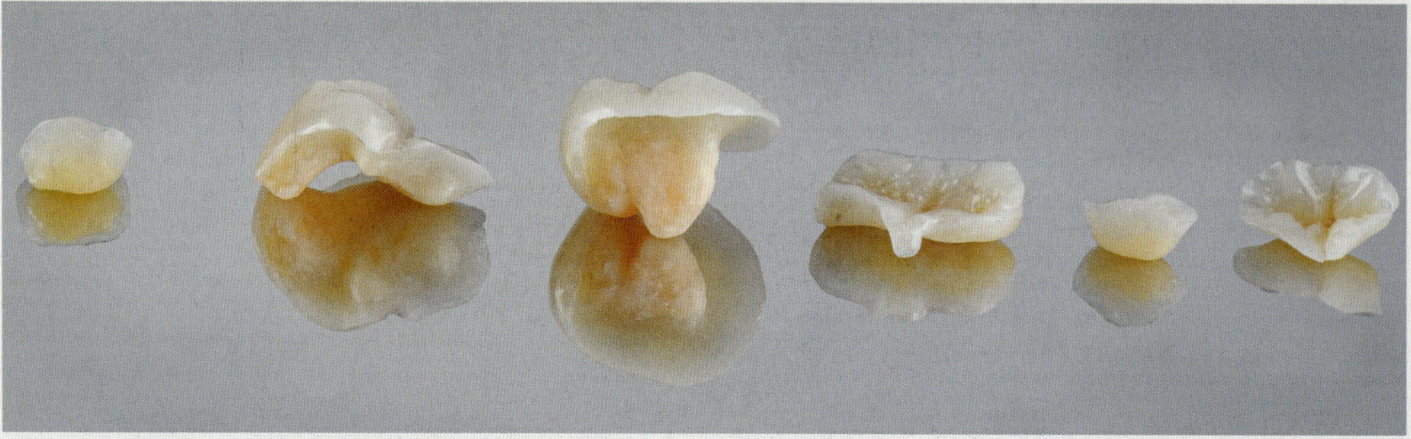

Q 6.40 Restauraciones parciales indirectas de resina estratificada de ambos cuadrantes.

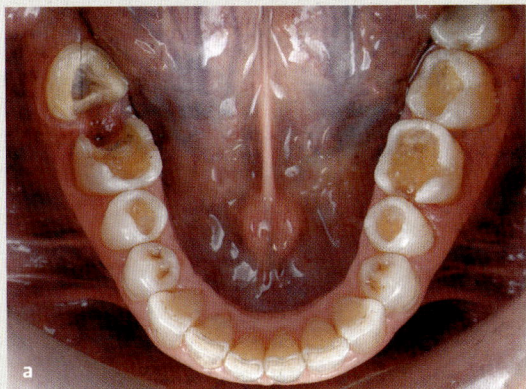
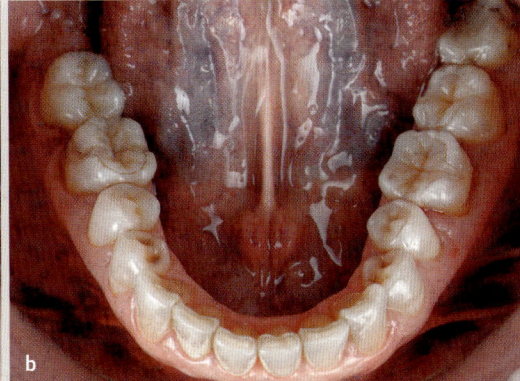

6.41 Antes y después de la colocación de las restauraciones parciales indirectas. a) Fotografía oclusal de las preparaciones. b) Prueba de ajuste de las restauraciones antes de su cementado adhesivo.

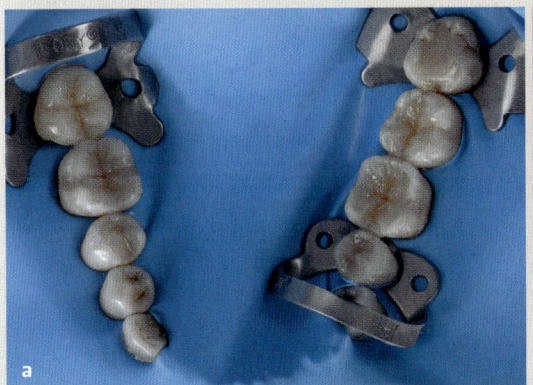
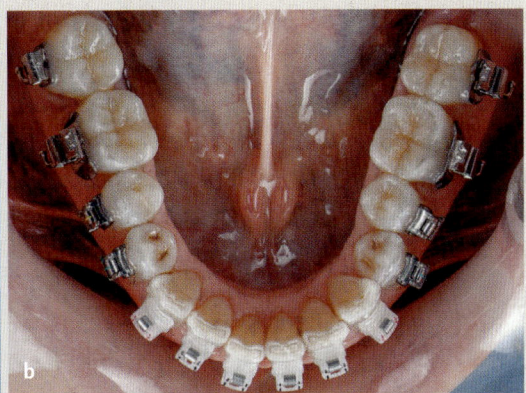

6.42 Colocaciones definitivas de las restauraciones parciales adhesivas. a) Aislamiento con dique de goma de ambos cuadrantes. b) Resultado final que muestra las restauraciones adheridas con los *brackets* colocados.

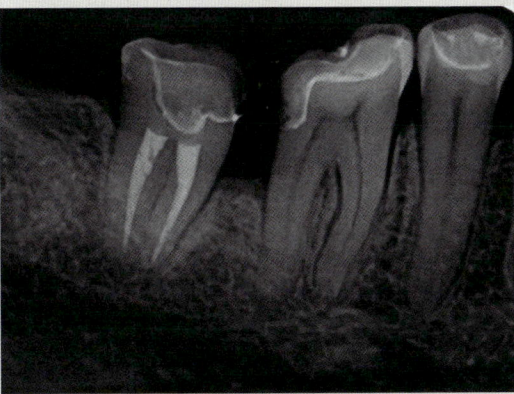

6.43 Radiografía final de los dientes 4.6 y 4.7 en la que se aprecia la reposición apical de los tejidos para el restablecimiento de la STA.

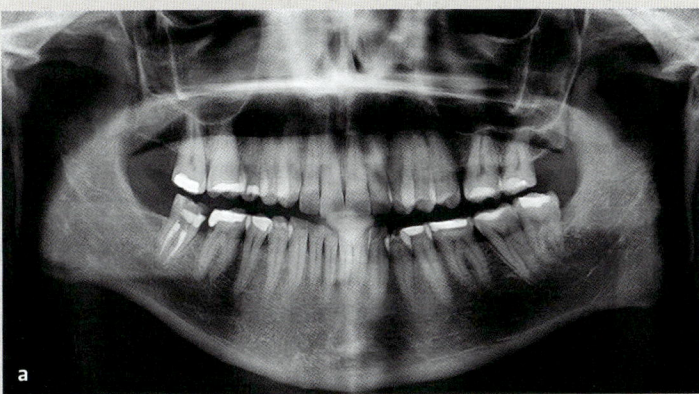
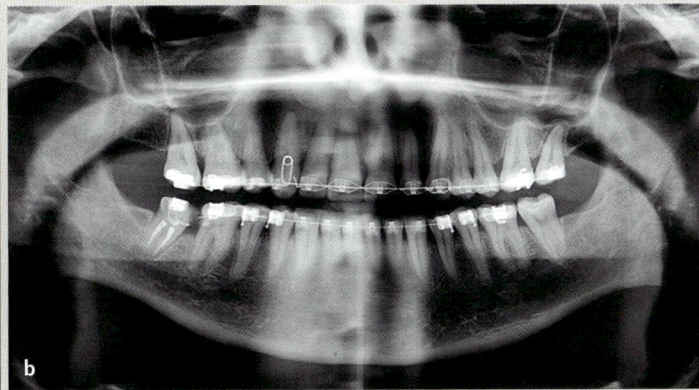

6.44 Comparativa de las radiografías. a) Situación inicial. b) Situación tras la adhesión de las restauraciones.

CASO CLÍNICO 6.5

Alargamiento quirúrgico para preservación de dientes muy destruidos

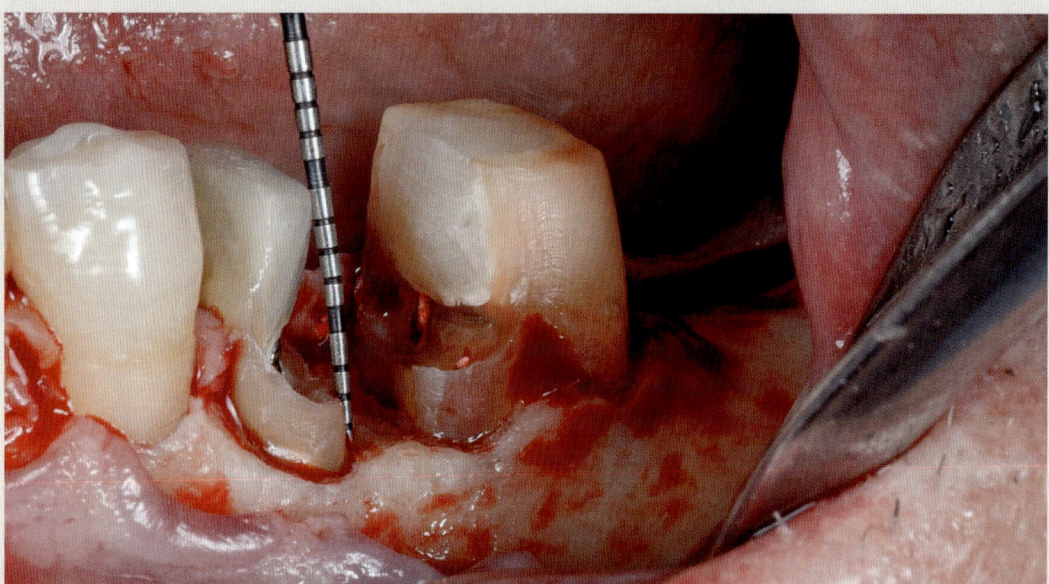

🔍 **6.45** Paciente de 73 años que acude a consulta para la restauración del segundo premolar inferior (3.5) y del primer molar (3.6) del tercer cuadrante. La situación inicial muestra caries subgingivales que no respetan la anchura biológica mínima, por lo que procede a levantar un colgajo de espesor total con el objeto de realizar una osteotomía en mesial de 3.6 y distal de 4.5.

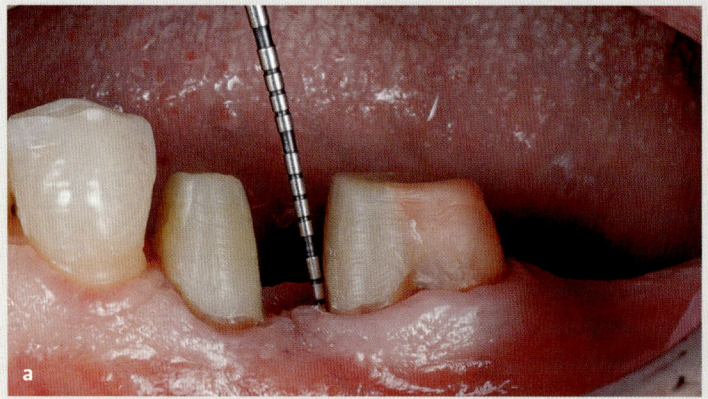

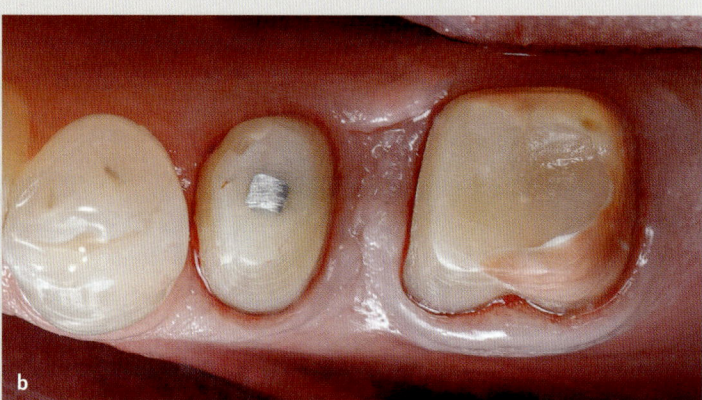

▲
🔍 **6.46** Evolución clínica. a,b) Tras la cicatrización de los tejidos blandos y una vez reestablecida la anchura biológica se procedió con la reconstrucción de dientes mediante composite.

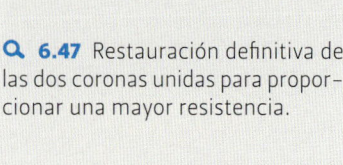

🔍 **6.47** Restauración definitiva de las dos coronas unidas para proporcionar una mayor resistencia.

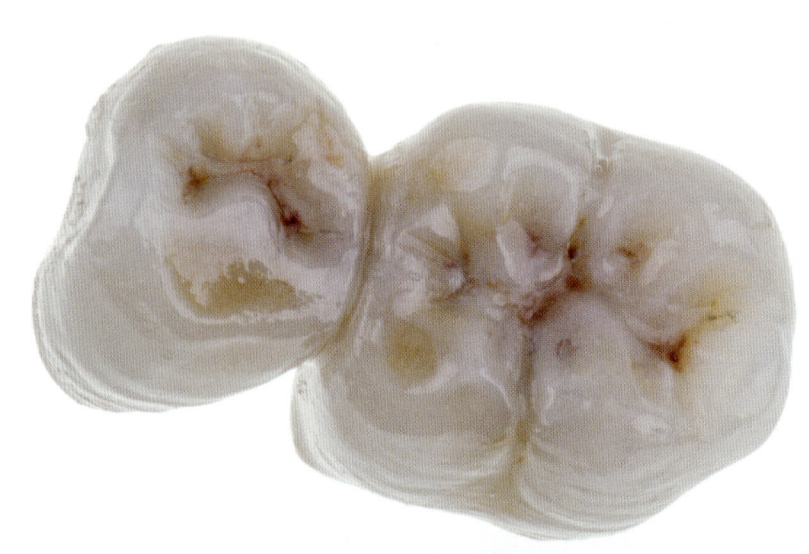

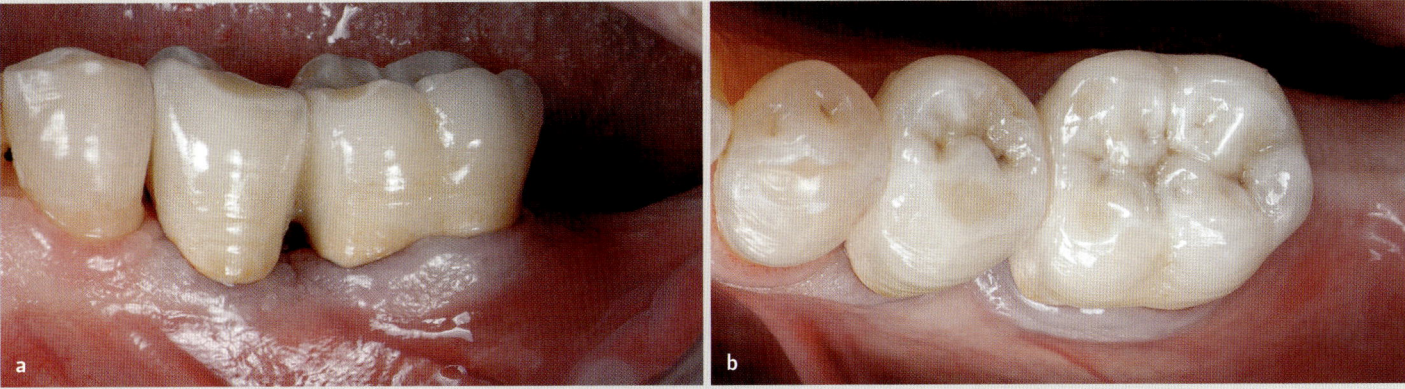

Q **6.48** Restauraciones definitivas cementadas. a) Visión vestibular. b) Visión oclusal.

En este sentido, un enfoque de tratamiento alternativo puede ser la **extrusión orto-dóntica forzada**[20] (**CASO CLÍNICO** 6.6). Este tratamiento se considera menos invasivo porque en realidad mejora la estética en lugar de comprometerla, sin interferir con el soporte periodontal de los dientes vecinos[24]. Sin embargo, estos procedimientos tienen también ciertas limitaciones, incluida la aceptación del paciente, la duración del tratamiento, la disponibilidad de un anclaje ortodóncico adecuado y el riesgo de recidiva[23].

CASO CLÍNICO 6.6

Extrusión ortodóntica forzada de resto radicular

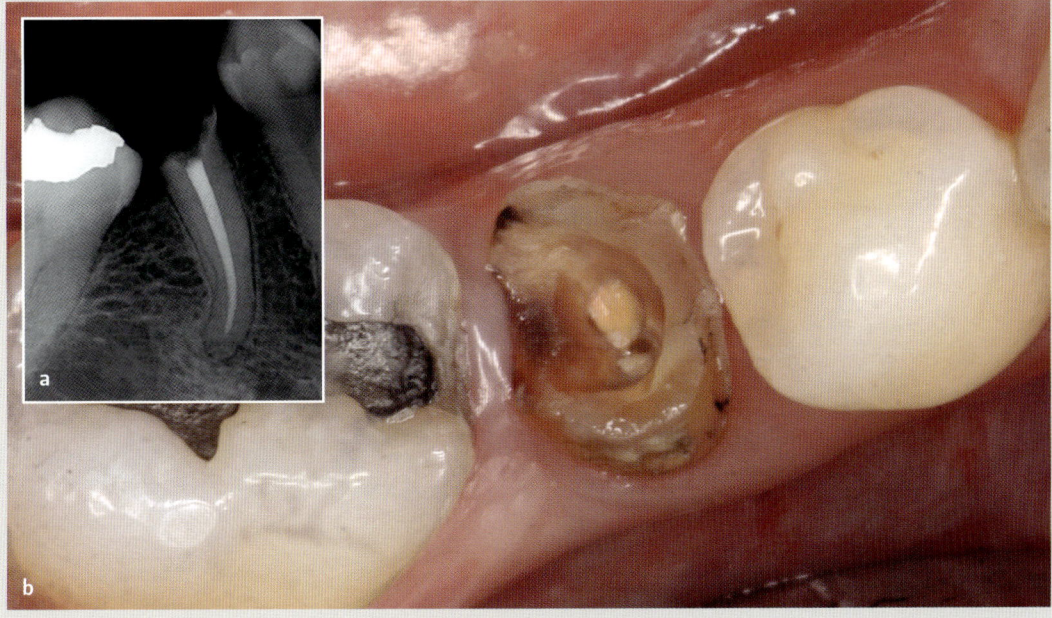

Q **6.49** Paciente de 63 años acude a clínica refiriendo la caída de la restauración del segundo premo-lar inferior derecho (diente 4.5). a) Radiografía periapical inicial. b) Presencia de caries secundaria.

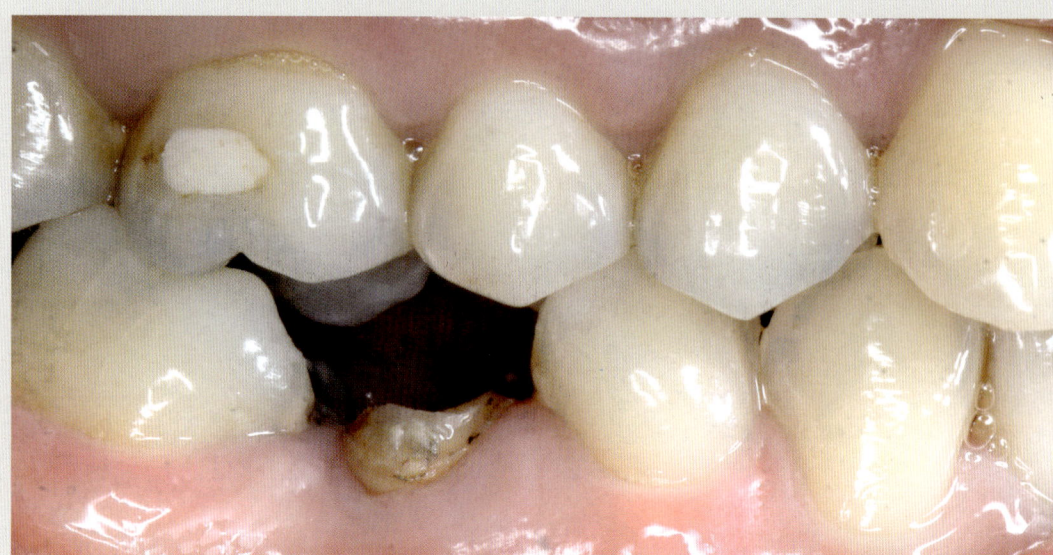

6.50 Visión vestibular de la zona afectada.

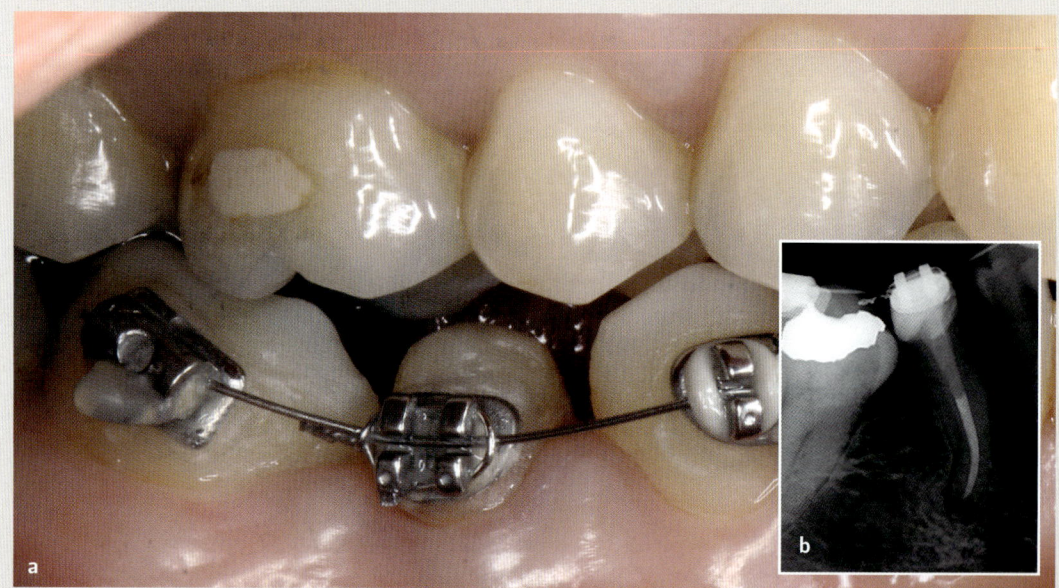

6.51 Extrusión ortodóntica forzada mediante *brackets*. a) Situación inicial tras el retratamiento no quirúrgico y restauración mediante poste de fibra de vidrio y composite. b) Situación radiográfica.

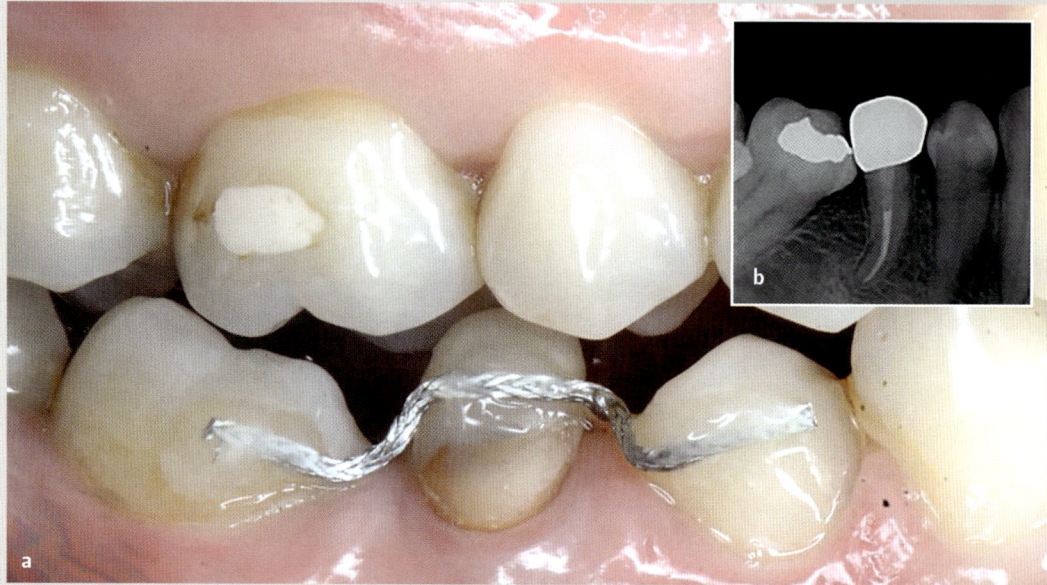

6.52 Estabilización y resolución del caso. a) Ferulización semirrígida por 4 semanas tras la extrusión ortodóntica. b) Control radiográfico a los 2 años.

La extrusión ortodóntica forzada es un procedimiento pensado para exponer la estructura dental subgingival o subcrestal con fines restaurativos. Se realiza mediante la aplicación de fuerzas intensas, sin periodos intermedios de estabilización, con separación de las fibras periodontales y con un alisado radicular para evitar la migración simultánea de hueso y tejido blando (■ 6.1). En el fondo es un enfoque que, a diferencia del alargamiento de corona (también conocido como exposición resectiva del diente), preserva el tejido y puede ser particularmente útil en casos de alta demanda estética[25].

■ **6.1** Detalles de las distintas modalidades de extrusión ortodóntica.

Modalidades	Objetivo	Justificación biológica	Protocolo	Indicaciones
EO con FS y sin EDI	Extrusión dentaria sin EDI, sin modificar los tejidos periodontales.	Extrusión ininterrumpida del diente evitando la elongación de las fibras periodontales para prevenir la tensión sobre la encía y el hueso crestal.	Aplicar grandes fuerzas con fibromotomía de las fibras periodontales supracrestales y alisado radicular. Sin EDI.	Exponer la dentina submarginal para facilitar la restauración del diente.
	Extrusión dentaria con tracción de los tejidos gingivales y cambios óseos mínimos.	Extrusión dental ininterrumpida con elongación de las fibras periodontales. **Nota**: puede aparecer eversión del epitelio sulcular.	Aplicar grandes fuerzas sin FS ni EDI. **Nota**: suele requerir un periodo de estabilización más largo una vez completado el movimiento dental.	Modificar de la posición del tejido blando. Desarrollo del lecho implantario.
EO sin FS y con EDI	Extrusión dentaria, con tracción de los tejidos blandos y duros.	Extrusión dental interrumpida para permitir la reorganización de las fibras gingivales supracrestales y la aposición ósea. **Nota**: raramente causa eversión del epitelio sulcular.	Aplicar fuerzas ligeras, sin FS y con periodos de EDI.	Tratamiento de dientes retenidos. Tratamiento de defectos periodontales infraóseos. Modificación de posición de los tejidos blandos. Desarrollo del lecho implantario.

EO: extrusión ortodóncica; FS: fibrotomía supracrestal circunferencial; EDI: estabilización dental intermedia.

González-Martín y cols.[25] explican perfectamente la importancia de combinar la separación de fibras periodontales (fibrotomía) con un adecuado alisado radicular para evitar el desplazamiento coronal simultáneo de los tejidos duros y blandos circundantes. Es esencial realizar esta fibrotomía antes o después de iniciar el movimiento ortodóntico o de forma repetida (cada 15 días) durante el tratamiento del mismo[26]. Sin embargo, en muchas ocasiones, incluso realizando una correcta fibrotomía, el clínico podrá observar que se puede producir un cierto grado de recidiva, lo que implicará la realización de una corrección quirúrgica adicional después del periodo de estabilización[27].

En la extrusión ortodóntica forzada, la previsibilidad del desplazamiento de los dientes suele verse condicionada por varios factores como la cantidad de extrusión requerida, tipo de diente (número de raíces y curvatura), edad del paciente (cuanto más joven, más rápido es el movimiento), mineralización del hueso alveolar circundante y salud del ligamento periodontal (LPD)[28]. En términos generales, con esta técnica el diente suele extruirse 1 mm por semana mediante unas fuerzas que pueden oscilar entre 50 y 75 g, según el caso[29]. En cuanto a la dirección del movimiento, el vector de movimiento indicado sigue el eje mayor del diente, a menos que este diente requiera una corrección de la posición o angulación[25].

Durante el proceso de extrusión el clínico se verá obligado a reducir la altura del borde oclusal o incisal del diente para evitar que este se incline como consecuencia del contacto con los dientes antagonistas. Es por ello por lo que algunos autores sugieren realizar el tratamiento endodóntico previo al proceso de extrusión y así evitar la sensibilidad y/o exposición pulpar[30] (**CASO CLÍNICO** 6.7).

Uno de los principales inconvenientes de este procedimiento es el largo tiempo de consulta asociado al número de visitas requeridas por el paciente. Es recomendable examinar al paciente al día siguiente de la activación para evaluar la respuesta a la extrusión y verificar cualquier contacto prematuro. Además, los pacientes sometidos a este tratamiento deben ser evaluados periódicamente (cada 1-2 semanas) para evaluar su higiene bucal, cambiar la aparatología si fuera necesario, ajustar la oclusión y monitorear la cantidad de extrusión. Una vez lograda la posición final del diente, se requiere una estabilización final de 6 a 12 semanas para permitir que el hueso, el LPD y los tejidos gingivales se restablezcan y minimicen el riesgo de recidiva. La duración del periodo depende de la cantidad de diente erupcionado y de la velocidad de la extrusión[29]. Después de la estabilización final, se debe tomar una radiografía periapical para verificar la formación de hueso apical posterior a la extrusión del diente[25]. Por otro lado, si bien es cierto que el riesgo de reabsorción radicular aumenta cuando se aplican fuerzas ortodóncicas intensas y rápidas[31,32], en el movimiento de extrusión este tipo de complicación es muy poco común.

CASO CLÍNICO 6.7

Retratamiento endodóntico, extrusión ortodóncica y rehabilitación

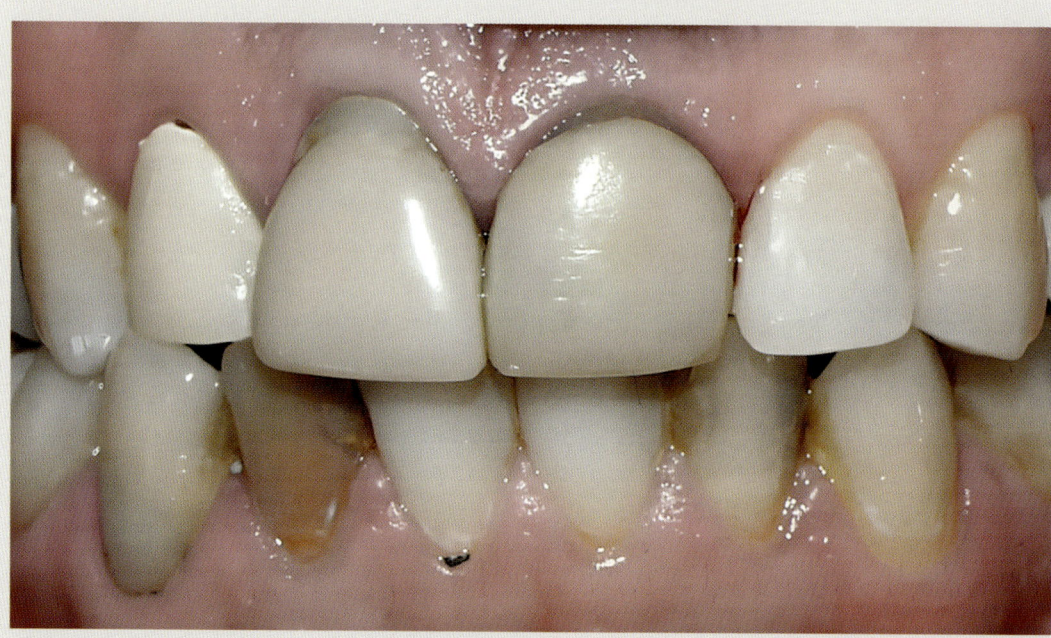

Q 6.53 Paciente de 40 años acudió a consulta con múltiples restauraciones desbordantes y molestias en el incisivo lateral superior derecho (diente 1.2) que presentaba periodontitis apical asintomática. El paciente, sin antecedentes médicos de relevancia, deseaba una rehabilitación total de la boca. Plan de tratamiento: retratamiento endodóntico no quirúrgico del diente 1.2, extrusión ortodóntica forzada, estabilización con prótesis provisionales, y sustitución de composites y coronas desbordadas.

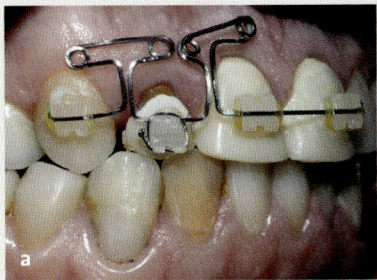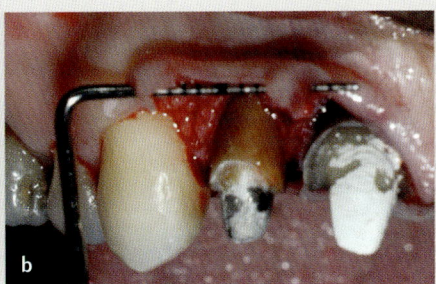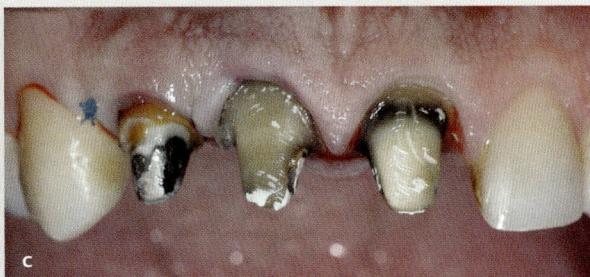

🔍 **6.54** Extrusión ortodóntica forzada. a) Colocación de *brackets* y alambre con *loops* para extrusión del 1.2 durante un periodo superior a 6 meses. b) Levantamiento de un pequeño colgajo para una osteotomía leve y asegurar una posición de la cresta ósea de 2–3 mm apical al margen distal de la preparación. c) Sutura monofilamento simple.

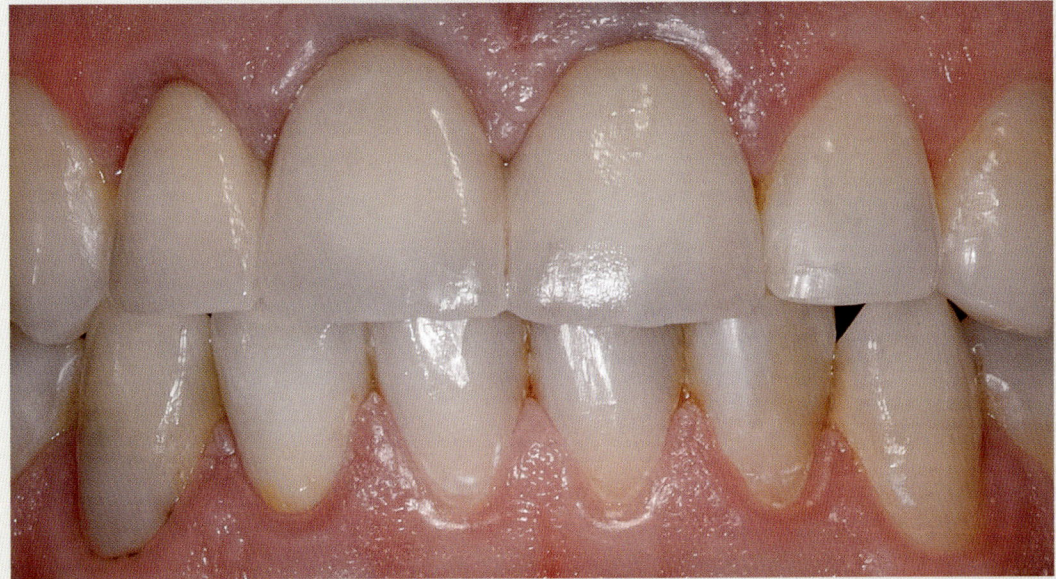

🔍 **6.55** Aspecto a los 3 meses tras la colocación de las coronas de metal–cerámica.

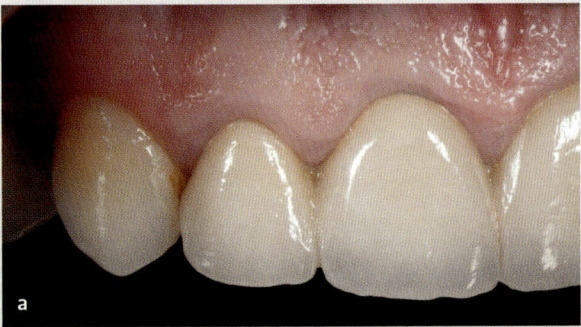

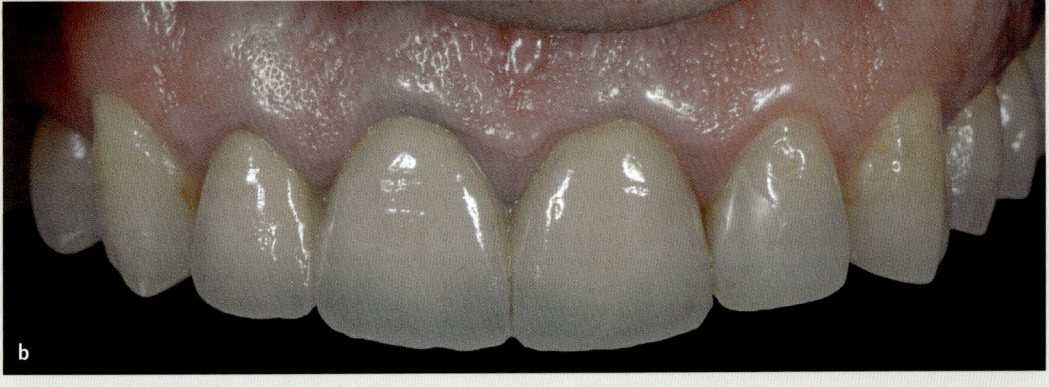

🔍 **6.56** Control 16 años después de la extrusión ortodóntica forzada. a) Visión lateral. b) Visión frontal. Obsérvese la integridad de la estabilidad de los tejidos alrededor de las coronas.

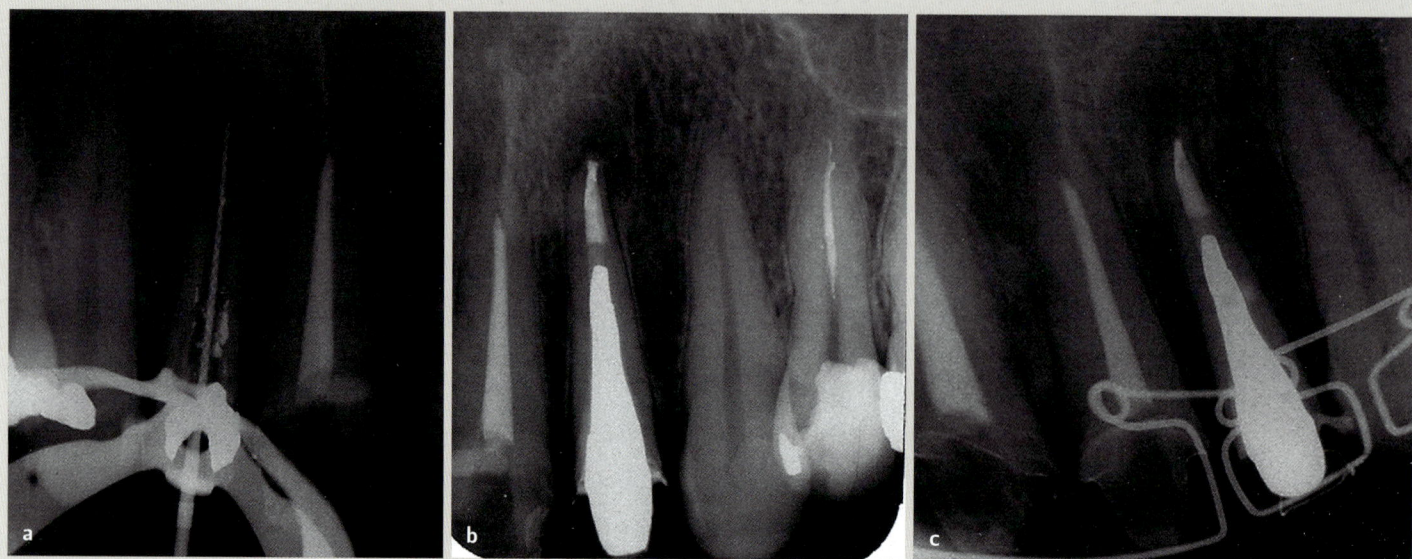

Q **6.57** Secuencia radiográfica de la extrusión ortodóntica forzada. Nótese el *ferrule* obtenido. a) Retratamiento ortógrado. b) Cementado de poste metálico. c) Extrusión del diente 1.2.

Finalmente, otra alternativa que los clínicos pueden considerar es el uso de imanes para generar fuerzas ortodóncicas. En los últimos años el número de publicaciones, básicamente casos clínicos, de **extrusión magnética** se ha incrementado de forma significativa y se ha convertido en un tema de gran interés para muchos clínicos[33,34]. Utilizados por primera vez en la década de 1980, los imanes de neodimio-hierro-boro ($Nd_2Fe_{14}B$) producen densidades de flujo magnético extremadamente altas, a pesar de su pequeño tamaño[35]. Sandler[36] y Vardimon y cols.[37] fueron los pioneros en el uso satisfactorio de imanes $Nd_2Fe_{14}B$ para facilitar la erupción de dientes impactados. Este sistema magnético permite al clínico controlar con precisión las fuerzas a través de diagramas de fuerza-distancia específicos de los imanes utilizados, y calcular el nivel de fuerza en cualquier momento midiendo la distancia entre los imanes (📷 6.58, **CASO CLÍNICO** 6.8).

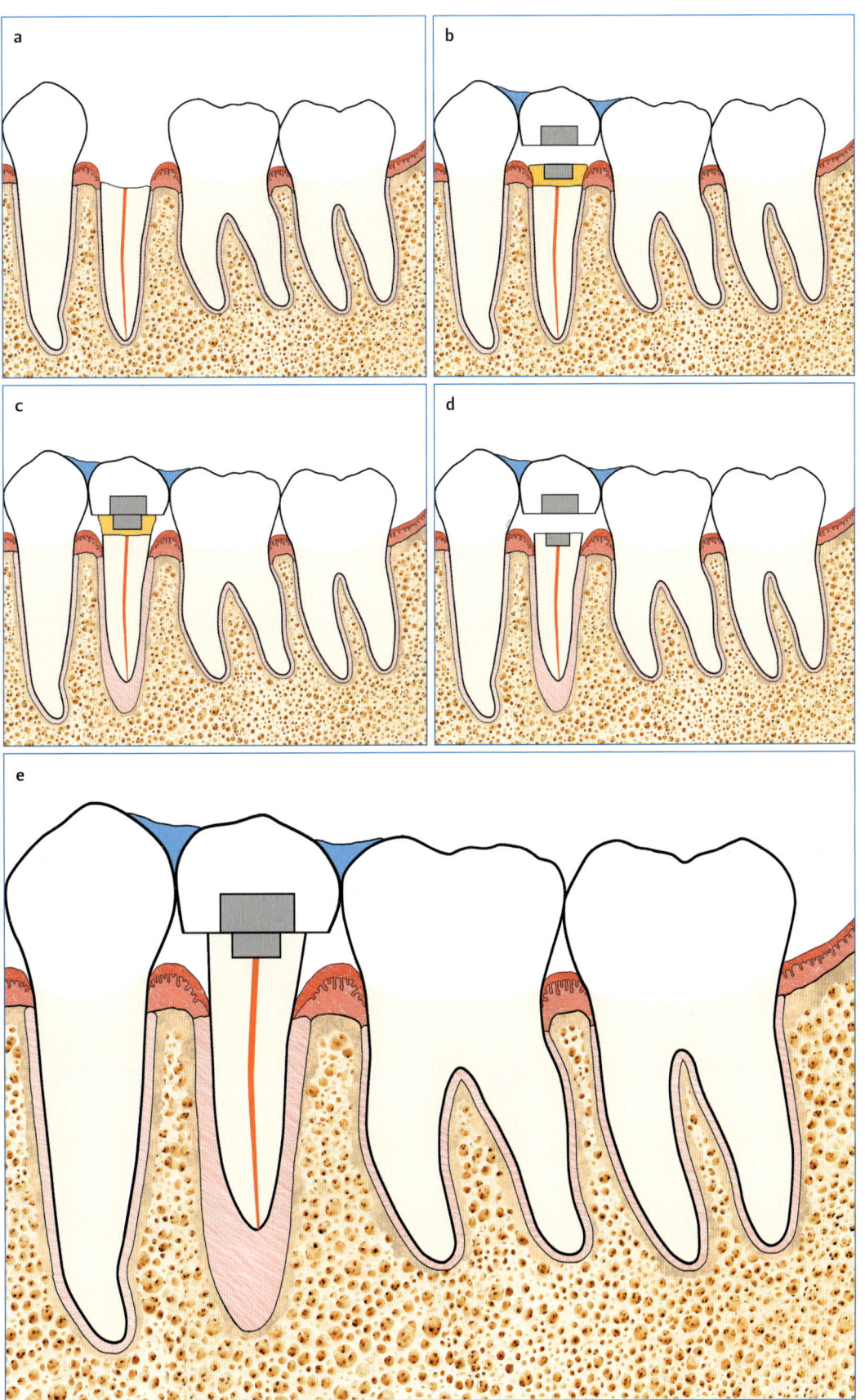

6.58 Esquema de la extrusión magnética controlada mediante dos activaciones. a) Primer premolar inferior con ausencia de *ferrule*. b) Colocación de imanes ($Nd_2Fe_{14}B$) en el diente y en provisional. Distancia: 1,5–2 mm. c) Situación 7 días después. Contacto de los dos imanes (primera activación). d) Recambio del imán del diente para iniciar segunda activación. e) Contracto final entre imanes. En esta última activación se dejan los imanes en contacto durante 2–3 semanas a modo de ferulización.

CASO CLÍNICO 6.8

Extrusión ortodóncica con imanes

🔍 6.59 Paciente de 68 años acude para una revisión general de su estado bucal. El canino superior izquierdo (diente 2.3) presenta una restauración antigua de amalgama con caries secundaria extensa. No presenta *ferrule* suficiente para garantizar una restauración adecuada a largo plazo. Plan de tratamiento: extrusión magnética controlada en diente 2.3.

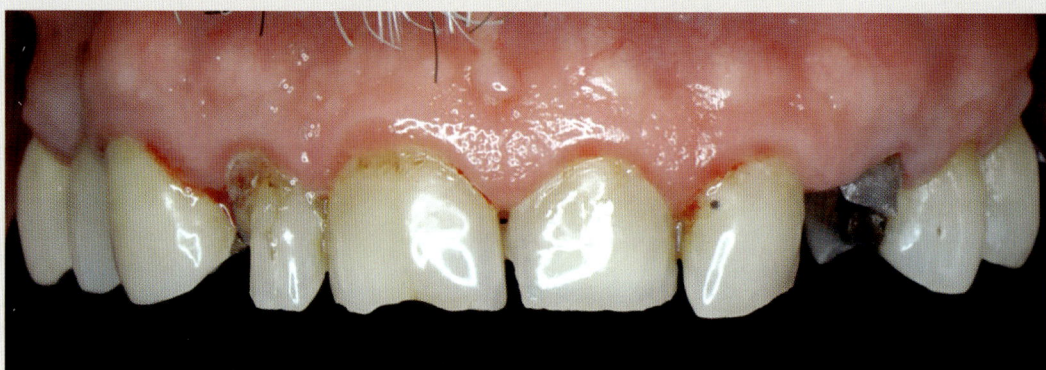

🔍 6.60 Tratamiento endodóntico y restauración mediante composite. a) Tras el tratamiento endodóntico y restaurador del diente 2.3, se procede a rebajar la oclusión y dejar el espacio para posteriormente insertar el imán ($Nd_2Fe_{14}B$). b) Preparación de los dientes adyacentes para coronas unitarias. c) Radiografía periapical de comprobación. d) Detalle del espacio realizado para albergar el imán.

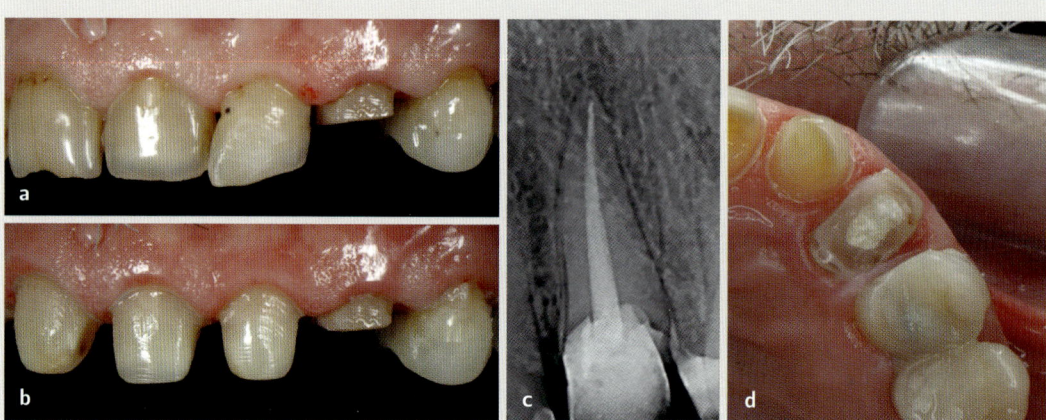

🔍 6.61 Diseño digital del provisional calculando la posición y distancia adecuada entre los imanes.

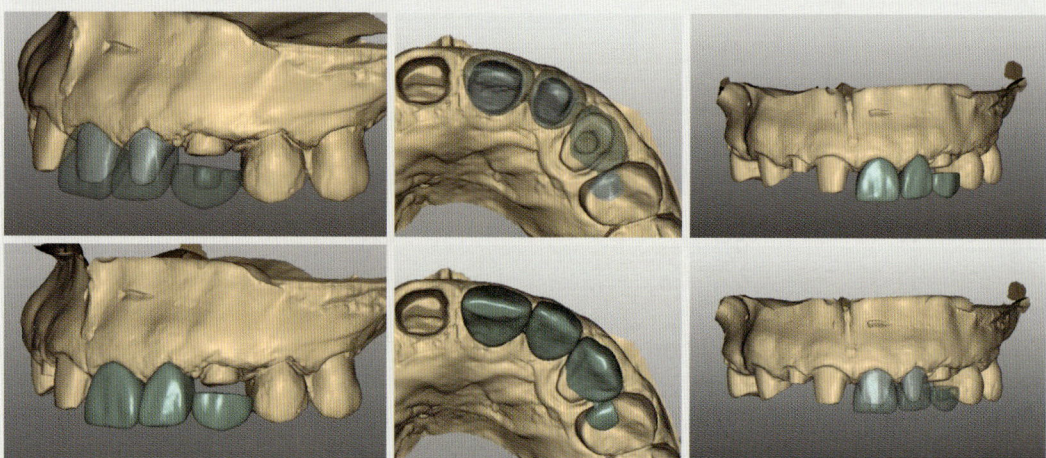

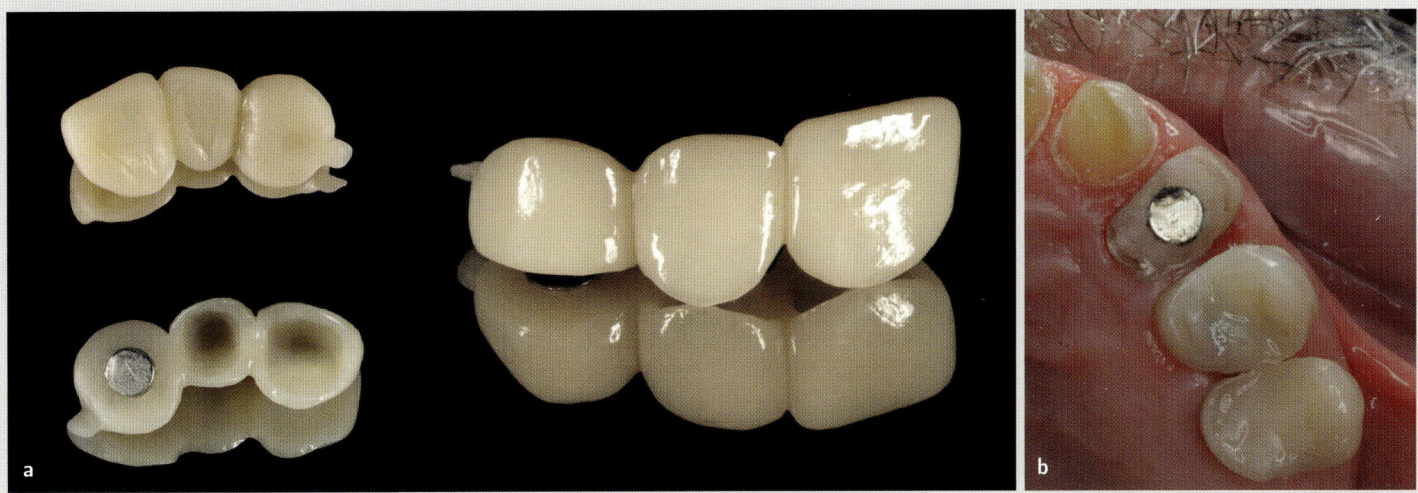

6.62 Fabricación del provisional. a) Cementado del imán (Nd$_2$Fe$_{14}$B) en el interior del provisional. b) Cementación del imán (Nd$_2$Fe$_{14}$B) en el diente 2.3.

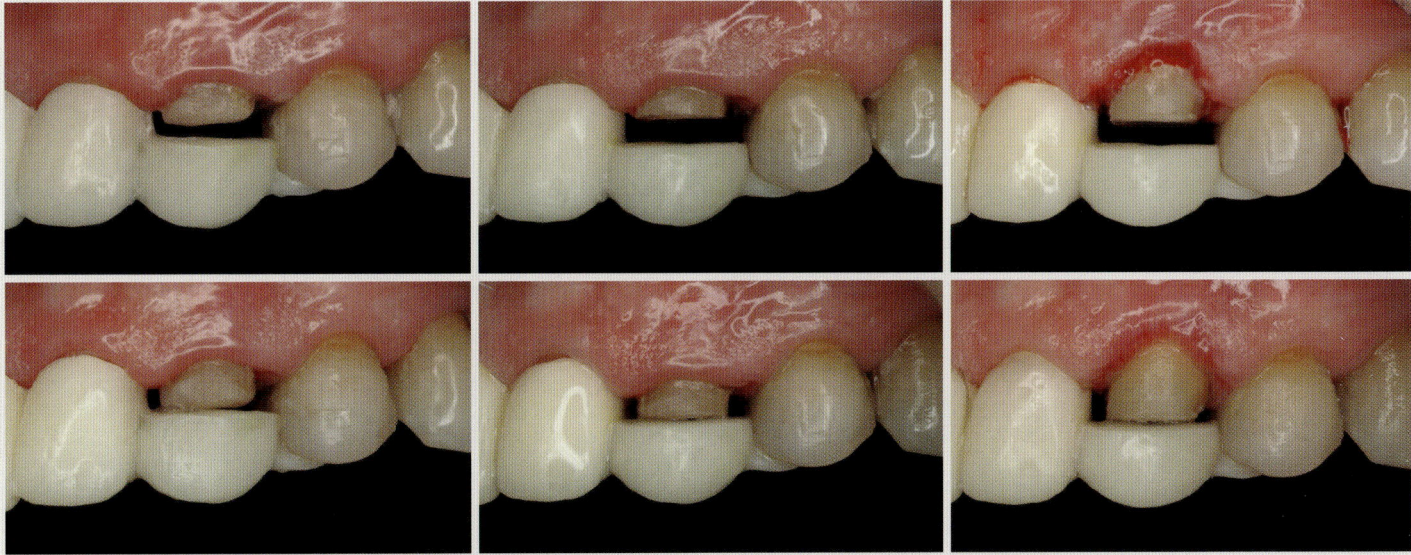

6.63 Secuencia de las tres activaciones realizadas.

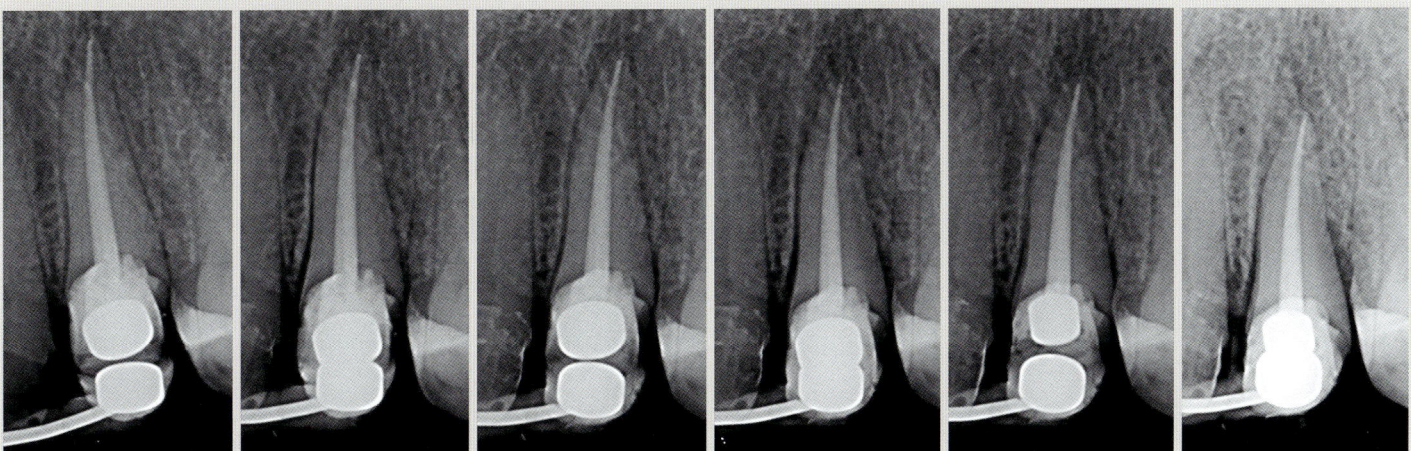

6.64 Secuencia radiográfica de las tres activaciones. Se aprecia perfectamente la cantidad de diente extruido a nivel supracrestal.

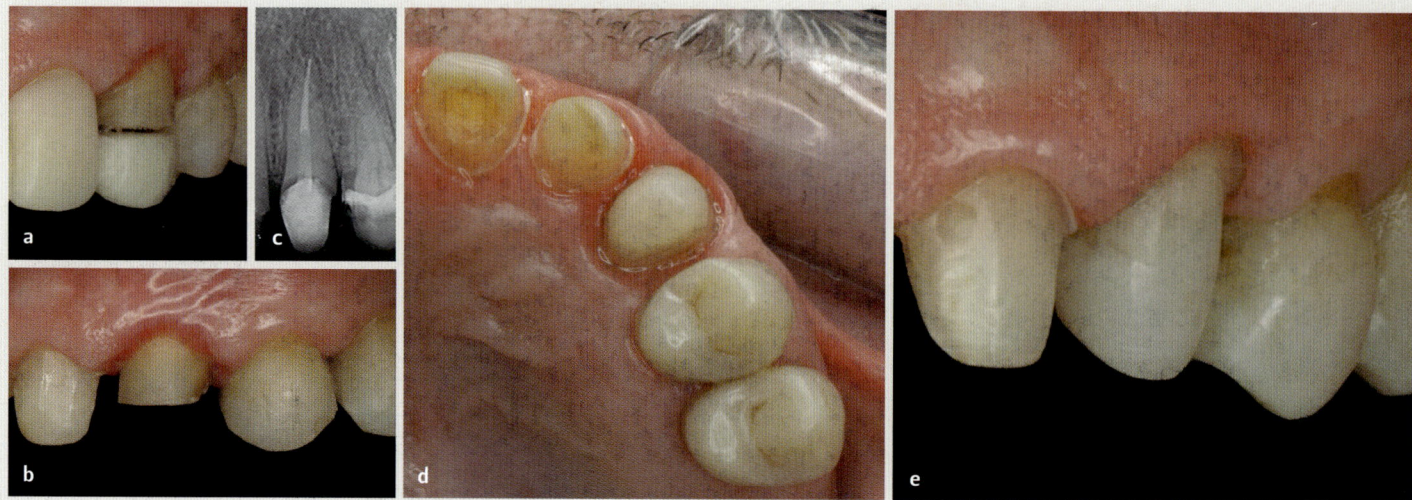

6.65 Preparación vertical tipo BOPT (*biologically oriented preparation technique*) tras la extrusión magnética controlada. a) Contacto entre los imanes tras la última activación. b) Aspecto clínico después de la remoción del provisional. Obsérvese el *ferrule* logrado tras únicamente tres activaciones. c) Aspecto radiográfico tras el tallado BOPT. d) Cicatrización de los tejidos blando alrededor del diente. e) Visión vestibular.

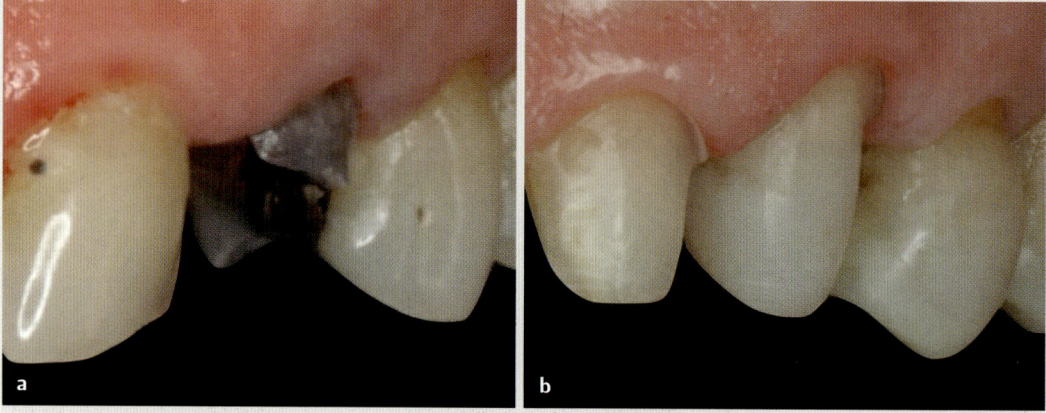

6.66 Comparativa. Visión vestibular. a) Situación inicial. b) Situación tras la extrusión magnética y el tallado BOPT.

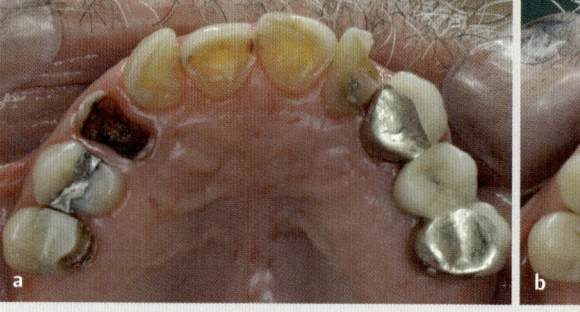
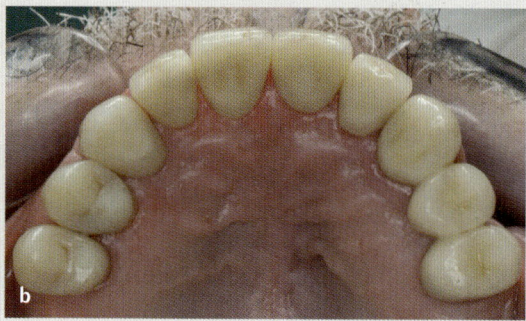

6.67 Rehabilitación finalizada. Visión oclusal. a) Situación inicial. b) Situación con las coronas unitarias cementadas.

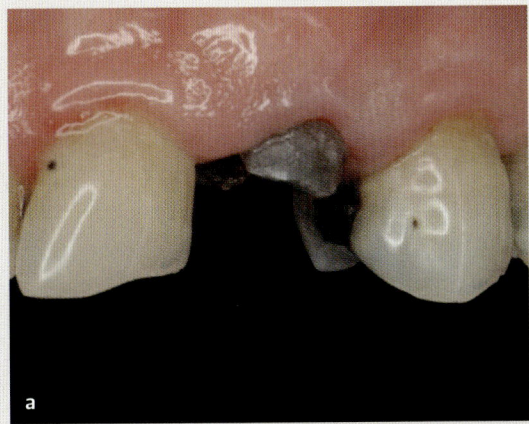
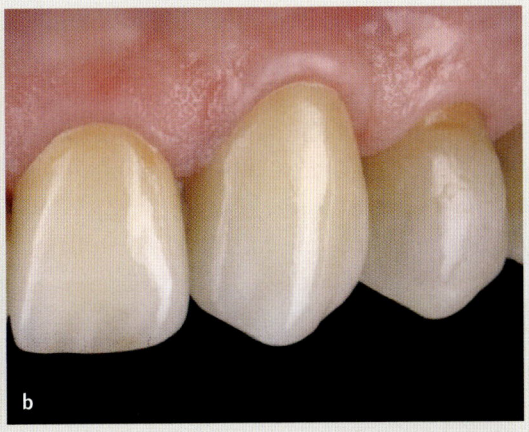

6.68 Situación del segundo cuadrante. a) Situación inicial. b) Situación tras el cementado de las coronas unitarias.

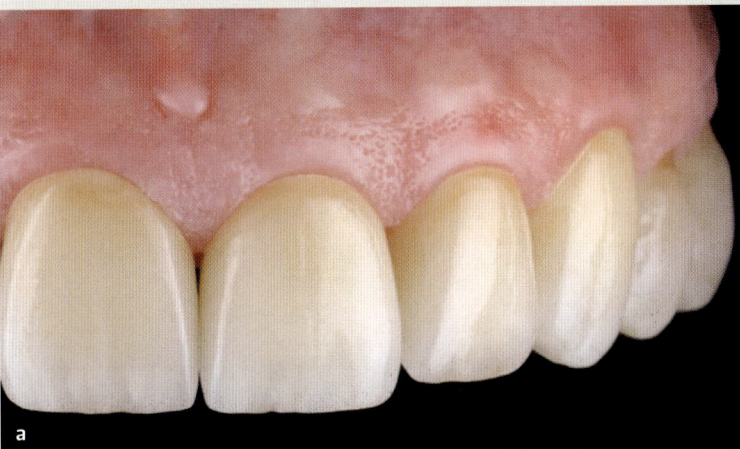
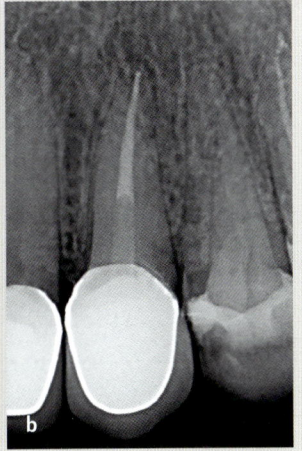

6.69 Resolución del caso. a) Aspecto clínico tras el cementado de las coronas. b) Aspecto radiográfico.

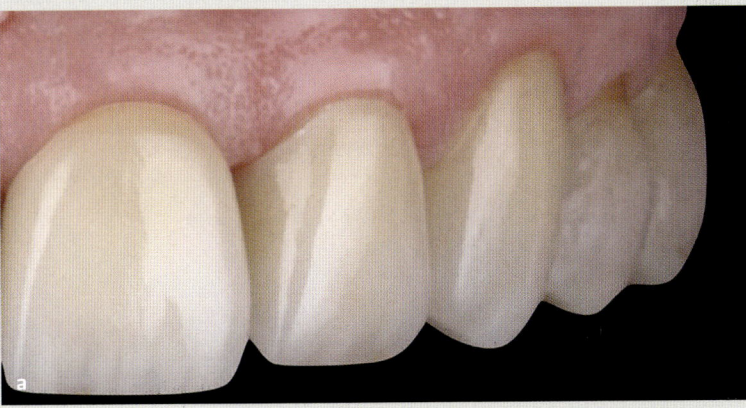
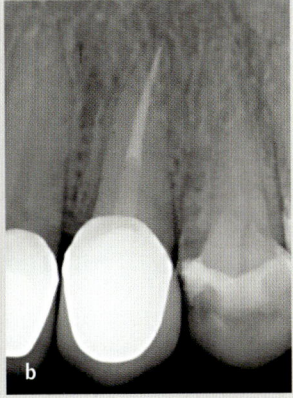

6.70 Tres años después. a) Adecuada integración de las coronas compatible con salud periodontal. b) Situación radiográfica 3 años después de la extrusión magnética.

La documentación existente sobre la extrusión magnética de dientes intensamente comprometidos es muy limitada[33,34,38,39]. El compuesto básico es $Nd_2Fe_{14}B$, pero habitualmente se realizan sustituciones y/o modificaciones parciales. Este tipo de imán de tierras raras tiene una saturación magnética extremadamente alta, buena resistencia a la desmagnetización y un valor muy alto de producción energética[35]. Los imanes utilizados en el pasado eran voluminosos y tenían efectos tóxicos, pero sus excelentes propiedades magnéticas han permitido la producción de imanes más pequeños sin evidencia de efectos tóxicos directos o indirectos[40,41]. Estos imanes son menos costosos de producir que los imanes de samario-cobalto, lo que los convierte en los principales imanes permanentes de tierras raras que se utilizan en la actualidad[42].

Una de las principales ventajas de la extrusión magnética es que el daño para los dientes adyacentes es nulo o prácticamente nulo. Es un método que trabaja sin fricción y sin fatiga del material, en el cual el clínico puede controlar fácilmente tanto la fuerza (distancias cortas) como el eje el de erupción acorde a la posición e inclinación de los imanes utilizados[39]. Con la ayuda de la planificación digital, el clínico podrá aplicar una fuerza totalmente axial al diente en cuestión minimizando, en gran medida, las fuerzas laterales u oblicuas.

> **Consejo:** Para eliminar cualquier tensión producida por las fibras supracrestales durante la extrusión magnética, se deben realizar liberaciones intrasulculares a través del epitelio de unión y el tejido conectivo.

La técnica de extrusión magnética mínimamente controlada para el alargamiento clínico de coronas puede producir resultados muy exitosos tanto desde el punto de vista estético como funcional, incluso en dientes extremadamente comprometidos sin *ferrule*. Debido a la efectividad y simplicidad de este procedimiento, los pacientes pueden recibir un enfoque estético, predecible y mínimamente invasivo que puede promover la retención tanto de dientes anteriores como posteriores. Sin embargo, se necesitan más estudios prospectivos y ensayos controlados aleatorios para demostrar la viabilidad de esta opción de tratamiento. Además, hay que tener en cuenta que esta técnica está contraindicada cuando hay una relación corona-raíz inadecuada, una falta de espacio oclusal para la cantidad requerida de erupción o complicaciones periodontales.

Reimplante intencional

El reimplante intencional es esencialmente un procedimiento endodóntico que tiene como objetivo corregir un fracaso endodóntico. Se basa en extraer intencionalmente un diente, manipularlo extraoralmente y luego reimplantarlo en su sitio original[43]. Se diferencia de la extrusión quirúrgica en que este procedimiento consiste en posicionar el diente al mismo nivel óseo sin tener que posicionarlo más coronalmente que cuando es extruido quirúrgicamente. Sin embargo, en algunos casos el clínico puede combinar las dos técnicas y así mejorar tanto la restaurabilidad como el problema endodóntico del diente (**CASO CLÍNICO** 6.9).

CASO CLÍNICO 6.9

Reimplante intencional de molar con periodontitis apical

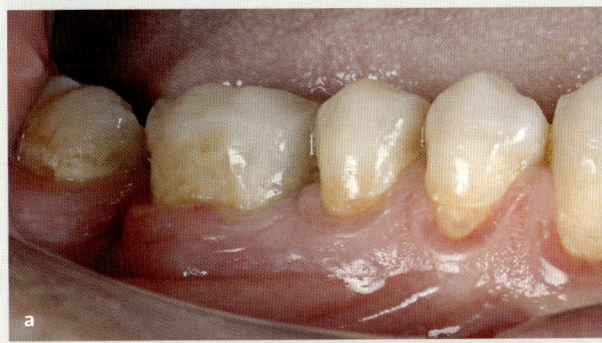

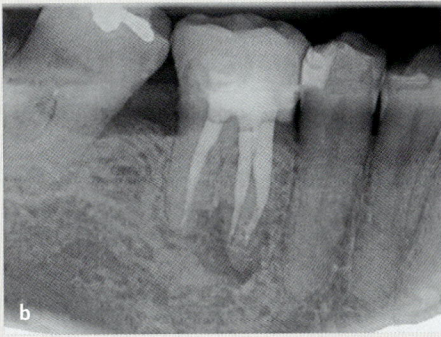

🔍 **6.71** Paciente de 54 años sin antecedentes médicos de relevancia que acudió a consulta por dolor en el primer molar inferior derecho (diente 4.6). b) En la radiografía periapical se observó la presencia de periodontitis apical. Plan de tratamiento: reimplante intencional para respetar la restauración parcial adherida previamente colocada.

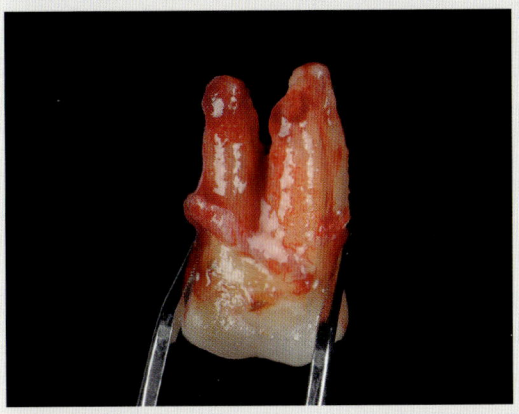

◀ 🔍 **6.72** Extracción atraumática del diente 4.6. Obsérvese el LPD sano alrededor de las raíces, así como el tejido de granulación periapical.

🔍 **6.73** Resección apical de los ▶ últimos 3 mm para la eliminación del tejido de granulación y de las ramificaciones apicales de ambas raíces.

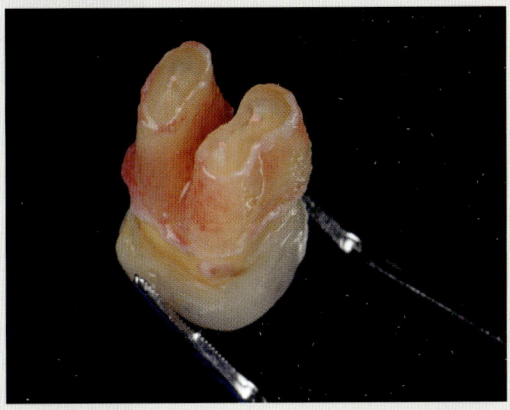

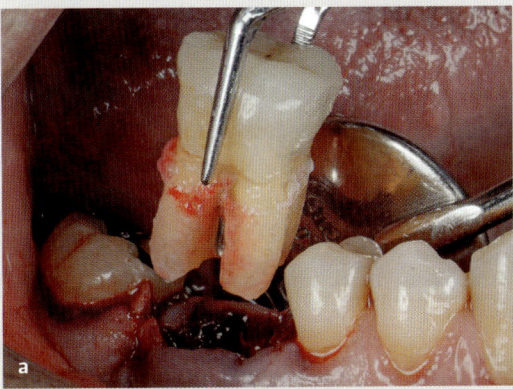

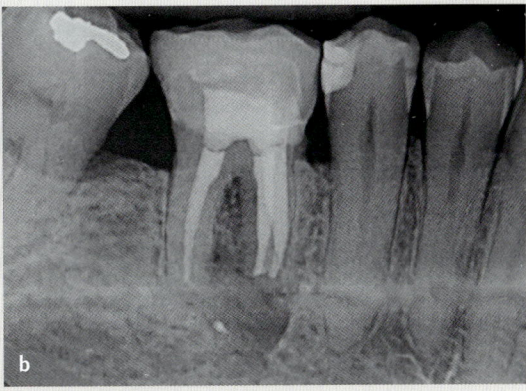

🔍 **6.74** Reposición del diente en su alvéolo original. a) No fueron necesarios puntos de sutura. b) Radiografía periapical inmediatamente posterior a la cirugía.

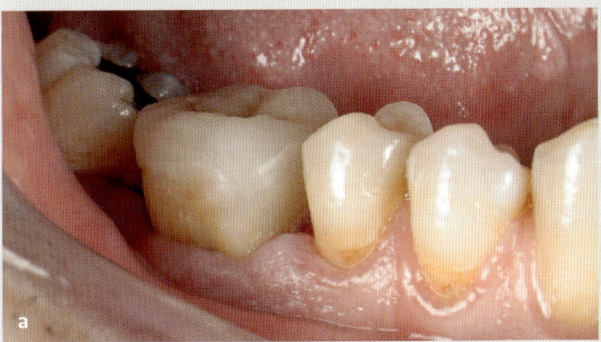

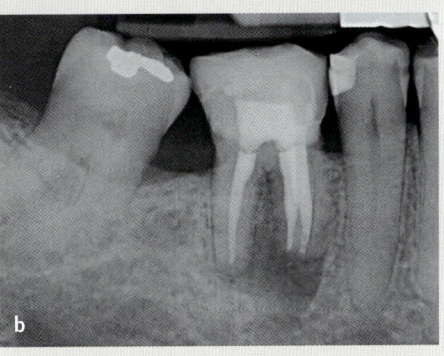

🔍 **6.75** Control clínico y radiográfico un mes después del reimplante intencional. La sintomatología desapareció completamente. a) Adecuada cicatrización de los tejidos blandos alrededor del diente. b) Radiografía de control.

A pesar de que el reimplante intencional ha ganado mucha popularidad en los últimos años, es un procedimiento que no es nada nuevo. Según Dryden y Arens[44], Pierre Fauchard describió su uso por primera vez en el siglo XVIII. Con el tiempo, gracias a un conocimiento más profundo de los procesos de cicatrización de heridas, las indicaciones de este procedimiento han evolucionado y aumentado. El reimplante intencional ya no es exclusivamente un procedimiento endodóntico, sino que se puede utilizar en una amplia gama de situaciones (por ejemplo, perforaciones, anomalías anatómicas o reabsorciones que no se pueden manejar de forma ortógrada)[45,46]. Actualmente, la aplicación de técnicas más modernas ha convertido el reimplante intencional en una modalidad de tratamiento totalmente aceptada con unas tasas de éxito alrededor del 90 %[47-49] (**CASO CLÍNICO** 6.10).

Aunque el reimplante intencional se puede realizar en todo tipo de dientes, los que presentan una única raíz, raíces fusionadas y/o tienen una forma cónica son los más favorables para realizar una extracción atraumática y evitar posibles fracturas. Además, es importante tener en cuenta que el tiempo extraoral debe ser lo más breve posible[1]. La literatura sobre dientes avulsionados ha contribuido sustancialmente a la comprensión de las implicaciones del tiempo extraoral, particularmente del tiempo en seco[50]. Un tiempo extraoral de más de 30 minutos aumenta la probabilidad de reabsorción externa por sustitución[51]. *Véanse los diferentes tipos de reabsorción en profundidad en el Capítulo 1 Consideraciones generales del autotrasplante dental.*

Los avances recientes en la microcirugía endodóntica han proporcionado al clínico soluciones a algunas de las deficiencias del retratamiento ortógrado[52]. Sin embargo, hay incluso casos que no pueden tratarse adecuadamente con microcirugía apical, ya sea debido a factores anatómicos (es decir, proximidad al nervio mentoniano o al seno maxilar, espesor de la cortical vestibular o sitios difícilmente accesibles como las superficies linguales de los molares inferiores) o a factores económicos[53]. En aquellos casos en que tanto el retratamiento quirúrgico como el no quirúrgico tienen un mal pronóstico o simplemente no son factibles, el reimplante intencional puede proporcionar una solución con pocas complicaciones[54]. Además, en el peor de los escenarios, si se produce un fracaso del reimplante intencional, habremos retrasado el tiempo de la colocación del implante, a diferencia de un implante colocado desde el principio[48].

CASO CLÍNICO 6.10

Reimplante de molar con absceso apical

Caso clínico cortesía de Gustavo Rodríguez Millán

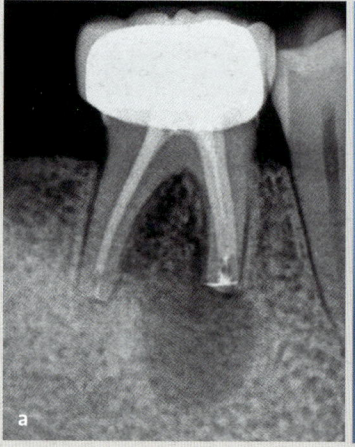
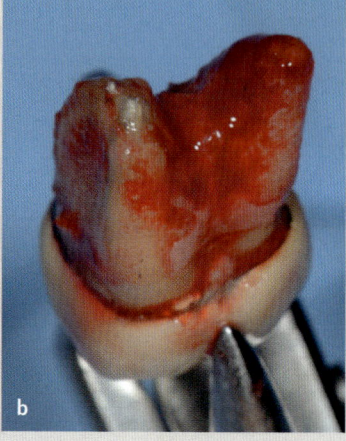

🔍 **6.76** Paciente de 50 años acude por absceso apical agudo en el primer molar inferior derecho (diente 4.6). a) Lesión periapical extensa alrededor de la raíz mesial. El tratamiento endodóntico cumple con los criterios estándar de calidad, por lo que se planifica el reimplante intencional. Nota: el paciente rechazó la opción de realizar una microcirugía apical. b) Extracción atraumática del diente conjuntamente con su corona protésica.

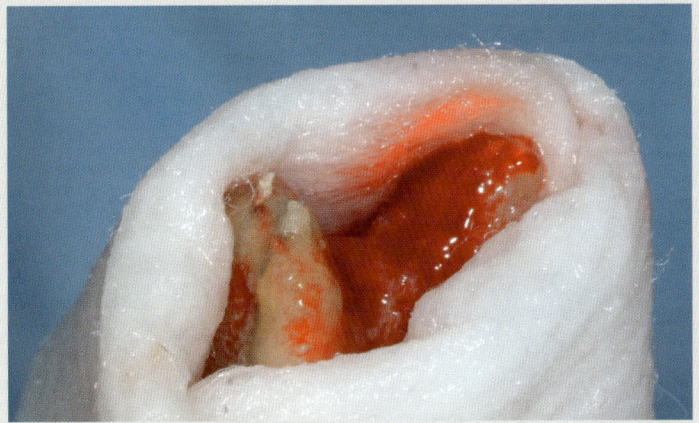

🔍 **6.77** Protección del LPD con gasa humedecida con suero salino fisiológico. Aspecto tras la resección radicular de 3 mm.

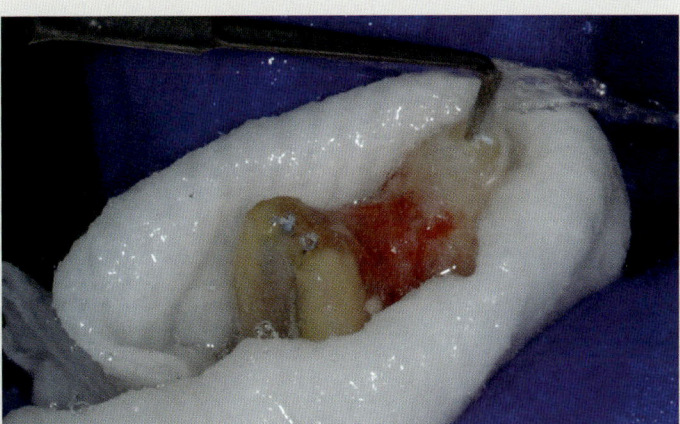

🔍 **6.78** Preparación retrógrada mediante ultrasonidos angulados de 3 mm.

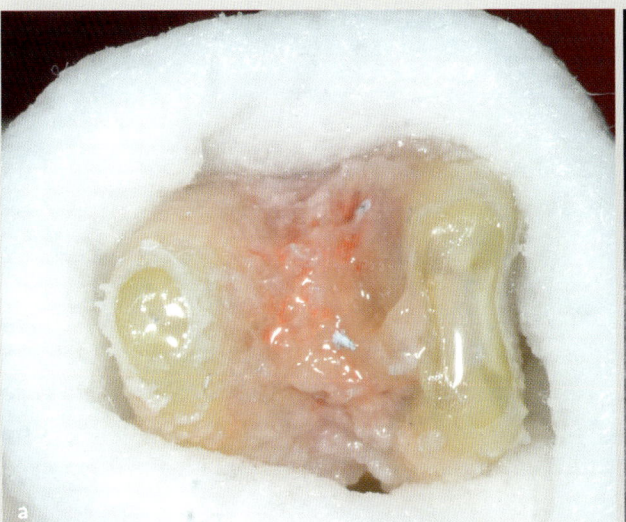

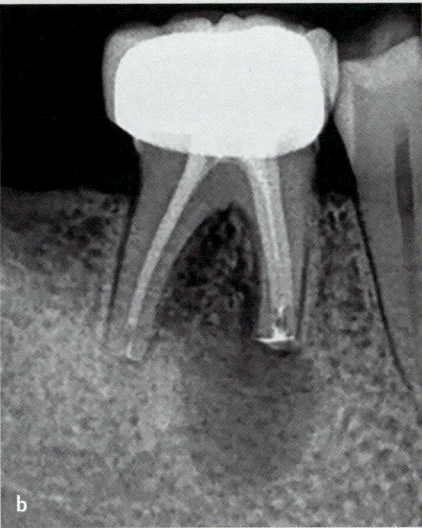

🔍 **6.79** Obturación retrógrada. a) Sellado apical mediante resina fluida. b) Aspecto radiográfico inmediatamente después de reimplantar el diente.

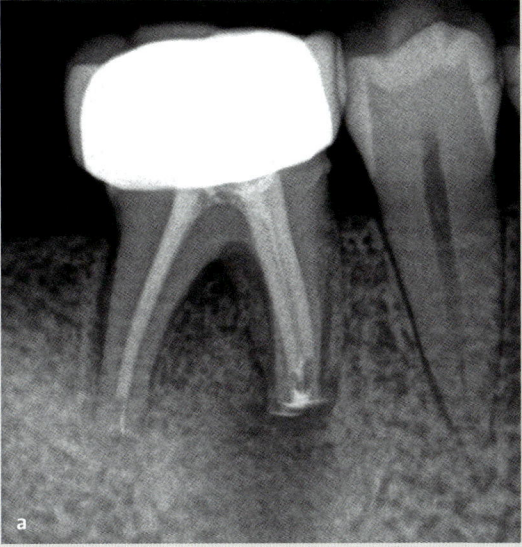

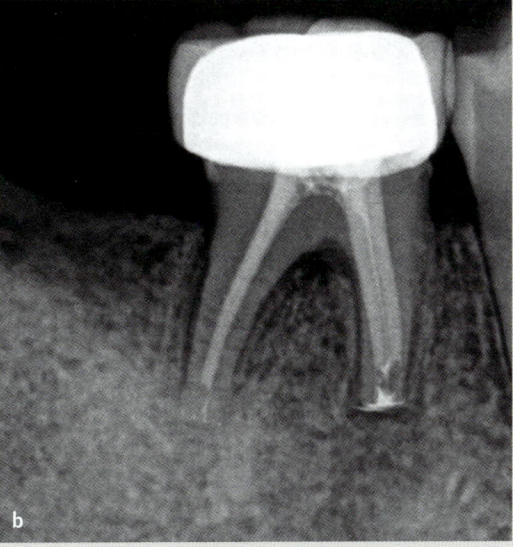

🔍 **6.80** Evolución radiográfica. a) Control a los 6 meses. b) Control 1 año y medio después de realizar el reimplante intencional en el que se aprecia la curación de los tejidos periapicales.

La principal ventaja del reimplante intencional es que las superficies apicales de los dientes, incluidas las áreas más inaccesibles, pueden examinarse y repararse directamente bajo magnificación, lo que reduce el daño potencial en el LPD. Sin embargo, también existen algunas contraindicaciones que los clínicos deben conocer como:

1 Pronóstico más favorable mediante colocación de implante o cirugía endodóntica.
2 Enfermedad periodontal no controlada.
3 Diente no restaurable.
4 Extracción que requiera de hemisección o recontorneado óseo.
5 Diente que forma parte de una prótesis fija de múltiples dientes.
6 Raíces extremadamente divergentes.

> **Consejo:** En caso de que el diente que se va a reimplantar presente una o varias raíces con cierta divergencia, un operador deberá realizar una pequeña osteotomía en el alvéolo receptor con la ayuda de un diente impreso en 3D, mientras que un segundo operador realiza la cirugía apical fuera de boca. Este protocolo reduce significativamente el tiempo extraoral evitando la fricción excesiva sobre la superficie del diente.

Plan de tratamiento

Extrusión quirúrgica

Es fundamental realizar una detallada historia clínica del paciente y comprobar si tiene alguna contraindicación. Determinadas situaciones metabólicas anormales o factores de riesgo inmunosupresores pueden retrasar la curación y empeorar el pronóstico de la técnica. También es importante tener en cuenta la edad del paciente, ya que el procedimiento en pacientes mayores es más desafiante debido a su mayor densidad ósea alveolar.

Los dientes candidatos ideales son aquellos que presentan únicamente una raíz, especialmente los de forma cónica. No se recomienda el procedimiento estándar para dientes multirradiculares, especialmente en dientes con troncos radiculares cortos, ya que tienden a desarrollar defectos periodontales en furca. La longitud mínima de la raíz necesaria para un funcionamiento adecuado debe dejar una relación coronorradicular mínima de 1:1.

En dientes posteriores es imprescindible la realización de una radiografía de aleta de mordida para medir correctamente la distancia desde el margen sano del diente hasta el reborde alveolar.

Con esta información, el clínico puede planificar el tipo de restauración final. La longitud de la raíz que se debe extruir variará de acuerdo con la preparación seleccionada. Hay que tener en cuenta que una preparación para una restauración parcial adhesiva (tipo *overlay*) conserva una mayor cantidad de tejido sano que una preparación para una corona completa (**CASO CLÍNICO** 6.11).

CASO CLÍNICO 6.11

Extrusión quirúrgica tras fractura dental

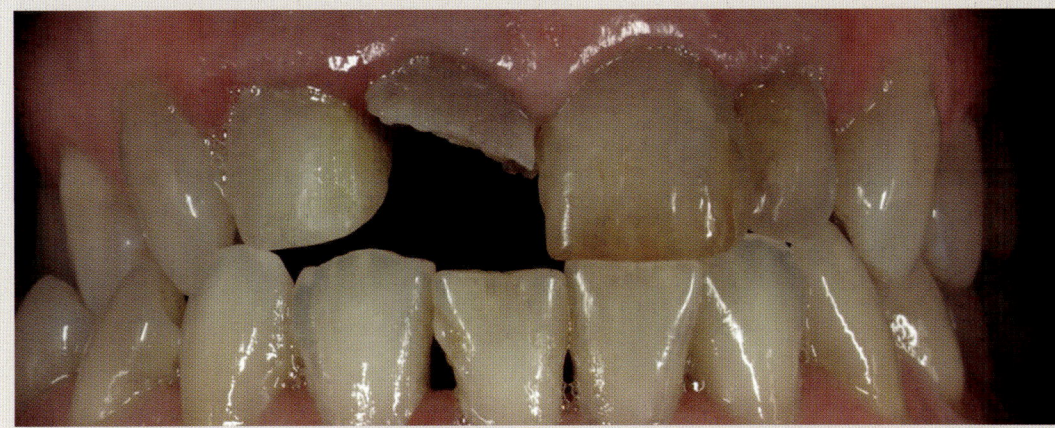

🔍 **6.81** Paciente de 56 años que acude con una fractura en una restauración antigua en su incisivo central superior derecho (diente 1.1).

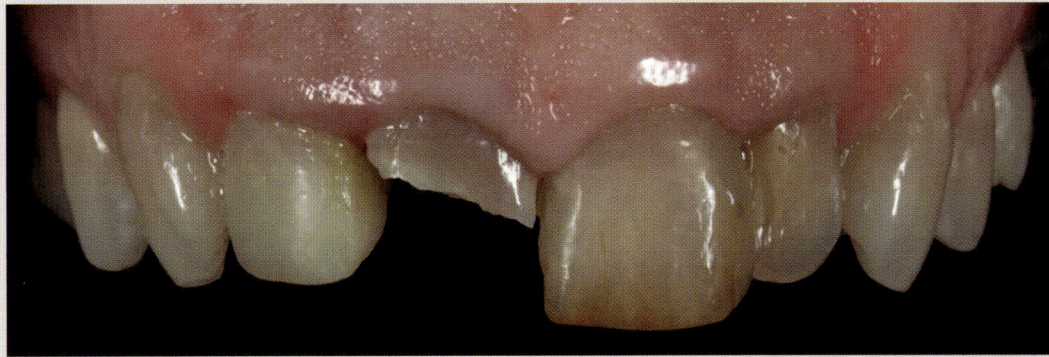

🔍 **6.82** Análisis por vestibular de la situación inicial.

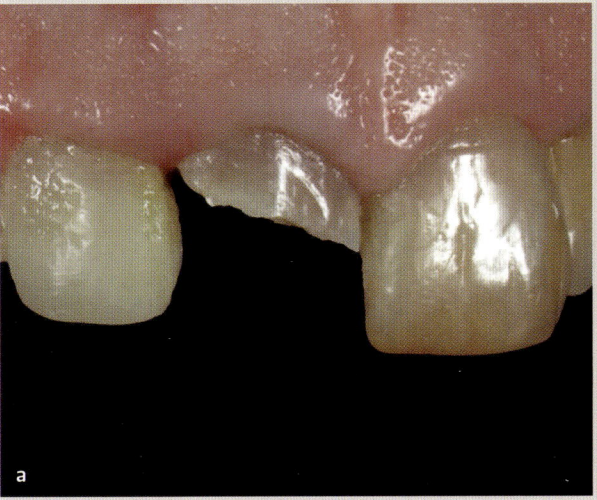 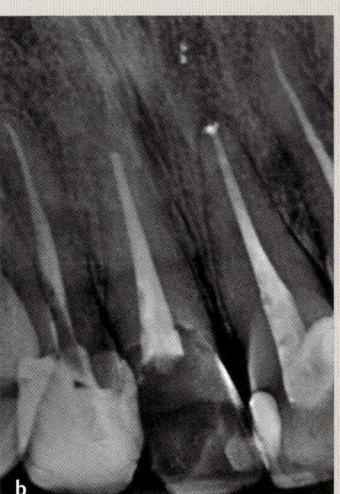 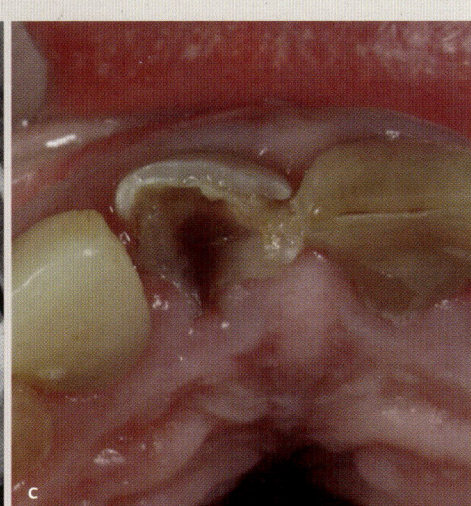

🔍 **6.83** Situación clínica y radiográfica inicial. a) Estructura coronal suficiente a nivel de la cara vestibular. b) El diente estaba tratado endodónticamente y no presentaba sintomatología ni evidencia de fracaso endodóntico. c) Estructura coronal insuficiente a nivel de la cara palatina. Plan de tratamiento: extrusión quirúrgica del diente 1.1.

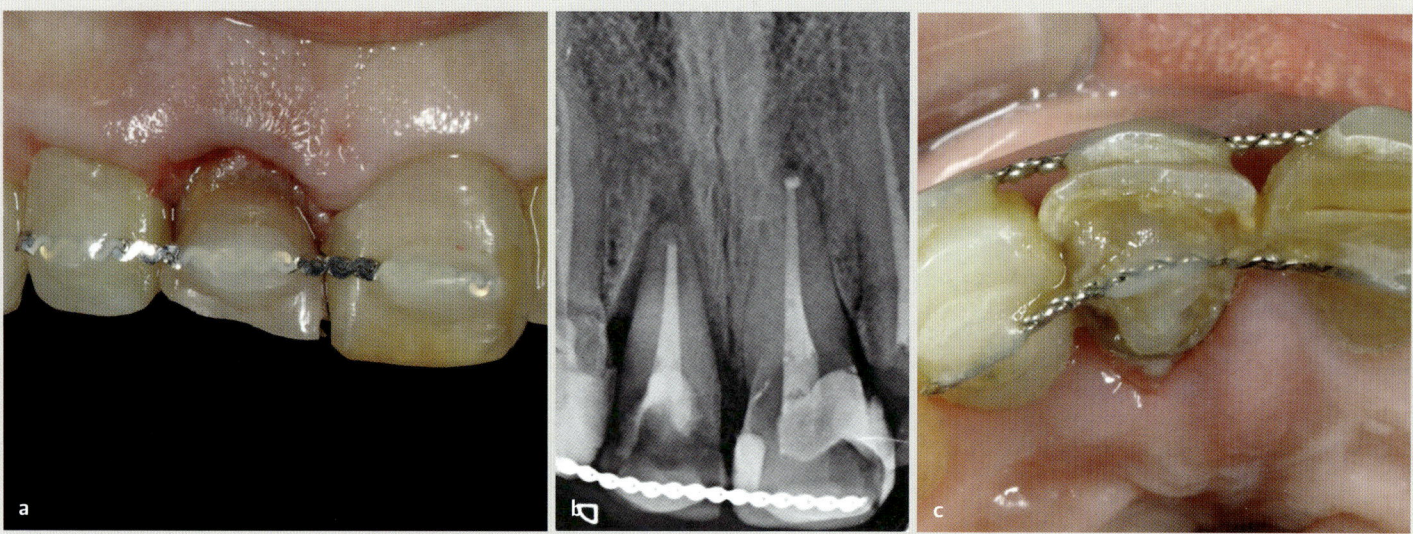

6.84 Extrusión quirúrgica del diente 1.1. a) Ferulización semirrígida a nivel vestibular mediante alambre y composite. b) Situación radiográfica en la que se observa perfectamente el desplazamiento coronal del diente. c) Ferulización semirrígida por palatino.

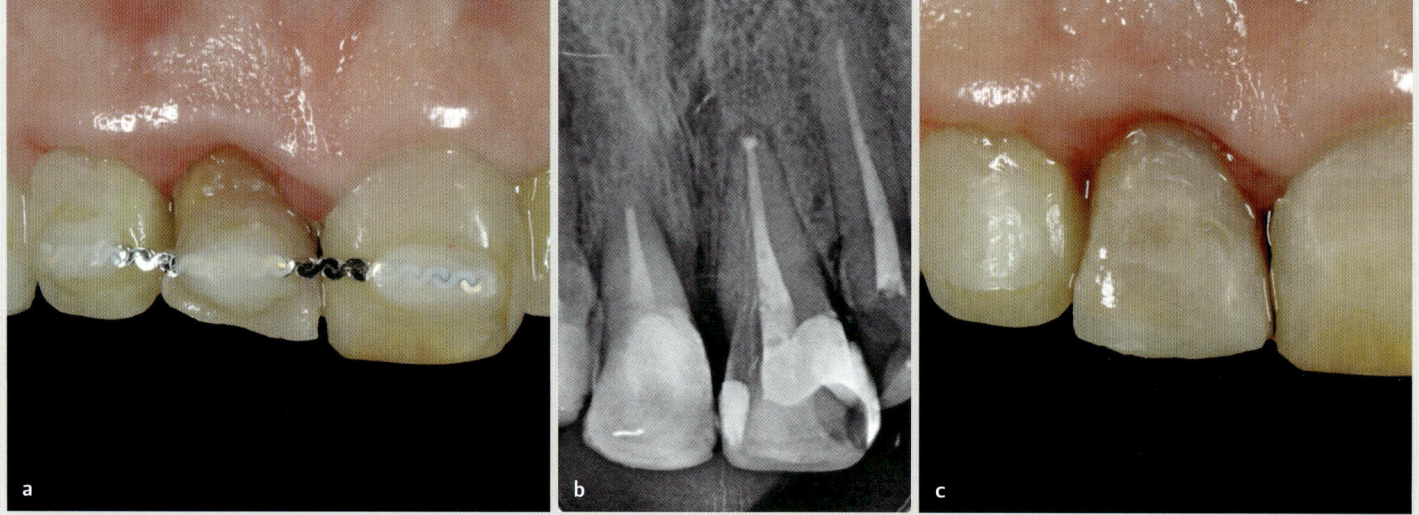

6.85 Remoción de la ferulización semirrígida a las 4 semanas. a) Situación a las 4 semanas. b,c) Restauración del diente mediante poste de fibra de vidrio y composite.

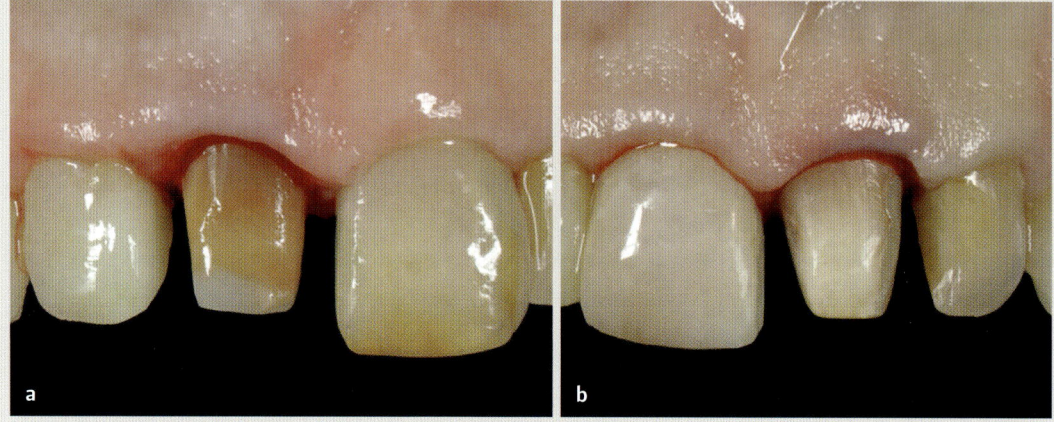

6.86 Preparaciones para coronas unitarias. a) Tallado vertical del diente 1.1. b) Tallado vertical del diente 2.1.

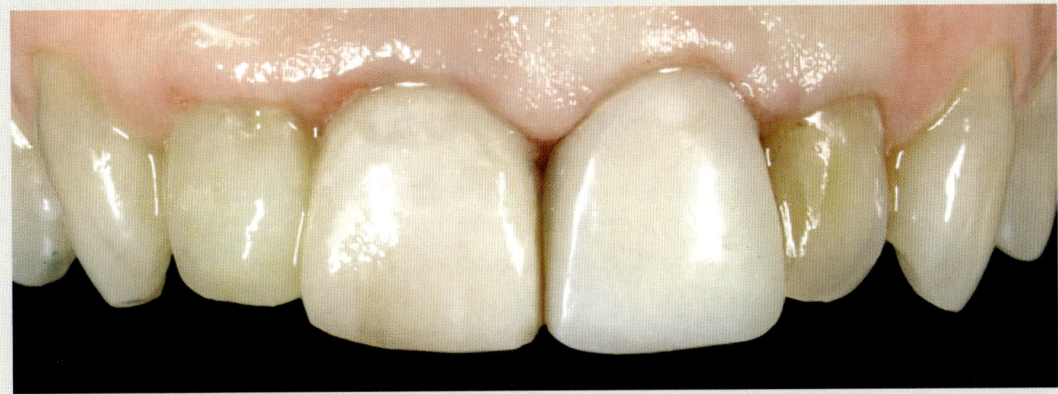

Q 6.87 Colocación de las coronas definitivas.

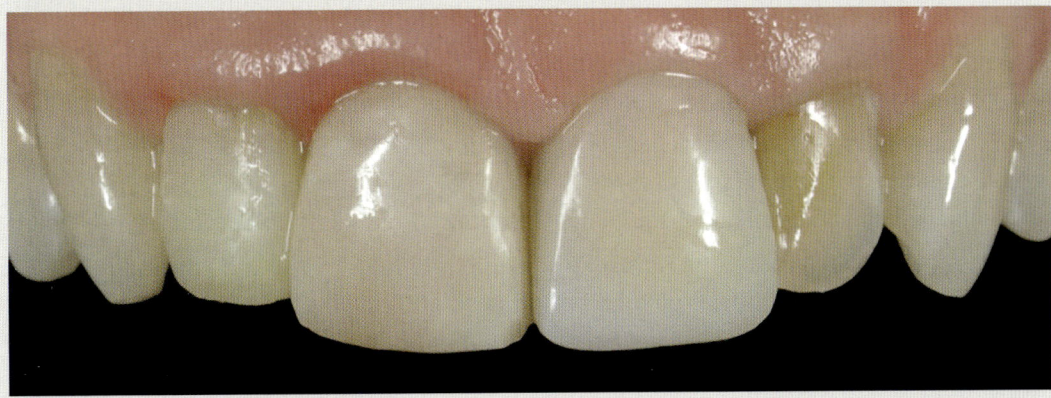

Q 6.88 Aspecto a la semana.

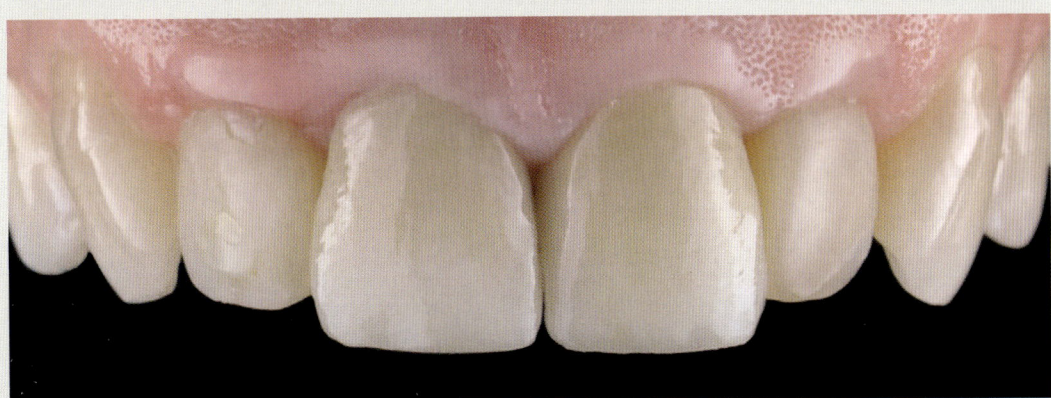

Q 6.89 Aspecto a los 15 días.

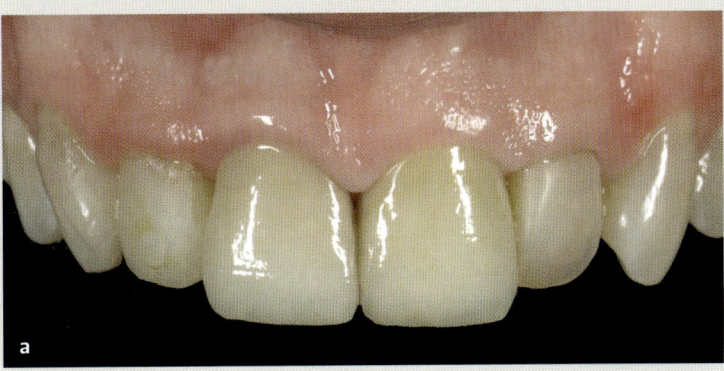

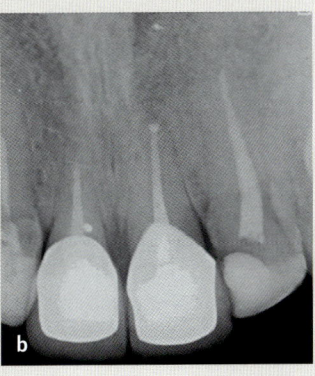

Q 6.90 Tres años después de la extrusión quirúrgica del diente 1.1. a) Aspecto clínico. b) Aspecto radiográfico.

Reimplante intencional

En la primera visita se debe informar al paciente de las diferentes opciones de tratamiento disponibles y explicarle cada uno de sus beneficios y riesgos. Una vez que el paciente ha entendido en qué consiste el reimplante intencional deberá firmar un consentimiento informado. Obviamente se debe completar el historial médico y dental del paciente y determinar cualquier tipo de contraindicación.

Respecto al examen clínico y radiográfico, se deben realizar diferentes pruebas como un sondaje periodontal, movilidad, percusión, aletas de mordida, adquisición de radiografías periapicales e imágenes de tomografía computarizada de haz cónico (TCHC) limitadas, si estuviera indicado. Estas pruebas permitirán al clínico evaluar tanto el estado endodóntico del diente (es decir, dificultad anatómica del sistema de conductos radiculares, presencia de un instrumento separado o una perforación, tamaño y longitud de un poste) como su relación anatómica con dientes vecinos o estructuras como el nervio mentoniano, el nervio alveolar inferior y el seno maxilar.

> **Consejo:** Una exploración de TCHC de pequeño campo de visión permite al clínico no solo una evaluación 3D del área de interés, sino también la posibilidad de segmentar el diente tratado y fabricar una réplica del diente impresa en 3D. Este paso reduce sustancialmente el tiempo extraoral, particularmente en dientes multirradiculares en los que la reimplantación en el alvéolo es un desafío.

Los dientes que presentan una estructura radicular complicada y/o existen una alta probabilidad de fractura durante la extracción, se recomienda un movimiento ortodóncico preoperatorio. Normalmente, con un movimiento de 2-3 semanas es suficiente para empezar a movilizar el diente y que, de esta manera, la extracción sea más atraumática[54].

Procedimiento quirúrgico

Extrusión quirúrgica

En 📷 6.91-6.94 se ilustra el proceso de extrusión quirúrgica.

Restauración previa y ajuste oclusal. Siempre que sea posible, se recomienda restaurar inicialmente el diente con un poste o una reconstrucción con composite (sellado coronal) para minimizar el riesgo de fractura durante la extrusión quirúrgica. Sin embargo, hay situaciones en que el diente está tan dañado coronalmente que este paso no es posible, y el clínico deberá proceder directamente a la extrusión. Si el procedimiento se puede realizar en condiciones de aislamiento absoluto, se aconseja también realizar el tratamiento endodóntico o retratamiento no quirúrgico, en caso de que sea necesario. Si esto no es posible, el tratamiento endodóntico deberá planificarse inmediatamente después del reimplante

> **Nota:** Será necesario hacer un ajuste oclusal para evitar contacto con los dientes antagonistas. Este se podrá realizar antes de la extrusión o justo después de la ferulización.

Fibrotomía alrededor del diente. Después de la administración de anestesia local, se utilizará una pequeña hoja de bisturí o un elevador microperióstico para separar cuidadosamente la inserción de las fibras supracrestales, teniendo mucho cuidado de no provocar daños mecánicos en la superficie de la raíz.

Luxación. Posteriormente, el clínico podrá luxar el diente con la ayuda de elevadores o del mismo fórceps. A diferencia del autotrasplante y del reimplante intencional, el uso de elevadores es perfectamente viable, pues el daño se ocasionará únicamente en la superficie radicular que se quiera extruir. Sin embargo, en casos extremadamente difíciles, como dientes con raíces muy largas y una estructura dental coronal completamente ausente, se podrá utilizar un dispositivo de extracción vertical tipo Benex (Helmut Zepf medical technology GmbH, Seitigen-Oberflacht, Germany)[55]. Cabe señalar que en la mayoría de los casos no es necesario levantar ningún tipo de colgajo al realizar la extrusión quirúrgica. Es fundamental trabajar con magnificación y tintes como el azul de metileno (2 %) para descartar grietas o fracturas en la superficie radicular. Dependiendo del sitio del defecto marginal, el diente puede incluso rotarse 180° antes de la reimplantación, facilitando la restauración y reduciendo la cantidad de extrusión necesaria.

Elevación y ferulización. Con el diente colocado en la posición coronal óptima, el clínico procederá a su estabilización al menos durante 2 semanas, mediante diferentes métodos de ferulización flexible (sutura, alambres de ortodoncia con composite, etc.). Algunos autores sugieren el uso del algún tipo de apósito quirúrgico en los primeros 3-5 días para mejorar la curación de los tejidos blandos y prevenir la contaminación. En algunas ocasiones, si el espacio entre el alvéolo y la raíz extruida es muy grande, se puede prolongar el periodo de ferulización hasta las 6 semanas[56]. Independientemente del tipo de restauración, el clínico debe dejar el margen del diente al menos a 3 mm de la cresta ósea.

> **Nota:** Es relativamente frecuente que se produzca la extracción completa del diente al intentar posicionarlo coronalmente. Este hecho no perjudica el pronóstico del tratamiento, sino que incluso facilita su colocación en la posición más deseada.

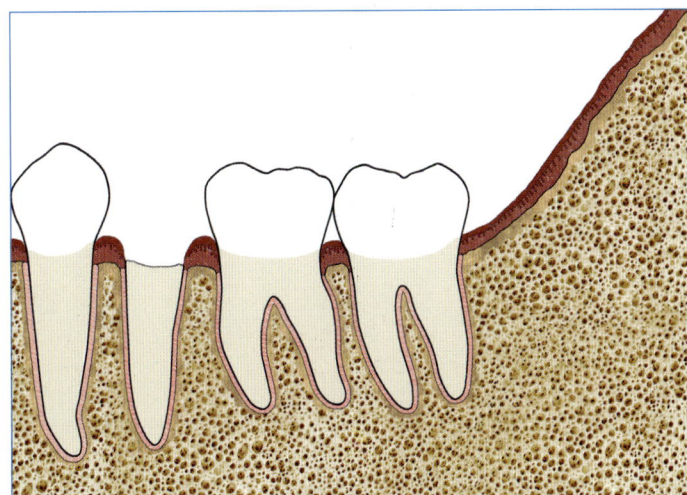

📷 **6.91** Esquema de extrusión quirúrgica de premolar inferior. Situación inicial.

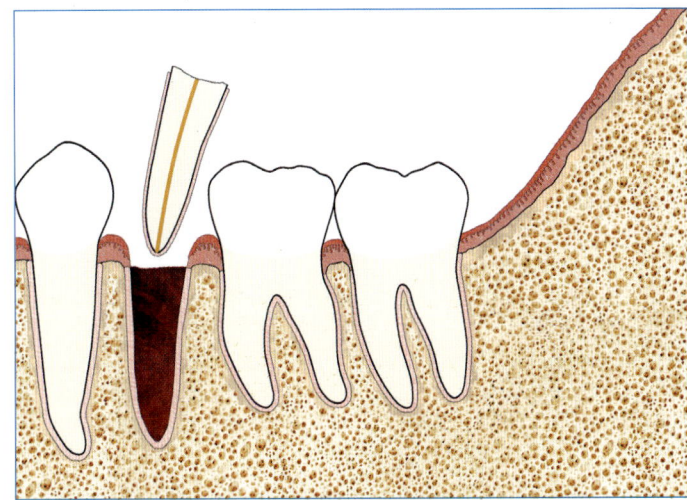

📷 **6.92** Extracción atraumática del diente. En el momento de situar el diente en una posición más supragingival es frecuente que se extraiga de forma involuntaria el diente por completo.

Tratamiento endodóntico. Si no se ha realizado previamente un tratamiento endodóntico, este se deberá iniciar dentro de las primeras 2 semanas para evitar una reabsorción inflamatoria externa. Si el clínico lo considera necesario, se puede utilizar una pasta de antibióticos y corticosteroides como medicación intraconducto en lugar de hidróxido de calcio, ya que está descrito que puede tener un impacto negativo en la curación periodontal[57].

Tratamiento combinado. Si bien es cierto que la extrusión quirúrgica es un procedimiento enfocado a ganar estructura coronal, en algunas ocasiones el clínico se encontrará de forma simultánea también un problema endodóntico. En estas circunstancias se podría combinar la técnica de extrusión quirúrgica con la del reimplante intencional. Sin embargo, generalmente no se recomienda el tratamiento endodóntico extraoral, ya que las condiciones extraorales no favorecen la supervivencia del LPD. Además, hay que tener en cuenta que esta técnica combinada no siempre se puede aplicar, ya que la reducción radicular extraoral podría comprometer en exceso la relación coronorradicular.

Tratamiento restaurador y antibióticos. La restauración, ya sea directa o indirecta, se suele realizar entre las 6 y 8 semanas posterior a la extrusión. Los autores de este libro están a favor del uso de antibióticos sistémicos para la extrusión quirúrgica, aunque no hay pruebas suficientes para apoyar o rechazar su indicación[58].

Nota: Una vez que el diente se posiciona coronalmente, la estructura supracrestal se vuelve más estrecha en relación con el alvéolo y los dientes adyacentes. En consecuencia, el contorno gingival puede volverse más delgado y carecer de simetría con los dientes adyacentes. Para abordar este problema, los dientes se pueden preparar verticalmente mediante la técnica BOPT (*biologically oriented preparation technique*) para aumentar el volumen del tejido blando coronal al remodelar el área cervical de la corona provisional[59] (CASO CLÍNICO 6.12).

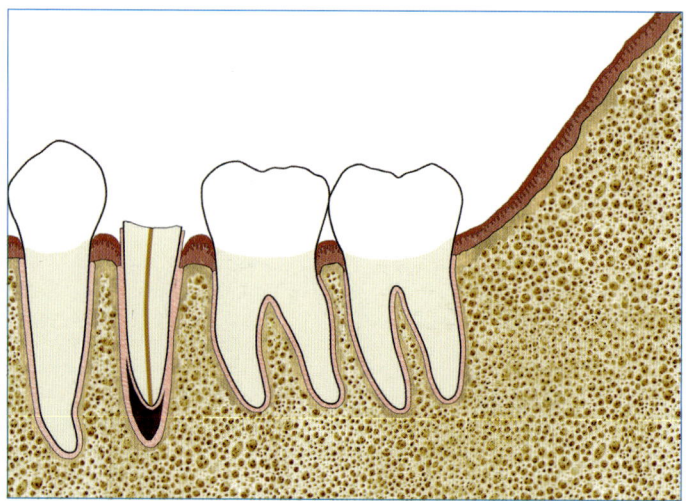

📷 **6.93** Colocación del diente en una posición más supragingival.

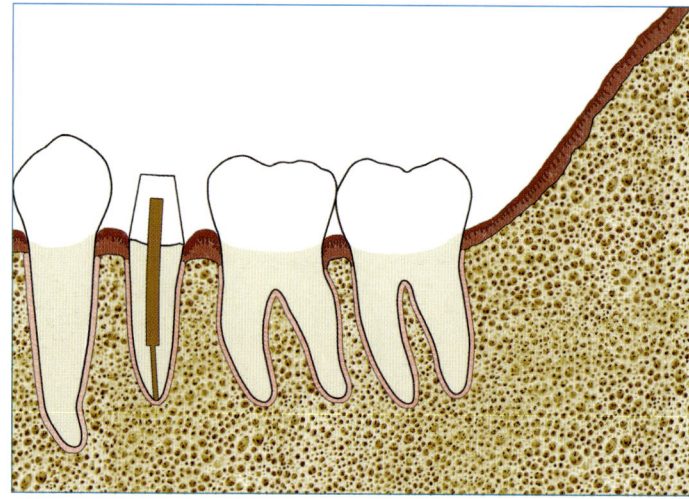

📷 **6.94** Restauración del diente mediante composite o poste, una vez ha finalizado el proceso de estabilización.

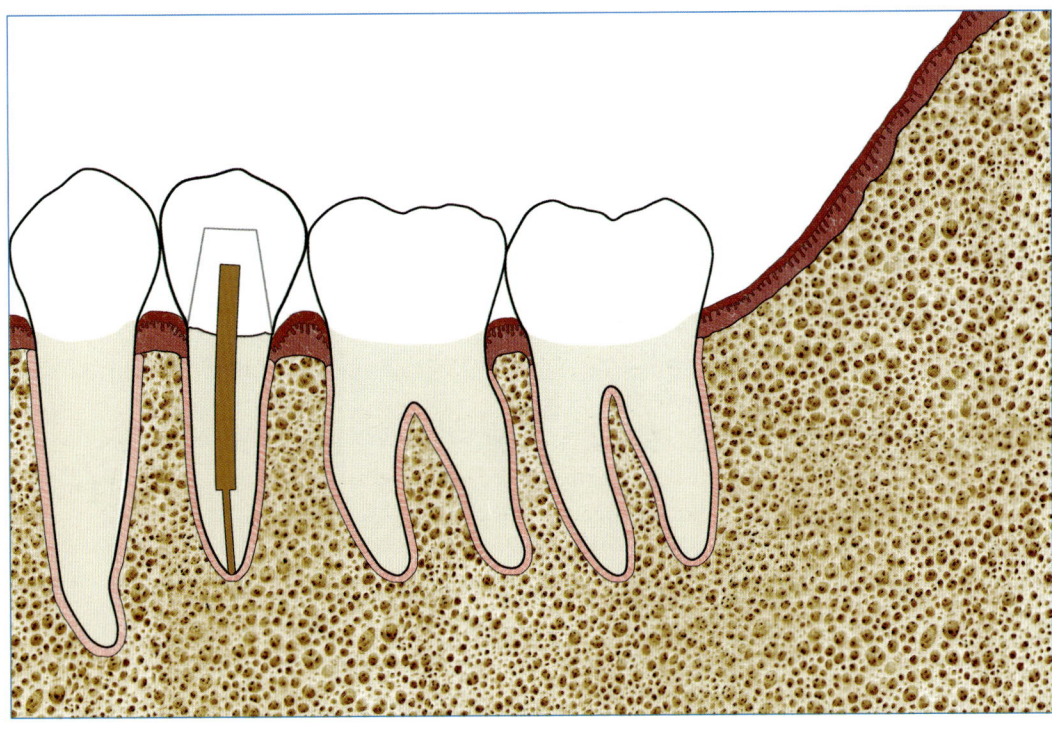

📷 **6.95** Colocación de la restauración definitiva. Según la cantidad de diente extruido y el tipo de sustrato, el clínico optará por una restauración de recubrimiento completo tipo corona o incrustación.

CASO CLÍNICO 6.12

Extrusión quirúrgica y BOPT para preservación de diente fracturado

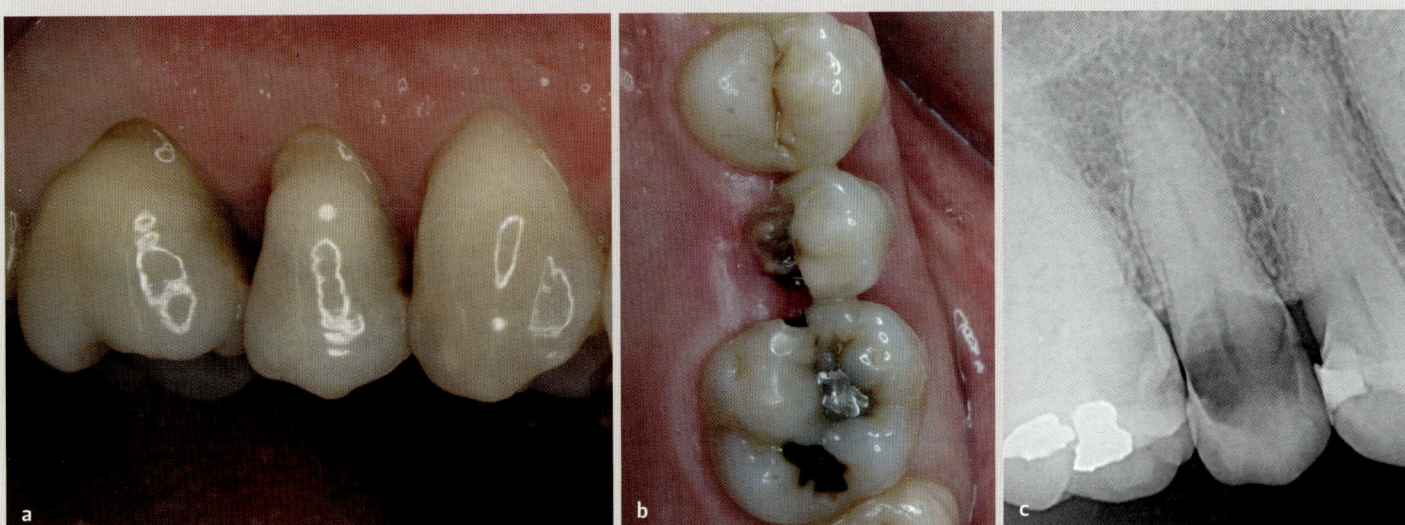

🔍 **6.96** Fractura de cúspide palatina de un segundo premolar superior derecho (diente 1.5). a) Situación inicial de la cara vestibular. b) Situación a nivel oclusal en la que se evidencia la ausencia de la cúspide palatina. c) Radiografía periapical inicial.

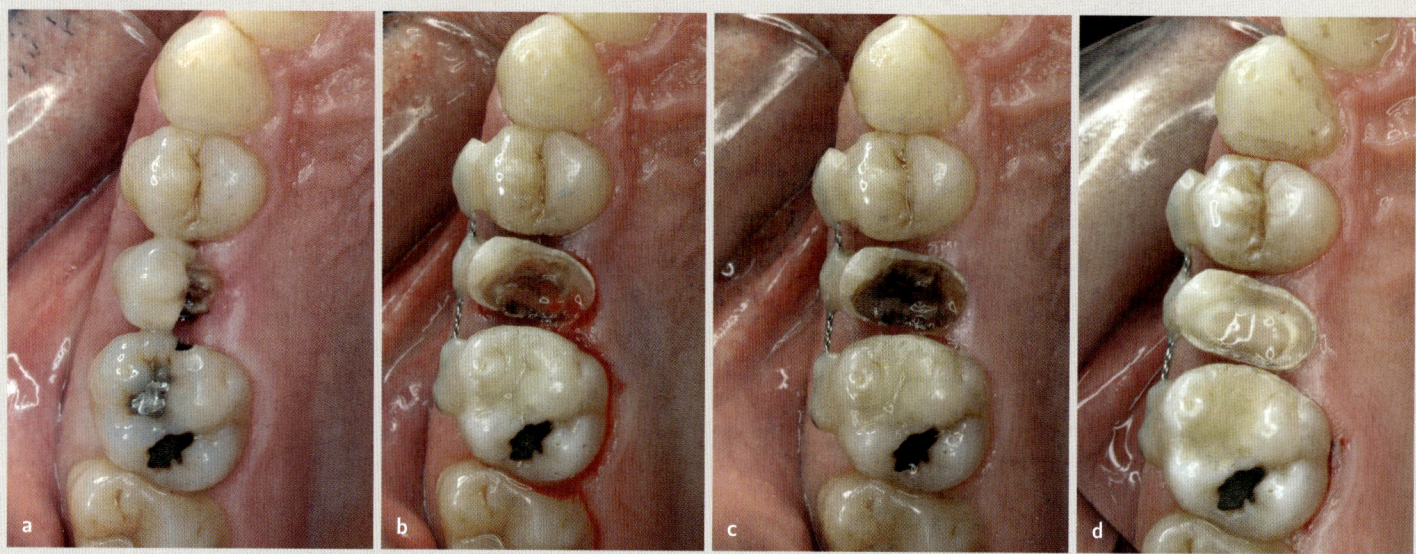

Q 6.97 Paso a de la extrusión quirúrgica. Visión oclusal. a) Situación inicial. (b, c) Extrusión y ferulización semirrígida con los dientes vecinos. d) Remoción de la caries y sellado coronal.

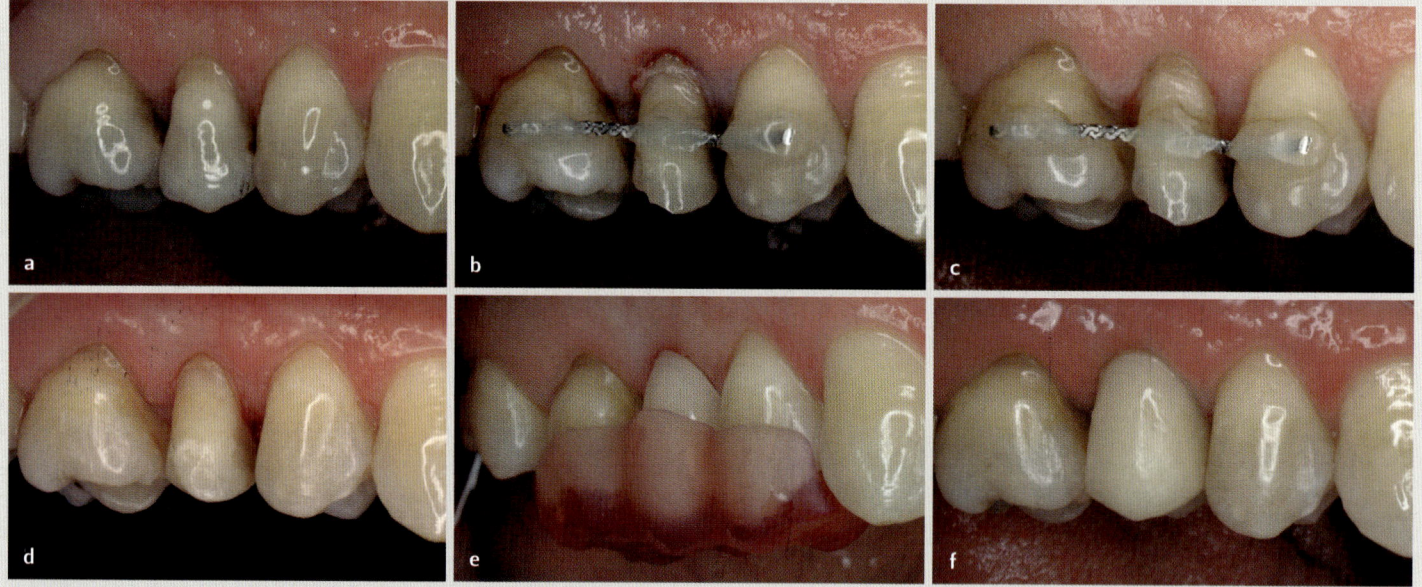

Q 6.98 Fase de provisionalización. a) Situación inicial. b) Extrusión quirúrgica. c) Cuatro semanas después de la extrusión. d) Remoción de la ferulización semirrígida. e) Rebase del provisional mediante la ayuda de una guía fresada de posición. f) Provisional en el diente 1.5.

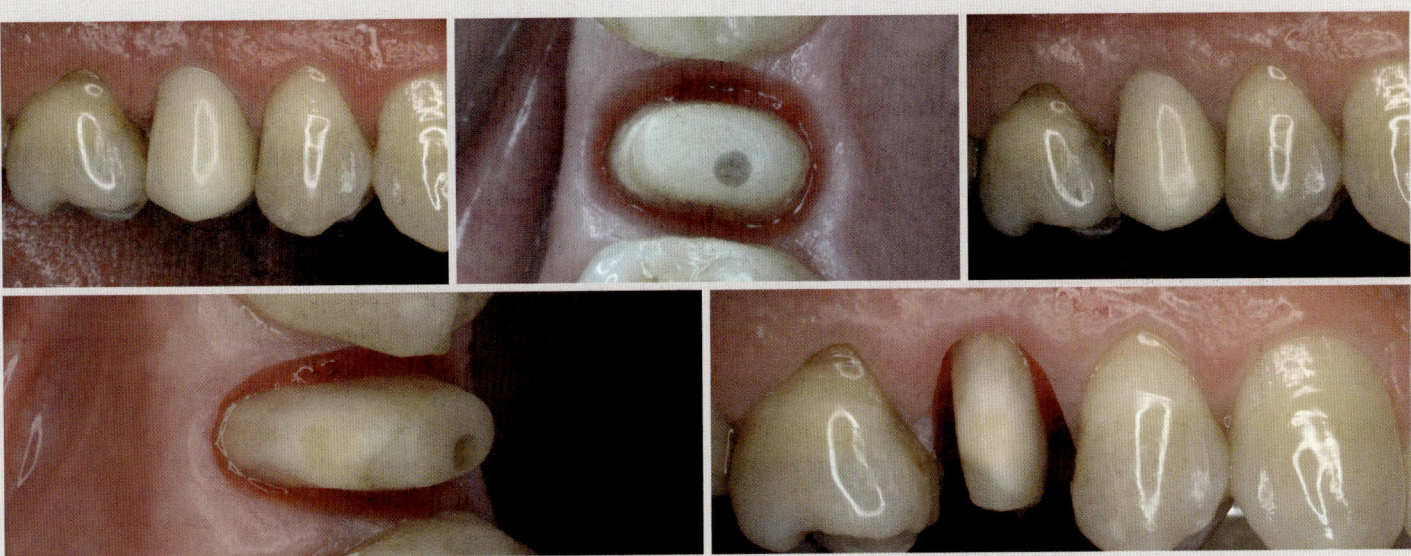

6.99 Aspecto del contorno gingival tras el tallado BOPT y una provisionalización de larga duración.

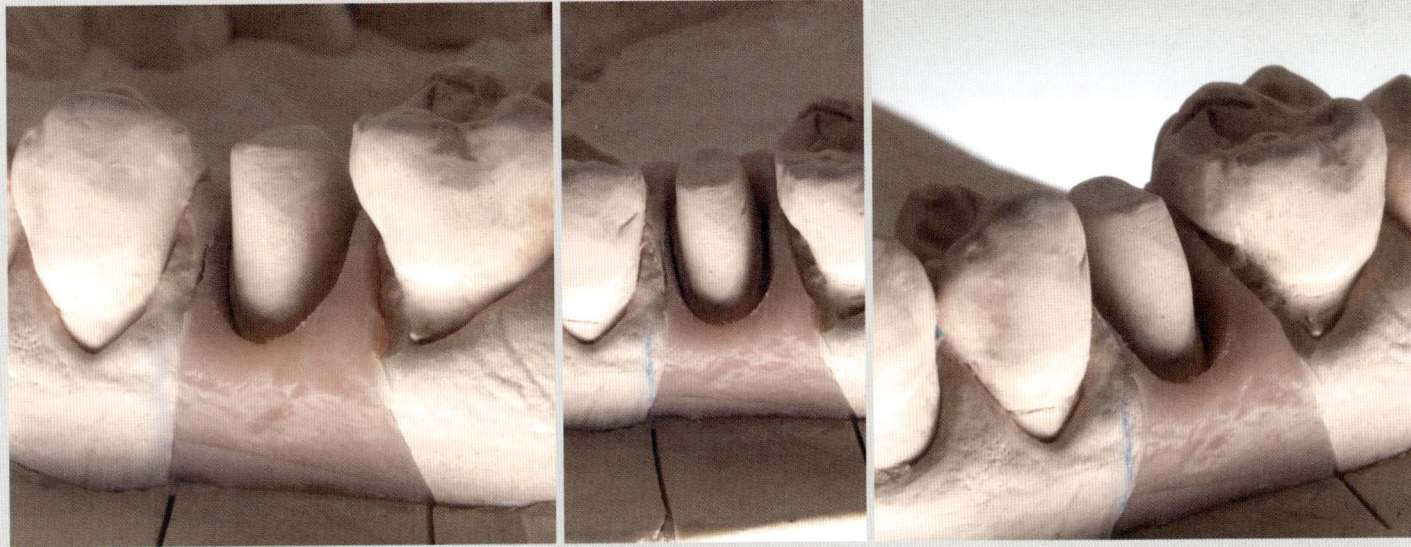

6.100 Modelo de laboratorio con encía rosa artificial.

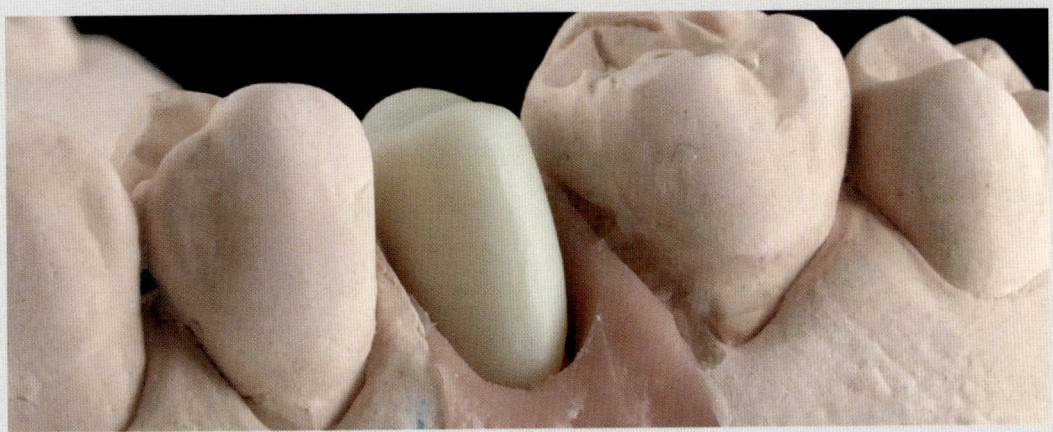

6.101 Prueba de resina para una corona unitaria en el diente 1.5.

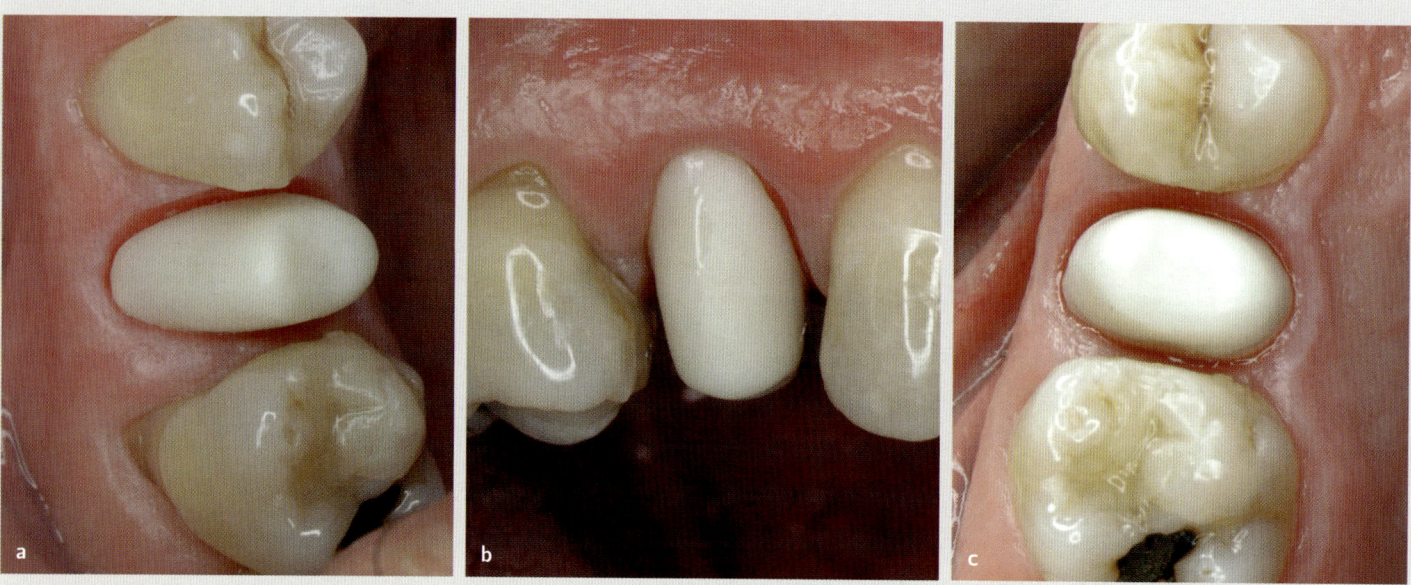

🔍 **6.102** Prueba de resina fresada en boca. a,b) Visión vestibular. c) Visión oclusal en la que se aprecia el buen ajuste de la prueba.

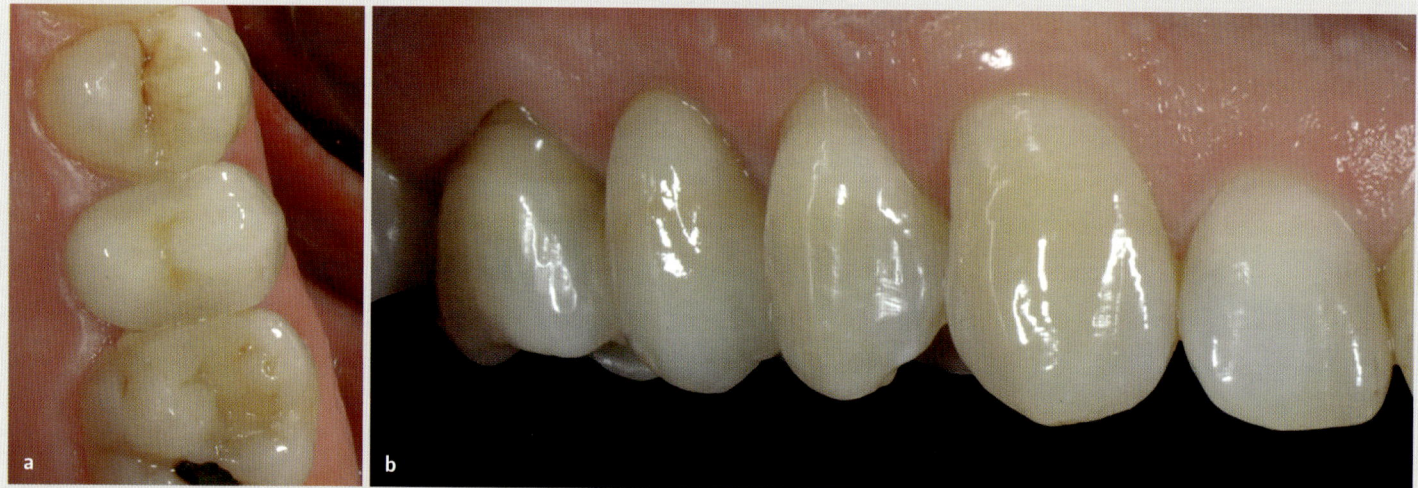

🔍 **6.103** Cementación de la corona de circonio estratificada con cerámica feldespática. a) Visión oclusal. b) Visión vestibular.

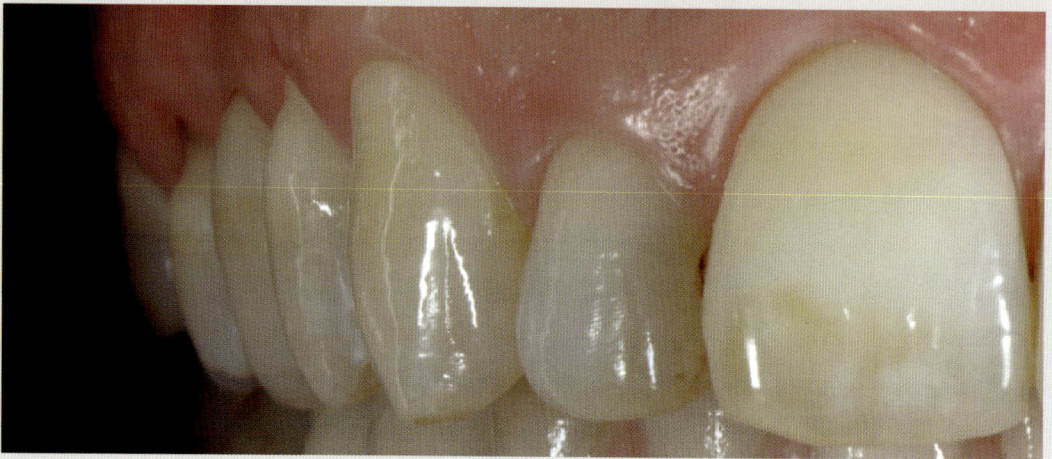

🔍 **6.104** Adecuada integración de la corona con los demás dientes de la arcada.

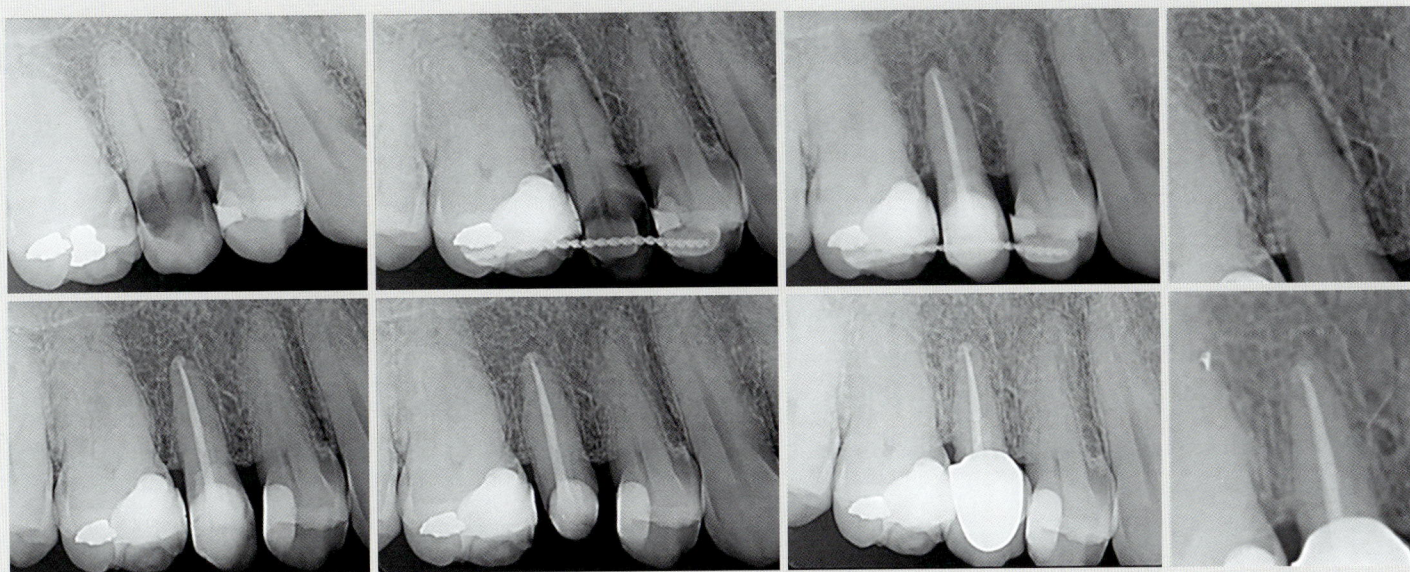

6.105 Evolución radiográfica del diente desde el momento inicial hasta la colocación de la corona definitiva una vez obtenido el *ferrule* deseado.

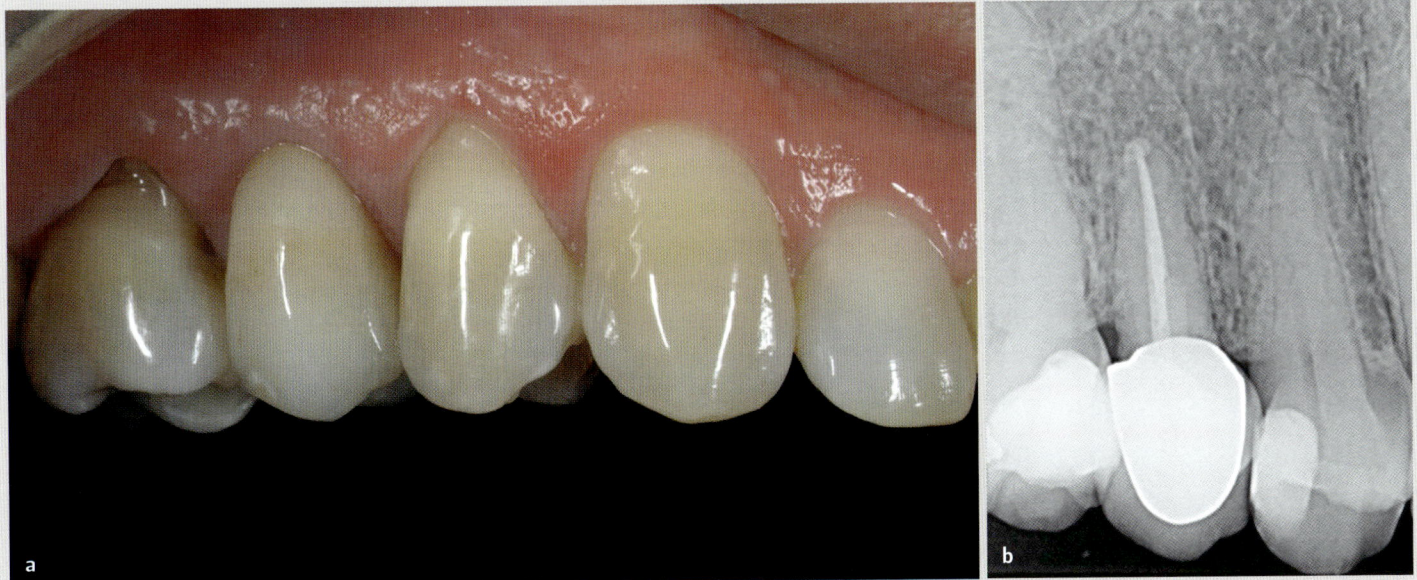

6.106 Situación 4 años después. a) Aspecto clínico. Nótese el correcto ajuste de la corona, así como la estabilización de los tejidos blandos. b) Aspecto radiográfico. El paciente se encuentra totalmente asintomático y no se observa ningún signo de fracaso endodóntico o de filtración coronal.

Reimplante intencional

En 📷 6.107-6.110 se ilustran los pasos del reimplante intencional.

Indicaciones previas. Una hora antes del procedimiento, el paciente debe enjuagarse con gluconato de clorhexidina al 0,12 % y tomar 600 mg de ibuprofeno, en caso de que no existan contraindicaciones. Una profilaxis antibiótica sistemática es aconsejable ya que puede reducir la tasa de fracaso[1].

> **Consejo:** La presencia de dos clínicos durante todo el procedimiento puede acelerar el manejo y reducir el tiempo de consulta.

Extracción atraumática. Después de administrar anestesia local en la zona, el clínico procederá a extraer el diente con el mayor cuidado posible para evitar dañar la superficie radicular, tal y como se describe para la extrusión quirúrgica. Se puede insertar una hoja de bisturí (por ejemplo, n.º 15C o n.º 12) o similar en paralelo al espacio del LPD. Posteriormente, el clínico empezará a luxar el diente de forma lenta pero constante en dirección vestibulolingual hasta que este se desplace verticalmente. Para asegurar este paso puede ser útil colocar una banda elástica alrededor de los mangos de los fórceps. No se debe utilizar ningún tipo de elevador o botador durante la extracción para evitar daños innecesarios a la superficie radicular y/o a la cresta ósea alveolar. En algunas situaciones, la realización de un colgajo mucoperióstico es una buena opción para acceder al margen más apical de la corona, evitando dañar en exceso la corona. Finalmente, se le indicará al paciente que muerda una gasa húmeda esterilizada mientras se manipula el diente extraoralmente para mantener libre de contaminación el alvéolo receptor.

Apicectomía y retropreparación. Una vez extraído el diente, el clínico realizará el procedimiento extraoral de acuerdo con los estándares actuales de microcirugía apical[60]. Cualquier tejido de granulación adherido a la raíz se retirará con cuidado y el diente se colocará bajo un microscopio quirúrgico para examinar posibles anomalías como fracturas, grietas o conductos accesorios. Los dos tercios coronales de la superficie

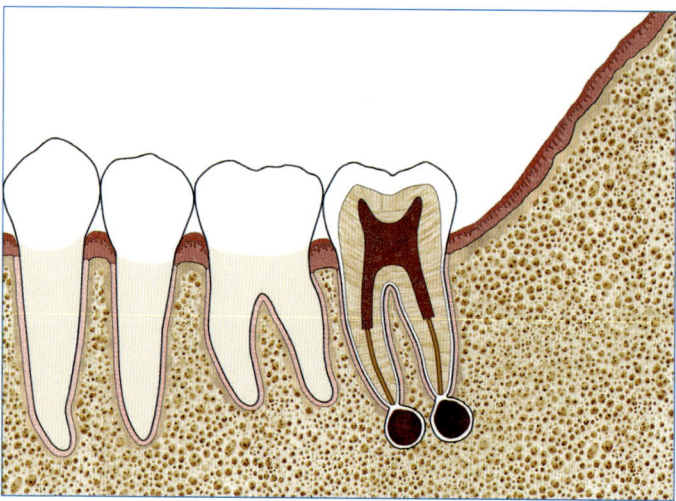

📷 **6.107** Esquema de reimplante intencional para un segundo molar inferior. Situación inicial con fracaso endodóntico en el que no es viable hacer cirugía apical o retratamiento no quirúrgico.

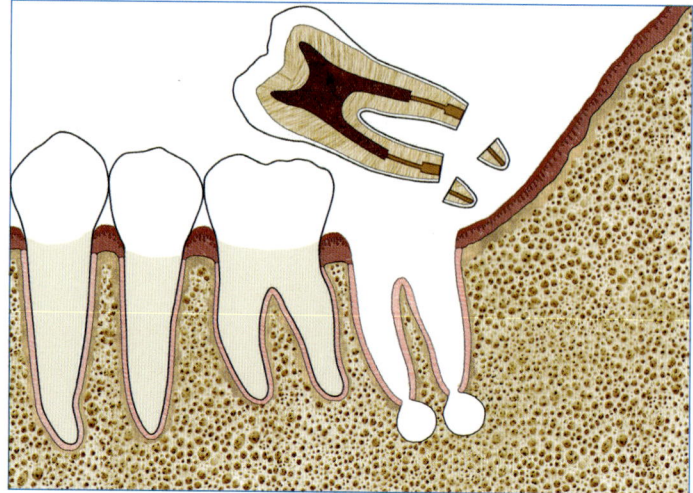

📷 **6.108** Extracción atraumática y cirugía endodóntica extraoral.

radicular deben cubrirse suavemente con una gasa empapada en abundante solución salina o solución salina equilibrada de Hank (HBSS). Mientras un clínico realiza la cirugía endodóntica extraoral, un segundo clínico extraerá el tejido de granulación periapical, teniendo cuidado de no dañar la pared del alvéolo. Si hay una réplica de diente impresa en 3D disponible, esta se puede utilizar para modificar el alvéolo hasta que la réplica encaje de manera suave y cómoda en el alvéolo receptor.

Reimplante. Una vez realizado el procedimiento endodóntico extraoral, se irrigará el alvéolo con solución salina estéril y se reimplantará el diente con cuidado. Si el diente está estable, no es estrictamente necesario ferulizarlo; el paciente solo necesita morder una gasa. Sin embargo, un diente inestable debe ser ferulizado de forma semirrígida (es decir, alambre de ortodoncia con resina o suturas interrumpidas) durante 2 semanas. Opcionalmente, se puede aplicar un apósito quirúrgico para mejorar la curación y proteger el área de infecciones y preservar el coágulo de sangre. Puede estar indicado un ajuste oclusal para minimizar la fuerza oclusal durante los primeros meses de curación.

> **Nota:** Ante una perforación endodóntica, una reabsorción cervical invasiva o algún tipo de anomalía morfológica, el clínico debe proceder de la misma manera, solo que seleccionando uno u otro material según cada caso.

Sutura y fijación. El tipo de fijación y su duración depende de varios factores, entre los cuales, la estabilidad primaria es uno de los más importantes. Sin embargo, normalmente el reimplante intencional presenta una muy buena estabilidad primaria, por lo que la fijación posoperatoria se puede realizar mediante únicamente una sutura a nivel oclusal o vestibular. Es importante recordar que el ajuste oclusal debe ser previo a la fijación. En el caso de una estabilidad inicial deficiente por haber modificado en exceso el alvéolo receptor, está indicada una ferulización con alambre flexible y composite por un periodo de 4 semanas. En tal caso, es aconsejable el ajuste oclusal una vez se ha realizado la ferulización.

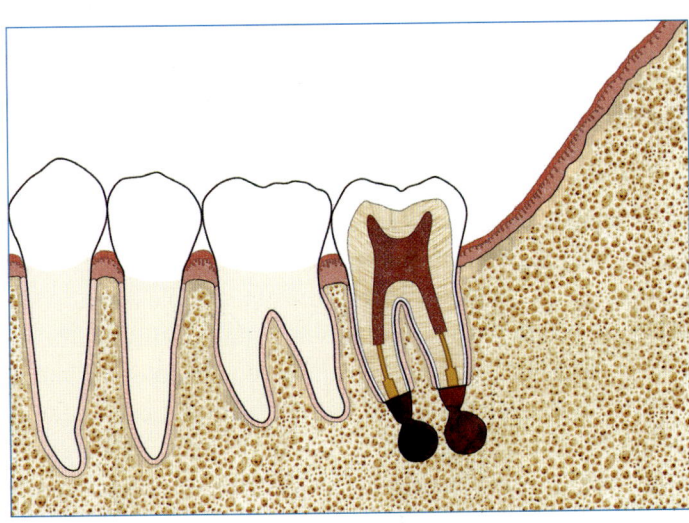

📷 **6.109** Reimplante del diente en su alvéolo original.

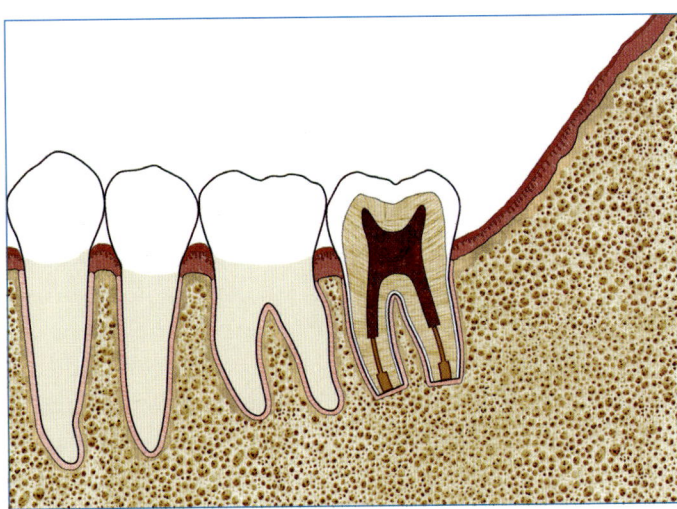

📷 **6.110** Cicatrización y curación de los tejidos periapicales.

Seguimiento periódico

Una vez que los dientes extruidos quirúrgicamente o reimplantados han cicatrizado de forma adecuadas, estos son igual de propensos a correr los mismos riesgos que cualquier diente natural en cuanto a caries y enfermedades periodontales. Por ello, estos dientes requieren un seguimiento periódico, al igual que el resto de los dientes de la boca. Generalmente, se realizará un primer control clínico y radiográfico tras la remoción de fijación, y posteriormente uno cada 3 meses hasta el primer año. En este sentido, la proactividad del paciente es crucial para asegurar resultados positivos a largo plazo.

Pronóstico

La extrusión quirúrgica y el reimplante intencional son tratamientos que deben estar dentro del alcance de cualquier clínica odontológica. El conocimiento del clínico sobre estos procedimientos, su manejo y posibles complicaciones son importantes para lograr un éxito óptimo. Recientes revisiones sistemáticas y metaanálisis del reimplante intencional han revelado tasas de supervivencia de alrededor del 90 %[47,48]. Estos resultados son muy similares a los obtenidos por la técnica de extrusión quirúrgica. En el estudio de Kahnberg[61] de esta técnica a 10 años, a parte de un ligero acortamiento de las raíces en 5 dientes (26,3 %), no se encontraron otras patologías endodónticas o periodontales. La tasa de supervivencia total fue del 98,8 %, lo que concuerda con otros estudios como los de Elkhadem y cols.[62] (95 %), Caliskan y cols.[63] (98 %), Pham y cols.[64] (100 %) y Llaquet y cols.[65] (100 %). Más recientemente, en una declaración de posición, la European Society of Endodontology (ESE) ha resumido la mejor evidencia disponible sobre reimplante intencional y extrusión quirúrgica[66].

Tiempo y coste

El autotrasplante, el reimplante intencional y la extrusión quirúrgica permiten al clínico preservar tanto el complejo periodontal como los tejidos duros y blandos circundantes. En comparación con el implante supone una reducción en el tiempo de tratamiento y en el número de visitas para el paciente y, como consecuencia, en el coste del tratamiento.

Sin embargo, el clínico se podría plantear: ¿son el autotrasplante, el reimplante intencional y la extrusión quirúrgica técnicas muy complejas? o ¿cuál es la curva de aprendizaje de estas técnicas? Aunque a simple vista podría parecer más sencilla la colocación de un implante, en la realidad la toma de decisiones es mucho más compleja. Está ampliamente demostrado que la colocación de un implante de forma inmediata no es capaz de preservar el volumen de la cresta ósea[67]. Una vez que el diente es extraído, es inevitable la reabsorción de parte del hueso de la cresta[68]. Por lo tanto, cuando la demanda estética es alta, el clínico se verá obligado a ejecutar técnicas complementarias junto con la colocación del implante, tales como la *partial extraction therapy* (PET), la regeneración ósea guiada (ROG), la preservación de la cresta o los injertos de tejido conectivo[69-72]. Todos estos procedimientos tienen por objetivo minimizar el colapso del alvéolo o compensar esa reabsorción con injertos de tejido (tanto duro como blando). No obstante, es obvio que al mismo tiempo complican la técnica de colocación de implante, por lo que requieren de una larga curva de aprendizaje e incrementan el riesgo de posibles complicaciones.

Por otro lado, como se ha dicho en numerosas ocasiones a lo largo de este libro, se debe considerar que la aplicación de las nuevas tecnologías a la odontología, con la impresión de guías quirúrgicas y réplicas de los dientes donantes, facilita extremadamente las técnicas de autotrasplante, reduce en extremo el tiempo de ejecución y, como resultado, mejora la predictibilidad de la técnica.

CONCLUSIONES

1. Dentro de la técnica de autotrasplante se presentan dos variantes al tratamiento convencional: el reimplante intencional y la extrusión quirúrgica, ambas con una alta predictibilidad y supervivencia que superan el 90 % y 98 %, respectivamente.

2. El reimplante intencional tiene como principal indicación la resolución de un fracaso endodóntico, principalmente cuando se presentan complicaciones anatómicas o restauradoras al retratamiento ortógrado.

3. La extrusión quirúrgica tiene como objetivo reposicionar el diente en una posición más coronal para facilitar una restauración predecible. Está indicado en dientes que presentan un insuficiente *ferrule* o efecto abrazadera. Los dientes unirradiculares y sin curvaturas muy abruptas son los candidatos ideales.

4. El alargamiento quirúrgico de la corona, la extrusión ortodóncica forzada y la extrusión magnética son otras alternativas que el clínico debe considerar ante la falta de estructura coronal remanente.

5. El alargamiento quirúrgico de la corona no es el método ideal en sector anterior ya que implica aumentar la longitud de corona clínica con posibles consecuencias estéticas en la sonrisa. Por su lado, la extrusión ortodóncica forzada requiere múltiples sesiones y con frecuencia complementarse con pequeñas intervenciones quirúrgicas.

6. La extrusión quirúrgica es simple, rápida, poco costosa y solo requiere de un corto periodo de estabilización (2–6 semanas).

BIBLIOGRAFÍA

1. Plotino G, Abella Sans F, Duggal MS, Grande NM, Krastl G, Nagendrababu V, Gambarini G. Clinical procedures and outcome of surgical extrusion, intentional replantation, and tooth autotransplantation - a narrative review. Int Endod J. 2020 Dec;53(12):1636-1652.

2. Das B, Muthu MS. Surgical extrusion as a treatment option for crown-root fracture in permanent anterior teeth: a systematic review. Dent Traumatol. 2013;29:423-31.

3. Espona J, Roig E, Durán-Sindreu F, Abella F, Machado M, Roig M. Invasive cervical resorption: Clinical management in the anterior zone. J Endod. 2018 Nov;44(11):1749-1754.

4. Plotino G, Abella Sans F, Duggal MS, Grande NM, Krastl G, Nagendrababu V, Gambarini G. Present status and future directions: Surgical extrusion, intentional replantation, and tooth autotransplantation. Int Endod J. 2022 May;55 Suppl 3:827-842.

5. Cohen DW. Washington DC, USA: Walter Reed Army Medical Center; 1962.

6. Gargiulo AW, Wentz FM, Orban B. Dimensions and relations of the dentogingival junction in humans. J Periodontol. 1961;32:261-267.

7. Vacek JS, Gher ME, Assad DA, Richardson AC, Giambarresi LI. The dimensions of the human dentogingival junction. Int J Periodontics Restorative Dent. 1994 Apr;14(2):154-65.

8. Makigusa K. Histologic comparison of biologic width around teeth versus implant: the effect on bone preservation. J Implant Reconstr Dent. 2009;1:20-24.

9. Jepsen S, Caton JG, Albandar JM, Bissada NF, Bouchard P, Cortellini P, Demirel K, de Sanctis M, Ercoli C, Fan J, Geurs NC, Hughes FJ, Jin L, Kantarci A, Lalla E, Madianos PN, Matthews D, McGuire MK, Mills MP, Preshaw PM, Reynolds MA, Sculean A, Susin C, West NX, Yamazaki K. Periodontal manifestations of systemic diseases and developmental and acquired conditions: Consensus report of workgroup 3 of the 2017 World Workshop on the Classification of Periodontal and Peri-Implant Diseases and Conditions. J Periodontol. 2018 Jun;89 Suppl 1:S237-S248.

10. Dietschi D, Spreafico R. Current clinical concepts for adhesive cementation

of tooth-colored posterior restorations. Pract Periodontics Aesthet Dent. 1998 Jan-Feb;10(1):47-54; quiz 56.

11. Gegauff AG. Effect of crown lengthening and ferrule placement on static load failure of cemented cast post-cores and crowns. J Prosthet Dent. 2000;84:169-79.

12. Stankiewicz NR, Wilson PR. The ferrule effect: a literature review. Int Endod J. 2002;35:575-81.

13. Ingber JS, Rose LF, Coslet JG. The "biologic width"-a concept in periodontics and restorative dentistry. Alpha Omegan. 1977;70:62-5.

14. Nevins M, Skurow HM. The intracrevicular restorative margin, the biologic width, and the maintenance of the gingival margin. Int J Periodontics Restorative Dent. 1984;14:30-49.

15. Wagenberg BD, Eskow RN, Langer B. Exposing adequate tooth structure for restorative dentistry. Int J Periodontics Restorative Dent. 1989;9:322-31.

16. Ross SE, Garguilo A. The surgical management of the restorative alveolar interface. Int J Periodontics Restorative Dent. 1982;2:8-31.

17. Deas DE, Moritz AJ, McDonnell HT, Powell CA, Mealey BL. Osseous surgery for crown lengthening: a 6-month clinical study. J Periodontol. 2004;75:1288-94.

18. Dietschi D, Duc O, Krejci I, Sadan A. Biomechanical considerations for the restoration of endodontically treated teeth: a systematic review of the literature, Part 1. Composition and micro- and macrostructure alterations. Quintessence Int. 2007;38:733-43.

19. Casaponsa J, de Ribot D, Roig M, Abella F. Magnetic extrusion technique for restoring severely compromised teeth: A case report. J Prosthet Dent. 2022 Apr;127(4):542-549.

20. Levine RA. Forced eruption in the esthetic zone. Compend Contin Educ Dent. 1997;18:795-803.

21. Davarpanah M, Jansen CE, Vidjak FM, Etienne D, Kebir M, Martinez H. Restorative and periodontal considerations of short clinical crowns. Int J Periodontics Restorative Dent. 1998;18:424-33.

22. Kohavi D, Stern N. Crown lengthening procedure. Part II. Treatment planning and surgical considerations. Compend Contin Educ Dent. 1983;4:413-9.

23. Smidt A, Gleitman J, Dekel MS. Forced eruption of a solitary nonrestorable tooth using mini-implants as anchorage: rationale and technique. Int J Prosthodont. 2009;22:441-6.

24. Juloski J, Radovic I, Goracci C, Vulicevic ZR, Ferrari M. Ferrule effect: a literature review. J Endod. 2012;38:11-9.

25. González-Martín O, Solano-Hernandez B, González-Martín A, Avila-Ortiz G. Orthodontic extrusion: Guidelines for contemporary clinical practice. Int J Periodontics Restorative Dent. 2020;40(5):667-676.

26. Kozlovsky A, Tal H, Lieberman M. Forced eruption combined with gingival fiberotomy. A technique for clinical crown lengthening. J Clin Periodontol. 1988;15(9):534-8.

27. Malmgren O, Malmgren B, Frykholm A. Rapid orthodontic extrusion of crown root and cervical root fractured teeth. Endod Dent Traumatol. 1991;7(2):49-54.

28. Batenhorst KF, Bowers GM, Williams JE. Tissue changes resulting from facial tipping and extrusion of incisors in monkeys. J Periodontol. 1974;45(9):660-8.

29. Brindis MA, Block MS. Orthodontic tooth extrusion to enhance soft tissue implant esthetics. J Oral Maxillofac Surg. 2009;67(11 Suppl):49-59.

30. Reitan K. Clinical and histologic observations on tooth movement during and after orthodontic treatment. Am J Orthod. 1967;53(10):721-45.

31. Oesterle LJ, Wood LW. Raising the root. A look at orthodontic extrusion. J Am Dent Assoc. 1991;122(7):193-8.

32. Minsk L. Orthodontic tooth extrusion as an adjunct to periodontal therapy. Compend Contin Educ Dent. 2000;21(9):768-70, 72, 74 passim.

33. Casaponsa J, Abella F. Magnetic extrusion for restoring teeth with a negative ferrule effect: a 2-year follow-up case report. Int J Esthet Dent. 2021 May 10;16(2):186-201.

34. Casaponsa J, de Ribot D, Roig M, Abella F. Magnetic extrusion technique for restoring severely compromised teeth: A case report. J Prosthet Dent. 2022 Apr;127(4):542-549.

35. Mancini GP, Noar JH, Evans RD. The physical characteristics of neodymium iron boron magnets for tooth extrusion. Eur J Orthod. 1999 Oct;21(5):541-50.

36. Sandler JP. An attractive solution to unerupted teeth. Am J Orthod Dentofacial Orthop. 1991 Dec;100(6):489-93.

37. Vardimon AD, Graber TM, Drescher D, Bourauel C. Rare earth magnets and impaction. Am J Orthod Dentofacial Orthop. 1991 Dec;100(6):494-512.

38. Mehl C, Wolfart S, Kern M. Orthodontic extrusion with magnets: a case report. Quintessence Int. 2008 May;39(5):371-9.

39. Bondemark L, Kurol J, Hallonsten AL, Andreasen JO. Attractive magnets for orthodontic extrusion of crown-root fractured teeth. Am J Orthod Dentofacial Orthop. 1997 Aug;112(2):187-93.

40. Gianelly AA, Vaitas AS, Thomas WM, Berger DG. Distalization of molars with repelling magnets. J Clin Orthod. 1988 Jan;22(1):40-4.

41. Darendeliler MA, Darendeliler A, Mandurino M. Clinical application of magnets in orthodontics and biological implications: a review. Eur J Orthod. 1997 Aug;19(4):431-42.

42. Riley MA, Walmsley AD, Speight JD, Harris IR. Magnets in medicine. Mater Sci Tech. 2002;18:1-18.

43. Plotino G, Abella Sans F, Bastos JV, Nagendrababu V. Effectiveness of intentional replantation in managing teeth with apical periodontitis: A systematic review. Int Endod J. 2023 Oct;56 Suppl 3:499-509.

44. Dryden JA, Arens DE. Intentional replantation—a viable alternative for selected cases. Dent Clin N Am. 1994;38:325-53.

45. Becker BD. Intentional replantation techniques: a critical review. J Endod. 2018;44:14-21.

46. Garrido I, Abella F, Ordinola-Zapata R, Duran- Sindreu F, Roig M. Combined endodontic therapy and intentional replantation for the treatment of pal- atogingival groove. J Endod. 2016;42:324-8.

47. Torabinejad M, Dinsbach NA, Turman M, Handysides R, Bahjri K, White SN. Survival of intentionally replanted teeth and implant-supported single crowns: a systematic review. J Endod. 2015;41:992-8.

48. Mainkar A. A systematic review of the survival of teeth intentionally replanted with a modern tech- nique and

cost-effectiveness compared with single- tooth implants. J Endod. 2017;43:1963-8.

49. Bender IB, Rossman LE. Intentional replantation of endodontically treated teeth. Oral Surg Oral Med Oral Pathol. 1993;76:623-30.

50. Nosonowitz DM, Stanley HR. Intentional replanta- tion to prevent predictable endodontic failures. Oral Surg Oral Med Oral Pathol. 1984;57:423-32.

51. Andreasen JO, Hjorting-Hansen E. Reimplantation of teeth. Radiographic and clinical study of 110 human teeth reimplanted after accidental loss (part I). Acta Odontol Scand. 1966;24:263-86.

52. Chércoles-Ruiz A, Sánchez-Torres A, Gay- Escoda C. Endodontics, endodontic retreatment, and apical surgery versus tooth extraction and implant placement: a systematic review. J Endod. 2017;43:679-86.

53. Cotter MR, Panzarino J. Intentional replantation: a case report. J Endod. 2006;32:579-82.

54. Choi YH, Bae JH, Kim YK, Kim HY, Kim SK, Cho BH. Clinical outcome of intentional replantation with preoperative orthodontic extrusion: a retrospective study. Int Endod J. 2014;47:1168-76.

55. Dietrich T, Krug R, Krastl G, Tomson PL. Restoring the unrestorable! Developing coronal tooth tissue with a minimally invasive surgical extrusion tech- nique. Br Dent J. 2019;226:789-93.

56. Kelly RD, Addison O, Tomson PL, Krastl G, Dietrich T. Atraumatic surgical extrusion to improve tooth restorability: a clinical report. J Prosthet Dent. 2016;115:649-53.

57. Lengheden A, Jansson L. Ph effects on experimental wound healing of human fibroblast in vitro. Eur J Oral Sci. 1995;103:148-55.

58. Hinckfuss SE, Messer LB. An evidence-based assessment of the clinical guidelines for replanted avulsed teeth. Part II: prescription of systemic anti- biotics. Dent Traumatol. 2009;25:158-64.

59. Llaquet Pujol M, Pascual La Rocca A, Casaponsa Parerols J, Abella Sans F. Biologically oriented preparation technique for surgically extruded teeth: A clinical report. J Prosthet Dent. 2021 Jul;126(1):2-7.

60. Kim S, Kratchman S. Modern endodontic sur- gery concepts and practice: a review. J Endod. 2006;32:601-23.

61. Kahnberg KE. Intra-alveolar transplantation. I. A 10-year follow-up of a method for surgical extrusion of root fractured teeth. Swed Dent J. 1996;20:165-72.

62. Elkhadem A, Mickan S, Richards D. Adverse events of surgical extrusion in treatment for crown- root and cervical root fractures: a systematic review of case series/reports. Dent Traumatol. 2014;30:1-14.

63. Calişkan MK, Tuerkuen M, Gomel M. Surgical extrusion of crown-root-fractured teeth: a clinical review. Int Endod J. 1999;32:146-51.

64. Pham HT, Nguyen PA, Pham TA. Periodontal status of anterior teeth following clinical crown lengthening by minimally traumatic controlled surgical extrusion. Dent Traumatol. 2018;34:455-63.

65. Llaquet M, Pascual A, Muñoz-Peñalver J, Abella Sans F. Periodontal and periapical outcomes of surgical extrusion: A prospective clinical volumetric study. J Endod. 2022 Feb;48(2):213-222.

66. Plotino G, Abella Sans F, Duggal MS, Grande NM, Krastl G, Nagendrababu V, Gambarini G. European Society of Endodontology position statement: Surgical extrusion, intentional replantation and tooth auto-transplantation: European Society of Endodontology developed by. Int Endod J. 2021 May;54(5):655-659.

67. Clementini M, Tiravia L, De Risi V, Vittorini Orgeas G, Mannocci A, de Sanctis M. Dimensional changes after immediate implant placement with or without simultaneous regenerative procedures: a systematic review and meta-analysis. J Clin Períodontol. 2015 Jul;42(7):666-77.

68. Darby I, Chen ST, Buser D. Ridge preservation techniques for implant therapy. Int J Oral Maxillofac Implants. 2009;24 Suppl:260-71.

69. Avila-Ortiz G, Gubler M, Romero-Bustillos M, Nicholas CL, Zimmerman MB, Barwacz CA. Efficacy of alveolar ridge preservation: A randomized controlled trial. J Dent Res. 2020;99:402-409.

70. Gluckman H, Salama M, Du Toit J. Partial Extraction Therapies (PET) Part 1: Maintaining alveolar ridge contour at pontic and immediate implant sites. Int J Períodontics Restorative Dent. 2016 Sep-Oct;36(5):681-7.

71. Kan JY, Rungcharassaeng K, Lozada JL, Zimmerman G. Facial gingival tissue stability following immediate placement and provisionalization of maxillary anterior single implants: a 2- to 8-year follow-up. Int J Oral Maxillofac Implants. 2011 Jan-Feb;26(1):179-87.

72. Buser D, Chappuis V, Kuchler U, Bornstein MM, Wittneben JG, Buser R, Cavusoglu Y, Belser UC. Long-term stability of early implant placement with contour augmentation. J Dent Res. 2013 Dec;92(12 Suppl):176S-82S.

PERSPECTIVAS DE FUTURO Y CONCLUSIONES GENERALES

Ramón Gómez Meda, Francesc Abella Sans

En los últimos años la odontología ha evolucionado de forma espectacular, lo que permite la realización de tratamientos complejos de una forma mucho más sencilla y predecible que años atrás. Es obvio que, ante un mismo diagnóstico, el clínico puede elegir diferentes opciones de tratamiento; sin embargo, este siempre debe buscar aquella opción que ofrezca un mejor pronóstico a largo plazo. En general, los pacientes aprecian el hecho de que el clínico intente lograr resultados predecibles y que se esfuerce por preservar los tejidos sanos, la función y la estética, al mismo tiempo que se optimizan recursos y tiempo. En este sentido, el autotrasplante desempeña un papel fundamental como tratamiento conservador, ya que los pacientes que se someten a un autotrasplante ahorran tiempo y dinero además de recuperar función y estética. En comparación con la ortodoncia, los implantes, las prótesis fijas sobre dientes y las prótesis parciales removibles, el autotrasplante es, sin duda, la opción de tratamiento más conservadora.

Como hemos visto a lo largo de los diferentes capítulos, un diagnóstico radiológico exhaustivo y una planificación apoyada en las nuevas tecnologías (TCHC, escáner intraoral, *software* de planificación, impresión 3D de réplicas y guías quirúrgicas) facilitan la ejecución del procedimiento, aumentan las tasas de éxito y disminuyen el riesgo de complicaciones. No obstante, la realidad es que no existen criterios definidos para predecir el resultado del tratamiento. Debido a esta dificultad, muchos clínicos tienden a compensar este hecho con tratamientos excesivos, como una extracción prematura o un tratamiento quirúrgico equivocado. Siempre que la selección del diente donante se haga de forma cuidadosa y esté basada en unas indicaciones claras, el autotrasplante puede ser un tratamiento muy predecible, con tasas de éxito por encima del 80 % a 5 años. La habilidad y experiencia del clínico desempeñan también un papel trascendental en los resultados finales, y contribuyen a hacer del autotrasplante un tratamiento aún más predecible.

Las excelencias que aporta el autotrasplante y su valioso nivel de éxito clínico hacen que deba ser una elección terapéutica para tener en cuenta a la hora de reemplazar un diente ausente o altamente comprometido, tanto en los pacientes en crecimiento como en los adultos. En el caso concreto del reemplazo de dientes anteriores en pacientes jóvenes, el autotrasplante es un tratamiento inmejorable, ya que aglutina grandes ventajas como la capacidad para inducir la formación de hueso, favorecer el crecimiento del proceso alveolar o, incluso, la de poder ser movido ortodónticamente. El clínico deberá elegir un premolar en un momento óptimo de desarrollo radicular (2/3 o 3/4 de la raíz) para permitir una buena cicatrización tanto de la pulpa como del ligamento periodontal (LPD). El clínico debe ser consciente de que ninguna otra opción de tratamiento ofrece esas ventajas ante la pérdida de un diente permanente en pacientes jóvenes, y por eso debe considerarse el tratamiento de elección. Sin embargo, el autotrasplante, tal y como hemos recalcado en este libro, también es una opción perfectamente viable en pacientes adultos, por lo que a menudo puede resultar difícil decidir si se debe extraer o conservar un tercer molar.

En este sentido, una pregunta lógica que nos deberíamos hacer es: ¿cuáles son las principales consideraciones para tener en cuenta con los terceros molares?

1 Antes de la extracción de un tercer molar que tenga pericoronaritis o caries, el clínico deberá examinar el resto de la dentición para detectar los dientes que puedan no ser restaurables. Es esencial que se determine el pronóstico de cualquier diente cuestionable antes de extraer un tercer molar.

2 En los pacientes con una excelente higiene oral y un buen control de placa, la extracción del tercer molar deberá transcurrir sin complicaciones.

3 En pacientes con pérdida congénita de dientes, el clínico deberá considerar el autotrasplante del tercer molar durante la etapa de desarrollo dentro de un plan de tratamiento interdisciplinar.

4 Los terceros molares impactados de forma horizontal o ubicados muy cerca del ápice del segundo molar se deberán extraer de forma temprana.

Conclusiones generales

1 En las últimas décadas, los adelantos de los tratamientos endorrestauradores y periodontales han mejorado sustancialmente, lo que permitie mejorar el pronóstico de muchos dientes, incluso de aquellos cuyo pronóstico podría parecer desahuciado.

2 El flujo de trabajo digital en la técnica del autotrasplante es imprescindible, ya que permite reducir drásticamente el tiempo extraoral del diente donante. En un alto porcentaje de los casos, reducir este tiempo a menos de un minuto aumentará significativamente la predictibilidad de la técnica.

3 La fabricación de réplicas 3D y guías quirúrgicas para la preparación del alvéolo receptor es un procedimiento eficiente y económico que, además, reduce el tiempo quirúrgico a la hora de ejecutar la técnica.

4 El acceso cada vez más extendido de las clínicas dentales a las nuevas tecnologías, como el uso de TCHC y los escáneres intraorales, facilita la implementación y simplificación de los protocolos digitales.

5 El autotrasplante de un diente con ápice inmaduro es un tratamiento altamente predecible, con tasas de supervivencia superiores al 95 %, lo que lo convierte en un tratamiento de elección en el caso de adolescentes con agenesia o pérdida dentaria, en el caso que haya dientes donantes adecuados. El autotrasplante ideal sería un diente con dos tercios de la raíz formada, pero incluso con el ápice cerrado se pueden lograr altas tasas de éxito.

6 Los principales factores que mejoran la predictibilidad de la técnica del autotrasplante son las siguientes:
   o Un tiempo extraoral de 15 minutos como máximo para el diente donante.
   o Colocación del diente donante 1-2 mm por encima de la cresta alveolar.
   o Estabilidad primaria inicial.
   o Fijación flexible (semirrígida).
   o Tratamiento endodóntico 2-4 semanas después de la cirugía.

7 Cuando el alvéolo receptor presenta defectos óseos o una recesión gingival importante, el diente donante puede trasplantarse junto con parte de su hueso cortical o combinarse con un injerto de tejido conectivo.

8 El reimplante intencional y la extrusión quirúrgica deben incluirse también entre los procedimientos que el clínico debe dominar al considerar la preservación de un diente comprometido.

9 Los implantes dentales pueden tener complicaciones protésicas, biológicas y estéticas. Son un tratamiento apropiado para la reposición de dientes perdidos o estratégicamente inservibles; pero un implante no debe usarse para reemplazar dientes con alteraciones o defectos que puedan tratarse. La conservación de un diente permite mantener los tejidos periodontales con todas las ventajas que ello implica.

10 Las investigaciones futuras deberían centrarse en estudios multicéntricos con un gran número de muestras y un seguimiento a largo plazo.

En conclusión, los clínicos deben ser meticulosos a la hora de seleccionar los casos, ya que las técnicas de autotrasplante deben seguir protocolos estrictos, y deben ser conscientes de los factores clave que pueden tener un impacto negativo en el resultado.

Perspectivas de futuro

La criopreservación es una técnica que permite almacenar dientes donantes en condiciones viables durante largos periodos de tiempo. La aplicación de esta técnica en el trasplante de dientes tiene un potencial extraordinario, por lo que seguramente en un futuro no muy lejano este procedimiento se expandirá rápidamente. Para que exista una criopreservación exitosa de células y tejidos se requiere de la prevención de la formación de cristales de hielo durante el proceso de congelación, ya que esto puede dañar las estructuras celulares. Para ello, frecuentemente se utilizan agentes crioprotectores como el dimetilsulfóxido. Sin embargo, en la criopreservación de dientes maduros, es altamente complicado preservar la viabilidad biológica del tejido pulpar debido a que estos agentes crioprotectores tienen la capacidad de penetrar en la cavidad pulpar a través del foramen apical. La realidad es que, por el momento, el autotrasplante de dientes inmaduros criopreservados presenta unas tasas de éxito más altas que el de dientes maduros. En la literatura empiezan a salir publicaciones en las que han demostrado que los dientes inmaduros criopreservados y trasplantados subcutáneamente son comparables a los dientes recién aislados y no conservados con respecto a la regeneración del tejido periodontal y pulpar[1-4].

A través de la técnica de criopreservación existe la esperanza de usar dientes extraídos (aquellos extraídos con fines ortodónticos, terceros molares y dientes impactados) para futuros autotrasplantes. Sin embargo, considerando la etapa de desarrollo del método y el alto coste para el paciente, quedan aún muchos factores por superar antes de que este método se considere un tratamiento clínico general.

Sin duda, la prevención es siempre el mejor tratamiento, pero hasta que no seamos capaces de prevenir las caries, controlar la enfermedad periodontal, o evitar traumatismos y problemas congénitos, seguirá siendo necesario reemplazar dientes. El autotrasplante ofrece un enfoque atractivo, económico y sólido para diversas situaciones. Los autores de este libro pensamos que nuestros pacientes merecen nuestra consideración en relación con todas las posibilidades ante la pérdida potencial y real de dientes.

BIBLIOGRAFÍA

1. Kawasaki N, Hamamoto Y, Nakajima T, Irie K, Ozawa H. Periodontal regeneration of transplanted rat molars after cryopreservation. Arch Oral Biol. 2004 Jan;49(1):59-69.

2. Izumi N, Yoshizawa M, Ono Y, Kobayashi T, Hamamoto Y, Saito C. Periodontal regeneration of transplanted rat teeth subcutaneously after cryopreservation. Int J Oral Maxillofac Surg. 2007 Sep;36(9):838-44.

3. Temmerman L, Vral A, Meire M, Verbeeck RM, Deschepper E, Dermaut LR, De Pauw GA. Pulpal regeneration and root development after subcutaneous transplantation of cryopreserved immature teeth in rats. Cryobiology. 2012 Apr;64(2):81-90.

4. Staels S, De Coster P, Vral A, Temmerman L, De Pauw G. An experimental study on periodontal regeneration after subcutaneous transplantation of rat molar with and without cryopreservation: an in vivo study. Cryobiology. 2013 Jun;66(3):303-10.